Kramer

Lehrbuch der Elektroakupunktur

Lehrbuch der Elektroakupunktur

Band IV

Die Mittelwahl in der EAP
Die Mesenchymreaktivierung
Herddiagnostik und -therapie

Von Dr. med. dent. Fritz Kramer

Mit 53 Abbildungen und 278 Tabellen

HAUG

Karl F. Haug Verlag · Heidelberg

CIP-Kurztitelaufnahme der Deutschen Bibliothek

Kramer, Fritz:
Lehrbuch der Elektroakupunktur / von Fritz Kramer. — Heidelberg : Haug
Bd. 4. Die Mittelwahl in der EAP, die Mesenchymreaktivierung, Herddiagnostik und -therapie. — 1981.
ISBN 3-7760-0573-4

© 1981 Karl F. Haug Verlag GmbH & Co., Heidelberg
Alle Rechte, einschließlich derjenigen der photomechanischen Wiedergabe und des auszugsweisen Nachdruckes, vorbehalten.
Verlags-Nr. 8144   ISBN 3-7760-0573-4
Gesamtherstellung: Konkordia GmbH für Druck und Verlag, 7580 Bühl/Baden

Meiner lieben Frau gewidmet

Inhalt

Vorwort 15

Einleitung 17

1. Teil

Möglichkeiten der Mittelwahl bei der Medikamenttestung (MT)

I. Allgemeines 21
II. Die Mittelwahl nach klinischer Indikation 21
III. Die fachbezogene Mittelwahl 29
    1. HNO-Mittel 30
       a) Hals- und Tonsillenmittel 30
       b) Nasen- und Nebenhöhlenmittel 31
       c) Mittel für Ohr und zentrale Hörbahn 33
    2. Zahnärztliche Mittel 35
    3. Augenärztliche Mittel 40
    4. Dermatologische Mittel 41
    5. Gynäkologische Mittel 41
    6. Urologische Mittel 41
    7. Neurologische Mittel 41
    8. Rheumatologische Mittel 42
IV. Die Mittelwahl aus homöopathischer Erfahrung . . . 43
    1. Die Hauptmittel der Homöopathie 43
       a) Die Polychreste 43
       b) Die Drainagemittel 44
       c) Die seitenbezüglichen Mittel 45
       d) Die geschlechtsbezogenen Mittel 45
       e) Mittel für die verschiedenen Lebensalter . . . 45
          α) Pädiatrische Mittel 45
          β) Mittel für Kinder 46
          γ) Mittel bei Kinderkrankheiten 47
          δ) Mittel als Hilfe in der Kinderstube 48
          ε) Mittel bei Entwicklungsstörungen und Schulschwierigkeiten 48
          ζ) Komplexmittel bei Kinderkrankheiten . . . 48
          η) Geriatrische Mittel 50
       f) Die Konstitutionsmittel 50
          α) Zusammenstellung der bekanntesten homöopathischen Konstitutionstypen 53

β) Konstitutionsmittel geordnet nach besonderer
Krankheitsneigung 56
γ) Mineralische Konstitutionsmittel 57
δ) Metallische Konstitutionsmittel 57
ε) Die Anwendung der Konstitutionsmittel in der EAP 58
ζ) Die EAP-Testung der Konstitutionsmittel . . . 59
V. Die Mittelwahl in Anlehnung an die Akupunktur 59

2. Teil

Die Meridiantherapie der EAP

I. Lymphmittel	66
II. Lungenmittel	71
III. Dickdarmmittel	78
IV. Nervenmittel	82
V. Kreislaufmittel	92
VI. Allergiemittel	99
VII. Parenchymmittel	102
VIII. Endokrine Mittel	103
IX. Herzmittel	109
X. Dünndarmmittel	116
XI. Milzmittel	119
XII. Pankreasmittel	120
XIII. Lebermittel	123
XIV. Gelenkmittel	126
XV. Magenmittel	132
XVI. Bindegewebsmittel	136
XVII. Hautmittel	138
XVIII. Fett- und Muskelgewebemittel	146
XIX. Gallenblasenmittel	148
XX. Nierenmittel	150
XXI. Blasenmittel	154
XXII. Genitalmittel	157
1. Weibliche Genitalmittel	158
2. Männliche Genitalmittel	162
XXIII. Mittel für die koordinierten Meridiane	165
1. Herz- und Kreislaufmittel	165
2. Magen- und Darmmittel	170
3. Leber- und Gallemittel	174
4. Nieren- und Blasenmittel	176
5. Knochen-, Gelenk- und Muskelmittel	178

3. Teil

Die EAP-Entlastungstherapie

    I. Mittel bei Allergiepatienten 184
   II. Diagnostik und Therapie iatrogener Schäden 184
       1. Mittel zur Therapie von Arzneimittelschäden 184
       2. Mittel zur Therapie von Impfschäden 189
       3. Mittel bei Hormontherapieschäden 191
       4. Begleittherapie bei iatrogenen Schäden 191
       5. Mittel bei zahnärztlichen Belastungen 192
           a) Therapie von Belastungen durch Lokalanästhetika . 192
           b) Therapie von Fluorschäden 193
           c) Therapie von Belastungen durch zahnärztliche
              Medikamente und Werkstoffe 193
           d) Goldbelastungen 195
  III. Diagnostik und Therapie von Genußmittelbelastungen . . 197
  IV. Diagnostik und Therapie von Nahrungsmittelbelastungen . 197
       1. Potenzierte Konservierungsmittel 197
       2. Farbstoffe und künstliche Aromata in Nahrungsmitteln . 198
       3. Insektizide 198
       4. Herbizide 200
       5. Kunstdünger 201
       6. Wachstumshemmer 202
       7. Hormone und Antibiotika 202
   V. Diagnostik und Therapie von Schadstoffen 202
       1. Haushaltmittel 202
       2. Energie- und Verkehrssektor 203
       3. Kosmetika 204
       4. Sonstige Schadstoffe 205
       5. Zusammenfassung 205
  VI. Sonstige Umweltbelastungen 206
 VII. Diagnostik und Therapie von Zoonose- und Pilzbelastungen 206
       1. Wurmerkrankungen 206
       2. Pilzerkrankungen 206
       3. Zoonosen 207
VIII. Diagnostik und Therapie von Geschlechtskrankheiten . . 208
  IX. Diagnostik und Therapie von Erbtoxinen 209

4. Teil

Die EAP-Ergänzungstherapie

    I. Mittel bei Stoffwechselstörungen 213
   II. Mittel bei Störungen im Mineralhaushalt 216

5. Teil

Die Mesenchymreaktivierung (MR)

I. Stufenplan für den MR-Test	225
1. Einbestellung zum Test	225
2. Vorbereitung zum Test	227
3. Das stufenweise Vorgehen beim Test	227
II. Die MR-Therapie	230
III. Die KuF-Reihen	232
1. Die Bezeichnung der KuF-Reihen	232
2. Fachliche Zusammenstellung der KuF-Reihen	233
3. Alphabetische Zusammenstellung aller KuF-Reihen	255
IV. Die Durchführung einer MR-Kur	272
1. Die Verordnung der KuF-Reihen	272
2. Über die Anwendung der KuF-Reihen	272
3. KuF-Therapiebemerkungen	275
4. Ziel der KuF-Reihentherapie	276
5. Die Kontrolle einer KuF-Reihentherapie	276

6. Teil

Herdgeschehen und Herddiagnostik aus der Sicht der EAP

A) Das Herdgeschehen aus heutiger Sicht

I. Der Stellenwert der Kopfherde in den verschiedenen Lebensaltern	285
II. Die odontogenen Herde in den verschiedenen Lebensaltern	286

B) Die allgemeine Herddiagnostik

I. Die Anamnese	290
1. Allergie und Herdgeschehen	293
II. Klinische Untersuchungen bei Herdverdacht	298
III. Laboruntersuchungen bei Herdverdacht	299
1. Der Leukozytentest	299
2. Der Scheller-Test	307
IV. Herddiagnostische Hinweise	307
V. Annulations-Teste	308
VI. Herd-Lokalisationsteste	309

C) Die EAP-Herddiagnostik

I. Der Kopfherdtest modifiziert nach SCHWARZ	312
II. Die stufenweise odontogene Herddiagnostik	318

	1. Die zahnärztlich-klinischen Untersuchungen	318
	a) Munduntersuchung	318
	b) Röntgenuntersuchung	318
	c) Vitalitätsprobe	318
	d) Parodontalstatus	318
	e) Mundbatteriemessungen	321
	f) Kiefergelenkuntersuchung	322
	g) Myalgische Untersuchung	322
	h) Drüsenpalpation	322
	2. Die EAP-Hypothalamusmessung	322
	3. Die EAP-Gesichtsübersichtsmessung	323
	4. Die Reizstromtestverfahren	324
	a) Der odontogene Reizstromtest mit Stromausgleich am Kiefermeßpunkt	325
	b) Der odontogene Reizstromtest mit Ausgleich durch Organpräparate und/oder Nosoden am Kiefermeßpunkt	326
	c) Der odontogene Reizstromtest mit Ausgleich über Ly/a	330
	5. Der odontogene Fernwirkungstest	336
	6. Herddiagnostik über neue Zahn- und Kiefermeßpunkte	340
	7. Zusammenstellung der wichtigsten Meßpunkte für die Kopfherddiagnostik	340
	8. Befundberichte	343
	9. Kombinierte Fokaldiagnostik	353
	10. Primär- oder Sekundärleiden	359
	11. Wechselbeziehungstest	360
	12. Die wichtigsten Wechselbeziehungen der verschiedenen Organe im Organismus	362

7. Teil

Die Herdtherapie mit Hilfe der EAP

	I. Allgemeine Grundsätze für die Herdtherapie	369
	II. Voraussetzungen für eine Herdtherapie	369
	III. Die Vorbereitung des Patienten für eine chirurgische Herdtherapie	371
	1. Vor der Operation	371
	2. Die medikamentös-biologische Vorbehandlung ante op	372
	a) Mittel zur Verbesserung der Funktion der Entgiftungs- und Ausscheidungsorgane	374
	b) Mittel gegen die Angst	374
	c) Mittel gegen Streßbelastung	375
	d) Mittel gegen Anästhesieunverträglichkeit	375

	e)	Mittel zur Stützung des Kreislaufs	376
	f)	Mittel gegen Blutungsneigung	376
IV.	Die zahnärztlich-chirurgische Herdtherapie		377
	1.	Operations-Bereichs-Toilette	377
	2.	Anästhesie	377
	3.	Schnittführung	378
	4.	Operative Zahnentfernung	379
	5.	Spezielle Operationstechniken	380
	6.	Die Restostitistherapie	381
	7.	Therapiekontrolle intra op mittels EAP	382
	8.	Biologische Mittel intra op	382
	9.	Die Wundversorgung	383
	10.	Der intraorale Wundverband	384
	11.	Herstellung der Abdeckplatte	384
	12.	Zusammenfassung	385
	13.	Die Nachbehandlung direkt post op	385
		a) Die Niederfrequenztherapie	385
		b) Die ungetestete Nachbehandlung mit biologischen Mitteln	386
		c) Die getestete Nachbehandlung direkt post op	390
		d) Generelle Verhaltensanweisung für den Patienten	399
	14.	Die Nachbehandlung in der ambulanten Praxis	400
	15.	Abschluß der Nachbehandlung	401
	16.	Operationsempfehlungen	402
	17.	Fortsetzung der zahnärztlichen Herdtherapie	403
		a) Therapie im gleichen Quadranten	403
		b) Der richtig gewählte Zeitpunkt	403
		c) Herdtherapie bei Ca-Patienten	403
		d) Kontrolluntersuchungen	404
	18.	Empfehlungen zur weiteren zahnärztlichen Versorgung nach erfolgter chirurgischer Herdtherapie	405
		a) Empfehlungen zur konservativen Zahnbehandlung	405
		b) Prothetische Empfehlungen	406
V.	Die zahnärztlich-konservative Herdtherapie		408
VI.	Prophylaktische Herdtherapie		411
VII.	Die HNO-Herdtherapie		419

8. Teil

Die Therapie von Narben-Störfeldern

I.	Die Narbendiagnostik	423
II.	Die Narbentherapie mit potenzierten Mitteln	424
III.	Blockaden	429

9. Teil

Die Tumordiagnostik und -therapie mit Hilfe der EAP

I. Die Tumordiagnostik mit Hilfe der EAP	433
II. Die EAP-Tumortherapie	433
1. Die Degenerationsnosoden der Fa. Staufen-Pharma	434
2. Die Carcinomanosoden	436
3. Viscumpräparate	437
4. Potenzierte Chinone	438
5. Homöopathische Mittel zur Begleittherapie	438
6. Organpräparate zur Tumortherapie	439
7. Sonstige Präparate	440
8. Zusammenfassung	443
III. Besondere Viscumtherapie-Formen	443
1. Die Iscadortherapie	443
2. Die Iscucintherapie	445
3. Die Helixortherapie	446
IV. Die homotoxische Therapie der Neoplasien	446
1. Basistherapie	446
a) Laufende orale Therapie	447
b) Injektionstherapie	447
c) Intervalltherapie	447
2. Spezialindikationen	448
3. Biotherapeutische Ergänzungstherapie bei Strahlenbehandlungen	451
a) Präventivtherapie vor Strahlenbehandlung	451
b) Begleittherapie während einer Strahlenbehandlung	452
c) Biotherapie nach einer Strahlenbehandlung	452
V. Zur Therapie der Präkanzerosen	452
VI. Die EAP-Krebsprophylaxe	454

10. Teil

Möglichkeiten einer Begleittherapie

1. Ernährungstherapie	457
2. Bewegungstherapie	457
3. Steuerungstherapie	457
4. Ausleitungstherapie	457
5. Ergänzungstherapie	457
6. Umstellungstherapie	458
7. Physikalische Therapie	458

        8. Op-Therapie 458
        9. Unterdrückungstherapie 458

    Schlußwort 459

Anhang
      I. Änderungen im KuF-Reihenprogramm 462
     II. Abkürzungen in der EAP 465
    III. Autorenverzeichnis 466
    IV. Stichwortverzeichnis 468

Vorwort

Mit diesem Band IV wird mein Lehrbuch der Elektroakupunktur abgeschlossen. In selbstloser Arbeit haben mitgeholfen:
Frau Dr. E. BADE aus Freudenstadt,
Herr Dr. H. D. NOESKE aus Frankfurt,
Herr Dr. H. PEESEL aus Braunschweig,
Herr Dr. E. SCHWARZ aus Tübingen und
Herr Dr. R. TÜRK aus Bad Pyrmont.
   Ihnen allen sowie
Herrn Dr. H. H. RECKEWEG aus Baden-Baden,
Herrn Apotheker W. SPAICH aus Göppingen und
Herrn Dr. H. H. VOGEL aus Eckwälden
   sei herzlich dafür gedankt, daß mit Band IV aus diesem Lehrbuch unter Berücksichtigung therapeutischer Empfehlungen von Dr. R. VOLL aus Plochingen zugleich ein Nachschlagewerk für die Mittelwahl in der täglichen Praxis geworden ist, welches der Karl F. Haug Verlag mit vielen Tabellen außerordentlich übersichtlich gestaltet hat.

Dr. Fritz KRAMER

Einleitung

Während in Band I—III die Grundlagen der EAP erarbeitet wurden, enthält Band IV praktische Hinweise, mit welchen Mitteln man in der täglichen Praxis die Meßpunkte in den Normbereich bringen und so das kybernetische System im Organismus der Patienten steuern kann.

Eugen ROTH schrieb einmal:
Der Weise tief bekümmert spricht:
An guten Mitteln fehlt es nicht,
zu brechen jeden Leids Gewalt —
nur kennen müßte man sie halt!

Dem EAP-Arzt und -Zahnarzt diese Kenntnis zu vermitteln, ist das Hauptanliegen dieses Bandes. Dabei möge bedacht werden, daß man stets ganzheitlich denken und testen und auf diese Weise therapieren muß.

Dazu bedient sich der EAP-Arzt der Trias aus Nosoden, Organpräparaten und homöopathischen Mitteln. Diese Therapie wird erweitert durch potenzierte Stoffe, welche eingesetzt werden, um den Patienten von iatrogenen Schäden und vor allem von Umweltschäden zu entlasten, wie das im 3. Teil dieses Bandes beschrieben wird. Zur Verbesserung der therapeutischen Wirkung werden im 4. Teil ergänzende Mittel angegeben, damit die Mesenchymreaktivierung als Endziel der EAP optimal erreicht wird.

In den nachfolgenden Abschnitten wird sodann die Herddiagnostik und -Therapie aus der Sicht der EAP mit praktischen Anleitungen besonders für den Zahnarzt abgehandelt.

Hinweise für die Therapie von Narbenstörfeldern und Bemerkungen zur Tumortherapie, soweit diese im Rahmen der EAP praktizierbar ist, schließen den Band IV und damit dieses Lehrbuch ab.

1. TEIL

Möglichkeiten der Mittelwahl bei der Medikamenttestung

I. Allgemeines

Um die für einen Patienten individuell wirksamsten Mittel herauszutesten, gibt es *verschiedene* Anhaltspunkte und Wege. Das ist ein Vorteil der EAP-Medikamenttestung, denn auf diese Weise kann jeder Arzt sein Wissen optimal zur Mittelwahl einsetzen.

Grundlage der Mittelwahl des EAP-Arztes ist die Erkenntnis, daß viele Akupunkturpunkte und einige sonstige Punkte auf der Hautoberfläche gemäß Band II organbezügliche Meßpunkte sind und daß man die Organe bzw. Gewebssysteme in eine optimale Funktionsbereitschaft bringen kann, wenn man die zugeordneten Meßpunkte auf Norm ausgleicht. Die Funktionssteuerung der Organe und Gewebssysteme erfolgt bei der Medikamenttestung (MT) über die zugeordneten Meßpunkte mittels homöopathisch hergestellter Mittel. Diese liefern keine Energie, wie vielfach angenommen wird, sondern geben Impulse, durch welche die Funktion der angesprochenen Organe und Gewebssysteme kybernetisch gesteuert wird.

Finden die Steuerungsimpulse keine Resonanz im angesprochenen System, bleiben sie wirkungslos — schaden in der Regel aber nicht.

Daß die mittels MT erzielbaren Funktionsverbesserungen unterschiedlich ausfallen werden, darf nicht verwundern, denn Alter, Konstitution, Vorschäden und die Bereitschaft zur Mitarbeit sind bei unseren Patienten sehr verschieden.

Aufgabe des EAP-Arztes ist es, zuerst jene Meßpunkte und damit diejenigen Organe herauszufinden, welche funktionell am meisten gestört sind. Er erkennt sie an den stärksten Zeigerabfällen und an den größten Abweichungen der Meßwerte vom Normbereich.

Übersichtsmeßreihen oder ein Merdianbelastungstest (vgl. Band II) sind dabei wertvolle Hilfen.

Ziel des EAP-Arztes ist es, die Zeigerabfälle zum Verschwinden und die Meßwerte auf Norm, d. h. gemäß Band III auf den Umkehrwert zu bringen, welcher im Punkt-Normbereich von 42 — 50 Ts liegt.

II. Die Mittelwahl nach klinischer Indikation

Es ist eine Tatsache, daß die meisten EAP-Ärzte aus der klinischen Medizin kommen und nur deren Rüstzeug mitbringen. Aus Zeitmangel oder anderen Gründen glauben sie, nicht in die Grundlagen der Akupunktur und der Homöopathie einsteigen zu können. Trotzdem wollen sie die allopathischen Mittel durch homöopathische ersetzen, weil diese keine Nebenwirkungen machen. Sie möchten auch ihre, aus der Allopathie gewohnte Arbeitstechnik beibehalten, indem sie bei ihren Patienten die klinischen Symptome eruieren. Sie beabsichtigen also die allopathische „Rote Liste" durch eine biologische „grüne Liste" zu ersetzen und wollen zusätzliche Sicherheit durch EAP-Messungen gewinnen. Für diesen Kompromiß werden am besten Kombinationspräparate aus bewährten homöopathischen Mitteln, also Fertigpräparate gewählt. Es gibt zahlreiche

Firmen, welche solche Kombinationspräparate herstellen, von denen nachfolgend jene vorgestellt werden, welche Indikationslisten für ihre Präparate erarbeitet haben.

Die Fa. Heel z. B. hat ein übersichtliches Heft mit 192 Seiten herausgegeben mit dem Titel:

Routinetherapie Heel

Es enthält eine Zusammenstellung der im Lieferprogramm enthaltenen Präparate und vor allem einen therapeutischen Index auf 35 Seiten.

Beispiel:

Abszesse	Traumeel (Tropf., Tabl., Amp., Salbe)
	Belladonna-Homaccord (Tropf., Amp.)
	Echinacea compositum (forte) (Amp.)
Abwehr, Anregung der körpereigenen	Engystol (Amp.)
	Galium-Heel (Tropf., Amp.)
	Psorinoheel (Tropf., Amp.)
	Schwef-Heel (Tropf.)
	Pulsatilla compositum (Amp.)
Adipositas	Graphites-Homaccord (Tropf., Amp.)
	Strumeel forte (Tropf.)
	Hormeel (Tropf., Amp.)
	Thyreoidea compositum (Amp.)
Adnexitis	Gynäcoheel (Tropf.)
	Traumeel (Tropf., Tabl., Amp., Salbe)
	Metro-Adnex-Injeel (Amp.)
	Echinacea compositum (forte) (Amp.)
Agranulozytose	Tonsilla compositum (Amp.)
	Galium-Heel (Tropf., Amp.)
	Psorinoheel (Tropf., Amp.)
Akne vulgaris	Traumeel (Tropf., Tabl., Amp., Salbe)
	Cutis compositum (Amp.)
	Echinacea compositum (forte) (Amp.)
	Hormeel (Tropf., Amp.)
	Schwef-Heel (Tropf.)
Akroparästhesien	Circulo-Injeel (Amp.)
Albuminurie	Albumoheel (Tabl.)
	Apis-Homaccord (Tropf., Amp.)
	Populus compositum (Tropf.)
	Reneel (Tabl.)
	Lymphomyosot (Tropf., Amp.)
Alkoholabusus, Beschwerden nach	Nux vomica-Homaccord (Tropf., Amp.)
	Gastricumeel (Tabl.)
	Hepeel (Tabl., Amp.)
	Cralonin (Tropf., Amp.)

Die Fa. Heel stellt außerdem ein umfangreiches Buch über die von H. H. RECKEWEG inaugurierte Homotoxinlehre zur Verfügung mit dem Titel: *„Ordinatio Antihomotoxica et Materia Medica"*.

Die Fa. WALA hat ihr „*Wala-Heilmittelverzeichnis für Ärzte*" bereits in mehreren Auflagen herausgebracht mit einem etwa 40seitigen Indikationsregister. Dabei sind im Kursivdruck die wichtigsten Mittel für die jeweilige Indikation hervorgehoben. Ein ⊙ weist auf die Möglichkeit einer Therapieergänzung durch homologe Wala-Organpräparate hin.

Beispiel:

	Seite		Seite
Akne vulgaris		**Alveolarpyorrhö**	
Akne-Präparate	29, 30	*Echinacea-Mundspray*	63
Gland, suprarenales D 4—D 6	162	**Amblyopie**	
Lachesis comp.	74	Ananassa comp.	31
Mesenchym/Calc. carb. comp.	80	Cerebrum comp. A	51
Organum quadruplex	84	*Chelidonium comp.-Augentr.*	53
Placenta (bovis) D 3—D 6	168	*Euphrasia-Augentropfen*	66
Sulfur D. .	149	⊙	
Urtica dioeca e planta tota D. .	151		
Urtica urens ex herba D. .	151	**Amenorrhö**	
siehe auch **Seborrhö**		Aristolochia ex herba D 3	116
		Aristolochia comp.	35
Allergie		Melissenöl	79
Apis ex animale D 30	114	*Ovaria comp.*	84
Berberis/Quarz	42	Ovaria/Argentum	84
Calcium carb./Cort. Quercus	48	Pulsatilla e flor. D. .	142
Gland. supraren. comp.	68	Secale/Argentum	100
Mesenchym D 4 (D 12)	164	Spongia/Aurum/Puls. comp.	103
Allergische Dermatitiden		**Analfissur**	
Urtica comp.	107	siehe **Fissuren**	
⊙		**Anämie**	
		Alumen D. .	113
Alopecia areata		Aprikosen-Elixier	33
Conchae D. .	126	Erythrocyten D. .	175
Equisetum ex herba D. .	126	*Ferrum silicicum comp.*	66
Galea aponeurotica D. .	161	Graphites D. .	131
		Levico comp.	75
Altersbrand		Mesenchym/Calc. carb. comp.	80
siehe **Claudicatio intermittens**		Organum quadruplex	84
und **Arteriosklerose**		Prunuseisen	91
		Prunus-Essenz	91
Altersherz		Roseneisen/Graphit	96
Adonis comp.	28	Schlehen-Elixier	99
Crataegus e fol. et fruct. D. .	126	Urtica dioeca ex herba 5%,	
Strophanth./Nicotiana comp.	104	Oleum	107
Stroph. Kombè e sem. D 3 (D 4)	149	Urtica dioeca e pl. tota D. .	151
Viscum comp.	108	Urtica urens ex herba D. .	151
Viscum/Crataegus	109	**Anazidität**	
Weißdorn-Elixier	110	siehe **Achylia gastrica**	
⊙			

23

Der EAP-Arzt kann die Therapie mit homöopathisch hergestellten Kombinationspräparaten wesentlich verbessern, indem er die Mittelwahl nach klinischer Indikation durch EAP-Testung an den Meridianmeßpunkten (vgl. 2. Teil) ergänzt.

Mittelwahl homöopathischer Einzelmittel nach klinischer Indikation

Für diese kann empfohlen werden das *„Homöopathische Repetitorium"* von der Deutschen Homöopathischen Union (DHU). Dieses übersichtliche, kurzgefaßte Heft mit etwas über 300 Seiten enthält ein Indikationsregister mit einer Auswahl der jeweils wichtigsten homöopathischen Einzelmittel.

Beispiel:

Apoplexie:	Arnica, Aurum, Barium carb., Belladonna, Opium, Zincum.
Arteriosklerose:	Arnica, Aurum, Barium carb., Barium jodat., Conium, Crataegus, Hypericum, Kalium jodat., Secale cornut.
Arthritis deform.:	Acidum benzoicum, Aranea ixobola, Calcium phosph., Colchicum, Ichthyolum, Ledum, Sulfur.
Arthritis urica:	s. Gelenkrheumatismus.
Askariden:	Abrotanum, Cina, Spigelia.
Asthma bronchiale:	Acidum formicicum (zur Injektion), Ammi visnaga, Aralie racemosa, Arsenum jodat., Cuprum (zur Injektion), Galphimia. Ipecacuanha, Kalium bichrom., Kalium jodat., Lobelia, Nux vom.
Asthma cardiale:	s. Angina pectoris.
Aszites:	Abrotanum, Apis, Apocynum, Digitalis, Quassia, Scilla.
Basedow:	Aurum, Chininum arsen., Kalium jodat., Lycopus virgin., Thyreoidinum.
Blepharo-Konjunctivitis:	Aconitum, Apis, Belladonna, Conium, Euphrasia, Kalium bichrom., Mercurius, Silicea.
Beschäftigungskrämpfe:	s. Krämpfe.
Bettnässen:	s. Enuresis.
Blutungen:	s. Hämorrhagien.

Brachialgia paraesth. noct.:	Aesculus, Aranea ixobola, Arsenicum alb., Ferrum phosph.
Bronchiolitis:	Ammonium jodatum.
Bronchitis:	Aconitum, Antimonium sulf. aurant., Aralia racemosa, Bryonia, Cuprum acet., Drosera, Grindelia, Hyoscyamus, Ipecacuanha, Kalium chloratum, Kalium jodat., Phosphorus, Rumex, Senega, Spongia, Stannum jodat., Sulfur, Tartarus emeticus.
Bronchitis, chronische, foetide:	Phellandrium.
Bronchitis, spastische:	Ammi visnaga.
Bronchopneumonie:	s. Pneumonie.
Bursitis:	Apis, Arnica, Bryonia, Hepar sulf., Silicea, Sulfur.
Carcinom:	s. Karzinom.
Chlorose:	s. Anämie.
Cholangitis, Cholezystitis, Cholelithiasis:	Atropinum sulf., Belladonna, Berberis vulg., Bryonia, Carduus, Chelidonium, China, Chionanthus virginica, Colocynthis, Echinacea, Lachesis (am besten in Ampullen D 12, D 10, D 8 zur Injektion), Magnesium phosph., Mandragora e radice, Mercurius dulcis, Natrium sulf., Podophyllum, Sulfur, Taraxacum.
Cholera:	Acidum hydrocyanicum, Arsenicum alb., Camphora, Cuprum arsenicos., Veratrum alb.
Chorea:	Agaricus, Cuprum acet., Kalium bromatum, Stramonium, Tarantula hisp.
Chorioiditis:	Aurum jodat., Belladonna, Gelsemium, Mercurius solub.
Chorioretinitis:	Kalium chloratum.
Ciliarneuralgie:	Belladonna, Gelsemium, Spigelia.
Cirrhosis hepatis:	Carduus, Chelidonium, Lycopodium, Mercurius solub., Phosphor, Quassia.
Claudicatio intermitt.:	Arnica, Secale, Tabacum, Veratrum vir.
Kokzygodynie:	Arnica, Cimicifuga, Graphites, Magnesium phosph., Mercurius solub., Rhus tox., Sepia.
Colica mucosa und Kolitis:	Abrotanum, Aethiops antimon., Aloe, Arsenicum album, Belladonna, Calcium stibiatosulfuratum, Mercurius solub., Podophyllum, Potentilla anserina, Sulfur.

Das wohl ausführlichste Register für homöopathische Einzelmittel geordnet nach klinischen Indikationen enthält das 2bändige Werk von Julius MEZGER mit dem Titel *„Gesichtete Homöopathische Arzneimittellehre"* welches im Karl F. Haug Verlag, Heidelberg, erschienen ist. In diesem Register sind die klinischen Indikationen alphabetisch aufgeführt und jeweils die wichtigsten homöopathischen Mittel angegeben mit einem Seitenhinweis, wo das betreffende Mittel ausführlich beschrieben ist.

Beispiel aus dem Buch von MEZGER:

Klinisches Verzeichnis

O

Obstipation
  Alumen 109
  Alumina 118
  Ambra grisea 124
  Anacardium orientale 137
  Bryonia 324
  Carduus marianus 406
  Kalium carbonicum 786
  Magnesium carbonicum 899
  Magnesium muriaticum 907
  Magnesium sulfuricum 915
  Nux vomica 1039
  Phosphorus 1091
  Platinum 1110
  Psorinum 1141
  Sabadilla 1207
  Sanicula 1227
  Sepia 1268
  Silicea 1285
  Strontium carbonicum 1326
  Sulfur 1349
  Tabacum 1371
  Thuja 1414
Obstipation, atonische
  Alumina 118
  Collinsonia canadensis 500
  Graphites 652
  Opium 1062
  Staphisagria 1306
  Veratrum album 1444
Obstipation, spastische
  Alumina 118
  Lycopodium 877
  Mandragora officinarum 927
  Nux vomica 1039
  Opium 1062
  Plumbum metallicum 1119
Ohnmacht bei vegetativer Dystonie
  Nux moschata 1029
Ohnmacht, nervöse
  Moschus 980
Ohnmachtsneigung
  Veratrum album 1444
Ohrensausen, Ohrgeräusche
  s. auch Ménière, Arteriosklerose
  Chenopodium 433
  Chininum 444
  Lolium temulentum 1501
  Phosphorus 1090
Ohrfurunkel s. auch Furunkel
  Acidum picrinicum 54
Ohrspeicheldrüsenentzündung
  s. Parotitis
Okzipitalneuralgie, s. auch Neuralgien
  Chininum sulfuricum 444
Oligomenorrhö
  Aristolochia clematitis 220
  Kalium carbonicum 786
  Magnesium carbonicum 900
  Natrium muriaticum 1009
  Pulsatilla 1157
  Sepia 1269
  Senecio aureus 1259
  Viburnum opulus 1454
Oophoritis
  Apis 175
  Argentum nitricum 209
  Cantharis 381
  Mercurius bijodatus 960
  Naja tripudians 990
  Palladium 1070
  Thuja 1415
Ophthalmie, luetische
  Acidum nitricum 43
Ophthalmie, rückfällige
  Psorinum 1140
Ophthalmie, skrofulöse
  Acidum nitricum 43
  Aethiops antimonialis 968
  Antimonium crudum 158
  Calcium carbonicum H. 346
  Conium (bei alten Leuten) 513
  Hepar sulfuris 686
  Jodum 750
Ösophagitis
  Veratrum viride 1449
Ösophagospasmus, Ösophaguskrampf
  s. auch Globus
  Agaricus muscarius 88
  Baptisia 263
  Belladonna 277
  Elaps corallinus 591

MEZGER macht dazu folgende beachtenswerte Bemerkung: „Die Wahl des homöopathischen Arzneimittels — dessen wolle man sich beständig bewußt sein — wird nicht auf die klinische Diagnose hin, sondern nach dem Reaktionstypus in der persönlichen Ausprägung, wie man ihn bei jedem einzelnen Patienten vorfindet, gewählt. Viele Arzneimittelbilder jedoch weisen mit manchen Krankheitszuständen eine tiefgreifende pathophysiologische Ähnlichkeit auf, so daß sie bei diesen bevorzugt in Frage kommen. Insofern ist es berechtigt, bei bestimmten Krankheitsbildern gewisse Arzneimittelbilder in den Vordergrund zu stellen und sie — wenn sie sich bewährt haben — zu empfehlen.

Das wird deutlich z. B. bei der Behandlung von Verletzungen, deren verschiedene Formen ganz bestimmte homöopathische Mittel brauchen um eine

Arzneimittel	Prellung	Quetschung	Riß	Schnitt	Stich	Blutung	Hämatom	Knochen	Knochenhaut	Nerven	Weichteile	Erschöpfung	Schmerz
Acid. sulf.							+ Sugillatio Boxhieb					(+)	
Arnica montana	+	+	+	+		+	+ groß			+	+	+	++
Bellis perennis						(+)	+ klein				+		(+)
Calendula off.				++		++	+ groß und klein			+	+		++
Hamamelis virg.						++ venös						(+)	+
Hypericum perf.	+	+						(+)	(+)	+		(+)	++
Ledum palustre					++	+							+
Rhus tox.						+	+					++ Überanstrengung	++
Ruta grav.								++	+				+
Staphisagria				++	+							(+)	(+)
Symphytum off.	+	+				+		++	+				+

Tab. 1

gute Wirkung zu erzielen, wie die Zusammenstellung von GAWLIK*) in Tab. 1 zeigt.

Bei der Mittelwahl nach klinischer Indikation dürfen schließlich die Nosoden und Organpräparate nicht vergessen werden. Organpräparate werden eingesetzt für alle Organe, die durch die betreffende Krankheit auffällig in Mitleidenschaft gezogen wurden. Ihr Einsatz ist für den EAP-Arzt leicht, da Organpräparat und Meßpunkt identisch sind.

Bei den Nosoden ist die Auswahl ebenfalls nicht schwer, wenn die klinische Diagnose feststeht und zum Test die KuF-Reihen der Fa. Staufen-Pharma verfügbar sind (vgl. S. 255 mit einem alphabetischen Verzeichnis aller KuF-Reihen).

Beispiel Grippeerkrankungen

Während eine Grippe früher mit Fiebertherapie und biologischen Mitteln ausgeheilt wurde, wird sie heute vielfach durch Antibiotika und fiebersenkende Mittel unterdrückt. Als Folge bleiben die Grippetoxine im Körper zurück und belasten seine Funktionsabläufe. Eine Ausscheidung der Grippetoxine ist möglich durch die zugeordneten Grippenosoden mit entsprechender Begleittherapie. Beide müssen mit EAP ausgetestet werden an den Meßpunkten der Meridiane = Lymphe, Lunge, Kreislauf, Leber und Bindegewebe.

Die z. Z. verfügbaren Grippenosoden sind in Tab. 2 zu finden.

KuF-Reihe	Nosode
C 5	V-Grippe
C 7	V 2-Grippe
C 8	V 3-Grippe
C 9	V 4-Grippe
C 13	V 5-Grippe
C 29	V 75-Grippe
C 30	V 76-Grippe (Victoria)
C 24	V A2-Grippe
C 27	V A2L-Grippe

Tab. 2

Als Begleittherapie liefert die Fa. Wala ihre Organpräparate für die am meisten betroffenen Organe. Außerdem stehen folgende Kombinationspräparate zur Verfügung:

---

*) GAWLIK: Die homöopathische Behandlung von Verletzungen. In: Erfahrungsheilkunde, 10/1978, Seite 637.

Wala:
Aconitum e tub. D., Aconitum/China comp. Supp., Agropyron comp., Bryonia/Aconitum, Eucalyptus e fol. D., Gelsemium comp., Hagebutten-Elixier, Meteoreisen/Phosphor/Quarz, Silicea comp., Cerebellum comp., Levico comp., Prunuseisen, Rosenelixier

Pascoe:
Grippe comp., Zusammensetzung: Diphterinum D 6, Influencinum D 8, Influencinum toxic. D 8, Influencinum vesic. D 8, V-Grippe D 6, V2-Grippe D 6 aa ad 10,0 ml.

Heel:
Echinacea comp., Gripp-Heel, Engystol, Traumeel, Tartepehdreel, Bronchialis-Heel, Droperteel, Bryaconeel, Husteel, Drosera-Homaccord, Euphorbium comp., Nasentropfen, Viburcol (bei Säuglingen)

DHU:
Influvit (Grippetabletten)
1 Tablette enthält: Aconitum D3 25 mg, Nux vomica D4 25 mg, Eupatorium perfol. D1 25 mg, Gelsemium D3 25 mg, Kal. phosphoric. D3 25 mg.
Nisylen (Grippetropfen)
100 g enthalten: Aconitum D3 10 g, Gelsemium D3 10 g, Ipecacuanha D3 10 g, Phosphor. D5 10 g, Bryonia D2 10 g, Eupatorium perfol. D1 10 g.
43. Eupatorium-Ptk.
Eupat. perf. ⌀ 20 g, Eucalypt. D2 10 g, Dulcam. D1 10 g, Gelsem. D3 10 g, Phosph. D5 10 g, Aethanol 45% ad 100 g

Cosmochema:
Grippetropfen, evtl. Fieberzäpfchen, Entzündungstropfen und Hustentropfen.
Magen- und Darmtropfen und Koliktropfen (Magen- und Darmgrippe).
Neuralgietropfen.
Herztropfen (zur Kreislaufstützung).

III. Die fachbezogene Mittelwahl

In diesem Teil soll auf Mittel hingewiesen werden, die in speziellen Fachgebieten oft gebraucht werden. Als Beispiel werden erwähnt:
1. HNO-Mittel
2. Zahnärztliche Mittel
3. Augenärztliche Mittel
4. Dermatologische Mittel
5. Gynäkologische Mittel
6. Urologische Mittel
7. Neurologische Mittel
8. Rheumatologische Mittel

1. HNO-Mittel

a) Hals- und Tonsillenmittel

Wala-Organpräparate für Hals und Tonsillen

Organpräparate	Meßpunkte
Pharynx	SMP Ma 3b
Phyrynx, pars nasalis	Ma 1—3a
Pharynx, pars oralis	Ma 1—8
Pharynx, pars laryngea	Lu 8a
Tonsilla pharyngea	Di 2—18
Tonsilla tubaria	Di 18 oder Ly 1a
Tuba auditiva	Di 1—18
Plexus pharyngeus	Ma 8d
Nerv. vagus, pars cervic.	Ma 8c

Tab. 3

Hals-Organpräparate der Fa. Heel
Larynx — Suis / Kehlkopf
Oesophagus — Suis / Speiseröhre
Parotis — Suis / Ohrspeicheldrüse
Tuba Eustachii Suis / Ohrtrompete

Die wichtigsten Hals- und Tonsillennosoden der Fa. Staufen-Pharma

Die Testung erfolgt an den Lymphmeridian-Meßpunkten

KuF-Reihe	Nosode
A 9	Nos. Tonsillarabszeß
A 10	Nos. Tonsilla palatinae
A 11	Nos. Tonsilla pharyngea
A 12	Nos. Drüsenabszeß
H 6	Nos. chronische Tonsillitis
H 7	Nos. Angina Plaut-Vincent
H 8	Nos. Angina follicularis
	Nos. Tonsilla tubaria
H 12	Nos. chron. hyperplastische Tonsillitis
H 13	Nos. Lymphplaques

Tab. 4

Dazu kommen alle Grippenosoden gemäß S. 28.

Sonstige Hals- und Tonsillenmittel

Mittel	Hersteller
Tonsiotren	DHU
Grippetropfen	Cosmochema
Larynx-Gastreutropfen	Reckeweg u. Co (R 45)
Metavirulent	Fackler KG
Phytolacca	KuF-Reihe HM 22

Tab. 5

b) Nasen- und Nebenhöhlenmittel

Wala-Organpräparate für Nase und Nebenhöhlen

Organpräparate	Meßpunkte
Tunica mucosa nasi	Gou 23a
Tunica mucosa nasi	Di 19
Tunica mucosa nasi	Sek. Gefäß
Membrana sinus frontalis	Bl. 2
Membrana sinus maxillaris	Ma 5
Membrana labyrinthi ethmoidalis	Di 20
Membrana sinus sphenoidalis	zwischen Di 20 und Bl 1
Sinus cavernosus-Komplex	Sek. Gefäß

Tab. 6

Nasen- und Nebenhöhlen-Organpräparate der Fa. Heel

Mucosa nasalis — Suis

Die wichtigsten Nosoden für die oberen Luftwege der Fa. Staufen-Pharma

KuF-Reihe	Nosode
C 1	Influencinum
C 2	Influencinum vesiculos.
C 3	Pneumococcinum
C 4	Pertussinum
C 7	Nos. V 2-Grippe
C 10	Nos. Bronchitis fibrinosa
C 13	Nos. V 5-Grippe
C 14	Influencinum toxicum
C 15	Nos. Katarrhalische Mischflora
C 16	Pneumococcinum M
C 17	Influencinum AB
C 23	Nos. Asiengrippe A

KuF-Reihe	Nosode
C 24	Nos. VA 2-Grippe
C 28	Nos. VAPCH-Grippe
C 29	Nos. V 75-Grippe
C 30	Nos. V 76-Grippe
H 1	Nos. Kieferhöhlenpolyp
H 2	Nos. Sinusitis front.
H 5	Nos. Sinusitis max.
H 10	Nos. Osteosinusitis max.
H 11	Nos. Siebbeinpolypen
H 14	Nos. Kieferhöhlenzyste
H 15	Nos. Nasenmuschelhyperplasie
H 16	Nos. Larynxpapillom

Tab. 7

Zu beachten sind ferner die Grippenosoden, die Nosoden der Infektionskrankheiten (Scarlatinum, Diphtherinum, Morbillinum, Typhinum, Meningococcinum, Tuberculinum), die Darmnosoden, die bakteriellen Nosoden (Staphylococcinum und Streptococcinum) und ggf. Nos. Gonococcinum bzw. Luesinum.

Sonstige Nasen- und Nebenhöhlenmittel

Mittel	Firma
Euphorbium comp.	Heel
I.R.S.19	Hefa-Frenon
Sinfrontal	Müller Göppingen
Nasen Reflex Öl	Rödler
Sinupret	Bionorica KG
Toxyphanil-Spray	Rödler
Meditonsin	Medice
AE Mulsin	Mucos
Luffa D3 Nasentropfen	DHU
Luffa purgans D4	Staufen-Pharma
Galium-Heel	Heel
Anfokal „forte"	Snoek
Sinusitis comp.	Pascoe
Sinuselect	Dreluso
Naso-Heel	Heel
Cinnabaris Pentarkan	DHU
Tonsiotren-Tabl.	DHU

Tab. 8

c) Mittel für Ohr und zentrale Hörbahn

Wala-Organpräparate für Ohr und zentrale Hörbahn

Organpräparate	Meßpunkte
Cavum tympani Ossicula auditus Processus mastoideus	En 17
Cavum tympani Ossicula auditus Processus mastoideus	En 16c En 16b
Tuba auditiva	Di 1—18
Cochlea Labyrinthus Nervus statoacusticus Nervus et ductus cochlearis	En 18
Labyrinthus Cochlea Nervus et ductus cochlearis	En 17a En 17b
Nervus statoacusticus Nervus et ductus cochlearis	Dü 18
Nerv. vagus, pars. cervic. Dienzephalon Nervus et ductus cochlearis	Dü 16 Gb 11a
Corpora quadrigemina Mesenzephalon	Bl 8b Gb 18a

Tab. 9

Ohr-Organpräparate der Fa. Heel
Os petrosum Suis/Innenohr
Parotis — Suis/Ohrspeicheldrüse
Tuba Eustachii — Suis/Ohrtrompete
Ductus auriculus extern. — Suis

Die wichtigsten Ohrnosoden der Fa. Staufen-Pharma
H 3 Nos. Mastoiditis
H 4 Nos. Ohrenpolyp
H 9 Nos. Zerumen

Ohrenmittel der Fa. Heel

Traumeel	Tr., Amp.	Otitis ext. et med. chron.
Viburcol	Supp.	Otitis media acuta
Aesculus cps	Tr.	Innenohrschwerhörigkeit
Echinacea cps	Amp.	Basistherapeutikum zur Anregung der körpereigenen Abwehr, z. B. bei Fokaltoxikosen, Sinusitis, Otitis media, Stomatitis u. a.

Tab. 10

Mittel gegen Mittelohrerkrankungen sowie bei Beherdung der Paukenhöhle und ihrer Nebenräume nach E. BADE

KuF-Reihe	Homöopathische Mittel
HM 14	Kreosotum
HM 26	Barium carb.
HM 50	Aurum met.
HM 63	Ignatia
HM 68	Petroleum
HM 71	Pulsatilla
HM 74	Sepia
HM 75	Arsenicum jodatum
HM 87	Acidum nitricum
HM 92	Asa foetida (L!)
HM 148	Podophyllum
HM 157	Anacaradium orient.
HM 162	Calcium fluoratum
HM 163	Calcium sulfuricum
HM 165	Capsicum
HM 199	Tellurium
HM 291	Viola odorata
HM 331	Caulophyllum
HM 332	Cina

Tab. 11

Mittel der Fa. Heel

Os petrosum — suis
Tuba Eustachii — suis
Luesinum — Nosode — Injeel
Mastoiditis — Nosode — Injeel
Otitis media — Nosode — Injeel
Streptomycin — Injeel

Bakterielle Nosoden für die polybazillären Infektionen des Mittelohrraumes

A 4   Staphylococcinum
A 5   Streptococcinum
B 1   Bact. coli
C 3   Pneumococcinum

Nosoden für die Toxine der Infektionskrankheiten

B 3   Nos. Typhinum
F 1   Nos. Diphtherinum
F 2   Nos. Scarlatinum
F 4   Nos. Morbillinum
F 14   Nos. Fleckfieber
E 3   Nos. Tuberculinum und
       alle Grippen-Nosoden

2. Zahnärztliche Mittel

Wala-Organpräparate für die Mundhöhle	Meßpunkt
Maxilla (feti)	Gv 25 und Ma 7
Mandibula (feti)	Co 24 und Ma 8
Nervus trigeminus	Gb 3 und alle Kiefermeßpunkte
Lingua	Ma 1—3
Tonsilla lingualis	Ma 3a
Nervus glossopharyngeus	En 22
Nervus hypoglossus	Ma 5a
Nodi lymphatici	En 16a

Tab. 12

Wala-Organpräparate für die Zähne	Meßpunkt
Dens	
Pulpa dentis	
Periodontium	alle Kiefermeßpunkte
Gingiva	
Alveoli dentales	

Tab. 13

Wala-Organpräparate für die Speicheldrüsen	Meßpunkt
Glandula parotis	Ma 3
Glandula submandibularis	Ma 8a
Glandula sublingualis	Co 23b oder Ma 3—5 (symmetr. Meßp.)

Tab. 14

Wala-Organpräparate für die Kiefergelenke	Meßpunkt
Articulatio temporo-mandibularis	En 23
Articulatio temporo-mandibularis	Ma 2

Tab. 15

Zahnärztliche Organpräparate der Fa. Heel

Pulpa—Suis
Dens—Suis
Gingiva—Suis
Gland. submandibularis—Suis
Parotis—Suis
Lingua—Suis

Gesamtübersicht der zahnärztlichen Nosoden der Fa. Staufen-Pharma

KuF-Reihe	Nosode
Z 1	Nos. Mundpapillom
Z 2	Nos. Gingivitis
Z 3	Nos. Zahnfleischtasche
Z 4	Nos. odontogener Fundusabszeß
Z 5	Nos. Parodontose
Z 6	—
Z 7	Nos. Karies
Z 8	Nos. gangränöse Pulpa
Z 9	Nos. Gangrängranulom
Z 10	Nos. Zahnwurzelgranulom
Z 11	Nos. Kieferostitis
Z 12	—
Z 13	Nos. radikuläre Zyste
Z 14	Nos. Zahnsteinkonkremente
Z 15	Nos. akute Pulpitis
Z 23	Nos. Zahnfistel
Z 24	Nos. wurzelbeh. Zahn
Z 25	Nos. follikuläre Zyste
Z 26	Nos. Zahnsäckchen
Z 28	Nos. chronische Pulpitis
Z 29	Nos. Periodontitis
Z 30	Nos. exsudative Ostitis
Z 31	Nos. ulzeröse Gingivitis
Z 32	Nos. Sklerosierende Ostitis
Z 33	Zahnfleischtasche (Mikrokokken)
Z 34	Nos. Parulis (Streptoc. muc.)
Z 35	Nos. Osteosklerose des Kiefers
Z 36	Nos. Parotis-Zahnstein
Z 37	Nos. akute bakterielle Kieferostitis
Z 38	Nos. chronische bakterielle Kieferostitis
Z 42	Parulis (Staph. aur.)
Z 43	Nos. nekrotisierende Gingivitis
Z 44	Nos. Zahnfleischfibrom
Z 45	Nos. Plattenepithelzyste
Z 46	Nos. fettige Kieferostitis
Z 47	Nos. destr. Granulat. Gewebe
Z 48	Nos. Epulis
Z 49	Nos. Corynebacterium anaerob.

Tab. 16

Potenzierte zahnärztliche Werkstoffe der Fa. Staufen-Pharma

KuF-Reihe	Werkstoffe
ZW 16	Polymerisat (Acrylat)
ZW 17	Autopolymerisat (Autoacrylat)
ZW 18	Venylpolymerisat
ZW 19	Zahngold
ZW 20	Kupferamalgam
ZW 21	Silberamalgam
ZW 22	Chrom-Kobalt-Molybdänlegierung
ZW 27	Palladium-Silberlegierung
ZW 40	Zincum oxydatum
ZW 41	Phosphatzement
ZW 42	Carboxylatzement
ZW 43	Compos. Füllmaterial

Tab. 17

Zahn-, Mund- und Kiefermittel der Fa. Heel

Engystol (Amp.) Stomatitis aphthosa (auch zur Unterspritzung)
Traumeel (Amp.) Stomatitis. Gingivitis (in vordere Umschlagfalte der Wangenschleimhaut spritzen)
Galium-Heel (Tr., Amp.) Anosmie
Echinacea cps (Amp.) Basistherapeutikum zur Anregung der körpereigenen Abwehr, z. B. bei Fokaltoxikosen, Sinusitis, Otitis media, Gingivitis, Stomatitis u. a.

Mittel bei Zahnerkrankungen
Die Testung erfolgt an den zugehörigen Kiefermeßpunkten

KuF-Reihe	Nosode
Z 7	Karies
Z 15	Pulpitis
Z 28	chronische Pulpitis
Z 8	gangränöse Pulpa

Tab. 18

Für die Begleittherapie stehen zur Verfügung:

Organpräparat	Homöopathische Mittel	Komplexmittel
Pulpa dentis	HM 365 Arnica HM 211 Calendula HM 198 Symphytum	Traumeel Arnica — Heel

Tab. 19

Mittel bei Zahnbetterkrankungen
Die Testung erfolgt an den zugehörigen Kiefermeßpunkten

KuF-Reihe	Nosode
Z 29	Periodontitis
Z 10	Zahnwurzelgranulom
Z 4	Fundusabszeß
Z 13	radikuläre Zyste
Z 26	Zahnsäckchen
Z 3	Zahntasche

Tab. 20

Begleittherapie

Organpräparate	Homöopathische Mittel	Komplexmittel
Gingiva Periodontium Maxilla Mandibula	HM 36 Arnica	Traumeel/Heel

Tab. 21

Mittel bei Kiefererkrankungen
Die Testung erfolgt an den Kiefermeßpunkten

KuF-Reihe	Nosode
Z 3	Zahntasche
Z 4	Fundusabszeß
Z 9	Gangrängranulom
Z 10	Zahnwurzelgranulom
Z 11	Kieferostitis
Z 12	Unterkieferostitis necr.
Z 13	radikuläre Zyste
Z 23	Zahnfistel
Sto 1	Cholesterinum (für den Inhalt der Zysten)

Tab. 22

Begleittherapie

Organpräparate	Homöopathische Mittel			Komplexmittel
Maxilla/Mandibula	HM	1	Sulfur	Traumeel/Heel
Pulpa dentis	HM	2	Hepar sulfuris	Arnica-Heel
Periodontium	HM	7	Phosphorus	
	HM	10	Calcium carbonicum	
	HM	22	Phytolacca	
	HM	29	Apis	
	HM	31	Mercurius solubilis	
	HM	36	Arnica	
	HM	89	Alumina	
	HM	110	Mercurius bijodatus	
	HM	111	Mercurius corrosivus	
	HM	151	Staphisagria	
	HM	192	Ratanhia	
	HM	198	Symphytum	
	HM	200	Tormentilla	
	HM	211	Calendula	

Tab. 23

Mittel bei Erkrankungen der Mundschleimhaut
Die Testung erfolgt an den zugehörigen Kiefermeßpunkten

KuF-Reihe	Nosode
Z 2	Gingivitis
B 18	Stomatitis
Z 1	Mundpapillom
Z 5	Parodontose
Z 6	diabetische Parodontose
Z 14	Zahnsteinkonkremente
F 29	MKS (Maul- und Klauenseuche)
F 8	Parotitis

Tab. 24

Begleittherapie

Organpräparate	Homöopathische Mittel	Kombinationsmittel
Gingiva Periodontium Mandibula Maxilla	HM Arnica	Traumeel

Tab. 25

Mittel gegen Belastungen durch Wurzelbehandlungen

KuF-Reihe	Mittel
HM 27	Acid. carbolic.
HM 48	Argentum met.
HM 53	Caryophyllus
P 12	Jodoformium
P 21	Formaldehyd
P 25	Chlorkampfermenthol
Sto 52	Thioaether
Sto 54	Mercaptan
ZW 21	Silberamalgam (intrakanikulär + retrograde Füllung)
ZW 41	Phosphat-Zement (+ Jodoformium)

Tab. 26

3. Augenärztliche Mittel

Wala-Organpräparate für Augen und zentrale Sehbahn

Organpräparate	Meßpunkte
Sclera	En 21
Conjunctiva	
Cornea	
Lens cristallina	
Iris (bovis)	
Corpus vitreum	
Retina et Chorioidea	Gb 1
Arteria et Vena ophtalmica	
Sclera	
Nervus opticus	Gb 1
Thalamus	Gb 4
Dienzephalon	Gb 14
Corpora quadrigemina Meserzephalon	Bl 8a
Mesenzephalon	Gb 18
Nervus oculomototricus	

Tab. 27

Augen-Organpräparate der Fa. Heel
Cornea — Suis
Corpus vitreum — Suis
Lens — Suis/Augenlinse
Musculi opticus — Suis/Augenmuskel
Nervus opticus — Suis
Oculus totalis — Suis
Retina — Suis/Netzhaut

Augennosoden der Fa. Staufen-Pharma

KuF-Reihe	Nosode
O 1	Nos. Cataracta brunescens
O 2	Nos. Cataracta complicata
O 3	Nos. Cataracta senilis
O 4	Nos. Chalazion
O 5	Nos. Konjunktivitis
O 6	Nos. Konjunctivitis follicularis

Tab. 28

4. Dermatologische Mittel (vgl. S. 138)

5. Gynäkologische Mittel (vgl. S. 157)

6. Urologische Mittel (vgl. S. 150)

7. Neurologische Mittel

Neurologische und psychiatrische Mittel der Fa. Heel

Aletris-Heel (Tabl.) und *China-Homaccord* (Tr., Amp.) Müdigkeit. Erschöpfung, Schwäche
Nux vomica-Homaccord (Tr., Amp.) morgendliche Reizbarkeit. Reizmittelabusus
Gelsemium-Homaccord (Tr., Amp.) Angstzustände. Benommenheit. Unfähigkeit zu denken. Kopfschmerz (Zervikalsyndrom)
Ignatia-Homaccord (Tr., Amp.), *Neuro-Injeel* (Amp.) und *Nervoheel* (Tabl.) biologische Psychopharmaka. Depressive Stimmungslage
Klimakheel (Tabl.) klimakterische Neurosen
Selenium-Homaccord (Tr., Amp.) Neurasthenie. Gehirnleistungsschwäche
Tonico-Injeel (Amp.) Physische Erschöpfung. Vegetative Dystonie. Managerkrankheit
Ypsiloheel (Tabl.) Globus hystericus. Vegetative Dystonie
Barijodeel (Tabl.) arteriosklerotische Demenz
Medulla oblongata suis D 10/30/200 (Amp.) und *Traumeel* (Amp.) als Mischspritze zweimal wöchentlich im. bei progressiver Bulbärparalyse
Engystol (Amp.) generell bei degenerativen Erkrankungen als Zwischenmittel
Hepar suis D 10/30/200, Colon suis D 10/30/200, Hepeel und *Injeel-Chol* zwischendurch als Entgiftungsmittel
Cerebrum suis 10/30/200 zur Aufbesserung der Gehirnfunktion
Apis-Homaccord (Tr., Amp.) zerebrale Reizzustände
China-Homaccord (Tr., Amp.) Erschöpfungs- und Schwächezustände

Cerebrum comp. (Amp.) Anregung der Hirnfunktionen
Ginseng comp. (Tr.) zur Revitalisierung
Hepar comp. (Amp.) Anregung der entgiftenden Leberfunktion
Klimaktheel (Tabl.) klimakterische Neurosen
Nervoheel (Tabl.) psychosomatische Neurosen
Neuro-Injeel (Amp.) psychosomatische Krankheitszustände
Ovarium comp. (Amp.) Stoffwechselstörungen, HVL-Insuffizienz, Mastodynie
Placenta comp. (Amp.) postenzephalitische und postapoplektische Residuen
Selenium-Homaccord (Tr., Amp.) zerebrale Leistungsschwäche
Testis comp. (Amp.) Anregung der Organfunktionen bei Männern, Erschöpfungszustände
Valerianaheel (Tr.) Sedativum bei Unruhezuständen und Neurasthenie
Vertigoheel (Tr., Tabl., Amp.) Schwindel verschiedener Genese, Kinetosen
Coenzyme comp. (Amp.), *Ubichinon comp.* (Amp.) Anregung blockierter Fermentfunktionen

8. Rheumatologische Mittel

Zeel (Tabl., Amp., Salbe) Arthrosis (besonders Gonarthrosis), Polyarthrosis, Spondylarthrosis, Periarthritis humeroscapularis
Depot-Zeel (Amp.) Arthrosis deformans
Traumeel (Tr., Tabl., Amp., Salbe) entzündliche und mit Entzündungen verbundene degenerative Prozesse am Stütz- und Bewegungsapparat
Discus comp. (Amp.) Osteochondrose, neuralgisch-rheumatische Erkrankungen im Bereich der Wirbelsäule
Atropinum comp. (Amp., Supp.) muskulärer Hartspann
Bryaconeel (Tabl.) Neuralgien, auch rheumatischer Genese
China-Homaccord (Tr., Amp.) Osteochondrose
Cimicifuga-Homaccorrd (Tr., Amp.) Osteochondrose, besonders HWS, vertebragen bedingte Neuralgien
Colocynthis-Homaccord (Tr., Amp.) Neuralgien, besonders Ischias, Osteochondrose, besonders der LWS
Dulcamara-Homaccord (Tr., Amp.) Naßwetterverschlimmerung aller Beschwerden
Ferrum-Homaccord (Tr., Amp.) Schulter-Arm-Syndrom, Epikondyolitis
Gelsemium-Homaccord (Tr., Amp.) Zervikalsyndrom
Graphites-Homaccord (Tr., Amp.) Langzeittherapie bei Narben, Keloiden
Lithiumeel (Tabl.) gichtisch-rheumatische Diathese
Neuralgo-Rheum-Injeel (Amp.) Weichteilrheumatismus, arthritische und vertebragene Beschwerden
Osteoheel (Tabl.) Periostitis, Exostosen, z. B. Fersenbeinsporn
Placenta comp. (Amp.) Anregung der peripheren Durchblutung
Ranunculus-Homaccord (Tr., Amp.) Interkostalneuralgien, Herpes zoster
Rheuma-Heel (Tabl.) Weichteilrheumatismus, arthritische Beschwerden

Rhododendroneel (Tr.) Weichteilrheumatismus und arthritische Beschwerden, besonders bei wetterbedingter Verschlimmerung
Spascupreel (Tabl., Amp., Supp.) Spastizität der quergestreiften Muskulatur, z. B. Myogelosen, muskulärer Hartspann
Tonsilla comp. (Amp.) Stimulation des Lymphapparates
Coenzyme comp. (Amp.) *Ubichinon comp.* (Amp.) Anregung blockierter Fermentfunktionen

IV. Die Mittelwahl aus homöopathischer Erfahrung

1. Die Hauptmittel der Homöopathie

Zu diesen gehören:
a) die Polychreste
b) die Drainagemittel
c) die seitenbezüglichen Mittel
d) die geschlechtsbezogenen Mittel
e) Homöopathische Mittel für die verschiedenen Lebensalter und
f) die Konstitutionsmittel.

a) Die Polychreste

Man versteht darunter in der klassischen Homöopathie die oft einsetzbaren Mittel mit breitem Wirkungsbereich. Sie sind die Basismittel der Homöopathie und werden daher auch häufig von den EAP-Ärzten eingesetzt.
Polychreste haben eine vielfache organspezifische Wirkungsrichtung, wirken aber auch auf Psyche und Nervensystem.

Wichtige Polychreste sind u. a.

Polychrest	Organspezifische Wirkungsrichtung
Sulfur	Haut, ZNS, Gefäße
Nux vomica	Darm, Blase, Genitale
Phosphor	Knochen, Gefäße, Herz, Leber
Ignatia	ZNS, Magen, Darm, Genitale
Lycopodium	Leber, ZNS, Tonsillen
Belladonna	ZNS, obere Luftwege, Magen, Darm, Haut
Pulsatilla	ZNS, Genitale, Magen, Darm, Leber, Galle

Tab. 29

b) Die Drainagemittel

Homöopathische Drainagemittel sind wichtig zur Verbesserung der Ausscheidungs- und Entgiftungsfunktionen des Organismus. Diese erfolgen

über	mit homöopathischen Mitteln wie
Leber	Carduus marianus Carduus benedictus Chelidonium Fumaria Lycopodium Natrium sulf. Nux vomica Oxalis acetosella Taraxacum
Dickdarm	Baptisia Hydrastis Sedum acre Nux vomica
Rektum	Scrophularia Ruta
Magen	Asa fotida Condurango Hydrastis Ornithogalum
Pankreas	China Senna
Niere	Betula Acid. nitricum Berberis Rhus. tox Sarsaparilla Urtica urens Solidago
Genitalorgane	Clematis Helonias Senecio aureus
Lunge	Coccus cacti Kalium bichrom. Kalium sulfuricum
Lymphsystem	Phytolacca

Tab. 30

Die Testung der Drainagemittel erfolgt an den Meßpunkten der Meridiane der genannten Ausscheidungs- und Entgiftungsorgane.

Die Wirkung der Drainagemittel kann von seiten des Patienten verbessert werden durch Fasten, Rohkost, Trennkost, Schwitzen, Einläufe, Atmen, Bewegung, Wasser und frische Luft.

c) Die seitenbezüglichen Mittel

Wenn die Beschwerden nur oder vorwiegend auf einer bestimmten Körperseite auftreten, verwendet nicht nur der Homöopath, sondern auch der EAP-Arzt seitenbezügliche Mittel. Der Test erfolgt am Meridian des primär erkrankten Organs. Zu den seitenbezüglichen Mitteln gehören u. a. bei

Beschwerden vorwiegend auf der rechten Körperseite	Beschwerden vorwiegend auf der linken Körperseite
Chelidonium Lycopodium Nux vomica Apisinum/rechtes Ovar Sanguinaria/rechtsseitiger Kopfschmerz	Lachesis/linkes Ohr Spigelia/linksseitiger Kopfschmerz

Tab. 31

d) Die geschlechtsbezogenen Mittel

In nachfolgender Zusammenstellung findet der EAP-Arzt homöopathische Mittel, die ausgesprochen geschlechtsbezogen sind. Er testet sie als ergänzende Mittel an den Meßpunkten des Blasen-Meridians und zur Kontrolle am endokrinen Meridian.

Frauenmittel	Männermittel
HM Pulsatilla HM Sanguinaria HM Sepia HM Lilium pigrinum	Nux vomica

Tab. 32

e) Mittel für die verschiedenen Lebensalter

α) Pädiatrische Mittel (Fa. Heel)

Kleinkinder und Säuglinge reagieren ausgezeichnet auf die in den *Antihomotoxika-Heel* zur Auswirkung kommenden fein abgestuften, giftspezifischen Arzneireize. Keine Therapieschäden!

45

Viburcol (Supp.) alle entzündlichen, infektiösen und fieberhaften Erkrankungen sowie Unruhezustände und Schmerzen. Otitis media. Dentitio difficilis. Akute Exantheme
Traumeel (Tabl., Tr., Salbe, Amp.) Pyodermien. Suppurationen. Wundsein. Intertrigo. Säuglingsschnupfen (Salbe auch extern). Nach Verletzungen
Engystol (Amp.) virale Infektionen. Poliomyelitis. Virusenzephalitis. Pertussis
Lymphomyosot (Tr., Amp.) Lymphatismus. Tonsillarhypertrophie. Zur Mesenchymentschlackung
Spascupreel (Tabl., Amp., Supp.) Spasmen und spastisch bedingte Schmerzen jeder Art. Nabelkoliken. Pertussis (mit Nebenmitteln)
Atropinum cps (Amp., Supp.) Nabelkoliken, spastische Bronchitis, Pseudokrupp, Pertussis
Gastricumeel (Tabl.) acetonämisches Erbrechen (dazu Antimon.crud-Injeel forte). Meteorismus
Proctheel (Tr.) Obstipation der Säuglinge
Veratrum-Homaccord (Tr., Amp.) Dyspepsie. Gastroenteritis. Ernährungsstörungen. Kollaps
Calcoheel (Tabl.) Lymphatismus. Exsudative Diathese, Erleichterung erschwerter Dentition
Tonsilla cps (Amp.) Exsudative Diathese, Entwicklungsstörungen bei lymphatischen Kindern, Dystrophia adiposogenitalis (hierbei zusätzlich *Ovarium cps* (Amp.) bei ♀ und *Testis cps* (Amp.) bei ♂)
Aesculus cps (Tr.) Lymphatismus
Graphites-Homaccord (Tr., Amp.) Milchschorf
Cerebrum cps (Amp.) geistige Entwicklungsstörungen

β) Mittel für Kinder*)

Es gibt in der Homöopathie Mittel, die besonders gut bei Kindern wirken, wenn deren Charakteristik beachtet wird. Dazu gehören

Acidum phosphoricum. Kind ist gleichgültig gegen alles, verlangt nach nichts.
Aethusa. Kind erbricht die Milch gleich nach dem Trinken in großen Massen.
Alumina. Verstopfung der Kinder (Magn. phosph.). Früh gealtertes Aussehen. Trockene Katarrhe, lähmige Schwäche.
Arsenicum. Kind hört gleich auf zu saugen (vor Schwäche).
Barium carbonicum. Bei geistig unterentwickelten Kindern. Geist und Körper schwach, keine Lust zum Spielen.
Borax. Kind schreit vor Harnlassen (wie Lycopodium). Mundfäule. Abwärtsbewegen machen Schwindel.
Chamomilla. Nervöse, reizbare Kinder, die ohne Grund schreien. Unerträglichkeit der Schmerzen.
Cina. Kind eigensinnig. Will nicht, daß man es ansieht, mit ihm spricht, es anrührt. Launisch. Zähneknirschen nachts. Jucken der Nase. Meist Würmer.
Cypripedium. Kind will nachts spielen oder unterhalten sein.
Gelsemium. Kind gibt Nahrung durch die Nase von sich.
Ipecacuanha. Durchfall. Dauernde Übelkeit. Bronchitis capillari der Kleinkinder, mit Tart. stib.
Jalapa. Kind schreit nachts, schläft tags.

---

*) Aus „Fibel der Homöopathie" von Dr. E. REHM, 5. Auflage. Aus der wissenschaftl. Abt. der Fa. Staufen-Pharma

Lycopodium. Kind schreit tags, schläft nachts. Wohlgebildeter Kopf, schwächlicher Körper. Kind ist aus dem Schlaf geweckt sehr verdrießlich. Stößt Eltern weg.
Natrium muriaticum. Kinder mit Untergewicht, scheu und ablehnend. Trösten bringt sie in Wut. Ausschläge an der Haargrenze. Verstopfung. Abmagerung am Hals.
Phosphorus. Kind hat Angst vor Gewitter (wie Calc. phos.) und Alleinsein. Schulkopfweh. Verschlimmerung durch geistige Anstrengung. Gestörtes Knochenwachstum. Blutarmut.
Rheum. Kolik und saurer Durchfall der Kinder.
Sambucus. Kind saugt nicht, weil Nase verstopft. Säuglingsschnupfen. Nächtliches Asthma, Kind wird blau. Heftige Schweiße beim Erwachen.
Sarsaparilla. Chronische Hautausschläge. Skrophulose, Milchschorf. Ausschläge jucken stark. Bei abgemagerten, marastischen Kindern.
Silicea. Kälte-empfindliche Kinder in schlechtem Ernährungszustand, mit dickem Bauch und mageren Gliedern.
Sulfur. Skrophulose, Lymphdrüsenschwellungen. Hauptmittel bei Milchschorf neben Calc. carb.
Stramonium. Kind fährt plötzlich mit dem Kopf aus den Kissen in die Höhe. Nächtliches Aufschreien der Kinder. Unruhig bei Nacht. Stottern, Angst nachts und allein.
Zincum metallicum. Psychopathische Kinder. Das Kind bohrt den Kopf in die Kissen. Unruhe in den Beinen. Rollt den Kopf von Seite zu Seite.

γ) Mittel bei Kinderkrankheiten

Hier empfiehlt u. a. die DHU folgende homöopathischen Einzelmittel

Bei Verletzungen	Wunden infizierte Wunden Insektenstiche Verbrennungen	Arnica D 4, 2stündlich 5 Tr., Arnica-Salbe. Echinacea D 2, 2stündlich 5 Tr. — Echinacea-Salbe. Apis D 4, 2stündlich 5 Tr. — Cardiospermum-Salbe. Cantharis D 6, 2stündl. 5 Tr. Calendula-Salbe.
bei Zahnungsschwierigkeiten	Zähne kommen nicht durch Schmerzen bei Zahnung:	Calcium fluor. D 6, abends 1 Tablette. Chamomilla D 30, halbstündl. 5 Globuli.
bei Infekten der oberen Luftwege	Säuglingsschnupfen Akuter Schnupfen Eitriger Schnupfen	Sambucus D 2, 2stündlich 2 Tr. (Nächtliche Atemnot). Arsen. alb. D 6, 5 Tr. (Wäßriges Sekret, rote, heiße Nase). Cinnabaris D 4, 3mal 1 Tablette lutschen (Beteiligung der Nebenhöhlen).

Tab. 33

δ) Mittel als Hilfe in der Kinderstube / DHU

Das Kind ist weinerlich:	Pulsatilla D 6, 2 bis 3mal 5 Globuli.
Verdrießlich und unerträglich:	Chamomilla D 30, 2 bis 3mal 5 Globuli.
Angst beim Alleingelassenwerden:	Aconit. D 12, 1 bis 2mal 5 Globuli.
Verschlossen und bockig:	Ignatia D 30, 2 bis 3mal 5 Globuli. (Nach Aufregung).
Will nicht essen:	Calcium phos. D 12 2 bis 3 mal 5 Globuli. (Zappel-Philipp).

ε) Heel-Mittel bei Entwicklungsstörungen und Schulschwierigkeiten

Hormeel
Calcoheel
Nervoheel
Lymphomyosot
dazu je einmal wöchentlich wechselnd eine Ampulle *Tonico-Injeel* bzw. eine Ampulle *Neuro-Injeel*, evtl. in Verbindung mit *Cerebrum suis D 10/30/200* und *Gland. Thymi suis D 10/30/200* (sc. oder im.) oder statt dessen:
Cerebrum cps (Amp.) Anregung der Gehirnfunktionen
Tonsilla cps (Amp.) speziell bei lymphatischen Kindern

ζ) Komplexmittel bei Kinderkrankheiten

Die DHU empfiehlt ferner ihre Pentarkan-Komplexmittel für folgende Kinderkrankheiten

Appetitlosigkeit	*China-Ptk.* (Nr. 29) China ∅ = D1 10 g, Condurango ∅ = D1 10 g, Abrotan, ∅ 30 g, Calamus arom. ∅ = D1 10 g, Lycopod. D5 10g, Aethanol 60% ad 100 g	3mal tägl. 5 — 10 Tropfen vor den Mahlzeiten. Bei zappeligen, übererregten Kindern Stramonium-Ptk., siehe dort
Bronchitis spast. Formen, Adjuvans bei *Pertussis*	*Drosera-Ptk.* (Nr. 41) Drosera D1 10 g, Mephit. putorius D5 10 g, Bellad. D3 10 g, Cocc. cacti D2 10 g, Cupr. acet. D3 10 g, Aethanol 45% ad 100 g	im Anfang 1 — 2stdl. 5 Tropfen, bei eintretender Besserung auf 3stdl. 5 Tropfen übergehen
Darmkatarrhe, *Sommerdiarrhö*	*Veratrum-Ptk.* (Nr. 87) Veratr. D3 10 g, Arsen. alb. D5 10 g. Merc. cubl. corr. D5 10 g Torment. ∅ 50 g, Xysmalobium undulatum D2 20 g	im Anfang stdl. 5 — 10 Tropfen, bei eintretender Besserung Gabenintervalle verlängern

Enuresis diurna et nocturna, *Reizblase*	*Causticum-Ptk.* (Nr. 25) Caustic. D5 10 g, Bellad. D11 10 g, Gelsem. D3 10 g, Oleander D3 10 g, Kal. phosph. D5 10 g, Aethanol 45% ad 100 g	3stdl. 5—10 Tropfen. Bei zappeligen, übererregten Kindern zusätzlich Stramonium-Ptk., z. B. 3stdl. wechselweise 5—10 Tropfen Causticum- und Stramonium-Ptk.
Exsudative Diathese, Hyperhidrosis, bes. am Kopf, *Angina tons.* acuta et chronica	*Mercurius-Ptk.* (Nr. 61) Mercur. solub. D6 1 g, Calc. carb. Hahnemanni D5 10g, Clematis D2 10 g, Arsen. alb. D5 10 g, Sulf. jodat. ⌀ = D4 10 g, Aethanol 90% ad 100 g	4stdl. 5—10 Tropfen. Bei akuten Anginen im Anfang 1—2stdl. 5—10 Tropfen. Bei eintretender Besserung Gabenintervalle verlängern
Grippale Infekte	*Eupatorium-Ptk.* (Nr. 43) Eupat. perf. ⌀ 20 g, Eucalypt. D2 10 g, Dulcam. D1 10 g, Gelsem. D3 10 g, Phosphor. D5 10 g, Aethanol 45% ad 100 g	im Anfang stdl. 5—10 Tropfen. Bei Nachlassen der Beschwerden und ab 2. Tag 2—3 stdl. 5—10 Tropfen
Nabelkoliken	*Colocynthis-Ptk.* (Nr. 34) Colocynth. D3 10 g., Atropin. sult. D3 10 g, Dioscorea villosa D1 10 g, Momordica Bals. D2 10 g, Stannum D6 1g, Aethanol 45% ad 100 g	kurzfristig ¼stdl. 5 Tropfen. Bei Nachlassen der Beschwerden Gabenintervalle verlängern, etwa 3stdl. 5 Tropfen für 2 Tage
Sedativum für die Kinderpraxis Als Tagessedativum Stramonium-Ptk. bei zappeligen, übererregten Kindern. Bei Einschlafstörungen zusätzlich abends vor dem Schlafengehen	*Stramonium-Ptk.* (Nr. 83) Stramon. D5 10g, Ignatia D5 10 g, Calc. phosph. D6 1 g, Zinc. val D5 10g, Passiflora incarnat. ⌀ 50 g, Aethanol 60% ad 100 g	als Tagessedativum 4stdl. 10 Tropfen, abends ½ Std. vor dem Schlafengehen zusätzlich 20 Tropfen in warmem Zuckerwasser
Appetitlosigkeit, Enuresis	Bei diesen Indikationen dient Stramonium-Ptk. als Adjuvans	
Spasmen im Bereich des Magen-Darm-Kanales, Blähungen, Zahnungsbeschwerden	*Chamomilla-Ptk.* (Nr. 27) Chamomilla D1 10 g, Arsen. alb. D5 10 g, Bellad. D5 10 g, Magn. phosph. D6 1 g, Stannum D6 1 g, Aethanol 45% ad 100 g	kurzfristig ½ stdl. 5 Tropfen. Bei Nachlassen der Beschwerden Gabenintervalle verlängern, etwa 3stdl. für 1 Woche

Tab. 34

η) Geriatrische Mittel

Fa. Heel

Ginseng cps (Tr.) bei/nach schweren Erkrankungen, Streß, Erschöpfungszuständen
Procainum cps (Amp.) bei Adynamie, Überlastung der Abwehrsysteme, zur allgemeinen Revitalisierung
Cerebrum cps (Amp.) bei geistiger Erschöpfung bzw. Retardierung
Ovarium cps (Amp.) bzw. *Testis cps* (Amp.) zur Revitalisierung und Tonisierung sowie bei Dysfunktionen
Barijodeel (Tabl.) Arteriosklerose
Vertigoheel (Amp., Tabl., Tr.) Altersschwindel, Zerebralsklerose
Cralonin (Amp., Tr.) Altersherz
Cor cps und *Strophanthus cps* (Amp.) bei Myokardschwäche
Molybdän cps (Tabl.) Spurenelement-Präparat zur Regulierung des Mineralgleichgewichts
Pulsatilla cps. (Amp.) als Bindegewebsaktivator

Fa. Reckeweg

KLIMAX-GASTREU ® R 10 *(Klimakteran)* Acid. sulfur. D4, Cimicifuga D4, Lachesis D12, Sanguinaria D4, Sepia D4	*Wechseljahrstropfen.* Klimakterische Beschwerden, Hitzewallungen, Schweißausbrüche. Nachlassen der körperlichen Leistungsfähigkeit in den Wechseljahren mit Gleichgültigkeit, seel. Depressionen, Scheitelkopfschmerz, unregelmäßigen Blutungen und Pruritus vulvae. Fluor vaginalis
MULTIJOD-GASTREU ® R 12 *(Multijodin)* Arnica D3, Arsen. jodat. D4, Aurum chlorat. D6, Barium chlorat. D4, Calcium jodat. D3, Conium D5, Glonoin D6, Kalium jodat. D3, Plumbum acetic. D6, Phosphorus D5	*Verkalkungstropfen.* Allgemeine Arteriosklerose, Zerebralsklerose, Nephrosklerose und Hypertonie. Aorten- und Koronarsklerose, Alterserscheinungen wie Gedächtnisschwäche, Blutandrang, Schwindel. Apoplexie und deren Folgen. Struma

Tab. 35

f) Die Konstitutionsmittel

Der technische Fortschritt auf dem Gebiet der Medizin bringt nicht nur zusätzliche Hilfe, sondern beschwört auch Gefahren herauf, vor allem das Heranwachsen einer Ärztegeneratioin, die technischen Daten mehr vertraut als der eigenen Beobachtungsgabe. Eine Überbewertung der Technik bringt Schwierigkeiten des Erkennens von Störungen im Grenzbereich des Somatischen zum Psychischen, für die Labor und Apparaturen keine entsprechenden Daten liefern, so daß die Hoffnung des Patienten dem Arzt gegenüber nicht in allen Fällen erfüllt werden kann.

Diese Lücke kann die Homöopathie schließen helfen, indem sie bei der Mittelwahl die Konstitution berücksichtigt.

Unter Konstitution versteht man die Summe aller hervorstehenden körperlichen und seelischen Merkmale, das Charakteristische eines Menschen wie seine Haltung, Größe, Dicke, Haut- und Haarfarbe, Temperament, kurz: seine Persönlichkeit unter Berücksichtigung seiner Neigung zu bestimmten Krankheiten.

Die Naturheilkunde kennt verschiedene Einteilungen unserer Patienten nach Konstitutionstypen wie Tab. 36 verdeutlicht.

nach CURRY	W-Typ warmfrontempfindlich	K-Typ kaltfrontempfindlich
nach LAMPERT	B-Typ	A-Typ
nach HOFF	Sympathikotoniker mit Neigung zu acidotischen Blutwerten	Vagotoniker mit Neigung zu alkalotischen Blutwerten
nach KRACMAR	Neigung zu großer Polarisationskapazität und niedrigem Polarisationswiderstand	Neigung zu kleiner Polarysationskapazität und hohem Polarisationswiderstand
	Reine Sympathikotoniker haben Fähigkeit zum Rutengehen; das sind aber nur 15—20% aller Menschen	
nach HARTMANN	Basisfrequenz 1,75 Hz (0,7—2,45)	Basisfrequenz 10 Hz (9,45—10)

Tab. 36

Eine ebenfalls in der biologischen Medizin weithin bekannte Einteilung der Menschen nach Konstitutionstypen stammt von KRETSCHMER gemäß Abb. 1.

Die Homöopathie hat für die verschiedenen Konstitutionstypen homöopathische Grundmittel (= Konstitutionsmittel) herausgefunden, mit welchen sich Konstitutionsschwächen verbessern bzw. korrigieren lassen. Dadurch ist eine in der klinischen Medizin unbekannte personotrophe Therapie realisierbar.

Voraussetzung für die Wahl des Konstitutionsmittels ist ein sorgfältiges Repertorisieren, wie stets in der Homöopathie. Zur Mittelwahl wird das Buch „Konstitutions- und Reaktionstypen in der Medizin mit Berücksichtigung ihrer therapeutischen Auswertbarkeit in Wort und Bild" empfohlen, welches von H. BEUCHELT im Karl F. Haug Verlag, Heidelberg, bereits 1960 erschienen ist und jetzt in der 6. verbesserten und erweiterten Auflage vorliegt.

Der EAP-Arzt kann die homöopathische Mittelfindung durch Messungen ergänzen. Eine Hilfe mögen die nachfolgenden Zusammenstellungen der wichtigsten homöopathischen Konstitutionsmittel sein.

L
Leptosom
(schlankwüchsig)

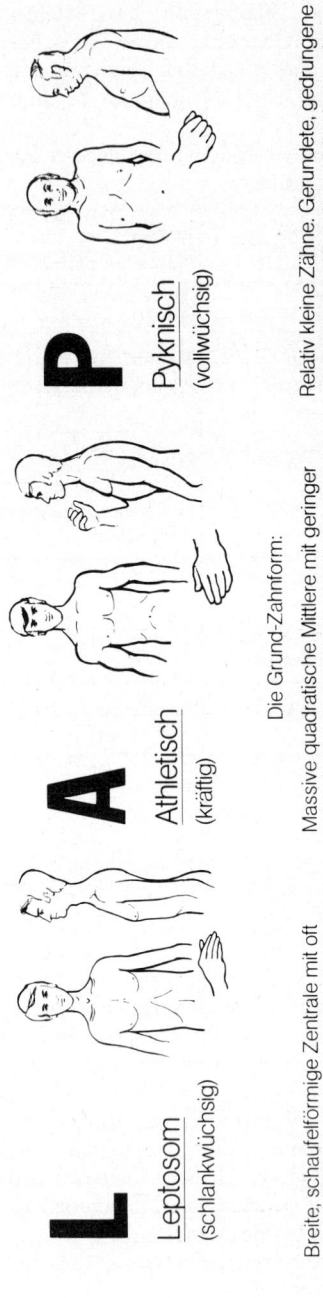

Breite, schaufelförmige Zentrale mit oft starker labialer Wölbung. Geringe Schneidendicke. Schmale Laterale.

A
Athletisch
(kräftig)

Die Grund-Zahnform:

Massive quadratische Mittlere mit geringer Labialwölbung, aber kräftiger Schneide. Laterale ebenfalls breit, sie wirken wie verkleinerte Zentrale.

P
Pyknisch
(vollwüchsig)

Relativ kleine Zähne. Gerundete, gedrungene oder dreieckige Formen, abhängig von der Gesichtsform. Zierliche Laterale. Oft Lücken zwischen den Zähnen.

Abb. 1: 3 Körperbau- und Zahntypen nach KRETSCHMER

α) Zusammenstellung der bekanntesten homöopathischen Konstitutionstypen*)

Das Antimonium-crudum-Kind:

Mürrisches, widerspenstiges Kind, gut genährt, läßt sich nicht angreifen, will als Kleinkind nicht herumgetragen werden. Wunde Nasenlöcher durch Skrofulose, Rhagaden, Herpes, Urtikaria und intertriginöse Ekzeme. Klagt über Stirnkopfschmerzen, die besonders durch Magen-Darm-Störungen durch Überessen bedingt sind. Strahlende Hitze, aber auch Kaltbaden und Kaltwaschen werden nicht vertragen.
EAP-Test an den Meßpunkten der Meridiane Dickdarm, Leber und Magen.

Der Barium-carbonicum-Typ

macht einen schwerfälligen trägen Eindruck, ist ängstlich, lernt spät sprechen und laufen. Ist körperlich und geistig zurückgeblieben. Schlechte Leistungen in der Schule. Drüsenschwellungen, adenoide Wucherungen, Neigung zu Erkältungen und zur Warzenbildung.
EAP-Test an den Meßpunkten der Meridiane Lymphe und Haut.

Den Bryonia-Patienten

kann man meist schon an seinem äußerlichen Gesamtbild erkennen. Er ist schmal, die Hautfarbe ist „biliös"-gelblich; hat oft ein Leber- oder Gallenleiden. Die Zunge ist weiß belegt; er leidet viel unter Kopfschmerzen und ist meist ärgerlich, gereizt und ängstlich.
EAP-Test an den Meßpunkten der Meridiane Leber und Gallenblase.

Der Calcium-carbonicum-Typ

hat kalte Haut und Neigung zu Rachitis, hat wegen Kopfschweiß ständig ein feuchtes Kopfkissen und ist meist Pykniker. Der Calcium-carbonicum-Typ ist ein lymphatischer, wäßriger Typ. Er ist leicht reizbar (nach CZERNEY) und pflegt auf unbedeutende Reize mit schleppenden chronischen Entzündungen zu reagieren — alle Karbonate sind Schwächemittel!
EAP-Test an den Meßpunkten der Meridiane Lymphe, Kreislauf, 3E und Leber.
Hinweis:
Bei allen Kalziumtypen helfen keine Kalziumtabletten, sondern nur potenziertes Kalzium, oft in der D12 und meistens nur, wenn über längere Zeit gegeben.

Calcium-phosphoricum-Patient

ist meist dunkelhaarig, mager, hochgewachsen, schlank, grazil, Ohnmachtsneigung. Körperliche Schwäche mit Vielgschäftigkeit, leicht ablenkbar, Ver-

---

*) Dr. med. H. SCHAAB: Elektroakupunktur bei Kindern. Vortrag am 7. 10. 61 in Wien

spieltheit. Zähneknirschen im Schlaf. Heißer Kopf bei kalten Füßen. Nabelkoliken mit zeitweise auftretenden Dyspepsien. Liebt geräuchertes Fleisch und Eier. Das Kleinkind ist appetitlos und hat keine Zeit zum Essen, Schulkopfschmerz, besonders bei Mädchen, die sehr ehrgeizig sind.

EAP-Test an den Meßpunkten der Meridiane Leber, Lymphe, Kreislauf und 3E.

Der Graphit-Typ
 ist dick, langsam, träge. Bei ihm geht alles furchtbar langsam — das Denken, die Konzentration, das, was wir Schalten nennen und alles kommt zu spät: die Periode, der Stuhlgang, das Aufwachen, auch die Libido, nur das Essen nicht. Das funktioniert großartig und er hat einen geradezu beneidenswerten Appetit. Man sieht ja auch, daß es ihm gut bekommt. Nun, sie kennen dieses Bild der Hypothyreose, das man, wenn man will, auch mit „dick" dumm, faul und gefräßig umschreiben kann — das „frech" paßt nicht hinein, dazu ist dieser bedauernswerte Typ viel zu träge. Bei ihm ist der hypotonisch-hypoperistaltische Stuhlgang, hier das lokale Symptom, mit Schleim bedeckt und die Entleerung ist schmerzhaft wegen der Fissuren, an der unser Graphit-Patient leidet.

EAP-Test an den Meßpunkten der Meridiane Lunge, Dickdarm, 3E, Milz/Pankreas, Leber und Haut.

Der Hepar-sulfuris-Patient
 Blonder, schlaffer, leicht schwitzender Lymphatiker mit schlechter Heilhaut, Überempfindlichkeit gegen Berührung. Wohlbefinden bei feuchter Wärme, traurig, ängstlich, reizbar bis zum Jähzorn. Verlangen nach Reizmitteln. Ablehnung von Obst, Süßem und Fett. Chronische Schleimhauterkrankungen der Luftwege, Appendizitis, venöse Stase.

EAP-Test an den Meßpunkten der Meridiane Lymphe, Lunge, Dünndarm, Gallenblase, Blase und Haut.

Der Lycopodium-Typ
 fällt auf durch den Gegensatz zwischen gut entwickeltem Kopf und kleinem Körper, hat dünne Glieder, großen aufgetriebenen Leib, einen frühreifen Gesichtsausdruck und unreine, trockene Haut. Große Mattigkeit, Streitsüchtigkeit, geringe Lernfreudigkeit trotz Begabung. Im Essen wählerisch und rasch gesättigt. Auffallend der Schafskot.

EAP-Test an den Meßpunkten der Meridiane Dünndarm, Dickdarm, Milz/Pankreas, Leber, Gallenblase und Niere.

Der Magnesium-carbonicum-Patient
 ist von gelblicher, blasser Gesichtsfarbe, der große Unruhe in seine Umgebung bringt.

Test nach SCHWAAB an den Meßpunkten der Meridiane Lunge, Kreislauf, Herz, Niere und Blase.

Der Mercurius-Typ
Skrofulös, gedunsen, chronischer Katarrh der oberen Luftwege, dauernd entzündete Mandeln und entzündliche Drüsenschwellungen, übelriechender klebrige Schweiße, besonders nachts, die keine Linderung bringen.
Unverträglichkeit von kalter, feuchter Luft, will weder extreme Hitze noch Kälte. Durst bei dickbelegter Zunge, Angst, hastiges Wesen, schmerzhafte Kopfhaut, die Haut mit nässenden Ekzemen, Pyodermie; Schwitzen bei geringsten Anlässen. Rohkostverlangen und Bewegungsdrang. Neigung zu Mundschleimhautentzündungen.
EAP-Test an den Meßpunkten der Meridiane Lymphe, Lunge, Dickdarm, Leber, Gallenblase, Niere, Blase und Haut.

Der Natrium-muriaticum-Patient
ist ein hagerer Astheniker mit blassem welkem Gesicht, hat großen Durst und Gier nach Salz. Trockener Mund. Fehlstellung der Zähne.
EAP-Test an den Meßpunkten der Meridiane Lunge, Dickdarm, Herz, Milz/Pankreas, Niere und Haut.

Der Nux-vomica-Typ
ist sehr häufig. Er ist der hagere und magere Managertyp, gewohnt mit 3 Telefonen gleichzeitig zu telefonieren; gehetzt, überarbeitet, überreizt, zu kurz und schlecht schlafend. Wegen der dauernden Überforderung hält er sich durch ein Übermaß an Reizmitteln aufrecht
Symptome: Verschlimmerung morgens, nach geistiger Anstrengung, in kalter Luft, nach dem Essen, Magendrücken 1—2 Stunden nach dem Essen, Mißbrauch von Alkohol, Tabak und Kaffee.
EAP-Test an den Meßpunkten der Meridiane Dickdarm, Dünndarm, Nerven und Leber.

Der Phosphor-Typ
ist blauäugig, blond-rothaarig, von asthenischem Habitus; zart, durchsichtige Haut (Schwindsuchtskandidat). Lebhaft und intelligent. Ermüdet schnell. Angst vor Gewitter. Empfindlich gegen Sinneseindrücke. Wegen Rückenschwäche schlechte Körperhaltung. Neigung zu Parodontose.
EAP-Test von Phosphor (oft in D6 oder D3 = 2 x täglich 7 Tropfen) an den Meßpunkten der Meridiane Lunge, Dickdarm, Kreislauf, Dünndarm, 3E, Milz/Pankreas, Leber, Magen, Gallenblase und Niere.

Der Pulsatilla-Typ
ist repräsentiert durch das meist blonde, heulerische, weiche, rundliche Mädchen, das stets zu spät kommt. Die launenhaften, depressiv gestimmten Pulsatilla-Menschen leiden oft an einer Thyreotoxikose. Wärme wird nicht vertragen.
EAP-Test an den Meßpunkten der Meridiane Lymphe, Lunge, 3E, Dünndarm, Milz/Pankreas, Leber, Magen, Gallenblase.

Der Sepia-Typ
 ist charakterisiert durch die keifende Xanthippe mit gelben Flecken im Gesicht. Die Sepia ist ein wichtiges Mittel mit Beziehungen zur Frau, meist im Wechseljahrs-Alter. Mit ihrem Prolapsgefühl beim Descensus uteri, mit den klassischen Kreuzschmerzen, dem Fluor, der gelblich grün ist und fötide — die Sepia-Frau riecht oft unangenehm. Sie fühlt sich wohl bei Bewegung im Freien, tanzt gern. Ihr psychisches Symptom ist ungewöhnlich: Sie will von ihrer Familie nicht viel wissen, vernachlässigt ihre häuslichen Pflichten. Ein lokales Symptom ist nur bei den Sepia-Patienten zu finden: die Verstopfung mit dem Gefühl eines großen Knollens im Rektum, der nicht vorwärts und nicht rückwärts gehen will. Der Stuhl selbst ist knollig-hart und trocken. Besonders auffällig ist die Obstipation zur Zeit der Periode bzw. gleichzeitig mit gynäkologischen Erkrankungen.
 EAP-Test am Meßpunkt des endokrinen Meridians.

Der Silicea-Patient
 ist ein rachitisch-skrofulöser Typ, mit Neigung zu Erkältungen und Eiterungen. Schlechte Heilhaut, auch Neigung zu Knochenprozessen. Unruhe nachts durch schreckhafte Träume, Abneigung gegen kalte Speisen. Milch wird schlecht vertragen. Abmagerung infolge fehlerhafter Assimilation.
 EAP-Test von Silicea an den Meßpunkten der Meridiane Lymphe, Lunge, Dickdarm, Milz/Pankreas, Leber, Magen, Niere, Blase und Haut.

Zum Sulfur-Typ
 gehören Menschen mit schmutzig aussehender Hautfarbe und übelriechenden Körperausdünstungen. Sie sind lebhaft, nervös, geistreich (Philosophen in Lumpen) arbeitsscheu, oft unbelehrbar, interesselos, hypochondrisch. Ihre Haare sind grob. Der Mund ist hochrot, wie geschminkt. Die Augenlider sind gerötet, die Ohren sind rot. Pseudophilosophisch. Braucht im Winter keinen Mantel. Sulfur-Typen essen gern Süßigkeiten, die aber nicht vertragen werden.
 EAP-Test an den Meßpunkten der Meridiane Lunge, Dickdarm, Kreislauf, Milz/Pankreas, Leber und Magen.

β) Konstitutionsmittel geordnet nach besonderer Krankheitsneigung

Sulfur-Typ	Neigung zu juckenden Hautausschlägen
Graphites-Typ	Neigung zu wässernden Ekzemen
Sepia-Typ	Neigung zu Gebärmuttersenkung
Pulsatilla-Typ	Neigung zu Fluor

Tab. 37

γ) Mineralische Konstitutionsmittel*)

Die nachfolgenden Konstitutionsmittel werden gern als Basismittel in höheren Potenzen bei konstitutionell bedingten chronischen Krankheiten eingesetzt:

Alumen   oft in der D30

Konstitution und Indikation: Gealtertes Aussehen, Präsenilität, paralytische Schwäche, Leberkonstitution. Haut: anämisch, trocken, ohne Turgor. Große Kälteempfindlichkeit, depressive Stimmung, chronische Verstopfung, Atonie, Sekretmangel, chronische, trockene Schleimhautkatarrhe, Drüsenverhärtung, Epitheliome, Alopezie, Ekzem, allgemeine Muskelschwäche; Verschlimmerung durch Kälte.

Arsenicum album   oft in der D12, D15

Konstitution und Indikation: Neuropathisch-kachektisch, Überempfindlichkeit des Sinnes-Nerven-Systems. Degenerative Nervenerkrankungen, Austrocknung, nephrotisches Syndrom, chronisches Nierenversagen.

Graphites   oft in der D8, D30

Konstitution und Indikation: lymphatisch, pastös, fett, fröstelnd. Haut: trocken, Rhagaden. Obstipation, Hypomenorrhö, Anämie, trockene und nässende Ekzeme, Palmar-Ekzem, Narben, Keloid; Verschlimmerung durch Wärme.

Phosphorus   oft in der D8, D20, D30

Konstitution und Indikation: Schmächtig, mager, blaß, vitalitätsschwach, frostig. Haut: faltig, trocken, unrein. Bindegewebsdegeneration: Ganglien, Narben Keloid, Schwartenbildung; Fisteln, produktivindurative Tuberkulose, Karzinom

Sulfur   oft in der D8, D15, D30

Konstitution und Indikation: 1. Typus: mager, hellhäutig, trockene unreine Haut
2. Typus: dick, gerötet. Generell: Allgemeine Entzündungsbereitschaft, Hitzeempfindlichkeit, Brennen der Füße und Hände — vor allem Nachts. Sulfur ist ein gutes Mittel zur Einleitung der Behandlung chronischer Erkrankungen und nach vorangegangener iatrogener Unterdrückung von Krankheitssymptomen.

δ) Metallische Konstitutionsmittel

Die Anwendung der wichtigsten metallischen Konstitutionsmittel geht aus nachfolgender Tabelle hervor.

---

*) gemäß Wala-Ärzteinformationsblatt, Nr. 6/April 78

Metall	Konstitution
Argentum	hager, leptosom Verträgt keine Weißmetalle!
Aurum	Pykniker, nimmt das Leben schwer. Rotes Gesicht mit Stich ins bläuliche. Der Hals ist kurz und dick, die ganze Person rundlich. Er klagt über Herzbeschwerden, Bangigkeit und über eine Angst, die am Herzen sitzt. Der Blutdruck ist hoch, es besteht Neigung zu Schlaganfall und Aortenerweiterung. Nächtliche Knochenschmerzen und Mundgeruch können dazukommen. Einem solchen Menschen kann man mit potenziertem Aurum gut helfen; verträgt aber kein metallisches Gold, z. B. für Zahnersatz
Platin	wird charakterisiert durch die hochmütige Frau mit starkem Egoismus

Tab. 38

ε) Die Anwendung der Konstitutionsmittel in der EAP

Die EAP kann die homöopathische Konstitutionsmitteltherapie verbessern und beschleunigen, denn sie erlaubt durch Test die Wahl des Mittels zu kontrollieren und die Potenz in ihrer Höhe und die Menge des getesteten Mittels zu bestimmen. Die Empirie hat folgendes gezeitigt: Die Potenzen der Konstitutionsmittel gehen bei Kindern selten über die D12 hinaus, während wir bei den Erwachsenen fast immer Hochpotenzen über D30 finden, wenn es sich um Abarten der Konstitution handelt, die diese Erwachsenen in das höhere Lebensalter hinübergerettet haben.

Bei der Testung ist zu beachten, daß Konstitutionsstörungen keine Zeigerabfälle, sondern nur Hoch- oder Tiefstände der Zeiger machen, meistens Hochstände. Findet man Zeigerabfälle, so haben wir es nach SCHAAB niemals mit einer Konstitutionsstörung allein zu tun, vielmehr liegt dann noch eine Fokaltoxikose, eine innersekretische Dysharmonie oder ein anderes organisches Geschehen vor.

Die personotrophen Konstitutionsmittel üben einen tiefgreifenden Einfluß auf die Gesamtperson aus und beeinflussen vor allem die psychische Situation eines Patienten. Vielfach werden sie auch als homöopathische Psychopharmaka bezeichnet.

Sie aktivieren oder dämpfen die Eigenarten des betreffenden Patienten. Sie unterstützen das durch Repertorisieren gefundene Simile insbesondere bei chronischen Erkrankungen. Sie helfen mit bei der Stabilisierung niedriger Leitwerte.

Hinweis nach E. BAUER*):

Bei chronisch kranken Menschen mit organischen Schädigungen sprechen Konstitutionsmittel zuweilen nur befriedigend an, wenn vorher (ausgetestete) Drainagemittel gegeben werden.

ζ) Die EAP-Testung der Konstitutionsmittel

Man kann sie praktisch an allen Meridianen austesten; viele EAP-Ärzte testen Konstitutionsmittel allerdings nur an den auf Seite 53 jeweils angegebenen Meridianen. Stets wirkt ein Konstitutionsmittel um so besser, je mehr Punkte damit auf Norm gebracht werden.

Beim Austesten gilt es zuerst zu überprüfen, ob das betreffende Mittel überhaupt paßt und wenn ja, welche Potenz am günstigsten ist. Man beginnt zweckmäßig an den Nagelbettwinkelpunkten.

Darauf wird die Potenz nach oben erhöht, bis möglichst viele weitere Meßpunkte auf dem betr. Meridian auf Norm kommen. Das gelingt in der Regel mit höheren Potenzen (vgl. Band III).

Die Dauer der Anwendung

Konstitutionsmittel werden in der Regel über längere Zeit gegeben. Ein Konstitutionsmittel bleibt nicht lebenslang gleich. Darüber berichtet SCHAAB:

Bei meinem eigenen Sohne (11jährig) stellte sich heraus bei täglichem Testen, daß der Junge in seinem Konstitutionsmittel öfters in gewissen Zeitabständen über mehrere Wochen einen Wechsel zwischen Calcium carbonicum und Calcium phosphoricum hatte. Stellte ich Calcium carbonicum bei der Testung fest, dann waren seine schulischen Leistungen schlecht, und wechselte er zum Calcium-phosophoricum-Typ hinüber, dann waren seine Leistungen in der Schule gut — nach Aussage der Lehrer.

Diese Tatsache hat mich damals bewogen, mich mit der Konstitutionsmitteltestung näher zu beschäftigen. Es war erstens die Tatsache, daß es einen Wechsel in dem Konstitutionstyp gibt, zweitens, daß dieser durch das EAP-Gerät zu realisieren ist. Ich darf bitten, daß diese Eigenart der Konstitutionsfeststellung einmal nachgeprüft wird. Es gehört dazu natürlich die Tatsache, daß man die Möglichkeit hat, daß das zu untersuchende Kind fast täglich getestet wird. Ich möchte den Verdacht äußern, daß zwischen anderen ähnlichen Konstitutionsmitteln vielleicht dann auch noch Übergänge herauskommen können, die wir heute nur ahnen.

V. Die Mittelwahl
in Anlehnung an die Akupunktur

In Band II dieses Lehrbuches haben wir erfahren, daß im Verlauf eines Sonnentages alle 2 Stunden eine andere Energieleitbahn zum Maximal-Meridian wird. In Anlehnung an dessen jeweilige Maximalzeit gibt es in der Homöopathie Mittel, die mit Vorteil gegeben werden, wenn Symptome und Beschwer-

---

*) Klassische Homöopathie 5/1961, Seite 214.

den immer wieder zu bestimmten Tageszeiten auftreten. Auch der EAP-Arzt sollte sich solcher Mittel, die nachfolgend aufgezählt sind, zur Therapie bedienen. Die Testung erfolgt am besten an den Punkten desjenigen Meridians, der zur Zeit der Beschwerden seine Maximalzeit hat.

Bei der Mittelwahl ist zu beachten, daß es gemäß Abb. 2 homöopathische Mittel gibt, welche den Energiefluß im Meridian zur Maximalzeit anregen und gemäß Abb. 3 solche, welche beruhigend-sedierend auf den Energiehaushalt wirken.

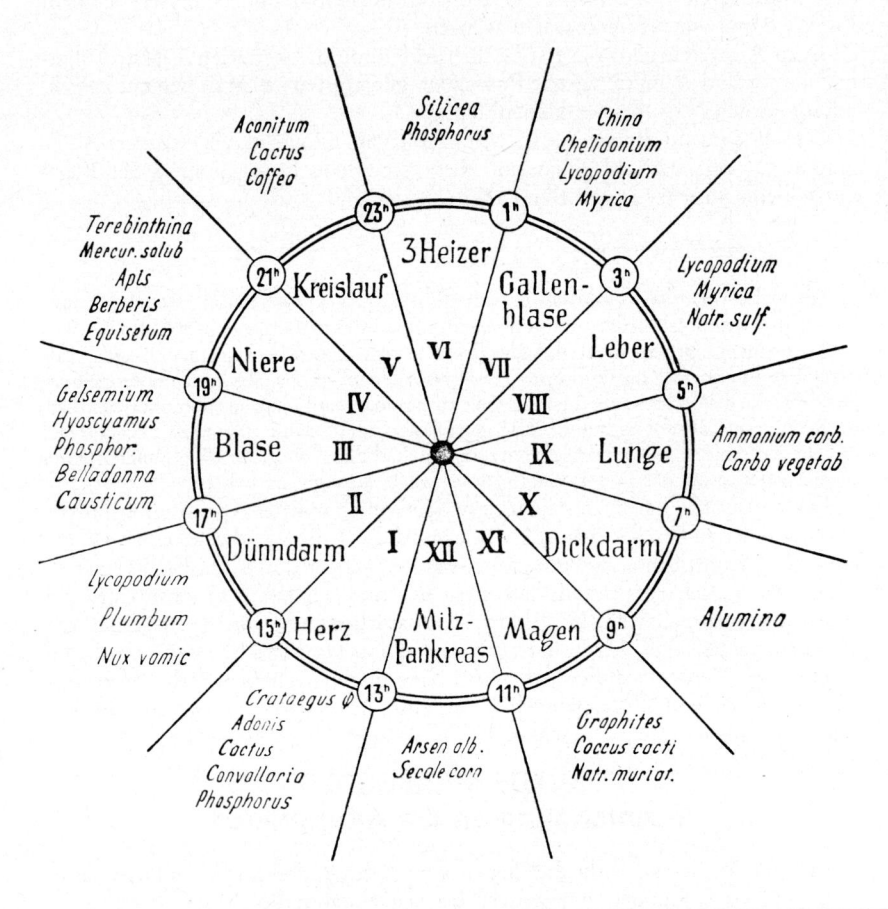

Abb. 2: Anregungsmittel

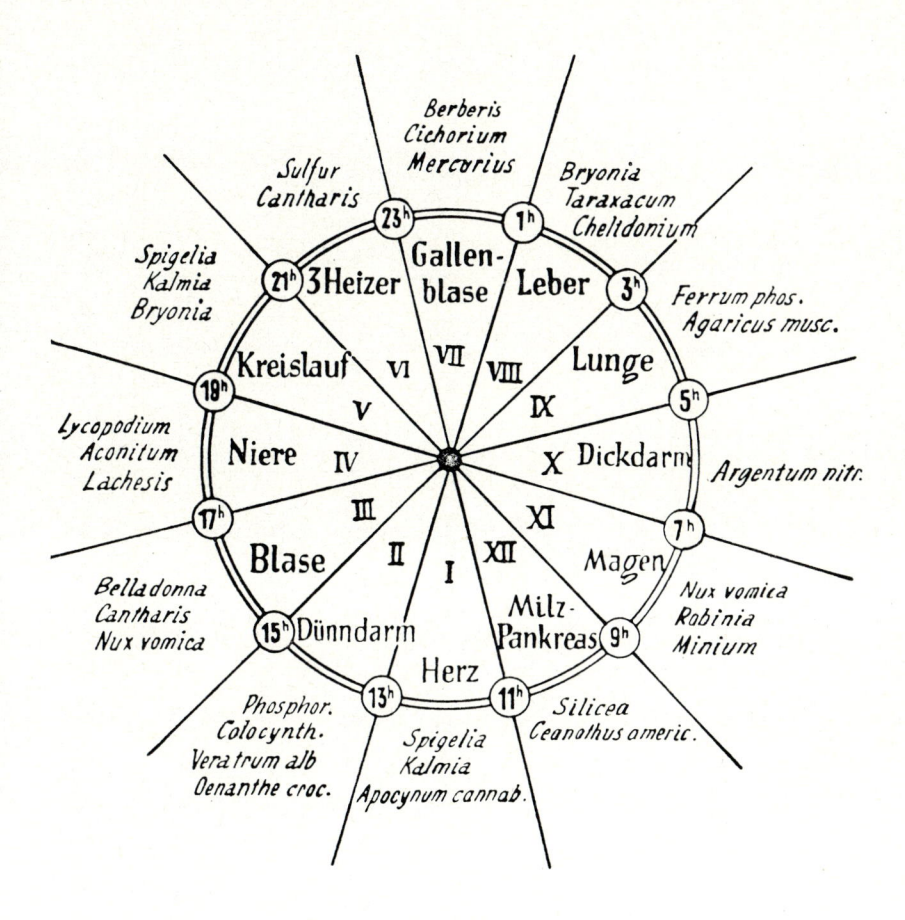

Abb. 3: Beruhigungsmittel

2. TEIL

Die Meridiantherapie der EAP

Die Meridian-Bezugstherapie ist relativ leicht für alle großen Organe, die eigene Meridiane besitzen, denn auf diesen liegen viele ihrer Meßpunkte.

Beispiel:
Der Meßpunkt für den rechten Kolonabschnitt liegt im Nagelbettwinkel des rechten Zeigefingers auf der Daumenaußenseite als M.P. Di 1 = Di a rechts = Di 12a, also direkt auf dem Dickdarm-Meridian.
Man kann einen solchen Meßpunkt eines großen Organs, welcher auf dem zugehörigen Meridian liegt, auch als *Direktmeßpunkt* bezeichnen.

Für den klinisch ausgebildeten Arzt weniger selbstverständlich ist die Meridian-Bezugstherapie für alle Organe und Gewebssysteme, die keinen eigenen Meridian haben. Wir wollen sie akupunkturmäßig als Tochterorgane bezeichnen, da sie mit einem bestimmten großen Organ wie Mutter und Tochter durch ihre Lage auf dem gleichen Meridian verwandtschaftlich verbunden sind.

Beispiel:
Der Meßpunkt für das Rektum entspricht dem 6. Meßpunkt auf dem Nieren-Meridian, gehört also akupunkturmäßig zum Nieren-Meridian, obwohl klinisch-funktionell zum Dickdarm. Meßpunkte dieser Art können daher akupunkturmäßig als *Tochtermeßpunkte* bezeichnet werden.
Der EAP-Arzt nutzt diese kybernetische Wechselbeziehung sehr vorteilhaft, indem er sowohl die Tochtermeßpunkte auf dem betreffenden Meridian ausgleicht, als auch die Meßpunkte auf dem Funktionsmeridian.

Nachfolgend sind bewährte Mittel zum Ausgleich der Meridian-Meßpunkte zusammengestellt, geordnet in folgender Reihenfolge:

Gruppe	Meridian für		Lage der Meßpunkte am
Hand-Meridiane	Lymphe Lunge	Ly Lu	Daumen
	Dickdarm Nerven	Di Nv	Zeigefinger
	Kreislauf Allergie	Ks Ag	Mittelfinger
	Parenchym Endokrinum	Pr En	Ringfinger
	Herz Dünndarm	He Dü	Kleinfinger
Fuß-Meridiane	Milz/Pankreas Leber	Mi/Pa Le	Große Zehe
	Gelenke Magen	Gl Ma	2. Zehe

Gruppe	Meridian für		Lage der Meßpunkte am
Fuß-Meridiane	Bindegewebe Haut	Bi Ht	3. Zehe
	Fett/Muskel Gallenblase	Fm Gb	4. Zehe
	Niere Blase	Ni Bl	Kleine Zehe

Tab. 39

Für jeden Meridian werden häufig auszutestende Mittel nacheinander wie folgt angegeben:
... Organpräparate der Fa. Wala
... Suis-Organpräparate der Fa. Heel
... Nosoden
... Homöopathische Mittel
... Kombinationspräparate

I. Lymphmittel

Meßpunkte und Wala-Organpräparate für das Lymphgefäßsystem

Direktmeßpunkte auf dem Lymph-Meridian	Zugeordnete Organpräparate
Ly 1—3	Tonsilla palatina Nodi lymphatici Tonsilla laryngis Tonsilla lingualis Tonsillae palatinae Tonsilla palatina dextra Tonsilla palatina sinistra Tonsilla pharyngea Tonsilla tubaria

Tab. 40

Lymph-Organpräparate für Meßpunkte auf sonstigen Meridianen

Ductus thoracicus Cisterna chyli Nodi lymphatici	Ks 8a Ks 8b En 16a für Lymphonodi cervicalis profundi Di4a li für Mesenterial-Lymphknoten

Tab. 41

Suis-Präparate der Fa. Heel

Tonsilla pharyng. suis (Rachenmandel)
(D8), D 10/30/200
Lymphatismus. Rachenmandelhypertrophie. Geistige und körperliche Entwicklungsstörungen.

Tonsilla suis (Gaumenmandel)
(D6), D 10/30/200
Tonsillarhypertrophie. Lymphatismus. Skrofulose. Auch bei Lymphogranulomatose und Retikulosen versuchsweise einzusetzen.

Gland. lymphat. suis (Lymphdrüsen)
(D6), D 10/30/200
Lymphatismus, *Morbus Hodgkin*. Versuchsweise bei Neoplasmaphasen, (Lymphosarkom und Retikulosen). Unklare Lymphdrüsenschwellungen sonstiger Genese.

Lymphnosoden der Fa. Staufen-Pharma

KuF-Reihe	Nosode
A 1	Pyrogenium
A 2	Psorinum
A 3	Medorrhinum
A 4	Staphylococcinum
A 5	Streptococcinum
A 6	—
A 7	—
A 8	Osteomyelitis
A 9	Tonsillarabszeß
A 10	Tonsilla palatina
A 11	Tonsilla pharyngea
A 12	Drüsenabszeß
A 13	Cholesteatom
A 14	Hidradenitis
A 15	Pyrogenium suis
A 16	Pyrogenium ex ovo
A 17	Staphylococcus koag. pos.
A 18	Fischpyrogenium (Salzwasser)
A 19	Fischpyrogenium (Süßwasser)
A 20	Pyrogenium Crustaceen
A 21	Lymphorrhö
A 22	Elephantiasis
A 23	infizierte Lymphe
A 24	Erysipel
A 25	—
A 26	Staphylococcus aureus
A 27	—
A 28	Staphylo-Streptococcinum
A 29	Streptococcus viridans

KuF-Reihe	Nosode
A 30	Streptococcus haemolyt.
A 31	Pasteurellose
A 32	Pyrogenium avis
A 33	Osteomyelosklerose
A 34	Bacteroides
A 35	Peptostreptococcus anaerob.
A 36	Gynäkomastie
A 37	Aflatoxin
F 1	Diphterinum
C 3	Pneumococcinum
F 2	Searlatinum
F 8	Parotitis
F 17	Rubeolae
G 4	Sepsis lenta
DA 9	Toxoplasmose
DA 8	Vaccininum

Ferner Grippenosoden beachten und die HNO-Nosoden (S. 30).

Tab. 42

Homöopathische Lymphmittel

KuF-Reihe	Mittel für den lymphischen Rachenring
HM 110	Mercurius bijodatus
HM 31	Mercurius solubilis
HM 22	Phytolacca

Tab. 43

KuF-Reihe	Lymph-, Gefäß- und endokrine Mittel
HM 158	Aristolochia
HM 26	Barium carbonicum
HM 24	Barium jodatum
HM 78	Cimicifuga
HM 171	Fucus vesiculosus.

Tab. 44

KuF-Reihe	Mittel nach E. BADE
HM 3	Lachesis
HM 4	Silicea
HM 16	Argentum nitricum
HM 29	Apis mellif.
HM 83	Kalium sulfuricum
HM 94	Bryonia
HM 119	Secale corn.
HM 134	Belladonna
HM 141	Cicuta virosa
HM 152	Veratrum alb.
HM 156	Acidum picrinicum
HM 164	Camphora
HM 210	Acidum hxdrocyan.
HM 244	Oenanthe
HM 274	Acidum phosphoricum
HM 283	Kalium phosphoricum
HM 351	Veratrum virid.
HM 103	Echinacea

Tab. 45

Kombinationsmittel für die Lymphtherapie

Hersteller	Präparat
Heel	Lymphomyosot Angin-Heel Angustura-vera-Injeel Kalium-arsenicum-Injeel Tonsilla-comp. (Amp.) als Stimulator des gesamten Lymphsystems
Wala	Aconitum China comp. Agrophytum comp. Apis Belladonna (Tonsillitis) Apis Bryonia (Rheuma) Argentum nitricum (Schleimhäute) Argentum Quarz Arnica e planta tota Berberis Quarz Bryonia comp. Meteoreisen/Phosphor/Quarz (Grippe, Eiterungen)
Reckeweg	ANGINA-GASTREU® R1 (Anginacid) Apis D4, Barium chlorat. D6, Belladonna D4, Calc. jod. D4, Hepar sulf. D12, Kalium bichrom. D4, Lachesis D12, Marum ver. D6, Mercur. corr. D5, Phytolacca D4

Hersteller	Präparat
Reckeweg	**Entzündungstropfen.** Alle Formen der Angina tonsillaris, Scharlach, chron. Mandel-Hypertrophie, Lymphatismus bei Kindern, Adenoide Vegetationen, chron. Nasenschleimhautkatarrhe
Cosmochema	**Lymphtropfen** **Zusammensetzung:** 100 ml. enth.: Gentiana D1, Melil. D2, Apis D3, Geran. Robert. D2, Onon. spin. D4, Thuja D2, Teucr. Scordon. D2, Gal. Apar. D3, Caltha palustr. D2, Clemat. D3, Sedum acre D3, Calc. fluor. D10, Urtica ur. D2, Scrophul. nod. D2, Jugl. reg. D3, Natr. sulf. D4, Silic. D6, Aran. Diad. D10, Psorin. D10, Veronica D4, Luesin.D12, Sulfur D8, Bufo rana D12, Funic. umb. D10, Gland. lymphat. D8, Vaccinin. D10, Variolin. D12 ana 1 ml. **Entzündungstropfen**
Pascoe	Angina comp. Cholesterin comp. Lymphangitis comp. Mercurius solubilis comp. Pyelitis comp. Unguentum antidyscraticum Lymphdiaral OP Pascoe Pascotox OP Pascoe Mixtura lymphatica
Heel	bei Fieber, Erkältung und Infektionskrankheiten: **Echinacea comp.** (Amp.) Basistherapeutikum zur Anregung der körpereigenen Abwehrsysteme **Gripp-Heel** (Tabl., Amp.) Grippe und grippale Infekte **Engystol** (Amp.) Grippe und unklare fieberhafte Virusinfekte

Tab. 46

Sonstige Lymphmittel

Mittel	Firma
Tonsilgon	Bionorica KG
Cefalymphat	Cefak
Alymphon	Iso
Milztonikum	Galmeda
Tonsilgon	Bionorica
Cefatonsillon	Cefak
Esberitox	Schaper und Brümmer
Cefasept	Cefak
Toxorephan	Repha

Mittel	Firma
Toxiselect	Dreluso
Curarina	Curarina
Hanotoxin	Hanosan
Echinatruw	Truw
Toxi-Loges	Dr. Loges
Meta Res	Fackler KG
Echtrosept	Vogel und Weber
Dyscratox	Vogel und Weber
Populus cp. Fluid grün	Iso
Capsella cp. Fluid blau	Iso
Toxorephan	Repna
SC + 10	Nona-Heilmittel
Pyrogenium-Tropfen	Hanosan
Rufebran Nr. 10	Müller/Göppingen
Lymphtropfen	Rödler

Tab. 47

II. Lungenmittel

Meßpunkte und Wala-Organpräparate für die unteren Luftwege

Meßpunkte auf dem Lungen-Meridian	Zugeordnete Organpräparate
Lu 11	Og. Pulmo
	Og. Pulmo dexter
	Og. Pulmo sinister
Lu 10 α	Org. Pleura
Lu 10 β	Org. Bronchioli
Lu 10	Org. Bronchi
Lu 9	Org. Trachea

Tab. 48

Organpräparate	für Meßpunkte auf sonstigen Meridianen
Larynx	Co 21 oder Lu 8b
Ligamentum vocale	
Nervus laryngeus superior	
Nervus laryngeus recurrens	
Folliculi lymphatici laryngei	Di 17 für Kehlkopftonsille
Nervus vagus, pars cervic	Ma 8c
Nervus vagus/pars thoracica	Ma 16
Plexus pulmonalis (n. vagus)	Ma 18
Ganglia phrenica plexus phrenieus	Ma 19
Truncus sympathicus, pars thoracica	Bl 16
Diaphragma/Zwerchfell	Bl 17

Tab. 49

Suis-Präparate der Fa. Heel

Bronchus suis (Bronchien gemischt) (D8), D 10/30/200
Emphysem. Asthma bronchiale, chronische Bronchitis. Stauungen im kleinen Kreislauf.
Pulmo suis (Lunge) (D6), D 10/30/200
Asthma bronchiale. Raucherbronchitis. Emphysem. Bronchiektasen. Bei Tbc Vorsicht, nicht im fieberhaften Stadium injizieren. Nachwirken lassen, d. h. nur in größeren Zeitabständen injizieren.
Larynx suis (Kehlkopf) (D8), D 10/30/200
Heiserkeit. Störungen der Stimmbildung. Stimmbandpolypen. Versuchsweise bei Calaryngis.

KuF-Reihe	Nosode
C 1	Influencinum
C 2	Nos. Influencinum vesiculos.
C 3	Pneumococcinum
C 4	Pertussinum
C 5	Nos. V-Grippe
C 6	Nos. Lungenabszeß
C 7	Nos. V2-Grippe
C 8	Nos. V3-Grippe
C 9	Nos. V4-Grippe
C 10	Nos. Bronchitis fibrinosa
C 11	Nos. Influencinum vesicul. SW
C 12	Nos. Influencinum vesicul. NW
C 13	Nos. V5-Grippe
C 14	Nos. Influencinum toxicum
C 15	Nos. Katarrhalische Mischflora
C 16	Pneumococcinum M
C 17	Influencinum AB
C 18	Nos. Pleuritis
C 19	—
C 20	Nos. Polyserositis
C 21	Nos. Bronchiektasie
C 22	Nos. Lungenabszeß S
C 23	Nos. Asiengrippe A
C 24	Nos. VA2-Grippe
C 25	Nos. Asthma bronchiale
C 26	Nos. Rhinopneumonitis
C 27	Nos. VA2L-Grippe
C 28	Nos. VAPCH-Grippe
C 29	Nos. V75-Grippe
C 30	Nos. V76-Grippe (Victoria)

Tab. 50

Berücksichtige beim Test ferner:

die Erbnosoden	E 1 E 2 E 3 E 6 E 7 E 8	Luesinum Gonococcinum Tuberculinum Tuberculinum Marmoreck Tuberculinum avis Tuberculinum bovinum
die bakteriellen Nosoden	A 4 A 5	Staphylococcinum Streptococcinum
die Infektionsnosoden	F 4 B 3	Morbillinum Typhinum

Tab. 50a

Homöopathische Lungenmittel der Fa. Staufen-Pharma

KuF-Reihe	Mittel
HM 143	Coccus cacti
HM 146	Kalium bichromicum
HM 153	Acid. benzoicum
HM 48	Argentum met.
HM 92	Asa foetida
HM 134	Belladonna
HM 94	Bryonia
HM 37	Calcium jodat.
HM 79	Cuprum met.
HM 60	Ferrum phosph.
HM 2	Hepar sulf.
HM 145	Ilex
HM 334	Ipecacuanha
HM 71	Pulsatilla
HM 4	Silicea
HM 11	Anitmon. tartaricum
HM 80	Kalium carbonicum
HM 14	Kreosotum
HM 41	Phellandrium
HM 194	Rumex crispus
HM 120	Senega
HM 197	Sticta pulmonaria
HM 206	Viola tricolor

Tab. 51

Kombinationsmittel für die Lungentherapie

Hersteller	Präparat	
Heel	*Drosera-Homaccord* (Tr., Amp.) *Carbo cps* (Amp.) Kollaps, Dyspnoe *Strophanthus cps* (Amp.) und *Cor cps* (Amp.) Myokardschwäche, post infarctum *Tonico-Injeel* (Amp.), *Carbo veg-Injeel* (Amp.), *Bryonia-Injeel*, *Sulfur-Injeel*(Amp.) iv. bzw. im. oder sc. oder ic. kurmäßig und beim Anfall sowie zur *Auto-Sanguis-Stufentherapie* *Glandula surparenalis suis* D 10/30/200 (Amp.), *Hepar suis* D 10/30/200 (Amp.) und *Pulmo suis* D 10/30/200 (AMp.) als Mischspritze einmal wöchentlich im., evtl. auch zur *Auto-Sanguis-Stufentherapie*	
	Hustenmittel *Bronchalis-Heel* (Tabl.) Bronchitis. Raucherhusten *Droperteel* (Tabl.) Pertussis, Stauungskatarrhe *Husteel* (Tr.) Bronchitis spastica. Reizhusten und Asthma *Tarte phedreel* (Tr.) Absteigende Katarrhe. Asthma *Belladonna-Homaccord* (Tr., Amp.) Bellhusten *Phosphor-Homaccord* (Tr., Amp.) Laryngitis *Mucosa cps* (Amp.) Tracheitis, Bronchitis chron., Asthma bronchiale *Thyreoidea cps* (Amp.) als Nebenmittel bei Asthma bronchiale *Atropinum cps* (Amp. Supp.) Pertussis, spastische Bronchitis	
	Asthma-bronchiale-Mittel *Drosera-Homaccord* (Tr., Amp.) asthmatoide Bronchitis *Husteel* (Tr.) Husten verschiedener Genese *Tartephedreel* (Tr.) absteigende Katarrhe der Atemwege *Mucosa comp.* (Amp.) Katarrhe der oberen und unteren Luftwege *Carbo comp.* (Amp.) Kollapsneigung, chronische Bronchitis *Strophanthus comp.* (Amp.), *Cor comp.* (Amp.) Myokardschwäche	
Reckeweg	PLEURO-GASTREU® R24 (Pleurasin) Bryonia D4m, Cimicifuga D6, Colocynthis D8, Kalium carb. D6, Natr. sulf. D6, Ranunculus bulbos. D4	**Rippenfell- und Serosatropfen.** Pleuritis, Entzündungen seröser Häute mit stechenden Schmerzen, Appendizitis, Ovariitis, Peritonitis, Perikarditis etc., akute Arthritis und Polyarthritis
	ASTHMA-GASTREU® R43 (Herbamine) Arsen alb. D8, Belladonna D30, Bryonia D12, Carb. veget. D30, Hypophysis D30, Kalium phosphor. D30, Na-	**Asthmatropfen.** Astma bronchiale. Zur konstitutionellen Behandlung des Asthma bronchiale

Hersteller	Präparat	
Reckeweg	trium chlorat. D30, Natrium sulf. D200, Veratr. alb. D30, Yerba santa D12	
	PULMO-GASTREU® R48 (Pulmosol) Acid. picrin. D8, Bryonia D12, China D6, Dulcamara D30, Ferrum phosphor. D12, Kalium carb. D6, Lycopodium D30, Phosphor D30, Sepia D6, Silicea D30	Lungentropfen. Bronchialkatarrhe bei Lungenschwäche, beginnende tuberkulöse Erkrankungen
	SCORODONIA-GASTREU® R57 (Scorosan) Arsen jodat. D6, Calc. carb. D30, Lycopodium D30, Phosphor D30, Silicea D30, Teucrium Scorodonia D6	Konstitutionelle Lungenkräftigungstropfen. Chron. Lungen-Tbc., Hilusdrüsen-Tbc., chron. Tbc., Bronchitis
	JUTUSSIN® R8 Hustensaft	Hustensaft auf Sirup-Basis aus diversen Tee-Dekokten und Homöopathika wie R9
	JUTUSSIN® R9 Tropfen Belladonna D4, Bryonia D3, Coccus cacti D6, Corallium rubr. D12, Cuprum acet. D12, Drosera D4, Ipecacuanha D6, Spongia D6, Sticta pulm. D4, Extract. Thymi fl.	Hustentropfen. Pertussis in allen Stadien, katarrhalische Affektionen der oberen Luftwege. Rhino-Laryngo-Pharyngitis. Spastische Bronchitis, Asthma bronchiale, Reizhusten der Phthisiker. Expektorans bei chron. Bronchitis
Cosmochema	**Hustentropfen** **Zusammensetzung:** 100 ml. enth.: Extr. fluid. Thymi 10,0, Extr. fluid. Droserae, Extr. fluid. Echin. angust. ana 2,0, Ipecac. D4, Conium D2, Verbasc. D4, Tart. stib. D4, Spongia D3, Arsen. jod. D4, Phosphor. D6, Coccus cacti D4, Hedera Helix D2, Lobel. inflata D3, Cupr. sulf. D3, Hepatica D3, Kreosot. D6 ana 1 ml.	

Hersteller	Präparat		
Wala	**Grippetropfen** Belladonna comp. (Schleimhaut) Berberis Quarz Bryonia comp. Bryonia Stannum Cuprum aceticum comp. Petasites (Bronchitis und Asthma) Pulmo Ferrum		
Nestmann	Nr. im Testsatz	Mittel	
	67	Mercurius cyan.	trockene Katarrhe mit Eiterung
	80	Baptisia	akute Infektionen
	82	Sambucus	fieberhafte Banalinfekte
	83	Eupatorium	Schnupfen, Neigung zu Banalinfekten
	84	Malva	chron. rezid. Katarrhe
	100	Tussilage	trockener Reizhusten
	101	Bryonia	Schleimhusten mit Rasseln
	102	Kreosotum	trockener verschleppter Husten
	103	Anisum	Krampfhusten mit Dyspnoe
	104	Ipecacuanha	Krampfhusten mit Schleimerbrechen
	105	Drosera	Reizung der oberen Luftwege
	106	Yerba santa	Schleimhusten durch Stauungskatarrhe
	107	Arum triph.-Tabl.	chron. Katarrhe der Luftwege
	110	Pulmonaria-spez.	Bronchitiden

Hersteller			
Nestmann	Nr. im Testsatz	Mittel	
	Ergänzungspräparate		
	13	Lachesis	hochfiebernde Pneumonie
	14	Silicea-Tabl.	Pleuraverschwartungen
	21	Belladonna	fieberhafte „Grippe"
	57	Xanthoxylon	Spasmolytikum bei Asthma
	121	Cuprum-Tabl.	Asthma bronchiale
	160	Echinacea-Tabl.-spez.	chron. Erkrankung der Luftwege
Pascoe	Pect. 1 Cetraria ISL Spl. Pect. 4 Drosera Sph. Pect. 5 Yerba Santo Spl. Pect. 65 Hyoscyamus Spl. Pect. 7 Corallinum Spl. Pect. 8 Arum Spl. Febr. 4 Eupatorium Spl. Febr. 5 Ranunculus Spl. Asthma 1 - Inj. Asthma 2 - Inj. Broncho-Inj. Grippe-comp. Pascoe		

Tab. 52

Sonstige Lungenmittel

Mittel	Firma
Contamutan	Müller-Rorer
Aconitum Homaccord	Heel
Isonettin	Iso
Nux vomica Homaccord	Heel
Spenglersan „G"	
Berberis Homaccord	Heel
Metavirulent (Meta)	Fackler KG
Commoin-cold Tablets	Ob. Apotheke Rottweil
PCF-Blau	Derschum
Influvit-Tabletten	DHU
Phoenix amphön	

Mittel	Firma
Influex	Steigerwald
Nisylen-Trophen	DHU
Bryaconeel	Heel
Toxiloges „C"	Loges
Asthmyrol-Tr.	Rödler
Pectorin-Tr. (Bronchien)	Rödler

Tab. 53

III. Dickdarmmittel

Meßpunkte und Wala-Organpräparate für den Dickdarm

Meßpunkte auf dem Dickdarm-Meridian		Organpräparate
Di 1 re	12a	Org. Kolon
		Org. Tunica mucosa coli
Di 1 li	22a	Org. Kolon
		Org. Colon ansa distalis
Di 2 re		Org. Kolon
		Org. Flexura coli dextra
		Org. Tunica mucosa coli
Di 2 li		Org. Kolon
		Org. Flexura coli sinistra
		Org. Tunica mucosa coli
Di 3 re		Org. Kolon
		Org. Tunica mucosa coli
Di 3 li		Org. Kolon
		Org. Tunica mucosa coli
Di 4 re		Org. Kolon
Di 4 li		Org. Kolon
		Org. Tunica mucosa coli
Di 4a re		Org. Appendix vermiformis
		Org. Peritoneum

Tab. 54

Organpräparate	Meßpunkte auf sonstigen Meridianen
Plexus mesentericus superior	Dü 1α re
Plexus mesentericus inferior	Dü 1α li
Plexus aorticus abdominalis	Ks 8γ
Plexus pelvinus	Bl. 34
Plexus rectalis	Ni 4
Anus	Ni 5
Rektum	Ni 6
Tunica mucosa recti	
Anus	

Tab. 55

Suis-Präparate der Fa. Heel

Colon suis (Dickdarm) (D6), D 10/30/200
Ähnliche Wirkungen wie bei *Coecum suis*, jedoch kräftiger und bei Enterospasmen (Flexura lienalis, Sigmoid). Ist als Zwischenmittel bei allen schweren Giftlagen indiziert.
Rectum suis (Mastdarmschleimhaut) (D6), D 10/30/200 Stuhltenesmen. Obstipation. Mangelnde Ausscheidung über den Darm. Präkanzerose des Mastdarms. Divertikulitis. Vorstadium von Rektum-Ca.

KuF-Reihe	Nosode
B 1	Bac. Coli
B 2	Bac. Proteus
B 11	Bac. faec. alk.
B 12	Nos. Oxyuren
B 13	Nos. Ascariden
B 16	Nos. chron. Kolitis
B 17	Nos. Polyposis recti
B 23	Nos. Divertikulose
B 30	Nos. Aerobacter. c. Coli
B 36	Nos. Rektumpolyp
B 40	Nos. chronische Proktitis
B 44	Nos. Hämorrhoiden

Tab. 56

Dickdarmmittel der Firma Staufen-Pharma

KuF-Reihe	Mittel
HM 89	Alumina
HM 275	Aloe
HM 18	Abrotanum
HM 134	Belladonna
HM 94	Bryonia
HM 12	Causticum
HM 114	Nux vomica
HM 23	Plantago major
HM 148	Podophyllinum
HM 152	Veratrum album
HM 13	Hydrastis
HM 135	Berberis
HM 288	Sedum acre
HM 15	Carbo animalis
HM 52	Carbo vegetabilis
HM 362	Thallium
HM 11	Antimon tart.
HM 88	Aethiops antimonialis
HM 89	Alumina
HM 11	Antimon tartaricum
HM 61	Graphites
HM 67	Momordica
HM 148	Podophyllum

Tab. 57

Rektummittel der Fa. Staufen-Pharma

KuF-Reihe	Mittel
HM 39	Scrophularia
HM 221	Ruta graveolens
HM 247	Paeonia
HM 12	Causticum
H 239	Hamamelis

Tab. 58

Kombinationsmittel für die Dickdarmtherapie

Hersteller	Präparat	
Heel	Echinacea-compos. Veratrum-Homaccord Diarrheel Podophyllum-compos. (Amp. oder liquid) Cinnamonum-Homaccord Mucosa-compos. Aethiops-antimonialis-Inj.	zur Verbesserung der Abwehrleistung bei Kolitis
Wala	Aquilinum (Fäulnisdyspepsie) Bolus Alba comp. (Sommerdiarrhö)	
Pascoe	Appendicitis comp. Salmonella comp. Markalakt Pulver OP Pascoe Pascoletten OP Pascoe	
Cosmochema	**Hämorrhoidalzäpfchen** **Zusammensetzung:** 100 g enth.: Aesculus D2, Nux vomica D3, Acid. muriat. D4, Paeonia off. D3, Sulfur D6, Hamamelis D4, Collinsonia canad. D3, Vena D10, Colon D8 ana 1 g. Massa suppos. s. ad 100 g.	
Reckeweg	OXYUR-GASTREU® R56 (Oxysan) Artemisia vulg. D6, Cina D4, Filix mas. D2, Graphites D30, Mercur. corr. D6, Tanacetum vulg. D1 **Wurmtropfen.** Helminthiasis. Oxyuriasis, Ascaridiasis.	

Tab. 59

Sonstige Dickdarmmittel

Mittel	Firma
Mutaflor	Ardeypharm
Mutaflor schwach	Ardeypharm
Colibiogen	Laves
Perenterol	Pharmacodex
Rephalysin	Repha
Unexym	Repha
Acidophilus Jura	Jura
Carbo Königsfeld	Müller Göppingen

Tab. 60

IV. Nervenmittel

Wala-Organpräparate und Meßpunkte für die Gehirnnerven

Organpräparat	Meßpunkt
Nerv. oculomotorius	Sek. Gefäß
Nerv. trochlearis	Sek. Gefäß
Nervus trigeminus	Gb 3
Nervus abducens	Sek. Gefäß
Nervus facialis	En 1—16a
Nervus statoacusticus	Dü 18
Nervus glossopharyngeus	En 22
Nervus vagus	Ma 10a
Nervus accessorius	Bl 1—10a
Nervus hypoglossus	Ma 5a

Tab. 61

Wala-Organpräparate und Meßpunkte für das Stammhirn und seine Anteile

Organpräparate	Meßpunkte	MP für
Dienzephalon Mesenzephalon Zerebellum Pons Medulla oblongata (Ventriculus quartus)	Bl. 2a	KMP Stammhirn
Dienzephalon	Gb 7	
Mesenzephalon	Gb 9	
Pons	Bl. 9	
Zerebellum	Gou 19a	Zerebellum/Hinterlappen
Zerebellum	Gou 19b	Archizerebellum
Zerebellum	Gou 19	Zerebellum/Vorderlappen
Medulla oblongata (Ventriculus quartus)	Bl. 10	

Tab. 62

Weitere spezielle Meßpunkte des Stammhirns

Organpräparate	Meßpunkte	MP für
Thalamus	Gb 4	
Tuber cinereum	Gb 8	
Dienzephalon	Gb 16	Schlafzentrum
Hypothalamus	En 20	

Organpräparate	Meßpunkte	MP für
Formatio reticularis	Gb 17	
Mesenzephalon	Gb 11	
Corpora quadrigemina	Gou 17	Schlaf-Wachzentrum
Nucleus ruber	Gb 10	
Dura mater encephali	En 19	Meningen

Tab. 63

Wala-Organpräparate und Meßpunkte für das limbische System

Organpräparate	Meßpunkte	MP für
Corpus amygdaloideum	Gv 21	
Gyrus cinguli	Gv 22	KMP für limbisches System
Hippocampus	Gv 23	

Tab. 64

Wala-Organpräparate und Meßpunkte für Rückenmark und peripheres Nervensystem

Organpräparate	Meßpunkte	MP für
Medulla spinalis (tota)	Gou 13	Rückenmark
Medulla spinalis (cervicalis)		
Medulla spinalis (thoracica)		
Medulla spinalis (lumbalis)		
Medulla spinalis (sacralis)		
Plexus brachialis	Dü 7	periphere Nerven der Arme
Nervus radialis		
Nervus ulnaris		
Nervus medianus		
Plexus lumbalis	Bl 60	periphere Nerven der Beine
Nervus ischiadicus		
Nervus femoralis		
Nervus tibialis		
Nervus peronaeus		
Nervus pudendus		

Tab. 65

Wala-Organpräparate und Meßpunkte für das autonome Nervensystem

Organpräparate	Meßpunkte	MP für
Nervus laryngeus superior	Di 16	Vagus-Kopfteil
Nervus vagus pars cervicalis	Ma 8c	Vagus-Halsteil
Nervus laryngeus recurrens		
Nervus vagus pars thoracica	Ma 16	Vagus-Brustteil
Sympathicus	Gb 20	KMP des Sympathikus
Truncus sympathicus pars capitis	Gb 19a	SMP für Kopfteil des Sympathikus
Ganglion cervicale superior	Bl 10a	
Ganglion cervicale medium	Bl. 10b	
Ganglion cervicothoracicum	Bl 10c	
Truncus sympathicus pars thoracica	Bl 16	SMP für Brustteil des Sympathikus
Nervus splanchnicus major		
Nervus splanchnicus minor		
Truncus sympathicus, pars pelvinus	Bl 33	SMP für Beckenteil des Sympathikus
Plexus pelvinus		

Tab. 66

Zur Beachtung:
Die verschiedenen Ganglion- und Plexusmeßpunkte sind unter den Organen aufgeführt, soweit entsprechende Organpräparate zur Verfügung stehen.
Die Nervi splanchnici vermitteln die Schmerzempfindung der Bauchorgane, die im Epi- und Mesogastrium gelegen sind.

Suis-Präparate der Fa. Heel

Cerebellum suis (Kleinhirn)
(D6), D 10/30/200
Gleichgewichtsstörungen. *Ménière'*sches Syndrom. Schwindel. Hyperemesis gravidarium. Seekrankheit.
Cerebrum suis (Großhirnrinde)
(D6), D 10/30/200
Geistige Erschöpfungszustände und Entwicklungsstörungen. Funktionsschwäche des Gehirns. Gehirnsklerose.
Cerebrum total. suis
(Gesamtes Gehirn)
(D8), D 10/30/200
Indikationen wie bei *Cerebrum suis* und *Hypothalamus suis.*
Medulla oblongata suis
(verlängertes Rückenmark)
(D6), D 10/30/200
Störungen in den vegetativen Zentren. Multiple Sklerose. Amyotrophische Lateralsklerose. Spinalparalyse. Hypotonie.

Medulla ossis suis (Knochenmark)
(D6), D 10/30/200
Anämie. Leukämie. Agranulozytose. Retoxische Imprägnierungen und Therapieschäden, Strahlenschäden.
Medulla spinalis suis (Rückenmark)
(D6), D 10/30/200
Multiple Sklerose. Amyotrophische Lateralsklerose. Tabes dorsalis. Paresen.
Pons suis (Hirnbrückensubstanz)
(D8), D 10/30/200
Postenzephalitische Erkrankungen. Morbus Parkinson (neben Tarantula-Injeel). Störungen der Muskelinnervation.
Sympathicus suis
(Grenzstrang-Ganglien)
(D8), D 10/30/200
Vegetative Dystonie. Hypotonie. Raynaud's che Gangrän. Hypernephrom (versuchsweise). Migräne (neben Spigelon, Hepar-suis D 10/30/200, Hepeel u. a.) Asthma bronchiale. Ulcus duodeni. Angina pectoris. Diabetes mellitus.
Hypothalamus suis (Zwischenhirn)
(D8), D 10/30/200
Schlafstörungen. *Morbus Parkinson.* Epilepsie. Reifungs- und Entwicklungsstörungen, auch solche geistiger Art bei Kindern.

Nervennosoden der Fa. Staufen-Pharma

KuF-Reihe	Nosode
DA 1	Nos. Herpes zoster
DA 2	Meningokokzinum
DA 3	Nos. Poliomyelitis
DA 4	Nos. Tetanus
DA 5	Nos. Hydrozephalus
DA 6	Nos. Gliom
DA 7	Lyssinum
DA 8	Vakzininum
DA 9	Nos. Toxoplasmose
DA 10	Nos. Tularämie
DA 11	Nos. Enzephalomyelomalazie
DA 12	Nos. Neurogener Dekubitus
DA 13	Nos. Friedreichsche Ataxie
DA 14	Nos. Bulbärparalyse
DA 15	Nos. Leukoenzephalitis
DA 16	Nos. Enzephalitis
DA 17	—
DA 18	Nos. Meningeom
DA 19	Nos. hereditärer Tremor
DA 20	Nos. Kleinhirnrinden-Atrophie
DA 21	Nos. PMD complicata
DA 22	Nos. MS
DA 23	Nos. Lateralsklerose

KuF-Reihe	Nosode
DA 24	Nos. Syringomyelie
DA 25	Nos. PMD
DA 26	Nos. BNS
DA 27	Nos. Meningitis
DA 28	Nos. Morbus Fölling
DA 29	Nos. Neuralgie
DA 30	Nos. Coxsackie
DA 31	Nos Herpes progenitalis
DA 32	Nos. Herpes simplex

Tab. 67

Nervenmittel der Fa. Staufen-Pharma

KuF-Reihe	Mittel
HM 27	Acidum carbolicum
HM 34	Agaricus musc.
HM 109	Menyanthes
HM 73	Selenium
HM 19	Thuja
HM 380	Struthantus springifolius
HM 379	Coffea tosta
HM 101	Curare
HM 44	Tabacum
HM 119	Secale cornutum
HM 144	Gelsemium
HM 150	Spigelia
HM 33	Mangan aceticum
HM 242	Mezereum
HM 29	Apis
HM 215	Aranea Diadema
HM 235	Chinin. sulfuricum
HM 176	Gnaphalium polycephalum
HM 62	Hypericum
HM 147	Lathyrus sativus
HM 32	Magnesium phosphoricum
HM 123	Stramonium
HM 35	Zincum met.
HM 208	Zincum picrinicum

Tab. 68

Mittel bei neuraler Irritation

HM 255	Hyoscyamus (Bilsenkraut)
HM 8	Stannum met.
HM 151	Staphisagria (Stephanskörner)
HM 123	Stramonium (Stechapfel)
HM 35	Zincum met.
HM 208	Zincum picrinicum
HM 209	Zincum valerianicum

Tab. 69

Mittel zur Beeinflussung der Psyche am Meßpunkt Gv 17

HM 157	Anacardium orientale (laus)
HM 78	Cimicifuga
HM 255	Hyoscyamus
HM 241	Mancinella
HM 184	Nux moschata
HM 69	Platinum
HM 123	Stramonium
HM 152	Veratrum album

Tab. 70

Nervenmittel der Fa. Heel

Aletris-Heel (Tabl.) und *China-Homaccord* (Tr., Amp.) Müdigkeit. Erschöpfung. Schwäche
Nux vomica-Homaccord (Tr., Amp.) morgendliche Reizbarkeit. Reizmittelabusus
Gelsemium-Homaccord (Tr., Amp.) Angstzustände. Benommenheit. Unfähigkeit zu denken. Kopfschmerz (Zervikalsyndrom)
Ignatia-Homaccord (Tr., Amp.), *Neuro-Injeel* (Amp.) und *Nervoheel* (Tabl.) biologische Psychopharmaka. Depressive Stimmungslage
Klimaktheel (Tabl.) klimakterische Neurosen
Selenium-Homaccord (Tr., Amp.) Neurasthenie. Gehirnleistungsschwäche
Tonico-Injeel (Amp.) Physische Erschöpfung. Vegetative Dystonie. Managerkrankheit
Ypsiloheel (Tabl.) Globus hystericus. Vegetative Dystonie
Cerebrum cps (Amp.) vegetative Dystonie, Depressionen, postkommotionelle Beschwerden, Enzephalitisfolgen, Arteriosklerose, Gedächtnisschwäche und andere geriatrische Indikationen
Hepar cps (Amp.) Anregung der entgiftenden Leberfunktion (auch bei Psychosen)
Glyoxal cps (Amp.) Frühfälle von Schizophrenie (nur einmalige Injektion), danach *Coenzyme cps* (Amp.) u. *Ubichinon cps* (Amp.) alle 8 Tage wechselnd sc.
Placenta cps (Amp.) Neuralgien, Migräne, postenzephalitische und postapoplektische Residuen, (neuro)vegetative Dystonie
Testis cps (Amp.) Erschöpfungszustände bei Männern, auch in der Geriatrie
Ovarium cps (Amp.) Erschöpfungszustände bei Frauen, auch im (Prae-, Post-)Klimakterium und in der Geriatrie

Barijodeel (Tabl.) arteriosklerotische Demenz
Medulla oblongata suis D *10/30/200* (Amp.) und *Traumeel* (Amp.) als Mischspritze zweimal wöchentlich i.m. bei progressiver Bulbärparalyse
Cerebrum suis 10/30/200 zur Anregung der Gehirnfunktion

Bei Erschöpfungszuständen:
Ginseng comp. (Tr.) zur Revitalisierung
Procainum comp. (Amp.) Anregung der Abwehrsysteme, zur Revitalisierung
Tonico-Injeel (Amp.) physische Erschöpfungszustände
Neuro-Injeel (Amp.) psychosomatische Krankheitszustände
China-Homaccord (Tr., Amp.) Erschöpfungs- und Schwächezustände
Cerebrum comp. (Amp.) Anregung der Gehirnfunktionen
Molybdän comp. (Tabl.) Regulierung des Mineralgleichgewichts

Bei Parästhesien:
Circulo-Injeel
Curare-Injeel
Tabacum-Injeel
Colocynthis-Homaccord
Aesculus-Heel
Aconitum-Homaccord
Arnica-Heel

Bei Neuralgien:
Bryonia-Injeel
Silicea-Injeel

Bei Entwicklungsstörungen (geistige) und Schulschwierigkeiten:
Cerebrum comp. (Amp.) Anregung der Gehirnfunktionen
Tonico-Injeel (Amp.) Entwicklungsstörungen, physische Erschöpfungszustände
Lymphomyosot (Tr., Amp.) Lymphatismus, exsudative Diathese, „Drüsenkinder"
Tonsilla comp. (Amp.) Stimulation des Lymphapparates
Hormeel (Tr., Amp.) regulierende Wirkung auf die Funktion des Inkretoriums
Nervoheel (Tabl.) psychosomatische Neurosen
Neuro-Injeel (Amp.) psychosomatische Krankheitszustände
Molybdän comp. (Tabl.) Regulierung des Mineralgleichgewichts
Valerianaheel (Tr.) Sedativum bei Unruhezuständen

Tab. 70a

Nerven-Kombinationsmittel

Hersteller	Präparat
Wala	Apis Levisticum (Neuralgien)
	Apis regina (Neuralgien)
	Arnica Plumbum/Wala
	Aurum comp.
	Avena
	Passiflora (Schlaflosigkeit)

Hersteller	Präparat		
Wala	Coffea D30 Rhus toxicodendron (Rheuma) Secale Secale Quarz/Wala		
Pascoe	Acidum nitricum comp. Acidum sorbicum comp. Angina comp. Gliom comp. Grippe comp. Myositis comp. Neuralgie comp. Plumbum metallicum comp. Zincum comp. Methanol comp. Neurapas OP Pascoe Seda-PASC OP Pascoe Mixtura nervina		
Nestmann	Nr. im Testsatz	Mittel	
	4	Hyoscyamus	nervöse Erregbarkeit
	5	Anacardium	nervöse Erschöpfung
	16	Hyoscyamus-Tabl.-spez.	Analgetikum
	25	Acidum phos.	Neurasthenie, Hyperhidrosis
	54	Lilium	Erschöpfung der Frauen
	122	Mezereum	Schläfenkopfschmerz
	123	Ignatia	hysteriforme Zustände
	124	Sabadilla	nervöse Unruhe
	126	Lobelia	Vagusreizung
	127	Agaricus	Koordinationsstörungen
	128	Cyclamen	Hinterhauptkopfschmerz
	130	Avena sativa-spez.	allgemeines Sedativum
	Ergänzungspräparate		
	52	Hypericum	vegetative Zirkulationsstörungen
	56	Gelsemium	allgemeine Neuralgien
	57	Xanthoxylon	Krampfneigung, Spasmen
	121	Cuprum-Tabl.	Paresen, Spasmen

Nestmann	Nr. im Testsatz	Mittel	
	125	Cocculus	Schwindel jeder Genese
	129	Verbascum	Stirnkopfschmerz
	224	Alumina-Tabl.	Alterstremor

Cosmochema	*Koliktropfen* **Zusammensetzung:** 100 ml enth.: Coloc. D3, Cupr. sulf. D3, Aconit. D2, Chamom. D4, Ars. alb. D6, Atrop. sulf. D3, Ammon. brom. D3, Passiflora D2, Veratr. D3, Magnes. phosph. D10, Gelsem. D3, Agaricus D4, Staphisagria D4, Argent. nitr. D8, Ammon. mur. D6, Coffea D10, Berberis D4, Nux vom. D6, Bryon. D4 ana 1 ml *Neuralgietropfen* **Zusammensetzung:** 100 ml enth.: Gelsem. D2, Menyanth. D1, Bryon. D2, China ∅, Thuja D1, Kal. bichr. D6, Spigel. D4, Therid. D10, Coffea D3, Berberis D10, Aconit. D10, Kalmia D8, Sanguin. D4, Silic. D6, Stannum D10, Cerebrum D8 ana 1 ml *Schlaftropfen* **Zusammensetzung:** 100 ml enth.: Extr. fluid. Valerian. 10,0, Humul. Lupul. D1, Passiflora D1, Avena D1, Coffea D10, Chamomilla D1, Crataegus D1, Ignatia D4, Ammon. bromat. D4, Hypothalamus D10 ana 1 ml		
Reckeweg	DORMIGASTREU® R14 (Quieta) Avena sativa D1, Ammon. bromat. D3, Chamomilla D4, Coffea D4, Eschscholtzia D2, Humulus lup. D2, Ignatia D6, Passiflora D2, Valeriana ∅, Zincum val. D6	**Nerven- und Schlaftropfen.** Einschlafstörungen. Allgemeines Sedativum. Nervöse Unruhe und Erregungszustände, Überreiztheit des Nervensystems. Folgen seelischer Depressionen, bes. nach Kummer
	VITA-C15® Ascorbinsäure, Decot. Fruct. Cynosbati, Decoct. Fruct. Sorbi aucup., Extract. Fruct. Citri, Sacchar., Sacchar. tost., Acid. phosphor. D3, Cocculus D5, Helonias dioic. D5, Ignatia D5, Sepia D5, Zinc. met. D6	**Sedativum.** Schlaflosigkeit infolge nervöser Erschöpfung. Nervenschwäche, Energielosigkeit. Frühjahrsmüdigkeit. Zur Rekonvaleszenz. Nervöse Kopfschmerzen, allgem. Neurasthenie
	MIGRÄNE-GASTREU® R16 (Cimisan) Cimicifuga D4, Gelsemium D2, Iris vers. D2, Sanguinaria D4, Spigelia D4	**Migränetropfen.** Speziell Migräne. Scheitelkopfschmerz

Reckeweg

THERIDION-GASTREU® R29 (Theridon) Argent. nitric. D30, Cocculus D30, Conium D30, Theridion D30	**Schwindelanfalltropfen.** Vertigo verschiedenster Ursachen. Menierischer Schwindel. Zerebrale Durchblutungsstörungen infolge Zerebralsklerose, Vegetativ bedingte Durchblutungsstörungen. Eisenbahnkrankheit
BUFORANA-GASTREU® R33 (Buforan) Belladonna D30, Bufo rana D200, Cuprum met. D12, Pulsatilla D30, Silicea D30, Zincum met. D12	**Epilepsietropfen.** Epilepsie und epileptoide Anfälle. Muskelzucken
CHOREA-GASTREU® R36 (Choresan) Agaricus D12, Ignatia, D12, Lachesis D30, Magnes. phosphor. D12, Phosphor. D30, Zincum val. D8	**Nerven- und Veitstanztropfen.** Chorea minor. Nervöse Kinder
IMBELION-GASTREU® R54 (Imbelion) Anacardium D6, Arsen alb. D30, Belladonna D12, Gelsemium D12, Kalium phosphor. D6, Lycopodium D30, Phosphor D6, Sepia D8	**Gehirntropfen.** Schlechte geistige Entwicklung der Kinder. Schulschwierigkeiten der Kinder. Altersmittel
INTERCOSTAL-GASTREU® R69 (Interkostalin) Arsen alb. D12, Colocynthis D6, Ranunculus bulbos. D2, Rhus Tox. D30	**Zwischenrippenschmerztropfen.** Interkostalneuralgie
NEURALGIE-GASTREU® R70 (Prosopalgin) Aconitum D4, Cedron D4, Colocynthis D6, Kalmia D3, Verbascum D2	**Nervenschmerztropfen.** Neuralgie verschiedenster Lokalisation. Trigeminus-Fazialis-Neuralgie. Neuritis
ISCHIAS-GASTREU® R71 (Ischialgin) Aconitum D4, Arsen alb. D30, Colocynthis D4, Gnaphalium polycephalum D3, Magnesium phosphoric. D8	**Ischiastropfen.** Ischias. Ischialgie als radikuläres Syndrom bei Bandscheibenvorfall. Paraesthesien, Kribbeln in den Beinen

Tab. 71

Sonstige Nerven-Meridianmittel

Mittel	Firma
Metaneuron	Fackler KG
dysto-loges	Dr. Loges
Rythestin	Pharmakon
Spondineuron	Efeka
Alveolan Nerventonikum	Hanauer Apotheke
	Zopf und Reuther/Kehl
Rufebran	Müller — Göppingen
Kava-Sporal	Müller — Göppingen
Petasites D3	Vogel und Weber

Tab. 72

V. Kreislaufmittel

Meßpunkte und Wala-Organpräparate für das arterielle und venöse Gefäßsystem

Meßpunkte auf den Kreislauf-Meridian		Zugeordnete Organpräparate
SMP	Ks 9	alle Arterienpräparate:
		P 2 Arteria brachialis
		P 3 Arteria coronaria
		P 4 Ateria femoralis
		P 5 Arteriae pancreaticoduodenales
		P 6 Arteria poplitea
		P 7 Arteria pulmonalis
		P 8 Circulus arteriosus cerebri
		P 9 Aorta abdominalis
		P 10 Aorta thoracica
		P 11 Aorta (tota)
		P 12 Truncus coeliacus
		P 13 Arteria lienalis
		P 14 Arteria mesenterica superior
		P 15 Arteria vertebralis
		P 16 Arteria cerebri media
		P 17 Arteria carotis interna
		P 18 Arteria renalis
		P 19 Sinus aortae
SMP	Ks 8	Alle Venenpräparate:
		Q 1 Vena cava
		Q 2 Vena femoralis
		Q 3 Vena iliaca communis
		Q 4 Vena lienalis
		Q 5 Vena poplitea
		Q 6 Vena portae

Meßpunkte auf den Kreislauf-Meridian		Zugeordnete Organpräparate
SMP	Ks 8	Q 7 Vena saphena magna Q 8 Plexus uterovaginalis Q 9 Plexus rectalis Q 10 Vena brachialis Q 11 Vena jugularis externa Q 12 Vena renalis Q 13 Vena tibialis anterior Q 14 Vena tibialis posterior Q 15 Plexus venosus prostaticus
	Ks 8a Ks 8b Ks 8c Ks 8e re	Ductus thoracicus Cisterna chyli Aorta abdominalis Arcus aortae Sinus aortae
	Ks 7 Ks 7a	Arteria coronaria Plexus coronarius cordis

Tab. 73

Arterien- und Venen-Organpräparate	Für Meßpunkte auf sonstigen Meridianen
Vena brachialis Vena femoralis	Lu 8 Le 7
Vena poplitea Vena tibialis anterior Vena tibialis posterior Vena saphena magna Vena iliaca communis Plexus rectalis Plexus venosus prostaticus Plexus unterovaginalis	Mi/Pa 10
Vena cava Vena portae Vena lienalis Vena renalis	Ma 33
Arteria femoralis Arteria poplitea	Ma 32
Arteria carotis communis et sinus caroticus Arteria carotis externa Arteria carotis interna	Ma 12
Ganglion cervicale superius Ganglion cerv. medium Arteria brachialis Plexus iliaci	Bl 10a Bl 10b Lu 7 Di 1a li

Tab. 74

Suis-Präparate der Fa. Heel

Aorta suis (Hauptschlagader)
(D6), D 10/30/200
Hypotonie, Gefäßleiden wie Claudicatio intermittens und Gangrän. Vorsicht bei pektanginösen Zuständen! Hier erst Vorbehandlung mit Antihomotoxica (*Cralonin, Angio-Injeel u. a.*) und *Cor suis D 10/30/200*

Arteria suis (arterielle Gefäße)
(D8) D 10/30/200
Gefäßleiden, Claudicatio intermittens. Diabetes mellitus. Gangrän.

Vena suis (Venen)
(D8), D 10/30/200
Varikosis. Ulcus cruris. Mitralvitium.

Sanguis suis (Blut)
(D6), D 10/30/200
Kann bei allen degenerativen Phasen zwischendurch interponiert werden, da das Blut als das große Transportband auch zahlreiche Homotoxine befördert, sonst bei Leukämie, Agranulozytose, Anämie.

Kreislaufmittel der Fa. Staufen-Pharma

KuF-Reihe	Mittel
HM 133	Aconitum
HM 34	Agaricus
HM 93	Aurum jodatum
HM 94	Bryonia
HM 136	Cactus
HM 62	Hypericum
HM 113	Naja
HM 7	Phosphor
HM 150	Spigelia
HM 123	Stramonium
HM 35	Zincum met.
HM 19	Thuja
HM 18	Abrotanum
HM 9	Calcium phosph.
HM 10	Calcium carbon.
HM 239	Hamamelis
HM 341	Millefolium
HM 119	Secale
HM 228	Aesculus
HM 315	Melilotus
HM 36	Arnica
HM 168	Crotalus
HM 3	Lachesis

Tab. 75

Arterienmittel

HM 214	Acid. sacrolacticum
HM 142	Cocculus
HM 213	Plumbum jod.
HM 70	Plumbum met.
HM 119	Secale cornutum

Tab. 76

Venenmittel

HM 154	Acid. fluoricum
HM 228	Aesculus
HM 158	Aristolochia
HM 239	Hamamelis
HM 3	Lachesis
HM 221	Ruta grav.
HM 74	Sepia

Tab. 76a

Kreislaufkombinationsmittel

Hersteller	Präparat
Heel	*Barijodeel* (Tabl.) im zwei- bis vierstündlichen Wechsel mit *Vertigoheel* (zusätzlich evtl. *Selenium-Homaccord*) bei Arteriosklerose, Gedächtnisschwäche, Demenz *Aurumheel* (Tr.) oder *Cralonin* (Tr., Amp.) als Kreislauf- und Herzmittel *Aesculus cps* (Tr.) auch bei Apoplexiefolgen *Cactus cps* (Tr., Amp.) bei Koronardurchblutungsstörungen *Carbo cps* (Amp.) auch bei Apoplexiefolgen *Cerebrum cps* (Amp.) Anregung der Gehirnfunktionen *Placenta cps* (Amp.) arteriosklerotische Durchblutungsstörungen *Rauwolfia cps* (Amp.) Hypertonie, essentielle *Syzygium cps* (Tr.) Altersdiabetes Vide auch Herzmittel
Wala	Cactus comp. I und II Ferrum silicicum comp. Levico comp. (Hypotonie nach Grippe) Magnesium phosphoricum comp. Secale Quarz

Hersteller	Präparat	
Pascoe	EK 1 Rutin Spl. EK 12 Secale Spl. EK 14 Aesculus Spl. Brachiapastropfen Pascovenoltropfen Apoplexic-Inj. Brachiapas-Inj. Geriatrie-Inj. Spasmo-Inj. Veno-Inj.	
Cosmochema	**Blutgefäßtropfen** **Zusammensetzung:** 100 ml enth.: Aesculus Ø 3 ml, Melilotus D1, Secale D4, Sulfur D8, Nux vom. D4, Lycopod. D3, Bryonia D3, Bellad. D4, Hamam. D2, Viper. Ber. D10, Graphit. D10, Acid. muriat. D4, Aristol. Clemat. D2, Mercur. praecip. rub. D10, Calc. fluor. D10, Silic. D4, Collinson. D3, Paeon. off. D3, Natr. pyruv. D6, Arteria et Vena D8 ana 1 ml **Indikationen:** Präparat zur Anregung der körpereigenen Abwehrmechanismen bei funktionellen Störungen der peripheren arteriellen Zirkulation sowie bei venöser Stase, auch im Hämorrhoidalkreislauf **Dosierung:** 2—4mal täglich 5—10 Tropfen, bei Beschwerden $\frac{1}{4}$—$\frac{1}{2}$stündlich **Sklerosetropfen** **Zusammensetzung:** 100 ml. enth.: Aesculus D2, Conium D2, Secale D4, Anacard. D3, Thuja D2, Barium jod. D10, Arnica D3, Cholesterin. D10, Viscum alb. D2, Medorrhin. D12, Luesin. D12, Carbop veg. D10, Cortison D10, Calc. carb. D10, Solan. nigr. D6, Tabacum D10, Bar. oxalsucc. D8, Natr. oxalacet. D6, Arteria D10, Kalmia D2 ana 1 ml **Vertigotropfen** **Zusammensetzung:** 100 ml enth.: Conium D2, Cocculus D3, Chinin. sulf. D4, Ambra D6, Theridion D8, Argent. nitric. D10, Petrol. D6, Cerebellum D10 ana 1 ml	
Reckeweg	THROMBO-GASTREU® R42 (Haemovenin) Aesculus hipp. D30, Belladonna D12, Calc. fluor. D30, Carduus mar. D12, Hamamelis D6, Mezereum D12, Plazenta D30, Pulsatilla D30, Secale corn. D30, Vipera ber. D12	**Krampfader- und Venentropfen.** Varizen, variköser Symptomenkomplex, venöse Stase. Konstitutionelle Neigung zu Varizenbildung

Hersteller	Präparat	
Reckeweg	VASA-GASTREU® R63 (Endangitin) Adrenalin D6, Aesculus D2, Cuprum acet. D6, Potentilla ans. D2, Secale corn. D4, Tabacum D4, Veratrum D6	**Durchblutungsstörungentropfen**. Periphere Durchblutungsstörungen, Akroparästhesien, Endangiitis obliterans, intermittierendes Hinken, Raynaudsche Erkrankung. Wadenkrämpfe. Venopathien
	KOLLAPS-GASTREU® R67 (Kollapsin) Ammonium carbon. D2, Acid. hydrocyan. D6, Camphora D2, Carbo veget. D30, Crotalus Cascavella D12, Tabacum D6, Veratrum D4	**Kreislaufschwächetropfen.** Akute Kreislaufschwäche, Vasomotoren-Kollaps. Chron. Kreislaufschwäche

Tab. 77

Sonstige Kreislauf-Meridianmittel

Mittel	Firma
Mulsin	Mucos
Cefadysbasin	Cefak
Cefadysbasin „novum"	Cefak
Arte Rautin	Willi Maurer GmbH
Adenylocrat	Adenylchemie
Cardiodron	Weleda
Mixt. cardiaca	Pascoe
Angiton	DHU
Vertigoheel	Heel
Mixt. antihypotonica	Pascoe
Mixt. antihypertonica	Pascoe
Alveolan Herztonikum	Hanauer Apotheke, Zopf u. Reuther, 7640 Kehl
Capsella	Iso
cp-Fluid	
Selerothin-Tropfen	Rödler
Venophan-Tropfen	Rödler

Tab. 78

Mittel bei Hypertonie

Firma	Mittel	Bemerkung
Heel	Rauwolfia-compos. (Amp.)	bei essentieller Hypertonie
Wala	Solidago-comp. (Amp.) Arnica / Aurum D6 / 10 Carbo Equiseti Equisetum / Viscum Rauwolfia e rad. Viscum Mali e pl. tota Viscum comp. Viscum/Crataegus Weißdorn-Elexier	bei nephrogener Hypertonie
DHU	Viscum-Ptk. Viscatryl	

Tab. 79

Mittel bei Hypotonie

Firma	Mittel
Wala	Aurum/Prunus Carbo Betulae Glandulae supraren. comp. Kupfer-Salbe (rot) Levico comp. Rosmarin-Bademilch Rosmarinus, Oleun aeth. 10% Skorodit comp. Veratrum comp. Veratrum e rad. D4
DHU	Kalium carb. Ptk. Angloton
Heel	Aurum-Heel Cor-compos. Aletris-Heel

Tab. 80

VI. Allergiemittel

Nach *VOLL* sind bei jeder Allergie zu behandeln:
... die intestinale Autointoxiaktion
... die Dysbakterie und Dysfermentie des Darmes sowie
... das Kopfherdgeschehen.

Die Allergene selbst werden gemessen an den Meßpunkten des Allergie-Meridians sowie an den Meßpunkten der Ausscheidungs- und Entgiftungsorgane. Es stehen z. B. folgende häufiger vorkommende Allergene in potenzierter Form zur Verfügung:

	KuF-Reihe	Allergene	Begleittherapie
Nahrungsmittel-allergene	A 15	Pyrogenium suis — Schweinefleisch	HM 20 Acidum formicicum
	A 16	Pyrogenium ex ovo — Ei	HM 29 Apis
	A 18	Nos. Fischpyrogenium (Salzwasser) — Seefisch	HM 10 Calcium carbonicum
	A 19	Nos. Fischpyrogenium (Süßwasser) — Flußfisch	HM 95 Cantharis
	S 1	Extractum Carnis — Fleischextrakt	HM 15 Carbo animalis
	S 2	Lac condensata — kondensierte Milch	HM 52 Carbo vegetabilis
	S 3	Farina triticum vulgaris — Weizenmehl	HM 171 Fucus vesiculosus
	S 4	Farina secalis cerealis — Roggenmehl	HM 61 Graphites
	HM 127	Thea viridis — schwarzer Tee	HM 177 Grindelia
	HM 43	Coffea — Bohnenkaffee	HM 240 Imperatoria
	HM 45	Alkohol — konzentrierter Alkohol	HM 31 Mercurius solubilis
	Sto 22	Acidum citricum — Zitrusfrüchte	HM 6 Natrium muriaticum
	HM 210	Acidum hydrocyanicum — bittere Mandeln Marzipan	HM 71 Pulsatilla HM 248 Ranunculus bulbosus
	Sto 13	Asparaginsäure — Spargel	HM 195 Sabadilla
	Sto 21	Adeps suillus — Schweinefett	HM 130 Viscum album

	KuF-Reihe	Allergene	Begleittherapie
Nahrungsmittel-allergene	A 32 A 20	Pyrogenium avis — Geflügel Pyrogenium Crustaceen — Muscheln u. ä.	
Insektizid-allergene	R 1	Kl 1 (DDT)	HM 90 Antimonium crudum
	R 2	Kl 2 (HCC)	HM 29 Apis
	R 3	Kl 3 (Phosphorsäure E)	HM 105 Helleborus
	R 4	Kl 4 (HCC comp. A)	HM 219 Obedie
	R 5	Kl 5 (HCC comp. B)	HM 117 Sarsaparilla
	R 6	Kl 6 (Dinitrokresol)	HM 126 Terebinthina
	R 7 P 22 HM 271	Kl 7 (HCI — Naphthalin) Naphthalinum Calcium arsenicosum	
Arzneimittel-allergene	P 1 P 3 P 6 P 11 P 4 P 17 P 18 P 14 HM 38 P 12 P 7	Penicillinum Streptomycinum Tetracyclin Chloromycetinum Sulfanilamid Isonicotinsäurehydrazid p — Aminosalicylsäure Acidum phenylaethylbarbituricum Jodum Jodoformium Chlortetracyclin	
Gewerbliche Allergene	HM 68	Petroleum — Kraftfahrzeug — graphische Gewerbe	
	HM 126	Terebinthina — Kraftfahrzeug — Malereigewerbe — Küche — Haushaltsbetriebe	
	HM 70	Plumbum metallicum — Kraftfahrzeug — graphische Gewerbe	
	HM 27	Acidum carbolicum — graphische Gewerbe — heilkundliche Berufe	
	HM 31	Mercurius solubilis — photographische Gewerbe	
	Sto 16	Acetonum — Malereigewerbe	
	HM 87	Acidum nitricum — Galvanisationsbetriebe	
	Q 11	Pix crudum — Teerverarbeitung	

	KuF-Reihe	Allergene
Gewerbliche Allergene	P 21	Formaldehyd sol. — Desinfektion
Konservierungs- mittel- allergene	P 20 HM 153 R 8 R 9 R 10 Q 8 Q 10	Hexamethylentetramin (für Konserven) Acidum benzoicum (für Konserven) Acidum sorbicum (für Konserven) Natrium pyrophosphoricum (für Wurstwaren) Natrium sulfurosum (für geschwefelte Lebensmittel) Paraffinum (für Obst) Thioharnstoff (für Obst)
Vom Körper gebildete allerg. Substanzen des intermediären Stoffwechsels	Sto 8 Sto 9 Sto 10 Sto 11 Sto 12 Sto 13	Histaminum Histidinum Acetylcholinchlorid Peptonum Glycocollum Acidum asparaginicum
Pflanzliche Allergene	S 14 S 15 S 16 S 17 S 18 S 19 S 20	Blütenpollen I Blütenpollen II Gräserpollen Getreidepollen Unkrautpollen Apfelsinen — Allergen Zitronen — Allergen
Plasma- allergene	S 5 S 6 S 7	Rinderplasma Hammelplasma Pferdeplasma
Sonstige Allergene	S 9 S 10 S 11 S 12 S 13	Bogumolez — Serum Glycogen Hirudinum Natriumcyclamat Serotonin

Tab. 81

Mittel der Fa. Staufen-Pharma zur Allergie-Begleittherapie

KuF-Reihe	Mittel
HM	Petasiter
HM	Sarsaparilla
HM	Oxalis acetosella
HM	Antimon crudum
HM	Oboedie
HM	Nux vomica
HM	Thuja

Tab. 82

Sonstige Begleitmittel

Mittel	Firma
Rufebran Nr. 8	Müller — Göppingen
Calcium 10% oder 20%	
Cupridium-Ampullen	DHU
Cardiospermum-Salbe	DHU
Calcium carbonicum	Wala
Acitum formicum	Wala

Tab. 82a

Man kann an den Allergiepunkten auch eine Gefäßdegeneration testen, wenn ein Allergiemeßpunkt einen Zeigerabfall hat, der unter 50 endet.

Meßpunkte und Organpräparate der Fa. Wala für die Gefäßdegeneration

Meßpunkte auf dem Allergie-Meridian	Organpräparate
Ag 1	Aorta abdominalis
	Arteria pancreaticoduodenalis
	Arteria mesenterica superior
	Arteria lienalis
	Arteria femoralis
	Arteria renalis
Ag 1a	alle Arterienpräparate
Ag 2	Arteria vertebralis
	Aorta thoracica
	Arteria brachialis
Ag 3	Arteria cerebri media
	Circulus arteriosus cerebri
	Arteria carotis interna

Tab. 83

VII. Parenchymmittel

An den Parenchym-Meridian-Meßpunkten testet der EAP-Arzt die im 3. Teil angegebenen potenzierten Entlastungsmittel, ferner die im 9. Teil beschriebenen Tumormittel und die auf S. 50 zusammengestellten Konstitutionsmittel.

VIII. Endokrine Mittel

Meßpunkte und Wala-Organpräparate für das endokrine System

Meßpunkte auf dem endokrinen Meridian		zugeordnete Organpräparate	Spezif. Meßpkt.
SMP	En 1	Org. Glandulae suprarenales Org. Keimdrüse	Bl. 22
SMP	En 2	Org. Glandulae parathyreoideae Org. Glandula thyreoidea Org. Thymus	Ma 9 Ma 10 Ma 11
SMP	En 3	Org. Epiphysis Org. Neurohypophysis Org. Adenohypophysis	Bl 8 Gb 12 Gb 21 Dü 15

Tab. 84

Wala-Organpräparate und Meßpunkte für das endokrine System auf anderen Meridianen

Organpräparate	Meßpunkte	Meßpunkt für
Adenohypophysis	Gb 15 + Dü 15 + En 16	Hypophysen-Vorderlappen
Pars intermedia (hypophysis)	Gb 20a	
Neurohypophysis	Gb 12	Hypophysen-Hinterlappen
Epiphysis	Bl. 8 oder SMP En 3	
Glandula parathyreoideae	Ma 9 oder SMP En 2	
Glandula thyreoidea	Ma 10 oder SMP EN 2	Schilddrüse
Ganglion cervicale superius	Bl 10a	
Ganglion cervicale medium	Bl 10b	
Gangl. cervicothoracicum	Bl 10c	
Thymus (glandula)	Ma 11 oder SMP En 2	
Glandula suprarenalis	Bl 22	
Glandula suprarenalis dextra		
Glandula suprarenalis sinistra		
Glandula suprarenalis (cortex)	Ni 10b	
Glandula suprarenalis (medulla)	Ni 10a	
Plexus suprarenalis	Ni 1b	
Plexus coeliacus	Ma 44c	
Plexus aorticus abdominalis	Ks 8c	
Testes	Ma 31 + Le 11 + Mi/Pa 11	
Ovaria		
Ovarium (dextrum)		
Ovarium (sinistrum)		
Corpus luteum		
Plazenta (bovis)		

Tab. 85

Nosoden am En-Meridian

KuF-Reihe	Nosode
F 30	Nos. Strumazyste
F 32	Nos. Struma
F 40	Nos. Struma retrosternalis
F 43	Nos. Struma parenchymatosa
F 49	Nos. Struma nodosa/Adenom

Tab. 86

Beachte ferner die bakteriellen und viralen Nosoden auf S. 233

Endokrine Organpräparate der Fa. Heel

Bezeichnung des Suis-Präparates	deutsche Bezeichnung	Indikationen	Ergänzende Metalle
Corpus pineale suis Glandula parathyreoidea suis	Epiphyse Nebenschild-drüse	Tetanie. Störungen des Kalkstoffwechsels. Chronische Arthritis	Plumbum met. Aurum met.
Glandula suprarenalis suis	Nebenniere	Adynamie. Asthma bronchiale. Erschöpfungszustände. *Morbus Addison*. Primär-chronische Polyarthritis und andere Erscheinungen der Nebennierenerschöpfung. Hypotonie.	
Glandula supraren. dextr. suis (rechte Nebenniere) (D6), D 10/30/200 Gleiche Indikationen wie vorher.		Adynämie. Asthma bronchiale. Erschöpfungszustände. *Morbus Addison*. Primär-chronische Polyarthritis und andere Erscheinungen der Nebennierenerschöpfung. Hypotonie.	Cuprum met. rechts
Glandula suparen. sinistr. suis (linke Nebenniere) (D6), D 10/30/200		Wirkt wahrscheinlich kräftiger auf hypotone Zustände.	Mercurius links

Bezeichnung des Suis-Präparates	deutsche Bezeichnung	Indikationen	Ergänzende Metalle
Glandula thyreoidea suis	Schilddrüse	Mongolismus. Myxödem. Struma parenchymatosa et colloides. Neoplasmaphasen. Adipositas.	Ferrum met.
Hypophysis suis		Störungen des Inkretoriums. Hypophysäre Fettsucht. Ovarielle Ausfallserscheinungen. Störungen der Menstruation und Ovulation. Chronische Arthrosen und primär-chronische Polyarthritis. Wachstumsstörungen.	Stannum met.
Hypothalamus suis	Zwischenhirn		
Mamma suis	Brustdrüse		
Ovar suis	Eierstock		Argentum met.
Testes suis	Hoden		Argentum met.
Glandula Thymus suis	Thymus	Wachstums- und Entwicklungsstörungen. Mongolismus. Neoplasmaphasen.	Mercurius Ferrum

Tab. 87

Endokrine Begleitmittel

Wirkung auf	KuF-Reihe	HM-Mittel
Schilddrüse	HM 37	Calcium jod. (für Strumen)
	HM 256	Lapis albus = Gneis (für Strumen)
	HM 125	Sulfur jodatum (für Thyreotoxikose)
	HM 231	Badiaga
	HM 139	China
	HM 168	Crotalus
	HM 236	Elaps corall.
	HM 38	Jodum
	HM 258	Magnesium carbonicum
	HM 113	Naja
	HM 121	Spongia

Wirkung auf	KuF-Reihe	HM-Mittel
Nebenschilddrüse	HM 258 HM 84 Mineralia I Mineralia II HM 154 HM 10 HM 162	Magnesium carbonicum Magnesium muriaticum Acid. fluoricum Calcium carbonicum Calcium fluoratum
Neben-Niere	HM 227 HM 80 HM 65 HM 265	Acid. sulfuricum Kalium carbonicum Lycopodium Tarantula cubensis
Hypophyse	HM 26 HM 104 HM 61 HM 71 HM 1	Barium carbonicum Ferrum metallicum Graphites Pulsatilla Sulfur
Epiphyse	HM 210 HM 7 HM 4	Acid. hydrocyanicum Phosphorus Silicea
Thymus	HM 162 HM 79 HM 4 HM 8	Calcium fluoratum Cuprum met. Silicea Stannum met. (Zinn)

Tab. 88

Kombinationsmittel für die Therapie endokriner Funktionsstörungen

Hersteller	Präparat	
Pascoe	Adnexitis comp. Bilirubin comp. Grippe comp. Hocura-Femin OP Pascoe Thyreo-Pasc OP Pascoe Apis Spl. OP Pascoe Asperula Spl. OP Pascoe Sepia Spl. OP Pascoe Mixtura endocrinologica fem.	fem.

Hersteller	Präparat	
Pascoe	Cholesterin comp. Grippe comp. Prostata comp. Asperula Spl. OP Pascoe Testiculus Spl. OP Pascoe Neurapas OP Pascoe Mixtura endocrinologica masc.	masc.
Müller-Göppingen	Rufebran Nr. 11	
Wala	Ignatia comp.	
Reckeweg	GLANDULAE-M-GASTREU® R19 (Euglandin-M) Hypophysis D12, Thymus D12, Thyreoidin D12, Pankreas D12, Glandulae suprarenales D12, Testes D12	**Drüsentropfen für Männer.** Innersekretorische Drüsenfunktionsstörung. Entwicklungsstörungen, hypophysäre Fettsucht bzw. Magersucht, Struma, M. Basedowi, Addisonsche Krankheit, Myxoedem u. a.
	GLANDULAE-F-GASTREU® R20 (Euglandin-F) Hypophysis D12, Thymus D12, Thyreoidin D12, Pankreas D12, Glandulae suprarenales D12, Ovaria D12	**Drüsentropfen für Frauen.** Innersekretorische Drüsenfunktionsstörung. Entwicklungsstörungen, hypophysäre Fettsucht bzw. Magersucht, Struma, M. Basedowi, Addisonsche Krankheit, Myxödem u. a.
	DIABETES-GASTREU® R40 (Diaglukon) Acid. phosphor. D12, Arsen alb. D12, Lycopodium D30, Natr. sulf. D12, Secale cornut. D4, Phaseolus D12, Uranum nitric. D30	**Zuckerharnruhrtropfen.** Diabetes mellitus als Adjuvans
	FUCUS-GASTREU® R59 (Vesiculine) Calcium carb. D12, Fucus ves. D2, Graphit D12, Natrium sulf. D2, Ol. croton. D4, Spongia D3	**Entfettungstropfen.** Adipositas als Folgen einer Dysfunktion des innersekretorischen Drüsensystems. Struma.

Tab. 89

Organ-Metallkombinationsmittel der Fa. Wala

Epiphysis/Plumbum
Gland. supraren. dextra c. Cupro coll.
Gland. supraren. sinistra c. Cupro coll.
Gland. supraren. sinistra/Mercurius
Hypophysis/Stannum
Ovaria/Argentum
Pancreas/Argentum
Pancreas/Meteoreisen
Parathyreoidea/Aurum
Testes/Argentum
Thymus/Mercurius
Thyreoidea/Ferrum

Kombinationsmittel für die Schilddrüsentherapie

Hersteller	Präparat
Heel	*Strumeel* (Tabl.) Strumaprophylaxe *Strumeel forte* (Tr.) Jodtherapie bei Struma parenchymatosa et colloides *Glonoin-Homaccord* (Tr., Amp.) Tachykardie bei Thyreotoxikose *Thyreoidea cps* (Amp.) Myxödem, Hypothyreose (3—2—1mal wöchentlich 1 Amp. i.m.; Langzeittherapie!) *Coenzyme cps* (Amp.), *Ubichinon cps* (Amp.) Fermentstimulation
Rödler	Latente Hyperthyreose: Lycopus-Syndr. Dilut. Normalisierung Thyrophan (Tr.) der Schilddrüsenfunktion, Thyreolyticum (Amp.) Struma Rö-Strumal (Kapseln)
Reckeweg	THYREO-GASTREU® R51 (Thyreosan) Belladonna D30, Jodum D30, Lapis albus D12, Hekla Lava D12, Lycopus virgin. D12, Natr. chlorat. D30 **Schilddrüsentropfen.** Thyreotoxicose, Morbus Basedowi. Hyperthyreose.

Tab. 90

IX. Herzmittel

Meßpunkte und Wala-Organpräparate für das Herz

Meßpunkte für den Herz-Meridian	Zugeordnete Organpräparate
He 9 re	Valva trunci pulmonalis
	Endokardium
He 9 li	Valvula aortae
	Endokardium
	Sinus aortae
He 8 re	Valvula tricuspidalis
	Endokardium
He 8 li	Valvula mitralis
	Endokardium
He 8a	Perikardium
He 8e	Plexus cartiagus
He 7	Funiculus atrioventricularis
He 6	Myokardium
	Ventriculus cordis (dexter)
	Ventriculus cordis (sinister)

Tab. 91

Organpräparate	Meßpunkte auf sonstigen Meridianen
Org. Arteria coronaria	Ks 7
Org. Plexus coronarius cordis	Ks 7α
Org. Nervus vagus, pars cervic.	Ma 8γ
Org. Nervus vagus, pars thorac.	Ma 16

Tab. 92

Suis-Präparat der Fa. Heel

Cor suis (Herzmuskel)
(D6), D 10/30/200
Hypertonie, Angina pectoris, Koronardurchblutungsstörungen.

Beim Test sind zu berücksichtigen:

	KuF-Reihe	Nosode
die Erbnosoden	E 1 E 2 E 3 E 6 E 7 E 8	Luesinum Gonococcinum Tuberculinum Tuberc. Mamoreck Tuberc. avis Tuberc. bovinum
die bakteriellen Nosoden	A 4 A 5	Staphyloccinum Streptococcinum
die Infektions- nosoden	B 3	Nos. Typhinum Nos. Salmonella Nos. Malaria Nos. Fleckfieber Nos. Wolhynisches Fieber
ggf. auch die Nosoden	F 4 F 17 F 48 C 2 C 3 C 4 C 16 C 17 G 4 F 1 F 2 D 8	Nos. Morbillinum Nos. Rubeolae Nos. Varicellen Nos. Influencinum vesicul. Nos. Pneumococcinum Nos. Pertussinum Nos. Pneumococcinum M Nos. Influencinum AB Nos. Sepsis lenta Nos. Diphtherinum Nos. Scarlatinum Nos. Vaccininum
sowie die Grippenosoden		vgl. S. 235

Tab. 93

Herzmittel der Fa. Staufen-Pharma

KuF-Reihe	Hauptmittel
HM 93	Aurum jodatum
HM 136	Cactus
HM 164	Camphora
HM 212	Convallaria
HM 100	Crataegus
HM 102	Digitalis
HM 106	Kalmia
HM 86	Rhus. Tox.
HM 124	Strophantus
HM 130	Viscum album
HM 137	Carduus marianus
HM 113	Naja

Tab. 94

KuF-Reihe	Sonstige homöopathische Mittel
HM 255	Hyoscyamus
HM 152	Veratrum
HM 245	Oleander
HM 150	Spigelia
HM 303	Myrtillus
HM 228	Aesculus
HM 133	Aconitum
HM 322	Adonis vernalis
HM 29	Apis mellif.
HM 91	Appocynum
HM 36	Arnica
HM 49	Arsenicum album
HM 230	Asclepiastub.
HM 103	Echinacea
HM 144	Gelsemium
HM 238	Glonoinum
HM 80	Kalium carb.
HM 3	Lachesis
HM 284	Latrodectus mactans
HM 338	Lycopus virginicus
HM 25	Baptisia
HM 26	Barium carbonicum
HM 94	Bryonia
HM 95	Cantharis
HM 57	Colchicum
HM 245	Oleander
HM 168	Crotalus horridus
HM 6	Natrium muriaticum
HM 7	Phosphorus
HM 22	Phytolacca
HM 118	Scilla
HM 150	Spigelia
HM 123	Stramonium
HM 44	Tabacum

Tab. 95

Kombinationsmittel für die Herztherapie

Hersteller	Präparat	
Heel	Atropin-compositum	bei Spasmen
	Cactus-compositum	bei Koronarinsuffizienz
	Cor-compositum	bei Myokarderkrankungen
	Calmia-compositum	bei Herzbeschwerden, Arthrosen

Hersteller	Präparat	
Heel	*Cralonin* (Tr., Amp.) Cardiacum auf Crataegusbasis mit umfassendem Indikationsbereich. Koronardurchblutungsstörungen. Altersherz. Hypertonie *Aurumheel* (Tr.) Hypotonie. Myokardschwäche *Cardiacum-Heel* (Tabl.) organisches und vegetativ bedingtes Koronarsyndrom (Stoßtherapie) *Cor cps* (Amp.) Koronardurchblutungsstörungen, Myokardschwäche, Herzrhythmusstörungen, Hypertonie *Angio-Injeel* (Amp.) Koronardurchblutungsstörungen. Herzinfarkt. Hypertonie *Strophanthus cps* (Amp.) Koronardurchblutungsstörungen, Myokardinfarktprophylaxe zur schnelleren Rehabilitation nach durchgemachtem Myokardinfarkt *Melilotus-Homaccord* (Tr., Amp.) Plethora. Apoplexie(-gefahr) *Glonoin-Homaccord* (Tr., Amp.) Herzklopfen, Tachykardie, Thyreotoxikose *Circulo-Injeel* (Amp.) periphere Durchblutungsstörungen (spezielle bei Diabetes). Gangrän *Arteria-Heel* (Tr.) periphere Durchblutungsstörungen. Akroparästhesien (evtl. ana mit Aesculus-Heel und Arnica-Heel) *Aesculus cps* (Tr.) Durchblutungsstörungen, Arteriosklerose *Carbo cps* (Amp.) Gefäß-Störungen (Regulationseffekt!), Apoplexie, Herzinfarkt *Placenta cps* (Amp.) periphere Durchblutungsstörungen,	

Hersteller	Präparat	
Heel	wie Raucherbeine, Endarteriitis obliterans, arteriosklerotische und diabetische Durchblutungsstörungen, ferner bei Unterschenkelgeschwüren, Elephantiasis (hierbei als Nebenmittel auch *Tonsilla cps* (Amp.) und/oder *Thyreoidea cps* (Amp.)! und Dekubitus *Rauwolfia cps* (Amp.) essentielle Hypertonie *Solidago cps* (Amp.) nephrogene Hypertonie *Veratrum-Homaccord* (Tr., Amp.) Kollapszustände *Cor suis D 10/30/200* bei Hypertonie einmal wöchentlich i.m.	
Wala	Arnica Aurum Aurum Belladonna Aurum Stibium Hyoscyanus (Arhythmie) Aurum Strophantus (Angina pect.) Aurum Valerianum Cactus comp. I und II Primula Canvallaria	
DHU	**Cardiodiureticum** **5. Apocynum-Ptk.** Apocyn. Ø 20g, Berberis Ø 10g, Hellebor. D3 10g, Crataeg. Ø 45g, Digitoxin. D3 5g, Aethanol 45% ad 100g **Cardiotonicum** **64. Oleander-Ptk.** Oleander D1 10g, Digitoxin. D4 10g, Kalmia D2 10g, Naja trip. D9 10g, Crataeg. Ø 50g, Aethanol 45% ad 100g Essentia-Aurea Goldtropfen	
Cosmochema	**Strophanthin-Herztabletten** compositum Zusammensetzung in 100 g: g-Strophantinum D4, Cactus	

Hersteller	Präparat	
Cosmochema	grand. D1, Glonoinum D2, Ranunculus bulbosus D6, Spigelia D8, Kalmia D10 ana 1g. **Herztropfen** Zusammensetzung: 100 ml enth.: Crataegus ⌀ 87 ml, Spigelia D4, Glonoin. D4, Cactus D2, Ranunc. bulb. D3, Asclep. tub. D6, Kal. carb. D4, Bryonia D3, Kalmia D3, Aconit. D6, Tabacum D8, g-Strophanthinum D8, Arnica D3, Cor D8 ana 1 ml.	
Reckeweg	AURUM-GASTREU® R2 (Aurin) Aconitum D6, Arnica D4, Aurum chlorat. D6, Cactus grand. D4, Crataegus ⌀, Digitalis D3, Ignatia D6, Kalium phosphor. D4, Laurocerasus D3, Spigelia D3, Valeriana D2	Goldtropfen-Essenzia aurea. Koronarinsuffizienz, Koronarsklerose, Angina pectoris. Aortalgie. Zur Vorbeugung gegen Herzinfarkt.
	COR-GASTREU® R3 (Corvosan) Cactus grand. D2, Digitalis D2, Crataegus ⌀, Kalmia D3, Phosphor. D5, Scilla mar. D2, Spigelia D3, Strophant. D2, Arsen alb. D5, Kalium carb. D3	Herzschwächetropfen. Herzinsuffizienz leichten bis mittleren Grades, postinfektiöse Herzmuskelschwäche. Degenerative Herzmuskelstörungen bei Koronar-Insuffizienz und nach Herzinfarkt.
	NAJA-GASTREU® R22 (Najasthen) Grindelia rob. D4, Lachesis D12, Naja trip. D12	Herzneurosetropfen. Herz-Neurose. Herzbeschwerden mit Herzklopfen, Luft- und Atembeklemmungen. Myokarditis, Endokarditis.
	ARRHYTHMIE-GASTREU® R66 (Arrhythmin) Ammi visnaga D2, Iberis amara D3, Leonurus Cardiaca D2, Oleander D3, Spartium scopar. D2, Sumbulus moschatus D2.	Herz-Irregularitätstropfen. Herz-Rhythmus-Störungen, Reizleitungsstörungen im Gefolge degenerativer Herzmuskelerkrankungen. Zustände nach Myokarditis-Endokarditis sowie Herzinfarkt. Tachykardie. Cor nervosum. Adams-Stokescher Symptomenkomplex.

Hersteller	Präparat		
Rödler	Hypertonie: Hypotonie: Organisches Leiden:	Petzo-Hypertonie (Tr.) Hypotonie-Camph. Tabl. (fr. Herz-Kreislauf-Tabl.) Coraunol (Tr.) Cardiotonikum (Amp.) Excithol (Tr.) Herz Amp. Excitans Calmiophan (Tr.)	
Pascoe	Corvipas Pasgensin Ambra—Tonicum—Pascoe Vicordin-Elixier Cor 1 Arnica Spl. Cor 2 Cactus grandifl. Spl. Cor 3 Ambra Spl. Cor 4 Spartium Spl. Cor 5 Kalmia Spl. Cor 6 Spigelia Spl. Febr. 8 Gelsemium Spl. Cardiacum I. Pascoe Cardiacum II. Pascoe Viscopas Pectapastropfen Angio 1 — Inj. Angio 2 — Inj. Cor — Inj.		
Pascoe	Endokardmittel:	EK 2 EK 3 EK 4 EK 5 EK 6 EK 7 EK 7/2 EK 8 EK 9/1 EK 10 EK 11 EK 13 EK 15 EK 16	Asperula Spl. Millefolium Spl. Cimicifuga Spl. Sepia Spl. Platinum Spl. Pulsatilla Spl. Petroselinum Spl. Viburnum Spl. Magnesium phosph. Spl. Kreosotum Spl. Erigeron Spl. Sanguinaria Spl. Testiculus Spl. Aletris Spl. Hocura Femin Calycast-Inj.

Tab. 96

Sonstige Herzmittel

Mittel	Firma
E-Mulsin	Mucos
Cefadysbasin	Cefak
Cefadysbasin „novum"	Cefak
Arte Rutin	Willi Maurer GmbH
Arte Rautin	Willi Maurer GmbH
Adenylocrat	Adenylchemie
Cardiodoron	Weleda
Angiton	DHU
Cralonin	Heel
Vertigoheel	Heel
Alveolan Herztonikum	Hanauer Apotheke Zopf + Reuther
Rufebran Nr. 3	Müller — Göppingen
Cefangipect	Cefak

Tab. 97

X. Dünndarmmittel

Meßpunkte und Wala-Organpräparate für Duodenum und Dünndarm

Meßpunkte auf dem Dünndarm-Meridian

Dü 1 re	Org. Ileum für kaudales Ende
Dü 1 li	Org. Ileum
	Org. Folliculi lymphatici aggregati
Dü 1a re	Org. Plexus mesentericus superior
Dü 1a li	Org. Plexus mesentericus inferior
Dü 1b re	
Dü 1b li	
Dü 1c re	Org. Peritoneum
Dü 1c li	
Dü 2 re	Org. Duodenum, pars horizontalis
Dü 2 li	Org. Jejunum
Dü 3 re	Org. Duodenum, pars descend.
	Org. Papillae duodeni
Dü 3 li	Org. Flexura duodeno jejunalis
Dü 4 re	Org. Duodenum, pars superior
Dü 4 li	Org. Duodenum, pars ascendens

Tab. 98

Für alle Meßpunkte kann Org. Tunica mucosa intestini tenuis ausgetestet werden.

Suis-Präparate der Fa. Heel

Jejunum suis (Dünndarm)
(D6), D 10/30/200
Ulcus duodeni. Pankreatitis. Dumping-Syndrom. Diabetes mellitus.
Duodenum suis (Zwölffingerdarm)
(D6), D 10/30/200
Ulcus duodeni. Ulkusdiathese, Duodenitis. Pankreatitis. Gastrokardialer Symptomenkomplex.
Coecum suis (Blinddarm)
(D6), D 10/30/200
Störungen der Darmexkretion, Obstipation. Allgemeine Giftüberlastung. Wirkt anregend auf die Giftableitung.
Peritoneum suis (Bauchfell)
(D6), D 10/30/200
Adhäsionsbeschwerden. Aszites. Versuchsweise bei Erkrankungen des Seroderms generell, z. B. auch bei Pleuritis.

Dünndarmnosoden

KuF-Reihe	Nosode
B 3	Nos. Typhinum
B 4	Bac. Morgan
B 5	Bac. Gärtner
B 6	Shiga Kruse
B 9	Bac. Dysenteria
B 19	Enterococcinum
B 25	Nos. Paratyphus
B 31	Nos. Salmonella TP
B 32	Nos. Appendicitis necroticans
B 34	Nos. Lymphangitis mesenteria
B 38	Nos. Meckel'scher Divertikel
B 39	Nos. chron. Appendizitis
B 43	Nos. Morbus Crohn
B 21	Bac. Subtilis
B 29	Nos. Cholera
A 29	Nos. Streptoc. viridans
C 3	Nos. Pneumococcinum

Tab. 99

Homöopathische Dünndarmmittel der Fa. Staufen-Pharma

KuF-Reihe	Mittel
HM 16	Argentum nitr.
HM 49	Arsenicum alb.
HM 52	Carbo veg.
HM 235	Chininum sulf.

KuF-Reihe	Mittel
HM 141	Cicuta virosa
HM 58	Colocynthis
HM 217	Cuprum
HM 13	Hydrastis
HM 63	Ignatia
HM 147	Lathyrus sativus
HM 19	Thuja
HM 65	Lycopodium
HM 152	Veratrum
HM 97	Chelidonium
HM 7	Phosphorus
HM 3	Lachesis
HM 176	Gnaphalium
HM 89	Alumina
HM 95	Canthasis
HM 200	Tormentilla
HM 1	Sulfur
HM 18	Abrotanum
HM 59	Dulcamara
HM 258	Magnesium carbonicum
HM 107	Magnesium sulfuric.
HM 39	Scrophularia
HM 152	Veratrum album

Tab. 100

Hinweise: In der Akupunktur ist eine gute Dünndarmfunktion zugleich die wichtigste Voraussetzung für eine ausreichende Leistung des ZNS und PNS.

Kombinationsmittel für die Dünndarmtherapie

Hersteller	Präparat
Wala	Apis Belladonna Barium Pankreas comp. Belladonna comp. (Spasmen) Belladonna Chamomilla Chamomilla Nicotiana Chelidonium Colocynthis Cichirium Pancreas comp.
Heel	Veratrum-Homaccord. Weitere Mittel auf S. 171

Tab. 101

XI. Milzmittel

Meßpunkte und Wala-Organpräparate für die Milz

Meßpunkte auf dem Milz-Meridian	Meßpunkt für	Zugeordnete Organpräparate	
Mi 1 li Mi 2 li	Milz und weiße Pulpa-Lymphfollikel	Org. Lien Org. Nodi Lymphatici	
Mi 3 li	Milz und rote Pulpa-Blutzellenbildung	Org. Lien	Zusätzlich an MP Knochenmark Gb 39 das Org. Medulla ossium austesten!
Mi 4 li	Milzretikulum	Org. Lien Org. Mesenchym Org. Funiculus umbilicalis Org. Thymus Org. Bindegewebe Org. Retikuloendotheliales System	
Ma 44c li Gb 43c li		Org. Plexus coeliacus Org. Plexus hepaticus	

Tab. 102

Suis-Präparat der Fa. Heel

Splen suis (Milz)
(D6), D 10/30/200
Leukämie. Anämie. Agranulozytose. Bei Karzinom zur Revitalisierung allgemein zu verwenden, auch im Senium sowie zur Steigerung der Infektabwehr.

Milz-Meridian-Nosoden der Fa. Staufen-Pharma

KuF-Reihe	Nosode
F 1	Nos. Diphterinum
A 22	Nos. Elephantiasis
F 14	Nos. Fleckfieber
DA 1	Nos. Herpes zoster
F 6	Nos. Malaria
F 4	Nos. Morbillinum

Tab. 103

Zu testen sind auch die bakteriellen Nosoden auf S. 233 und alle Erbnosoden auf S. 236.

Homöopathische Milz-Meridian-Mittel der Fa. Staufen-Pharma

KuF-Reihe	Mittel
HM 133	Aconitum
HM 228	Aesculus
HM 18	Abrotanum
HM 48	Argentum met.
HM 43	Coffea
HM 17	Conium
HM 177	Grindelia
HM 335	Iris versicolor
HM 65	Lycopodium
HM 119	Secale
HM 4	Silicea
HM 223	Syzygium jambol
HM 96	Ceonathus
HM 297	Cerium oxalicum
HM 216	Cobaltum
HM 215	Aranea Diadema
HM 94	Bryonia

Tab. 104

Sonstige Milzmittel

Mittel	Firma
Splenusol-Tr.	Rödler
Lymphomyosot Galiomheel Traumeel	Heel
Echinazin	Madaus

Tab. 105

XII. Pankreasmittel

Meßpunkte und Wala-Organpräparate für das Pankreas

Meßpunkte auf dem Pankreas-Meridian	zugeordnete Organpräparate
Mi/Pa 1 rechts Mi/Pa 2 rechts Mi/Pa 3 rechts	Org. Pancreas Org. Ductus pancreaticus

Tab. 106

Suis-Präparat der Fa. Heel

Pankreas suis (Bauchspeicheldrüse)
(D6), D 10/30/200
Diabetes mellitus (pankreogen). Dysbakterie. Marasmus, Kachexie. Chronische Enteritis. Duodenitis. Störungen der Darmfermentation.

Pankreasnosoden

KuF-Reihe	Nosode
F 5	Nos. Bang
B 8	Nos. Botulismus
F 4	Nos. Morbillinum

Tab. 107

Nach VOLL sind an den Pankreas-Meridian-Punkten auch die Darmnosoden auszutesten.

Homöopathische Pankreas-Meridianmittel

KuF-Reihe	Mittel
HM 39	Scrophularia
HM 139	China
HM 222	Senna
HM 48	Argentum
HM 240	Imperatoria
HM 261	Natrium sulfuricum

Tab. 108

Kombinationsmittel für die Pankreastherapie

Hersteller	Präparat	
Heel	Leptandra cps (Tr., Amp.) Oberbauchsyndrom. Pankreatitis. Chron. Hepatitis **Momordica cps** (Amp.) Pankreatitis, Pankreopathie; ggf. zusätzlich **Ceanothus-Homaccord** (Tr., Amp.) und **Mucosa cps** (Amp.)	

Hersteller	Präparat	
Heel	Syzygium cps (Tr.) Anregung der *innersekretorischen* Pankreasfunktionen: Altersdiabetes und damit verbundene Gesundheitsstörungen Hepeel Chelidonium-Homaccord Erigotheel Atropin-compos.	
Pascoe	Acidum nitricum comp. Acidum phosphoricum comp. Acidum sorbicum comp. Arsenicum album comp. Chloromycetin comp. Diazepam comp. Methanol comp. Plumbum metallicum comp. Zincum metallicum comp. Carbo veg. Spl. OP Pascoe Chamomilla Spl. OP Pascoe Pascopankreat OP Pascoe Tabletten Pascopankreat OP Pascoe Tropfen Mixtura pankreatica	
Reckeweg	PANKREAS-GASTREU® R72 (Pankropatin) Apis D5, Colocynthis D6, Lycopodium D6, Momordica Balsamina D3, Phosphor. D6	Bauchspeicheldrüsen-Tropfen. Pankreatitis, Pankreatopathie

Tab. 109

Therapeutische Bemerkungen*):

Bei Störungen im intermediären Eiweißstoffwechsel, getestet am 1. MP Pankreas, gibt man für das vorhandene Fermentdefizit zur Steigerung der Eiweißfermentproduktion die Organpräparate Ventrikulus, Duodenum, Jejunum und Pankreas in Begleitung mit der Arteria pancreaticoduodenalis und dem arteriellen Truncus coeliacus, der der gemeinsame Stamm der Arteria gastrica sinistra, Arteria hepatica communis und Arteria lienalis ist.

Bei Störungen im intermediären Harnsäurestoffwechsel, getestet am 1. a MP Pankreas, gibt man zur besseren Ausscheidung der Harnsäure das Organpräparat Renes.

Bei Störungen im intermediären Kohlenhydratstoffwechsel, getestet am 2. MP Pankreas, gibt man außerdem das Organpräparat Hepar.

---

* Aus Wala-Heilmittel-Verzeichnis, Seite 17.

Bei Störungen im intermediären Fettstoffwechsel, gemessen am 3. MP Pankreas, berücksichtigt man außer den erwähnten Organpräparaten die Organe und die Arterien, die zur Fetteinlagerung disponieren. Das sind Cor, Hepar und die entsprechenden Arterienpräparate wie Arteria coronaria, Aorta (tota), Arcus aortae, Arteria et Vena ophthalmica, Arteria basilaris (die die Verbindung von der Arteria vertebralis zur Arteria cerebri posterior und zur Arteria cerebri media darstellt).

Mit den potenzierten Stoffen der intestinalen Autointoxikationen, gemessen am 1. MP Pankreas, gibt man die Organpräparate Colon, Colon ansa distalis, Rectum, Tunica mucosa coli und Tunica mucosa recti.

XIII. Lebermittel

Meßpunkte und Wala-Organpräparate für die Leber

Meßpunkte auf dem Leber-Meridian	Zugeordnete Organpräparate
Le 1 Le 2 L 3	Org. Hepar
Gb 43c	Org. Plexus hepaticus

Tab. 110

Suis-Präparat der Fa. Heel

Hepar suis (Leber)
(D6), D 10/30/200
Leberschäden und mangelnde Leberentgiftung. Chronische Ekzeme. Neurodermitis. Psoriasis. Erythematodes. Porphyrie. Leberzirrhose. Häufig als Zwischenmittel bei Entgiftungskuren indiziert.

Lebernosoden

KuF-Reihe	Nosode
F 7	Nos. Hepatitis
F 6	Nos. Malaria
A 2	Nos. Psorinum
F 10	Nos. Leptospirosis ict.-hae.
F 19	Nos. Listeriose
F 22	Nos. Wilson
F 28	Nos. Leptospirosis p.c.gt.W.
F 31	Nos. Leberzirrhose

KuF-Reihe	Nosode
F 35	Nos. Leptospirosis canicola
F 38	Echinococcinum
F 45	Nos. Ascites
D 9	Nos. Toxoplasmose
A 31	Nos. Pasteurellose

Tab. 111

An den Leber-Meridian-Punkten können ferner getestet werden:
1. die Grippenosoden (S. 235),
2. die Erbnosoden (S. 236) und
3. viele Mittel zur Entlastungstherapie, gemäß Teil 3.

Homöopathische Lebermittel der Fa. Staufen-Pharma

KuF-Reihe	Mittel
HM 65	Lycopodium
HM 97	Chelidonium
HM 114	Nux vomica
HM 135	Berberis
HM 137	Carduus marianus
HM 246	Oxalis acetosella
HM 261	Natrium sulfuricum
HM 307	Taraxacum
HM 172	Fumaria
HM 94	Bryonia
HM 139	China
HM 55	Cistus
HM 79	Cuprum met.
HM 335	Iris versicolor
HM 294	Myrica
HM 184	Nux moschata
HM 7	Phosphorus
HM 70	Plumbum met.
HM 148	Podophyllum
HM 71	Pulsatilla
HM 191	Raphanus sat.
HM 119	Secale corn.
HM 74	Sepia
HM 130	Viscum album
HM 258	Magnesium carbonicum
HM 193	Rhamnus cathartic.

Tab. 112

Kombinationsmittel für die Lebertherapie

Hersteller	Präparat
Heel	Galium-Heel um 8 u. 16 Uhr fünf Tropfen Chelidonium-Homaccord um 10 und 18 Uhr fünf Tropfen Psorinoheel, evtl. täglich wechselnd mit Hepeel um 12 und 20 Uhr fünf Tropfen Vesica fellea suis D 10/30/200 mit Injeel-Chol montags und donnerstags sc. oder i.m. Zwischendurch Wechsel mit Colon suis D 10/30/200, Hepar suis D 10/30/200 und Hepeel ferner Hepar cps als Basistherapeutikum zur Anregung des Wiederaufbaus der Leberzellfunktionen (1—3mal wöchentlich 1 Amp. i.c., i.m., ggf. auch i.v.), evtl. gemischt (wechselnd) mit Coenzyme cps (Amp.) u. Ubichinon cps Colchicum cps medium (später forte) bei Leberzirrhose (zur Vermeidung von Aszites und inneren Blutungen) 2—1mal wöchentlich 1 Amp. s.c. oder i.m. Leptandra cps (Tr., Amp.) chron. Hepatitis u. Pankreatitis. Oberbauchsyndrom Auto-Sanguis-Stufentherapie mit genannten Präparaten (evtl. mehrmals ein- bis zweimal wöchentlich wiederholen), dann mehrwöchige Pause Hepar-compos. Engystol Glyoxal cps (Antiviruswirkung nach Prof. Koch)
Pascoe	Hepar-Pasc. Hepaticum-Pascoe Legapas Mixtura hepatica

Rödler	akute Leberleiden: Hepathic (Tr.)
	                       Hepar-Amp.
	chron. Leberleiden: Hepathin (Tr.)
	                        Leber-Amp.
	                        Leber-Tabl.

Tab. 113

Sonstige Lebermittel

Mittel	Firma
Hepathoxin	Pharmakon
Hepathic	Pharmakon
Metahepat	Fackler KG
Hepatikum	Cefak
Orotofalk	Falk
Flacar	Schwabe
Legalon	Madaus
Chelidonium-Complex	Vogel und Weber

Tab. 114

Therapeutische Bemerkung

Die potenzierten Mittel des Zitronensäurezyklus werden getestet am 2. MP Leber, zusammen mit dem Organpräparat Hepar. Man kann diese Säuren aber auch an den Magenmeßpunkten testen.

XIV. Gelenkmittel

Wala-Organpräparate und deren Meßpunkte für das Muskel- und Gelenksystem

Organpräparate	Meßpunkte
Musculus deltoideus-Komplex	Dü 9
Musculus pectoralis-Komplex	
Musculus sternocleidomastoideus	
Tendo	
Musculi glutaei	Bl 34
Musculus iliopsoas	
Musculus soleus-Komplex	
Tendo	
An dem Gesamtmeßpunkt für die Gelenke der oberen Extremität können alle Gelenkorganpräparate der oberen Extremitäten gemessen werden.	En 15
Cartilago articularis (humeri)	Di 15
Articulatio humeri	Ks 2/Dü 10
Articulatio cubiti	Dü 8
Bursae art. cubiti-Komplex	Ks 3/Di 11
Articulatio radiocarpea	Di 5/Dü 5
Articulationes intercarpeae	En 4
alle Gelenke der unteren Extremität	Gb 33
Cartilago articularis (coxae)	Ma 30/Mi-Pa 11a
Articulatio coxae	Gb 29
Cartilago articularis (genus)	Le 8
Articulatio genus	Ma 35
Meniscus	Gb 54
Bursae praepatellares-Komplex	
Articulatio subtalaris	Bl 62
Articulatio talocruralis	Mi/Pa 5/Ma 41/Gb 39a
Artic. talocalcaneonavicularis	Le 4

Tab. 115

Wala-Organpräparate und deren Meßpunkte für die Wirbelsäule

Organpräparate	Meßpunkt	MP für
Ligamentum longit. posterius Ligamentum longit. anterius	11. Bl	SM 8 Wirbelsäule
Atlas Axis Columna anterior (cervicalis) Vertebra cervicalis Disci intervert. (cervicales) Articulation. intervert. cervicales Arteria vertebralis	6. Dü	Halswirbelsäule
Vertebra thoracica Disci intervert. (thoracici)	29. Bl	Brustwirbelsäule
Columna anterior (lumbalis) Vertebra lumbalis Disci intervert. (lumbales) Articulat. intervert. lumbales	61. Bl	Lendenwirbelsäule
Vertebra sacralis Vertebra coccygea	61. Bl	Kreuzbein

Tab. 116

Suis-Präparate der Fa. Heel

Cartilago suis (Knorpel)
(D8), D 10/30/200
Erkrankungen des Knorpels. Arthrosis deformans. Koxitis.

Discus intervertebralis suis
(Bandscheiben)
(D8), D 10/30/200
Osteochondrose der Wirbelsäule. Zervikalsyndrom. Nukleus pulposus Prolaps. Rheuma und Neuralgien vertebragener Genese.

KuF-Reihe	Gelenknosoden
G 1	Nos. Polyarthritis
G 2	Nos. Arthritis urica
G 3	Nos. Arthritis urica forte
G 4	Nos. Sepsis lenta
G 5	Nos. Dupuytren
G 6	—
G 7	Nos. chronische Myositis
G 8	Nos. Rheuma
G 9	Nos. Seröser Kniegelenkerguß
G 10	Nos. Tonsillitis-Polyarthritis

Tab. 117

VOLL testet ergänzend an den Gelenk-Meridian-Meßpunkten die potenzierten Stoffwechselmittel.

KuF-Reihe	Mittel
Sto 4	Harnsäure (Acidum uricum)
Sto 5	Glutaminum
Sto 6	Hypoxanthinum

Tab. 118

Homöopathische Gelenkmittel

KuF-Reihe	Mittel
HM 312	Harpagophytum
HM 64	Lithium carbon.
HM 57	Colchicum
Sto 19	Acid fumaricum
HM 135	Berberis
HM 257	Ledum
HM 22	Phytolacca
HM 106	Kalmia
HM 59	Dulcamara
HM 153	Acid. benzoicum
HM 20	Acid. formicicum
HM 132	Cuprum formicicum
HM 106	Kalmia
HM 68	Petroleum
HM 86	Rhus Tox.

Tab. 119

Homöopathische Wirbelsäulenmittel

Wirbelsäulen-Abschnitt	KuF-Reihe	Mittel
Untere HWS	HM 78	Cimicifuga
C7 + Th 1	HM 235	Chinin. sulfuricum (nach Voll)
Brustwirbelsäule	HM 139	China
	HM 235	Chinin. sulf.
	HM 115	Palladium
Lendenwirbelsäule und Sakrum	HM 228	Aesculus (Roßkastanie)
	HM 11	Antimon. tartaric. (Brechweinstein) L4, L5
	HM 78	Cimicifuga (Wanzenkraut)

Tab. 120

Kombinationsmittel für die Gelenktherapie

Hersteller	Präparat		
Heel	Discum-compos.		bei Osteochondrose der Wirbelsäule
	Ferrum-Homaccord		bei Schulterschmerzen
	Carduus-marianus-Injeel		bei Schmerzen im Rippenbogen
Nestmann	Nr. im Testsatz	Mittel	
	24	Calcium carb.-Tabl.	Kalkmangel, verzög. Kallusbildung
	141	Ruta	harnsaure Diathese
	142	Euphorbium	rheumat. Neuralgien
	143	Dulcamara	Gelenkschwellungen bei Rheuma u. Gicht
	144	Ledum	Gelenkrheumatismus
	145	Berberis	Gelenk- und Muskelschmerzen
	146	Urtica	Arthritiden, Arthrosen
	150	Polygenum-spez.	rheumat. Formenkreis
	Ergänzungspräparate		
	9	Rhus Tox.	akute Gelenkentzündungen
	14	Silicea-Tabl.	Osteoporose, Bindegewebsschwäche
Rödler	Symphytum-Cervicalos Amp. Symphytum-lumbales Amp.		
Vogel und Weber	Arthrose-Complex		

Tab. 121

Gelenkmittel der Fa. Wala

Arthrosis der Hüft- und Kniegelenke:
    Articulatio coxae — bzw. **Artic. genus** — **D4** oder **D3**
    bei schmerzhafter Entzündung **D15**
    Plexus lumbalis D4
    Viscum Mali e pl. tota D6 (D4, D3, D2)
    Equisetum/Stannum evtl. im Wechsel mit
        Cartilago comp. oder
        Cartilago/Mandragora comp.
    Basistherapie: **Disci comp. c. Stanno**

Äußerliche Behandlung: Viscum Mali e pl. tota 3%, Ungt. u./od.
　　　　　　　　　　　　Mandragora off. e rad. 5%, Ungt. od.
　　　　　　　　　　　　Cera/Aesculus comp., Ungt.
Bei gleichzeitig bestehender Insertionstendinopathie und Bursitits siehe Therapieplan unter Insertionstendinopathie

Spondylarthrosis und Osteochondrosis
der WS im fortgeschrittenen Stadium:
　　　　Analog d. Therapieplan für Arthrosis d. Hüft- u. Kniegelenke unter Verwendung von **Articulationes intervertebrales cervic.** bzw. **lumb.** als organbezogenes Gelenkpräparat

Arthrosis mit intra- u./od. extra *artikulärem Ödem* und sekundärer Entzündung mit starkem Bewegungsschmerz:
　　　　Articulatio coxae — bzw. **Articulatio genus** — D10 od. D8
　　　　Bryonia e rad. D15 (D12, D8, D6 [absteigend])
　　　　Funiculus umbilicalis D12 (D8, D6)
　　　　Basistherapie: **Disci comp. c. Stanno** oder
　　　　　　　　　　　Disci/Viscum comp. c. Stanno
　　　　Äußerliche Behandlung: Viscum Mali e pl. tota 3%, Ungt. u./od.
　　　　　　　　　　　　　　　　Cartilago comp., Ungt. od.
　　　　　　　　　　　　　　　　Cera/Aesculus comp., Ungt.

Periarthritis (Arthrosis) *humeroscapularis:*
　　　　Periosteum D15 (D8)
　　　　Articulatio humeri D15 (D8, D4)
　　　　Symphytum comp. u./od.
　　　　Magnesium phosphoric. comp.
　　　　Basistherapie: **Disci comp. c. Stanno**

Bandscheibendegeneration:
　　　　Disci intervertebrales lumbales od. **cervic.** od. **thorac.** D3
　　　　Rosmarinus ex herba D15
　　　　Viscum Abietis e pl. tota D3
　　　　Basistherapie: **Disci comp. c. Stanno**

Halswirbelsäulensyndrom: Migräne cervicale:
　　　　Arteria vertebralis D4 evtl. zusammen mit
　　　　　　Arteria basilaris D4 od.
　　　　　　Arteria brachialis D4 u. **Plexus brachialis** D4
　　　　Secale/Quarz
　　　　Basistherapie: **Disci comp. c. Argento** od.
　　　　　　　　　　　Disci comp. c. Stanno

Insertionstendopathie des Schulter- und Beckengürtels und der Wirbelsäule:
　　　　Articulationes intervertebr. cervical. D8 bzw.
　　　　　　Articulationes intervertebr. lumb. D8
　　　　Periosteum D15 (D8)
　　　　Symphytum e rad. D6 od. **Symphytum comp.**
　　　　Musculi glutaei D15 (D4)

    Bursae articul. coxae-Komplex **D15 (D4)** (Beckengürtel!) bzw.
    Musculus deltoideus-Komplex **D15 (D4)** bzw.
    Bursae articul. humeri-Komplex **D15 (D4)** (Schultergürtel!)
    Basistherapie: **Disci comp. c. Stanno** od.
                         Disci comp. c. Argento od.
                          Disci comp. c. Aesculo

Nervenwurzelreizung mit *Parästhesien:*
    Bryonia e rad. D12 (D8, D6)
    dazu das homologe Nervenpräparat, z. B.:
    Nervus ischiadicus D12 (D10, D8, D6) bzw.
        Plexus lumbalis bzw. **Plexus brachialis** bzw.
        Nervi intercostales D12 (D10, D8, D6)
    Basistherapie: **Disci comp. c. Argento**

Kompressionen der Nervenaustrittsstellen durch Bindegewebsödem;
Brachialgie, Ischialgie, Interkostalneuralgie:
    Plexus brachialis D4 bzw.
        Plexus lumbalis D4 bzw. **Nervus ischiadicus D4** bzw.
        Nervi intercostales D4
    Bryonia/Stannum bzw. bei entsprechendem Schmerzcharakter
    (homöop. Arzneimittelbild!)
        Apis ex anim. D6 oder **Bryonia e rad. D6** oder
        Apis/Bryonia
    Bei fortbestehenden neuralgischen Anfällen werden die entsprechenden Nerven-
    präparate kombiniert mit
    Levisticum e rad. D6 im Wechsel mit
        Arnica e pl. tota D12 od. **Aconitum comp.**
    Basistherapie: **Disci comp. c. Stanno**

Epikondylitis:
    Periosteum D15 (D12)
    Symphytum comp.
    Plexus brachialis D4
    Dazu bei Beteiligung des Ellenbogengelenkes
    Articulatio cubiti D15 (D8, D4)
    Basistherapie: **Disci comp. c. Stibio**

Chronische Schmerzzustände mit und ohne Parästhesien:
    Bryonia/Stannum oder **Apis/Bryonia** oder
        Rhus tox. comp. oder **Aconitum comp.**
    Dazu das homologe Nervenpräparat, z. B.:
    Nervus ischiadicus D4 (D3) im Wechsel mit **D8 (D6)**
    Basistherapie: **Disci comp. c. Stanno**
    Äußerliche Behandlung: **Aconitum comp., Oleum** (tägliche Einreibungen!)

Paraesthesia nocturna:
    Secale/Quarz
    Basistherapie: **Disci comp. c. Argento**

Claudicatio intermittens:
    Secale/Bleiglanz comp.
    12Basistherapie: Disci comp. c. Stanno
    Äußerliche Behandlung: Cuprum/Nicotiana, Ungt.

Tab. 122

XV. Magenmittel

Meßpunkte und Wala-Organpräparate für den Magen

Meßpunkte auf dem Magen-Meridian	zugeordnete Organpräparate
Ma 45 re	Pylorus
Ma 45 li	Ventriculus/Tunica mucosa ventriculi
Ma 44d	Peritonaeum/Bauchfell
Ma 44γ	Plexus coeliacus
Ma 44 re	Ventriculus
MA 44 li	Ventriculus
MA 43 re	Tunica mucosa ventriculi
Ma 43 li	Cardia
Ma 22 re	Plexus gastricus (superior)
Ma 22 li	
Ma 20 re	Plexus gastricus (posterior)
Ma 20 li	Plexus gastricus (anterior)

Tab. 123

Wala-Organpräparate und Meßpunkte für die Speiseröhre

Organpräparate	Meßpunkte	
Ösophagus	Ma 13 oder Ma 42	obere Speiseröhre
Ösophagus	Ma 14 oder Ma 42a	untere Speiseröhre
Plexus oesophagus	Ma 15	
Nerv. vagus/pars thorac.	Ma 16	

Tab. 124

Suis-Präparate der Fa. Heel

Oesophagus suis (Speiseröhre)
(D6), D 10/30/200
Sodbrennen. Globus hystericus. Kardiospasmus. Singultus
Cardia ventriculi suis (Magenmund)
(D8), D 10/30/200
Sodbrennen, Singultus, chronische Gastritis. Ulkusdiathese
Ventriculus suis (Magenschleimhaut)
(D8), D 10/30/200

Achylia gastrica. Anaemia perniciosa. Postinfektiöse Anämie. Sodbrennen. Präkanzerose des Magens
Pylorus suis
(Magenpförtnerschleimhaut)
(D8), D 10/30/200
Ulcus duodeni et ventriculi. Perniziöse Anämie. Infektanämie. Achylie
Curvatura major ventriculi suis
(Große Kurvatur des Magens)
(D8), D 10/30/200
Ulcus duodeni et ventriculi. Präkanzerose des Magens. Chronische Gastritis, Magenspasmen
Curvatura minor ventriculi suis
(Kleine Kurvatur des Magens)
(D8), D 10/30/200
Ulcus duodeni et ventriculi. Präkanzerose des Magens. Chronische Gastritis, Magenspasmen

Magennosoden

KuF-Reihe	Nosode	Spezielle Begleittherapie
F 44	Gastroduodenitis	HM 144=Nux vomica HM 138=Chamomilla
F 41	Ulkus ventriculi	HM 13=Hydrastis
F 33	Magenpolyposis	HM 19=Thuja

Tab. 125

Homöopathische Magenmittel der Fa. Staufen-Pharma

KuF-Reihe	Mittel
HM 13	Hydrastis
HM 92	Asa foetida
HM 99	Condurango
HM 314	Ornithogalum
HM 49	Arsenicum album
HM 74	Sepia
HM 335	Iris versicolor
HM 7	Phosphorus
HM 114	Nux vomica
HM 228	Aesculus
HM 151	Staphisagria
HM 61	Graphites
HM 138	Chamomilla
HM 71	Pulsatilla
HM 146	Kalium bichromicum
HM 258	Magnesium carbonicum

Tab. 126

Die wichtigsten Magenmittel der DHU

Ursache der Magenstörung

zuviel Eis: Pulsatilla D12 dil.
zuviel Bier: Kalium bichromicum D12 dil.
zuviel Fett: Carbo vegetabilis D12 dil.
zuviel Schweinefleisch: Antimonium crudum D12 dil.
verdorbenen Speisen: Arsenicum album D12 dil.
Ärger: Staphisagria D12 dil.

Patienten-Typ

Der Nervöse: Argentum nitricum D12.
　　　　　　Asa foetida D4: Übelriechendes Aufstoßen.
Der Überforderte: Anacardium orientale D4, D6, D12.
Der Manager: Nux vomica D6, D12. Robinia D4: Viel Säure!
Vom Leid überwältigt: Ignatia D6, D12.
Der Verkrampfte: Magnesium phosphoricum D6 Tabletten
　　　　　　　　Belladonna D12 dil.: Magenkrampf.

Bewährte Magenmittel und ihre Symptome:

Anacardium: dil. D4, D6, D12.
　　　Besserung fast aller Beschwerden durch Nahrungsaufnahme. Nachtschmerz. Nüchternschmerz. Ehrgeizig, reizbar, Gedächtnisschwäche.

Antimonium crudum: dil. D6, D12.
　　　Durchfall wechselt mit Verstopfung. Verlangen nach Saurem oder nach Fett, was nicht vertragen wird. Weißbelegte Zunge. Neigung zu Fettsucht.

Asa foetida: dil. D4, D6.
　　　Blähsucht im linken Oberbauch, übelriechendes Aufstoßen, übelriechende Winde. Spasmen am Magen und Darm.

Argentum nitricum: dil. D6, D12.
　　　Lautes Aufstoßen, alles wird zu Luft. Verlangen nach Süßem, das Säure macht. Ausstrahlende Schmerzen in Brust und Rücken, kleine Schmerzstelle. Zittrig-nervös.

Arsenicum album: dil. D6, D12.
　　　Brennender Magenschmerz, Durst, Erschöpfung. Wärme bessert, kalte Getränke verschlimmern. Verschlimmerung um Mitternacht. Folge von Fleisch- und Wurstvergiftung.

Belladonna: Tbl. D4, D6, D12.
　　　Plötzliche Magenkolik, Kongestion zum Kopf. Rückwärtsbeugen bessert. Magen hochempfindlich. Durst.

Carbo vegetabilis: Tbl. D6, dil. D12.
　　　Blähung des Oberbauches. Aufstoßen bringt große Erleichterung. Frischluftverlangen. Zyanose.

Ignatia: dil. D6, D12.
　　　Seelisches Trauma (Schule, Liebe, Ehe). Essen bessert. Widerspruchsvolle Nahrungssymptome. Hysterische Erscheinungen.

Kalium bichromicum: dil. D6, D12.
    Gastritis der Biertrinker bis zum Ulkus. Durst. Fader Geschmack. Appetitlosigkeit. Würgen von zähem Schleim

Magnesium phosphoricum: Tbl. D3, Tbl. D6, dil. D12.
    D3 hom. „Schmerztablette". Der Krampf im Magen, Darm, Uterus zwingt zum Zusammenkrümmen, Besserung durch Wärme. Schlimmer nachts. Geht gekrümmt auf und ab.

Nux vomica: dil. D4, D12.
    Der Manager, hastig, zornig, Verlangen nach Zigaretten, Kaffee, Alkohol. Morgen-Verschlimmerung. Essen-Verschlimmerung. Säure, Verstopfung.

Pulsatilla: dil. D6, D12.
    Folgen von Eis und Durcheinanderessen. Morgens bitterer Mundgeschmack. Abneigung gegen Fett. Durstlos. Neigung zu venöser Stase und Periodenstörung.

Robinia: Tbl. D4.
    Spätazidität, hohe Kletterkurve.
    Oft bewährt im Wechsel mit *Capsicum* D6.

Staphisagria: dil. D12.
    Ärger und Kränkung werden geschluckt und verursachen spastische Magen- und Darmbeschwerden. Depressiv, hohläugig, menschenscheu, Sexualhypochonder, Verstopfung.

Kombinationsmittel für die Magentherapie

Hersteller	Präparat
Heel	Gastritis-Nosode-Injeel *Nux vomica-Homaccord* (Tr., Amp.) Funktionsstörungen im Magen-Darm-Leber-Bereich, Meteorismus, Genußmittelabusus *Gastricumeel* (Tabl.) Gastritis acuta und chronica, Sodbrennen, Meteorismus *Veratrum-Homaccord* (Tr., Amp.) Gastroenteritis *Diarrheel* (Tabl.) akute und chronische Diarrhö, Gastroenteritis, Toxinbindung im Darm *Echinacea comp.* (Amp.) Anregung der körpereigenen Abwehrsysteme *Erigotheel* (Amp.) Ulcus ventriculi et duodeni *Duodenoheel* (Tabl.) Duodenitis, Ulcus duodeni *Mucosa comp.* (Amp.) Schleimhauterkrankungen und -katarrhe im Magen-Darmtrakt mit und ohne Ulkus *Leptandra comp.* (Tr., Amp.) Oberbauchsyndrom, besonders bei chronischen Leber- und Bauchspeicheldrüsenerkrankungen, nach Diätfehlern, Meteorismus *Galium-Heel* (Tr., Amp.) Aktivierung der unspezifischen Abwehr, besonders bei chronischen Erkrankungen *Atropinum comp.* (Amp., Supp.) Magen-Darm-Krämpfe *Spascupreel* (Tabl., Amp. Supp.) Spasmen glattmuskulärer Hohlorgane, z. B. Magen, Darm, Gallenblase

Hersteller	Präparat
Pascoe	Chloromycetin comp. Diazepam comp. Pascopankreat OP Pascoe Tabletten Mixtura antacida Mixtura stomachica

Tab. 127

Sonstige Magenmittel

Mittel	Firma
Gastroplant-Tropfen Rufebran Nr. 4 Stomachie-Tr. Ventriculith-Tr. Papayasanit	DHU Müller — Göppingen Rödler Rödler Vogel u. Weber

Tab. 128

Therapeutische Bemerkung
An den Magen-Meßpunkten lassen sich gut die potenzierten Mittel des Zitronensäurezyklus testen, zusammen mit den Organpräparaten Org. Ventriculus und Org. Tunica mucosa ventriculi.

XVI. Bindegewebsmittel

Wala-Organpräparate für das Bindegewebe

Organpräparat	Meßpunkt
Bindegewebe Funiculus umbilicalis Mesenchym Retikuloendotheliales System	Alle Meßpunkte auf dem Bi-Meridian

Tab. 129

Bindegewebs-Organmittel der Fa. Heel

Embryo totalis-Suis
Funiculus umbilicalis-Suis

Bindegewebsnosoden

KuF-Reihe	Nosode

vgl. Virusnosoden auf S. 237 und Erbnosoden auf S. 236.

Tab. 130

HM-Bindegewebsmittel

KuF-Reihe	Mittel
HM 4	Silicea
HM 19	Thuja
HM 190	Quassia

Tab. 131

Kombinationsmittel für die Bindegewebstherapie

Hersteller	Präparat	
Heel	Chinacea-compos.	zur Anregung der Abwehr
	Ginseng-compos.	bei Erschöpfung
	Pulsatilla-compos.	als Bindegewebsaktivator
Pascoe	C1 Conium Spl.	
	C2 Thuja Spl.	
	C3 Arsen.-jodat. Spl.	
	Stropheupas	
	Stropheupas-forte	
	Stronglife	
	Antiblasto A-Inj.	
	Antiblasto B-Inj.	
	Stronglife-Inj.	
	Mineralien-Vitamine-Aufbaumittel/Pascoe	
	Calcivitan Spl.	
	Geriatricum-Pascoe	
	Multivitamin-Drag. Pascoe	
	Anabol-Inj.	
	Vitamin-B-Komplex-Inj.	
	Redox I u. II-Inj.	

Tab. 132

Sonstige Bindegewebsmittel

Mittel	Firma
Galium-Heel	Heel
Echinacea-Complex	Vogel und Weber

Tab. 133

XVII. Hautmittel

Wala-Organpräparate und Meßpunkte für die Haut

Organpräparate	Meßpunkte	MP für
Cutis feti	Ht. 1	Haut des Unterkörpers und der unteren Extremität
Cutis (feti masc.) Cutis (feti femin.)	Ht. 2	Haut des Oberkörpers und der oberen Extremitäten
Bindegewebe	Ht. 3	Haut des Kopfes

Tab. 134

Suis-Präparate/Heel

Cutis suis (Haut)
(D8), D 10/30/200
Allergische Reaktionen. Ekzem. Neurodermitis. Störungen der Nierenexkretion.

Onyx suis (Nagel)
(D8), D 10/30/200
Onychomykosen. Nagelatrophie. Veränderungen der Nägel bei sonstigen Erkrankungen.

Hautnosoden der Fa. Staufen-Pharma

Erkrankung	Nosode	Begleittherapie
Acne vulgaris	N 17: Nos. Acne ferner Tbc-Nosoden und ggf. Darm-Nos.	HM 30 Arctium Lappa HM 158 Aristolochia HM 237 Euphorbium HM 61 Graphites HM 179 Juglans regia HM 257 Ledum HM 267 Nasturtium HM 6 Natrium muriaticum HM 71 Pulsatilla HM 73 Selenium HM 1 Sulfur HM 125 Sulfur jodatum

Erkrankung	Nosode	Begleittherapie	
Atherom	N 1 = Nos. Atherom	HM 37	Calcium jodatum
		HM 4	Silicea
		HM 151	Staphisagria
		HM 19	Thuja
Dekubitus	DA 12 = Nos. neurogener Dekubitus*)	HM 18	Abrotanum
		HM 158	Aristolochia
		HM 56	Clematis
		HM 103	Echinacea
		HM 62	Hypericum
		HM 198	Symphytum
		HM 40	Teucrium scorodonia
Lichtdermatosen	N 2 = Nos. L-Ekzema	HM 90	Antimon. crudum
	F 26 = Nos. Porphyrie	HM 62	Hypericum
Nässendes Ekzem	N 19 = Nos. Ekzema madidans	HM 75	Arsenum jodatum
		HM 30	Arctium Lappa
		HM 138	Chamomilla
		HM 56	Clematis
		HM 270	Croton tiglium
		HM 59	Dulcamara
		HM 14	Kreosotum
		HM 257	Ledum
		HM 31	Mercurius solubilis
		HM 245	Oleander
		HM 86	Rhus Toxicodendron
		HM 151	Staphisagria
		HM 131	Strontium carbonicum
		HM 203	Ustilago maydis
		HM 224	Vinca minor
		HM 206	Viola tricolor
Erysipel	A 24 Nos. Erysipel	HM 157	Anacardium orientale
	F 46 Nos. Erysipelas suis	HM 29	Apis
	F 37 Anthracinum	HM 36	Arnica
		HM 49	Arsenicum album
		HM 134	Belladonna
		HM 232	Borax
		HM 140	Cichorium Intybus
		HM 55	Cistus canadensis
		HM 103	Echinacea
		HM 61	Graphites
		HM 269	Hydrocotyle asiatica
		HM 241	Mancinella
		HM 86	Rhus Toxicodendron
		HM 1	Sulfur

*) Die degenerative Nervenerkrankung ist mit der Spezialnosode, getestet am Nervendegenerationspunkt, zu suchen.

Erkrankung	Nosode			Begleittherapie	
Impferysipel	N 18: Nos. Impferysipel			HM 232	Borax
				HM 78	Cimicifuga
				HM 103	Echinacea
				HM 23	Plantago major
				HM 19	Thuja
Hautproliferationen	N 3		Nos. Hautfibrom	HM 154	Acid. fluoricum
	N 4		Nos. Haut- proliferation	HM 49	Arsenicum album
				HM 92	Asa foetida
	N 9		Nos. Neurofibrom	HM 26	Barium carbonicum
	N 21		Nos. Acrochordon bei Störungen im Cholesterin- stoffwechsel	HM 162	Calcium fluoratum
				HM 15	Carbo animalis
				HM 52	Carbo vegetabilis
				HM 54	Castor equi
				HM 12	Causticum
				Sto 1	Cholesterinum
				HM 56	Clematis
				HM 17	Conium
				HM 175	Galium aparina
				HM 13	Hydrastis
				HM 146	Kalium bichromicum
				HM 65	Lycopodium
				HM 107	Magnesium sulfuricum
				HM 246	Oxalis acetosella
				HM 4	Silicea
Herpes zoster	DA 1 = Nos. Herpes zoster			HM 157	Anacardium orientale
				HM 230	Asclepias tuberosa
				HM 55	Cistus candensis
				HM 270	Croton tiglium
				HM 237	Euphorbium
				HM 242	Mezereum
				HM 248	Ranunculus bulbosus
				HM 193	Rhamnus cathartica
				HM 86	Rhus Toxicodendron
Lipom	N 6: Nos. Lipom			HM 26	Barium carbonicum
				HM 61	Graphites
				HM 22	Phytolacca
				HM 4	Silicea
Lymphstauungen	A 22		Nos. Elephantiasis	HM 18	Abrotanum
	A 21		Nos. Lymphorrhoe	HM 24	Barium jodatum
				HM 15	Carbo animalis
				HM 52	Carbo vegetabilis
				HM 61	Graphites
				HM 269	Hydrocotyle asiatica
				HM 80	Kalium carbonicum
				HM 125	Sulfur jodatum

Erkrankung	Nosode		Begleittherapie	
Pemphigus	N 11	Nos. Pemphigus	HM 157	Anacardium orientale
			HM 49	Arsenicum album
			HM 95	Cantharis
			HM 237	Euphorbium
			P 21	Formaldehyd sol.
			HM 179	Juglans regia
			HM 241	Mancinella
			HM 248	Ranunculus bulbosus
			HM 86	Rhus Toxicodendron
			HM 39	Scrophularia
Psoriasis	N 12	Nos. Psoriasis	HM 49	Arsenicum album
	N 13	Psoriasinum	HM 97	Chelidonium
			HM 55	Cistus canadensis
			HM 237	Euphorbium
			HM 178	Guajacum
			HM 269	Hydrocotyle asiatica
			HM 117	Sarsaparilla
			HM 74	Sepia
			HM 203	Ustilago maydis
			ferner die Stoffwechselmittel	
			Sto 1	Cholesterinum
			Sto 2	Glycerinum
			Sto 21	Adeps suillus
Tubercul. Belastungen der Haut	N 15	Nos. Lupus	HM 18	Abrotanum
	N 16	Nos. Lepra	HM 87	Acid. nitricum
	N 5	Nos. Lupus erythematodes außerdem die Tbc-Nosoden	HM 158	Aristolochia
			HM 75	Arsenum jodatum
			HM 26	Barium carbonicum
			HM 76	Bellis perennis
			HM 163	Calcium sulfuricum
			HM 211	Calendula
			HM 97	Chelidonium
			HM 61	Graphites
			HM 269	Hydrocotyle asiatica
			HM 81	Kalium jodatum
			HM 65	Lycopodium
			HM 110	Mercurius bijodatus
			HM 7	Phosphorus
			HM 117	Sarsaparilla
			HM 40	Teucrium scorodonia
			HM 203	Ustilago maydis
Trichophytie u. Epidermophytie	N 14	Nos. Trichophytie	HM 75	Arsenum jodatum
	A 15	Pyrogenium suis	HM 141	Cicuta virosa
	Sto 8	Histaminum	HM 270	Croton tiglium
	Sto 1	Cholesterinum	HM 61	Graphites

Erkrankung	Nosode	Begleittherapie
Trichophytie u. Epidermophytie	N 20 Nos. Monilia albicans ferner Lebernosoden	HM 2 Hepar sulfuris HM 242 Mezereum HM 23 Plantago major HM 73 Selenium HM 74 Sepia HM 4 Silicea HM 199 Tellurium HM 244 Vinca minor

Tab. 135

Sonstige Hautnosoden

KuF-Reihe	Nosode
N 3	Nos. Hautfibrom
N 4	Nos. Hautproliferation
N 6	Nos. Lipom
N 7	Nos. Mollusum contag.
N 8	Nos. Mycosis fungoides
N 9	Nos. Neurofibrom
N 10	Nos. Quallentoxin
N 20	Nos. Monilia albicans
N 21	Nos. Acrochordon
N 22	Nos. Epidermolysis bullosa
N 23	Nos. Mucor mucedo

Tab. 136

Kombinationsmittel für die Hauttherapie

Hersteller	Präparat
Heel	*Cutis cps* (Amp.) Basistherapeutikum zur Anregung der Abwehrsysteme und zur Beeinflussung des homotoxischen Terrains bei den verschiedensten Hautaffektionen, u. a. bei Dermatosen, Dermatitis, Ekzem, Allergie, Neurodermitis, Quincke' Ödem u. a. *Echinacea cps + forte* (Amp.) Anregung der körpereigenen Abwehr bei mehr oder minder torpiden Hautaffektionen (chron. Dermatosen, chron. Ekzeme, Furunkulose u. a.) sowie beim Erysipel *Traumeel* (Tabl., Tr., Amp., Salbe) Pyodermien, Neurodermitis. Furunkulose. Schweißdrüsenabszesse. Chronische Ekzeme. Dermatosen *Hepeel* (Tabl., Amp.) zur Aufbesserung der Leberfunktion bei allen Dermatosen *Engystol* (Amp.) Pruritus. Allergische Erkrankungen

Hersteller	Präparat
Heel	*Hepar cps* (Amp.) zur Anregung der entgiftenden Leberfunktion bei Dermatosen, Dermatitiden, Ekzemen, Exanthemen sowie bei Neurodermitis *Graphites-Homaccord* (Tr., Amp.) Intertrigo. Ekzem. Crusta lactea *Schwef-Heel* (Tr.) Seborrhö. Ekzeme. Auch extern zum Betupfen verwenden *Sulfur-Heel* (Tabl.) Pruritus jeder Genese *Lamioflur* (Tr.) nässende Ekzeme *Psorinoheel* (Tr., Amp.) Warzen (hierbei ferner *(Thuja-Injeel, Causticum-Injeel, Acid. nitric-Injeel).* Chronische Dermatosen *Abropernol* (Tabl.) Hyperhidrosis *Galium-Heel* (Tr., Amp.), Warzen *Mercurius-Heel* (Tabl.) Furunkulose. Pruritus vulvae *Psorinoheel* und Urtika-Injeel bei Urtikaria *Apis-Homaccord* bei ödematösen Schwellungen *Placenta comp.* (Amp.) Anregung der Stoffwechselfunktion und der peripheren Durchblutung, gangränöse Ulzera, Dekubitus *Ubichinon comp.* (Amp.), *Coenzyme comp.* (Amp.) Anregung blokkierter Fermentsysteme *Hamamelis-Homaccord* (Tr., Amp.) variköses Ekzem; venöse Stase *Belladonna-Homaccord* (Tr., Amp.) lokalisierte Enzündungen, Furunkel, Karbunkel *Mezereum-Homaccord* (Tr., Amp.) vesikulöse Ekzeme, Herpes zoster, Pruritus *Psorinoheel* (Tr., Amp.) chronische Dermatosen *Aesculus comp.* (Tr.) periphere Durchblutungsstörungen *Hepar comp.* (Amp.) Anregung der entgiftenden Leberfunktion *Histamin-Injeel (forte)* und *Acid. formic-Injeel* (oder D 200) zur Desallergisierung/Desensibilisierung *Ovarium cps* (Amp.) Craurosis vulvae *Hepar suis D 10/30/200* zur Regenerierung der Leberfunktion *Placenta cps* (Amp.) Erythema nodosum et multiforme, Elephantiasis, Ulcus cruris, Dekubitus *Solidago cps* (Amp.) und/oder *Populus cps* (Tr.) zur Anregung der Nierenausscheidung bei Ekzemen, Hyperhidrosis, Elephantiasis u. a. *Tonsilla cps* (Amp.) Sklerodermie, toxische Exantheme, Erythema nosodum et multiforme, Elephantiasis *Ubichinon cps* (Amp.) u. *Coenzyme cps* (Amp.) als Wechselmittel *Thyreoidea cps* (Amp.) als Nebenmittel bei Sklerodermie, Naevi, Elephantiasis *Kalmia cps* (Tr., Amp.) bei chronischen Dermatosen, Arthrosen und Herzbeschwerden *Funiculus umbilicalis suis* D 10/30/200 (Amp.) *Cutis suis D 10/30/200* (Amp.) sowie *Injeel-Chol* (Amp.), *Engystol* (Amp.), *Psorinoheel* (Amp.), *Traumeel* (Amp.) zur *Auto-Sanguis-Stufentherapie* bei Allergie und Auto-Aggressionskrankheiten

Hersteller	Präparat		
Rödler	Ulcerith-Tr. bei Eiterungen Ulcus-Amp. bei Geschwüren		
Nestmann	Nr. im Testsatz	Mittel	
	10	Apis	Urtikaria
	62	Thuja	Verhornung, Warzenbildung
	65	Echinacea	Entzündungen, allgemein
	68	Hepar sulf.-Tabl.	Eiterungen, allgemein
	161	Cistus canad.	Pruritus, allgemein
	162	Scablosa	Pruritus mit Brennen
	163	Cedron	trockene Ekzeme, Flechten
	164	Bellis	Herpes, Frieseln
	165	Inula	borkenbildende Ekzeme
	166	Graphithes-Tabl.	Rhagaden, Schrunden
	167	Calendula	Ekzeme mit Eiterungsneigung
	168	Thapsia	Ekzeme mit Pusteln und Knoten
	Ergänzungspräparate		
	9	Rhus Tox.	eiternde Ekzeme
	13	Lachesis	Phlegmonen, Sepsisneigung
	66	Acidum nitr.	Skrofulose
	160	Echinacea-Tabl.-spez.	chron. Dermatosen, Furunkulose
Cosmochema	Hautfunktionstropfen Zusammensetzung: 100 ml enth.: Sulfur D8, Aesculus D2, Pix liquid. D6, Lycopod. D6, Antimon. crud. D10, Graphit. D10, Acid. tellur. D10, Ars. alb. D8, Psorin. D15, Arnica D4, Thall. sulf. D16, Selen. D10, Ignat. D6, Thuja D2, Arct. Lappa D3, Ledum D3, Histamin D10, Cystein D4, Acids. fumar. D8, Acid. α-ketoglut. D8, Cutis D8, Embryo D6 ana 1 ml		
Reckeweg	HYDROSIS-GASTREU® R32 (Antihydrosin) Acid.nitric. D12, Belladonna D12, Jaborandi D4, Kalium carb. D6, Lachesis D30, Salvia D30, Sambucus nigr. D4, Sanguinaria D6, Sepia D30, Veratrum alb. D12	Schweißtropfen. Hyperhydrosis verschiedenster Genese. Allgemeine Schweißneigung, unangenehm riechende Schweiße, nächtliche Schweiße, übermäßige Schweiße, im Verlaufe von Infektionskrankheiten und bei Tuberkulose, Schweißausbrüche im Klimakterium, klebrige und kalte Schweiße bei Kreislaufschwäche	

Hersteller	Präparat	
Reckeweg	COMEDOMEN-GASTREU® R53 (Comedonin) Ammonium bromat. D12, Bromum D12, Hepar: sulf. D30, Juglans regia D30, Kalium bromat. D12, Ledum D30, Natr. bromat. D12, Natrium chlorat. D200, Plazenta D12, Viola tricol. D12	Akne- und Ekzemtropfen. Akne vulgaris
	HERPES-GASTREU® R68 (Herpezostin) Croton Tiglium D6, Mezereum D3, Natrium chlorat. D6, Rhus Tox. D4	Gürtelrosetropfen. Herpes zoster. Varizellen
	MEDORRHIN-GASTREU® R21 (Medorrhan) Medorrhin. D30, Psorinum D30, Thuja D30, Vaccinin. D30	Konstitutions-Hauttropfen. Chron. Ekzeme. Schwer beeinflußbare Hautkrankheiten. Zur konstitutionellen Verbesserung bei Hautkrankheiten. Reaktionsmittel
	DERMA-GASTREU® R23 (Nosoderm) Apis mell. D30, Arsen alb. D30, Rhus Tox. D30, Sulfur D30	Ekzemtropfen. Akute und chron. Ekzeme. Allergische Exantheme. Urtikaria
	HAEMA-GASTREU® R60 (Purhaemine) Aranea diad. D12, Conium D30, Fumaria D6, Galium Apar. D12, Hepar sulf. D12, Juglans reg. D6, Myosotis D6, Sarsaparilla D6, Scrofularia nod. D6	Blutreinigungstropfen. Blutunreinigkeiten, Hautunreinigkeiten, Drüsenschwellungen. Blutreinigungsmittel
	MORBILLI-GASTREU® R62 (Morbillin) Arum triph. D3, Belladonna D4, Ferrum phosph. D8, Mercur sol. D8, Pulsatilla D4	Maserntropfen. Speziell Masern. Röteln

145

Hersteller	Präparat	
Reckeweg	PSORIASIS—GASTREU® R65 (Psoriasin) Arsen alb. D12, Berberis aquifol. ∅, Calc. carb. D30, Graphites D12, Hydrocotyle asiatica D2, Natrium chlorat. D30	Schuppenflechtetropfen. Psoriasis vulgaris. Psoriasitiforme Ekzeme

Tab. 137

XVIII. Fett- und Muskelgewebemittel

Zur Funktionssteuerung des Fett- und Muskelgewebes gibt es von den auf dem Fuß gelegenen Punkten z. Z. nur 3 verwendbare Meßpunkte. Von diesen steuert der am Nagelbettwinkel gelegene 1. Summations-Meßpunkt die Fm-Gewebe an den unteren Extremitäten und im Bauchraum, der in der Schwimmhautfalte gelegene 2. Summations-Meßpunkt die Fm-Gewebe im Brustraum und an den oberen Extremitäten und schließlich der auf dem Fußrücken gelegenen 3. Summations-Meßpunkt die Fm-Gewebe im Hals-Kopfbereich.

Die den einzelnen Muskeln und Gelenken speziell zugeordneten Meßpunkte sind auf viele Meridiane verteilt, wie nachfolgende Tabelle zeigt.

Wala-Organpräparate und Meßpunkte für das Muskel- und Gelenksystem

Organpräparat	Meßpunkt
Musculus deltoideus-Komplex Musculus pectoralis-Komplex Musculus sternocleidomastoideus Tendo	Dü 9
Musculi glutaei Musculus iliopsoas Musculus soleus-Komplex Tendo	Bl 34
Am Gesamtmeßpunkt für die Gelenke der oberen Extremität können alle Gelenkorganpräparate der oberen Extremitäten gemessen werden.	En 15
Cartilago articularis (humeri)	Di 15
Articulatio humeri	Ks 2/Dü 10
Articulatio cubiti	Dü 8
Bursae art. cubiti-Komplex	Ks 3/Di 11
Articulatio radiocarpea	Di 5/Dü 5
Articulationes intercarpeae	En 4
alle Gelenke der unteren Extremität	Gb 33
Cartilago articularis (coxae)	Ma 30/Mi-Pa 11a
Articulatio coxae	Gb 29

Organpräparat	Meßpunkt
Cartilago articularis (genus)	Le 8
Articulatio genus	Ma 35
Meniscus	Gb 54
Bursae praepatellares-Komplex	
Articulatio subtalaris	Bl 62
Articulatio talocruralis	Mi/Pa 5 + Ma 41 + Gb 39a
Artic. talocalcaneonavicularis	Le 4

Tab. 138

Suis-Präparat der Fa. Heel

Musculus suis (Skelettmuskulatur)
(D6), D 10/30/200
Myotonie. Muskuläre Insuffizienz. Muskeldystrophie. Muskelatrophie. Schwäche- und Erschöpfungszustände

An den Meßpunkten des Fett- und Muskel-Meridians lassen sich mit Vorteil austesten:

Mittel	Vgl. Seite
alle Stoffwechselmittel	252
alle potenzierten Mittel aus den Zitronensäurezyklus	215
alle DA-Nosoden	235

Tab. 139

Homöopathische Mittel für die Muskulatur

KuF-Reihe	Mittel
HM 59	Dulcamara
HM 36	Arnica
HM 19	Thuja
HM 130	Viscum-album
HM 76	Bellis
HM 94	Bryonia
HM 12	Causticum
HM 59	Dulcamara
HM 83	Kalium sulfuricum
HM 257	Ledum
HM 33	Mangan. aceticum
HM 249	Rhododendron
HM 263	Spiraea

Tab. 140

Sonstige Fett- und Muskelmittel

Mittel	Firma
Arnica-Heel	Heel
Dulcamara-Homaccord	Heel
Rheuma-Tr.	Rödler
Zeel/Tabl., Amp.	Heel

Tab. 141

XIX. Gallenblasenmittel

Meßpunkte und Wala-Organpräparate für die Galle

Meßpunkte auf dem Gallen-Meridian	Zugeordnete Organpräparate
Gb 44 rechts	Ductus choledochus
Gb 44 links	Ductus hepaticus
Gb 43 rechts	Ductus cysticus
Gb 43 links	Ductus hepaticus
Gb 43c	Org. Plexus hepaticus
Gb 42 rechts	Vesica fellea
Gb 42 links	Ductus hepaticus
Dü 3 rechts	Org. Papillae duodeni

Tab. 142

Suis-Präparate der Fa. Heel

Fel suis (Galle)
(D6), D 10/30/200
(normaler Injeel-Preis, da Ausscheidungsprodukt)
Störungen der Leberfunktion und Exkretion sowie der allgemeinen Leberentgiftung. Dysbakterie des Darmes. Tachykardie und Arrhythmia cordis
Vesica fellea suis (Gallenblase)
(D6), D 10/30/200
Störungen der Leberfunktion. Chronische Cholangitis und Cholezystis. Bei zahlreichen Giftüberlastungen zu interponieren

Nosoden und pot. Schadstoffe

Galle-Nosoden	KuF-Reihe	Nosode
	F 16	Nos. Gelbfieber
	F 24	Nos. Calculi biliares
	F 56	Adenomyose Gallenblase
	B 15	Lamblia intestinalis

Galle-Nosoden	KuF-Reihe	Nosode
	N 20	Monilia albicans
	N 23	Mucor mucedo
Pot. Schadstoffe	R 11	Thomasmehl
	R 12	Superphosphat
	R 13	Calciumcyanamid

Tab. 143

Homöopathische Gallemittel der Fa. Staufen-Pharma

KuF-Reihe	Mittel
HM 137	Carduus Marianus
HM 97	Chelidonium
HM 139	China
HM 235	Chinin. sulfuricum
HM 140	Cichorium Intybus
HM 181	Leptandra
HM 112	Mercurius dulcis
HM 261	Natrium sulfuricum
HM 189	Ptelea trifol.
HM 80	Kalium carbonicum
HM 107	Magnesium sulfuricum
HM 104	Ferrum met.
HM 16	Argentum nitricum
HM 20	Acitum formicicum
HM 135	Berberis
HM 139	China
HM 140	Cichorium intybus
HM 58	Colocynthis
HM 3	Lachesis
HM 65	Lycopodium
HM 68	Petroleum
HM 7	Phosphorus
HM 148	Podophyllum
HM 118	Scilla
HM 149	Solidago
HM 307	Taraxacum
HM 293	Myristica sebifera
HM 94	Bryonia
HM 114	Nuc vomica
HM 246	Oxalis
HM 249	Rhododendron
HM 71	Pulsatilla
HM 267	Nasturtium
HM 191	Raphanus sativus

Tab. 144

Kombinationsmittel für die Galle

Mittel	Firma
Rufebran Nr. 6	Müller — Göppingen
Vitamin A + D + B 12	
Papayasanit	Vogel u. Weber
Aranicyn	Vogel u. Weber
Chol 1 Carduus-mar Spl.	
Chol 2 Colocynthis Spl.	
Chol 3 Quassia Spl.	
Chol 4 Cholesterinum Spl.	Pascoe
Chol 5 Leptandra Spl.	
Chol 6 Lycopodium Spl.	
Cholo 1-Inj.	
Cholo 2-Inj.	
Acid. ascorbic.-Inj.	

Tab. 145

XX. Nierenmittel

Meßpunkte und Wala-Organpräparate

Meßpunkte auf dem Nieren-Meridian	Meßpunkt für	Zugeordnete Organpräparate
Ni 1	Nierenbecken	Org. pelvis renalis
Ni 1a	Harnleiter/pars abdominalis	Org. Ureter
Ni 2	Pyelorenales Grenzgebiet	Org. Renes Org. Renes/regio pyelorenalis
Ni 3	Nierenparenchym	Org. Renes Org. Ren (dexter) Ren (sinister)
Ma 44c		Org. plexus coeliacus
Ks 8c		Org. plexus aorticus abdominalis

Tab. 146

Suis-Präparate der Fa. Heel

Pyelon suis (Nierenbecken)
(D8), D 10/30/200
Hydronephrose. Chronische Pyelitis. Nephrolithiasis. Prostatahypertrophie. Zystopyelitis

Ren suis (Nieren, gemischt)
(D6), D 10/30/200
Nierensteinleiden. Hydronephrose. Zystopyelitiden. Chronische Pyelitis. Albuminurie. Nephrosen. Darniederliegende Nierenfunktion mit unzureichender Ausscheidung. Prostatahypertrophie. Ödeme
Ren dextr. suis (rechte Niere)
(D6), D 10/30/200
siehe *Ren suis*
Ren sinistr. suis (linke Niere)
(D6), D 10/30/200
siehe *Ren suis*

Nierennosoden der Fa. Staufen-Pharma

KuF-Reihe	Nosode
F 11	Nos. Nephritis
F 12	Nos. Urämie
F 13	Nos. Pylitis
F 25	Nos. Nephrose
M 4	Nos. Zystopyelitis
M 1	Nos. Nierenpapillom
M 10	Nos. Bilharziosis
M 5	Calculi renales
M 6	Calculi vesicales
M 7	Nos. Korallenausgußstein
M 12	Nos. Oxallaturie
M 14	Calculi renales (oxalsäurehaltig)
M 18	Nos. Solitärcyste (Niere)
M 19	Nos. Urethritis post. masc.
E 2	Gonococcinum
E 1	Luesinum
A 5	Streptococcinum
A 4	Staphylococcinum

Tab. 147

Homöopathische Nierenmittel

KuF-Reihe	Mittel
HM 87	Acidum nitricum
HM 135	Berberis vulgaris
HM 105	Helleborus
HM 250	Rubia tinctorum
HM 149	Solidago
HM 117	Sarsaparilla
HM 202	Urtica urens
HM 56	Clematis

KuF-Reihe	Mittel
HM 29	Apis
HM 36	Arnica
HM 49	Arsen. alb.
HM 134	Belladonna
HM 100	Crataegus
HM 59	Dulcamara
HM 5	Equisetum
HM 61	Graphites
HM 144	Gelsemium
HM 2	Hepar sulf.
HM 300	Helonias
HM 146	Kalium bichromicum
HM 80	Kalium carbonic.
HM 3	Lachesis
HM 65	Lycopodium
HM 111	Mercurius corr.
HM 261	Natrium sulf.
HM 14	Kreosot
HM 7	Phosphor
HM 70	Plumbum met.
HM 71	Pulsatilla
HM 119	Secale
HM 124	Strophanthus
HM 1	Sulfur
HM 126	Terebinthina
HM 26	Barium carb.
HM 86	Rhus tox

Tab. 148

Nieren-Kombinationsmittel

Hersteller	Präparat
Heel	*Reneel* (Tabl.) entzündliche Erkrankungen der ableitenden Harnwege, Nephrolithiasis *Spascupreel* (Tabl., Amp., Supp.) Nierenkoliken (besonders links) *Atropinum cps* (Amp., Supp.) Nieren(stein)koliken, Dyskinesien im Bereich der ableitenden Harnwege *Albumoheel* (Tabl.) akute und chronische Glomerulonephritis. Nephrose. Para- und postinfektiöse Herdnephritis. Zystopyelitis *Mercurius-Heel* (Tabl.) Hydronephrose *Engystol* (Amp.) Förderung der Toxinausscheidung *Plantago-Homaccord* (Tr., Amp.) Enuresis nocturna *Lymphomyosot* (Tr., Amp.) zur Mesenchymentschlackung. Nephrogene Ödeme

Hersteller	Präparat		
Heel	*Apis-Homaccord* (Tr., Amp.) regt Diurese an Albumoheel Berberis-Homaccord Colocynthis-Homaccord Spascupreel (bei Kolik) Cantharis-compos. bei Cystopyelitis Solidago-compos. bei Nieren-Blasen-Erkrankungen		
Wala	Aurum Equisetum Berberis Apis (Reizblase) Renes Cuprum		
Pascoe	*Nephritis comp.* Zusammensetzung: Glomerulonephritis D6, Pyelitis D8, Pyelonephritis D8, Urämie D8aa ad 10,0 ml		
Reckeweg	RENO-GASTREU® R27 (Renocalcin) Acid. nitric. D6, Berberis vulg. D3, Calculi renales D12, Lycopodium D5, Rubia tinct. D2, Sarsaparilla D3	Nierensteintropfen. Nephrolithiasis. Nierensteine. Harnsaure Diathese	
	ALBUMO-GASTREU® R64 (Nephralbin) Helonias dioica D3, Kalium arsenic. D4, Phosphor D6, Plumbum met. D12, Solidago Virga. aurea D2	Eiweißharntropfen. Albuminurie. Proteinurie, Nephrose. Nephrosklerose	

Tab. 149

Sonstige Nieren-Meridian-Mittel

Mittel	Firma
Nieren-Elixier	Cosmochema
Nephrosan	Pharmakon
Nieren-Blasentropfen	Cosmochema
Nephronorm	Mauermann
Populus cp.	Heel
Nephritis cp.	Pascoe
Mixt. renalis	Pascoe
Renalith-Tr.	Rödler
Renis-Amp.	Rödler
Renal-Tr.	Rödler

Mittel	Firma
Lapisan-Tr. (bei Grieß und Steinen)	Rödler
Renolan-Tr. (bei Eiweißharn)	Rödler
Nephrubin	Vogel u. Weber
Nephro-Complex	Vogel u. Weber
Renes-Complex	Vogel u. Weber

Tab. 150

XXI. Blasenmittel

Meßpunkte und Wala-Organpräparate

Meßpunkte auf dem Blasen-Meridian	Meßpunkt für	zugeordnete Organpräparate
Bl 67	Harnblase	Org. Vesica urinaria Org. Tunica mucosa vesicae urinariae
Bl 66	—	Org. Trigonum vesicae et Musculus sphincter
Bl 66a	Peritoneum der Blase	Org. Peritoneum
Bl 52/Mann	hintere männliche Harnröhre	Org. Urethra masculina/anterior
B. 52/Frau	weibl. Harnröhre	Org. Urethra feminina
Bl 51/a	vordere männliche Harnröhre	Org. Urethra masculina/posterior
Mi/pa8		Org. Diaphragma urogenitale
Ma 44		Org. plexus coeliacus
Ks 8c		Org. plexus aorticus abdominalis

Tab. 151

Suis-Präparate der Fa. Heel

Vesica urinaria suis (Harnblase)
(D6), D 10/30/200
Störungen der Nierenexkretion. Nephrolithiasis. Zystopyelitis. Hydronephrose. Wirkt kanalisierend und anregend auf die Nierenexkretion. Prostatahypertrophie. Blasenfunktionsschwäche. Blasenatonie und Incontinentia urinae
Ureter suis (Harnleiter)
(D8), D 10/30/200
Nierensteinleiden. Störungen der Nierenexkretion. Prostataleiden. Hydronephrose. Nephrose. Gewisse Fälle renaler Hypertonie
Urethra suis (Harnröhre)
(D8), D 10/30/200
Urethritis bzw. Reizzustände im Urogenitalsystem. Pruritus vulvae

Blasennosoden

KuF-Reihe	Nosode
M 2	Blasenpolyp
M 4	Cystopyelitis
M 6	Calculi vesicales
M 8	Blasen-Tbc
M 10	Bilharziosis
M 12	Oxalaturie
M 16	Blasen-Bilharziosis
M 17	Periorchitis
M 19	Urethritis post. masc.
A 1	Pyrogenium
B 9	Bakt. Dysenteriae
B 4	Bakt. Morgan
B 2	Bakt. Proteus
A 4	Staphyloccinum
E 1	Luesinum

Tab. 152

Homöopathische Blasen-Einzelmittel

KuF-Reihe	Mittel
HM 21	Acid. lactic.
HM 34	Agaricus musc.
HM 90	Antimon crudum
HM 29	Apis mell.
HM 92	Asa foetida
HM 135	Berberis
HM 12	Causticum
Sto 1	Cholesterinum
HM 78	Cimicifuga
HM 65	Lycopodium
HM 70	Plumbum met.
HM 151	Staphisagria
HM 152	Veratrum album/Bl-Dü
HM 3	Lachesis
HM 157	Anacardium
HM 143	Coccus cacti
HM 5	Equisetum
HM 145	Ilex
HM 130	Viscum album
HM 59	Dulcamara
HM 258	Magnesium carbon.
HM 41	Phellandrium
HM 22	Phytolacca
HM 86	Rhus tox

KuF-Reihe	Mittel
HM 16	Argentum nitr.
HM 71	Pulsatilla
HM 74	Sepia
HM 117	Sarsaparilla
HM 153	Acid. benzoicum
HM 95	Cantharis/He-Dü-Ni-Bl
HM 347	Rosmarin
HM 29	Apis
HM 317	Agnus castus
HM 48	Argentum met.
HM 56	Clematis
HM 153	Acid. benzoicum
HM 83	Kalium sulfuricum
HM 31	Mercurius solubilis
HM 185	Pareira brava (Grießwurz)
HM 117	Sarsaparilla (Stechwinde)
HM 126	Terebinthina (Terpentinöl)
HM 19	Thuja (Lebensbaum)

Tab. 153

Spezielle Mittel für die Harnorgane

	KuF-Reihe	Mittel
Harndrang	HM 5 HM 12 HM 95 HM 118 HM 182	Equisetum arv. Causticum Cantharis Scilla Lilium tigrinum Petroselinum-Injeel
Harnträufeln	HM 73 HM 117 HM 153	Selenium Sarsaparilla Acid. benzoicum
Harnverhaltung	HM 12 HM 105	Causticum Helleborus

Tab. 154

Blasen-Kombinationsmittel

Hersteller	Präparate
Heel	*Reneel, Proctheel, Plantago-Homaccord* in Verbindung mit *Calcoheel* und *Lymphomyosot* (bei lymphatischen Kindern) oder mit *Nervoheel* bzw. mit *Ypsiloheel* (bei nervösen Kindern): Mischspritzen von *Berberis-Homaccord* + *Cantharis-Injeel*, evtl. *Vesica urinaria suis* D 10/30/200

Hersteller	Präparat
Heel	*Cantharis cps* (Amp.) bei Blasenentzündung *Testis cps* (Amp.) Enuresis nocturna bei Knaben *Ovarium cps* (Amp.) Enuresis nocturna bei Mädchen *Solidago cps* (Amp.) Enuresis nocturna und allen Nieren-Blasen-Erkrankungen *Cerebrum cps* (Amp.) psychische Alterationen bzw. Überlagerung bei Enuresis *Plantago-Homaccord* (Tr., Amp.) Enuresis nocturna, Incontinentia urinae *Solidago comp.* (Amp.) Enuresis nocturna *Reneel* (Tabl.) entzündliche Erkrankungen im Bereich der ableitenden Harnwege *Cantharis comp.* (Amp.) Blasenentzündung *Nervoheel* (Tabl.) psychosomatische Krankheitszustände *Cerebrum comp.* (Amp.) Entwicklungsstörungen *Lymphomyosot* (Tr., Amp.) Lymphatismus *Testis comp.* (Amp.) Enuresis nocturna bei Jungen *Ovarium comp.* (Amp.) Enuresis nocturna bei Mädchen

Tab. 155

Sonstige Blasenmittel

Mittel	Firma
Cannabis ind. Injeel	Heel
Enuroplant-Tropfen	DHU
Vitamin E	
Cystophan-Tr.	Rödler

Tab. 156

XXII. Genitalmittel

Der Anfänger wird sie an den Summationsmeßpunkten (SMP) austesten; der Fortgeschrittene testet sie an den organspezifischen Meßpunkten und prüft sie an den SMP nach:
SMP Blase 2/männlich für: Penis
                                 Colliculis seminalis
                                 Prostata
                                 Vesiculae seminalis
SMP Blase 2/weiblich für: Vagina, Glandulae vestibulares major, Uterus, für Pars interstitialis der Tuba uterina, ferner Parametrium) (dextrum) und Parametrium (sinistrum)

SMP Blase 3/männlich für: Ductus deferens, Epididymis (dextra), Epididymis (sinistra)
SMP Blase 3/weiblich für: Tuba uterina für Ampulla und Ostium der Tuba uterina

1. Weibliche Genitalmittel

Wala-Organpräparate und Meßpunkte für die weiblichen Genitalorgane

Organpräparat	Meßpunkt	
Plex. uterovaginalis	Bl 49d	
Peritonaeum	Bl 66a	
Glandula vestibularis major	Bl 50b	Bartholinische Drüse
Tuba uterina	Bl 49a, b, c	Eileiter
Ovaria	Ma 31 + Le 11	
Ovarium dextrum	+ Mi/Pa 11	
Ovarium sinistrum		
Corpus luteum		
Plexus Pelvinus	Bl 34	
Truncus sympathicus, pars pelvinus	Bl 33	
Mamma (dextra)	Ma 41a oder	
Mamma (sinsitra)	En 1b	
Vagina	Bl 51	
Diaphragma pelvis	Mi/Pa 7	
Parametrium (sinsitrum)	Bl 50a	
Parametrium (dextrum)		
Ligamentum latum uteri		
Uterus	Bl 50	
Endometrium		
Portio vaginalis	Bl 2 — 50	
Cervix uteri	Bl 1 — 50	

Tab. 157

Suis-Präparate der Fa. Heel

Uterus suis (Gebärmutter)
(D6), D 10/30/200
Myomatosis uteri. Dysmenorrhö. Präkanzerose des Uterus. Erosio uteri. Weibliche Sterilität. Sonstige degenerative Erkrankungen des Uterus
Ovarium suis (Eierstock)
(D6), D 10/30/200
Störungen der Ovarialfunktion. Dysmenorrhö. Amenorrhö. Klimakterium mit ovariellen Ausfallerscheinungen. Hypermenorrhö. Metrorrhagien. Weibliche Sterilität. Klimakterische Neurosen mit Depressionen, Nymphomanie
Salpinx uteri suis (Muttertrompete)
(D6), D 10/30/200
Weibliche Sterilität durch degenerative Erkrankungen der Salpinx uteri (Folgen von Gonorrhö usw.). Störungen der Ovulation. Dysmenorrhö. Klimakterium

Placenta suis (Mutterkuchen)
(D8), D 10/30/200
Durchblutungsstörungen peripherer Art, auch der Haut. Dysbasia intermittens. Dysmenorrhö
Mamma suis (Brustdrüse)
(D8), D 10/30/200
Präkanzerose. Fibrombildung. Schlaffe und unterentwickelte Brüste. Zwischenschmerz. Post amputationem mammae

Gynäkologische Nosoden der Fa. Staufen-Pharma

KuF-Reihe	Nosode
K 1	Nos. Trichomonadenfluor
K 2	Nos. Fluor alb.
K 3	Nos. Bartholinitis
K 4	Nos. Zervixpolyp
K 5	Nos. Stauungsmetritis
K 6	Nos. Uteruspolyp
K 7	Nos. Kystadenom pseudom.
K 8	Nos. Fibromyom
K 9	Nos. Subseröses Myom
K 10	Nos. Myom
K 11	—
K 12	Nos. Endometritis tuberculosa
K 13	Nos. Ovarialkystom
K 14	Nos. Adnexitis
K 15	Nos. zyst. Ovar.-Uteruspolyp
K 16	—
K 17	Nos. Teratom
K 18	Nos. mykot. Fluor
K 19	Nos. Mammaadenom
K 20	Nos. Mastopathia cystica
K 21	Nos. Mamma fibromatosis
K 22	Nos. Mamma haemorrhagica
K 23	Nos. Mastitis
K 24	Nos. chron. Zystitis und Endometriose
K 25	Nos. Fibroadenom Mamma

Tab. 158

Homöopathische Einzelmittel

Organ	KuF-Reihe	Homöopathische Mittel
Uterus	HM 13	Hydrastis
	HM 14	Kreosotum
	HM 110	Mercurius bijodatus
	HM 31	Mercurius solubilis
	HM 69	Platin met.

Organ	KuF-Reihe	Homöopathische Mittel
Eileiter Tuba uterina	HM 71 HM 262 HM 74 HM 16 HM 253 HM 146 HM 113 HM 115	Pulsatilla Sabina Sepia Argentum nitricum Crocus Kalium bichromicum Naja trip. Palladium

Tab. 159

Gynäkologische Kombinationsmittel

Hersteller	Präparat
Heel	*Ovarium cps* (Amp.) zur Anregung der Drüsen-, Bindegewebs- und Abwehrfunktionen bei Endo-, Myo-, Parametritis, bei Dysmenorrhö (hierbei ggf. in Verbindung mit *Placenta cps*), Menorrhagien sowie bei Craurosis vulvae, Hyperemesis, Frigidität, Mastodynie (hierbei ggf. in Verbindung mit *Placenta cps*) und im Klimakterium *Gynäcoheel* (Tr.) alle entzündlichen und funktionellen Störungen. Adnexitis. Parametritis. Salpingitis. Sterilität. Dysmenorrhö. Ovariitis *Lamioflur* (Tr.) orale Therapie bei Fluor albus (auch bei kleinen Mädchen) *Hormeel* (Tr., Amp.) hormonelle Insuffizienz. Amenorrhö *Cinnamomum-Homaccord* (Tr., Amp.) Menorrhagien. Metrorrhagien. Blutungen jeder Genese *Apis-Homaccord* (Tr., Amp.) Adnexitis rechts. Mit *Gynäcoheel* und *Hormeel* bei Sterilität *Traumeel* (Tr., Tabl., Amp., Salbe) bei entzündlichen und suppurativen Erkrankungen neben *Echinacea cps + forte* (Amp.) Basistherapeutikum zur Anregung der körpereigenen Abwehr, z. B. bei Adnexitis, Kolpitis, Fluor albus u. a. *Arnica-Heel* (Tr.) Entzündungsmittel *Spascupreel* (Tabl., Amp., Supp.) Dysmenorrhö. Krampfwehen *Aesculus cps* (Tr.) Dysmenorrhö *Atropinum cps* (Amp., Supp.) Dysmenorrhö *Mucosa cps* (Amp.) Vaginitis *Metro-Adnex-Injeel* (Amp.) Parametritis. Endometritis. Adnexitis. Salpingitis. Ovariitis. Klimakterische Beschwerden *Vomitusheel* (Tr., Supp.) Hyperemesis gravidarum, evtl. im Austausch mit *Cocculus-Homaccord* (Tr., Amp.) *Klimaktheel* (Tabl.) Stimulation der Ovarien bei klimakterischen Beschwerden (hormonfreies Präparat!)

Hersteller	Präparat	
Heel	*Ovarium suis D 10/30/200* (Amp.) Klimax. Ovarialdysfunktion. Dysmenorrhö. Sterilität *Thyreoidea cps* (Amp.) Bindegewebsaktivator, wechselnd mit *Coenzyme cps* (Amp.) und *Ubichinon cps* (Amp.) *Pulsatilla comp.* (Amp.) Aktivierung der Bindegewebsentgiftung *Aesculus comp.* (Tr.) Dysmenorrhö *Hamamelis-Homaccord* (Tr., Amp.) venöse Stase *Placenta comp.* (Amp.) Anregung der Durchblutung	
Rödler	Klimax, Ovariitis, Adnexitis: Hormonale und hypophysäre Schwäche: Neurosen	Sanguinaria-Kompl. Tr. (Femininum-Reihe) Hormonal-Kompl. Tr. (Femininum-Reihe) Neural-Kompl. Tr. (Femininum-Reihe) (auch an Psychoneuroticum denken)
Pascoe	Adnexitis comp. Angina comp. Appendicitis comp. Mercurius solubilis comp. Ostitis comp. Sinusitis comp. Endotherm Sitzbäder OP Schlüter Apis Spl. OP Pascoe Asperula Spl. OP Pascoe Lymphdiaral OP Pascoe Mixtura endocrinologica fem.	
Cosmochema	Fluor-Zäpfchen Zusammensetzung: 100 g enth.: Lil. tigrin. D4, Agnus cast. D3, Kreosotum D6, H epar sulf. D10, Mercur. subl. corros. D3, Hydrastis D3, Mezereum D4, Argent. nitric. D6, Acid. carbol. D8, Conium D4, Echinacea ang. D2, Thuja D2, Alumina D10 ana 1g, Mass. suppos. q. s. ad 100 g.	
Reckeweg	SECALE-GASTREU® R28 (Secalen) Acidum sulfur. D4, Aesculus hipp. D2, Crocus D4, Ferrum phosphor. D8, Hamamelis D6, Secale cornut. D6	Frauentropfen. Menorrhagie. Metrorrhagie.
	DEXTRO-GASTREU® R38 (Dextronex) Apis D6, Apisin. D12, Arsen alb. D200, Bryonia D30, Sulfur D30	Unterleibstropfen, rechts. Rechtsseitige Ovariitis, Adnexitis, Parametritis, Salpingitis. Ovarialzysten

161

Hersteller	Präparat	
Reckeweg	SINISTRO-GASTREU® R39 (Sinistronex) Lachesis D30, Lycopodium D30, Palladium D12, Saxifraga D30, Vespa crabro D12	Unterleibstropfen, links. Linksseitige Ovariitis, Adnexitis, Parametritis, Salpingitis. Ovarialzysten
	NEURO-GASTREU® R47 (Neuroglobin) Asa foetida D12, Coffea D30, Glonoin. D12, Ignatia D30, Lachesis D30, Moschus D12, Pulsatilla D30	Hysterietropfen. Der gesamte Symptomenkreis der Hysterie, speziell Globus hystericus. Lach- und Weinkrämpfe und sonstige hysterische Sensationen. Gemütsveränderungen im Klimakterium
	GYNO-GASTREU® R50 (Sacrogynol) Aesculus hipp. D6, Cimicifuga D4, Colocynthis D6, Natrium chlorat. D30, Nux vom. D30, Phytolacca D8, Stront. carb. D12	Kreuzschmerztropfen für Frauen. Kreuzschmerz der Frau verschiedenster Ätiologie. Folgen von Unterleibserkrankungen
	DYSMENORRHOE-GASTREU® R75 (Dolomensin) Caulophyllum D2, Chamomilla D30, Cimicifuga D3, Cupr. acet. D4, Magnes. phosph. D6, Viburnum Opulus D2	Regelkrampftropfen. Dysmenorrhö. Krampfwehen

Tab. 160

2. Männliche Genitalmittel

Wala-Organpräparate und Meßpunkte für die männlichen Genitalorgane

Organpräparat	Meßpunkt	
Penis	Bl 51	
Corpora cavernosa		
Colliculus seminalis	Bl 50a	Samenhügel
Prostata	Bl 50	
Prostata lobus medius	Bl 1—50	Mittellappen
Sinus prostaticus	Bl 2—50	
Vesiculae seminales	Bl 49c	Samenblase
Ductus deferens	Bl 49b	Samenstrang
Epididymis (sinistra)	Bl 49a	Nebenhoden
Epididymis (dextra)		

Organpräparat	Meßpunkt	
Testes	Ma 3 + Le 11 + Mi/Pa 11	Hoden
Plexus pelvinus	Bl 34	
Truncus sympathicus pars pelvinus	Bl 33	

Tab. 161

Suis-Präparate der Fa. Heel

Ductus deferens suis (Samenleiter)
(D8), D 10/30/200
Impotentia virilis. Störungen der Fertilität. Gesteigerte Libido
Testis suis (Schweinehoden)
(D8), D 10/30/200
Impotenta virilis. Frühzeitiges Altern. Erschöpfungszustände. Revitalisierungsfaktor
Prostata suis (Vorsteherdrüse)
(D6), D 10/30/200
Prostatahypertrophie. Störungen der Miktion und Potenz. Frühzeitiges Altern. Marasmus und Kachexie
Epididymis suis (Nebenhoden)
(D8), D 10/30/200
Störungen der Fertilität und Potenz, als Nebenmittel bei Carcinoma recti

Männliche Genitalnosoden

KuF-Reihe	Nosode
M 1	Nos. Nierenpapillom
M 2	Nos. Blasenpolyp
M 3	Nos. Prostataadenom
M 4	Nos. Zystopyelitis
M 5	Calculi renales
M 6	Calculi vesicales
M 7	Nos. Korallenausgußstein
M 8	Nos. Blasen-Tbc
M 9	Nos. Hodenfistel-Tbc
M 10	Nos. Bilharziosis
M 11	Calculi protatae
M 12	Nos. Oxalaturie
M 13	—
M 14	Calculi renales, oxalsäurehaltig
M 15	Nos. nodul. Prostatahypertrophie
M 16	Nos. Blasenbilharziosis
M 17	Nos. Periorchitis
M 18	Nos. Solitärzyste (Niere)
M 19	Nos. Urethritis post. masc.

Tab. 162

Homöopathische Einzelmittel

Organ	KuF-Reihe	Homöopathische Mittel
Prostata	HM 258 HM 73	Magnesium carbonicum Selenium
Samenbläschen	HM 103 HM 196 HM 74 HM 151	Echinacea (Kegelblume) Sabal serrulat. (Zwerg-Sägepalme) Sepia (Tintenfisch) Staphisagria (Stephanskörner)
Samenstrang	HM 153 HM 87 HM 155 HM 103 HM 185 HM 249 HM 262	Acid. benzoicum Acid. nitricum Aciod. oxalicum Echinacea (Kegelblume) Pareira brava (Grießwurz) Rhododendron (goldgelbe Alpenrose) Sabina (Sadebaum)

Tab. 163

Prostata-Kombinationsmittel

Hersteller	Präparat	
Heel	Populus-compos. Tastis-compos.	bei Prostatahypertrophie für den männlichen Hormonhaushalt
Pascoe	Angina comp. Mercurius solubilis comp. Ostitis comp. Prostata comp. Pyelitis comp. Sinusitis comp. Pascosabal OP Pascoe Populus Spl. OP Pascoe Unguentum antidyscraticum (rectal) Mixtura endochrinologica masc.	

Hersteller	Präparat	
Reckeweg	PROSTATA-GASTREU® R25 (Prostatan) Chimaphila D3, Clematis D3, Conium D5, Ferrum picrin. D4, Pareira brava D2, Populus trem. D3, Pulsatilla D3, Sabal serrulat. D2	Prostatatropfen. Prostata-Hypertrophie, Prostatitis. Begleitcystitis

Tab. 164

Sonstige männliche Genitalmittel

Mittel	Firma
Saburgen (Prostata-Mittel)	Vogel u. Weber
Urologicum-Complex	Vogel u. Weber
VIRILIS-GASTREU® R41 (Fortivirone) Acid. phosphor. D12, Agnus castus D8, China D12, Conium D30, Damiana D6, Phosphor D6, Sepia D30, Testes D12 Sexuelle Neurasthenie-Tropfen. Impotenta virilis. Nervöse Erschöpfung. Rekonvaleszenz	Reckeweg

Tab. 165

XXIII. Mittel für die koordinierten Meridiane

1. Herz- und Kreislaufmittel

Herz-Kreislauf-Einzelmittel der Fa. DHU

Indikation	Mittel
Stenokardiesyndrom	Cactus D2 Tabl.: Umklammerung, Hitzegefühl. Veratrum album D4 Tabl.: Schwäche, Kältegefühl
Nachbehandlung nach Infarkt	Arnica D4 dil, 2 × 10 Tropfen. Cactus D2 dil, 2 × 10 Tropfen, im Wechsel
Cor pulmonale	Laurocerasus D2 dil, 3 × 10 Tropfen, Dauerbehandlung, wirkt schlaffördernd, Zyanose

Indikation	Mittel
Raucherherz	Quebracho D2 dil., 3 × 10 Tropfen: „Digitalis der Lunge", Emphysembronchitis Quebracho D2 dil, 3 × 10 Tropfen: „Digitalis der Lunge", Emphysembronchitis Convallaria D2 dil, 3 × 10 Tropfen: Herzklopfen mit lästigen Extrasystolen
Roemheld-Syndrom	Nux vomica D6 dil: Völle, Herzdruck 2 Stunden nach dem Essen Carbo veg. D8 dil: Völle, Herzdruck, Aufstoßen erleichtert Asa foet. D4 dil: Völle, stinkendes Aufstoßen. — Die Mittel können bei Bedarf im Wechsel gegeben werden
Herzstörungen bei Dysthyreose	Lycopus D3 dil: Erregte Herztätigkeit, Aussetzen. Chinin. arsen. D4 dil: Schwäche, Schweiß, appetitlos
Einschlafstörung	Leonurus D2 dil: Herzklopfen im Liegen Digitalis D3 dil: Falltraum im Augenblick des Erwachens, Seufzeratmung
Examensangst mit Herzklopfen	Strophanthus D2 dil: 10 Tropfen am Abend vor der Schulaufgabe und am Morgen davor
Kollaps bei Hypotonie	Camphora D2 dil, oder Camphora Rubini auf Zucker: Plötzlich kalter Schweiß
Gefühl, daß das Herz still steht	Digitallis D3 dil: Muß ganz ruhig liegen Gelsemium D3 dil: Muß sich sofort bewegen
Nächtliche Herzangst	Aconitum D6 dil: Erregte Herztätigkeit, Angst bei Nacht, sucht die Wärme
Das Mittel der alten Damen	Carbo veg. D12 dil: Zyanose, Stauung, Luftmangel, Kollaps

Tab. 166

Herz-Kreislauf-Kombinationsmittel

Hersteller	Präparat
Heel	*Cralonin* (Tr., Amp.) Cardiacum auf Crataegusbasis mit umfassendem Indikationsbereich, Altersherz, Hypertonie *Cactus cps* (Tr., Amp.) Koronarinsuffizienz. Pektanginöse Beschwerden. Angina pectoris *Aurumheel* (Tr.) Hypotonie. Myokardschwäche *Cardiacum-Heel* (Tabl.) organisches und vegetativ bedingtes Koronarsyndrom (Stoßtherapie) *Cor cps* (Amp.) Koronardurchblutungsstörungen, Myokardschwäche, Herzrhythmusstörungen, Hypertonie *Angio-Injeel* (Amp.) Koronardurchblutungsstörungen, Hypertonie

Hersteller	Präparat
Heel	*Strophanthus cps* (Amp.) Koronardurchblutungsstörungen, Myokardinfarktprophylaxe, zur schnelleren Rehabilitation nach durchgemachtem Myokardinfarkt *Melilotus-Homaccord* (Tr., Amp.) Plethora. Apoplexie(-gefahr) *Glonoin-Homaccord* (Tr., Amp.) Herzklopfen, Tachykardie, Thyreotoxikose *Circulo-Injeel* (Amp.) periphere Durchblutungsstörungen (speziell bei Diabetes). Gangrän *Arteria-Heel* (Tr.) periphere Durchblutungsstörungen. Akroparästhesien (evtl. ana mit Aesculus-Heel und Arnica-Heel) *Aesculus cps* (Tr.) Durchblutungsstörungen, Arteriosklerose *Carbo cps* (Amp.) Gefäß-Störungen (Regulationseffekt). Apoplexie. Herzinfarkt (Prophylaxe von —, Folgen nach —) *Placenta cps* (Amp.) periphere Durchblutungsstörungen, wie Raucherbeine, Endarteriitis obliterans, arteriosklerotische und diabetische Durchblutungsstörungen, ferner bei Unterschenkelgeschwüren, Elephantiasis (hierbei als Nebenmittel auch *Tonsilla cps* (Amp.) und oder *Thyreoidea cps* (Amp.)) und Dekubitus *Rauwolfia cps* (Amp.) essentielle Hypertonie *Solidago cps* (Amp.) nephrogene Hypertonie *Veratrum-Homaccord* (Tr., Amp.) Kollapszustände *Cor suis D 10/30/200* bei Hypertonie einmal wöchentlich i.m. Bei Arteriosklerose *Barijodeel* (Tabl.) im zwei- bis vierstündlichen Wechsel mit *Vertigoheel* (zusätzlich evtl. *Selenium-Homaccord*) bei arteriosklerotischer Hirnleistungsschwäche, Gedächtnisschwäche, Demenz *Aurumheel* (Tr.,) oder *Cralonin* (Tr., Amp.) als Kreislauf- und Herzmittel *Cerebrum suis D 10/30/200* (Amp.) einmal wöchentlich i.m. Vide auch Herz- und Kreislaufkrankheiten Für die Geriatrie *Ginseng comp.* (Tr.) Revitalisierung *Procainum comp.* (Amp.) Revitalisierung bei zellulären Phasen *Cerebrum comp.* (Amp.) Anregung der Gehirnfunktionen *Ovarium comp.* (Amp.) Anregung der Organfunktionen bei Frauen *Testis comp.* (Amp.) Anregung der Organfunktionen bei Männern *Cralonin* (Tr., Amp.) Altersherz *Cor comp.* (Amp.), *Strophanthus comp.* (Amp.) Koronardurchblutungsstörungen, Myokardschwäche *Barijodeel* (Tabl.) Arteriosklerose *Vertigohell* (Tr., Tabl., Amp.) arteriosklerotisch bedingter Schwindel *Molybdän comp.* (Tabl.) Regulierung des Mineralgleichgewichts

Hersteller	Präparat	
Wala	Avena-Compositum Zinkum valeriana Comp. Carduus marianus Primula convallaria	
Reckeweg	HYPOTONIE-GASTREU® R44 (Hypotonol) Crataegus D1, Laurocerasus D3, Oleander D3, Spartium Scoparium D2	Blutunterdruck-Tropfen. Hypotonie. Vegetative Dystonie. Kreislaufschwäche
	ADONIS-GASTREU® R58 (Vernadon) Adonis vern. D2, Convallaria D2, Crataegus D1, Digitalis D2, Helleborus D4, Scilla mar. D2	Wassersuchts-Tropfen. Herzmuskel-Insuffizienz mit beginnender Herz- und Kreislaufdekompensation. Kardiale Ödembildung. Hydrops, Aszites
Pascoe	Angina comp. Appendicitis comp. Bilirubin comp. Grippe comp. Sinusitis comp. Corvipas liqu. OP Pascoe Pasgensin Drg. OP Pascoe Pascovenol OP Pascoe Viscorapas OP Pascoe Mixtura cardiaca Mixtura antihypertonica Mixtura antihypotonica	

Hersteller	Nr. im Testsatz	Mittel	
Nestmann	3	Coffea	Hypertonie
	40	Convallaria-spez.	Herzschwäche, Bradykardie
	41	Celmatis	Herzödeme
	42	Crataegus	Herzbeschwerden, allgemeine
	43	Adonis	Tachykardien
	44	Spiraea	Arrhytmien
	45	Kalmia	Cor pulmonale
	46	Spigelia	Herzschmerzen
	47	Cimicifuga	Beckenstauungen der Frauen
	50	Phytolacca	träge Zirkulation, Kribbeln
	51	Viscum album	vegetativ gestörte Zirkulation

Nestmann	Nr. im Testsatz	Mittel	
	59	Ergotinum-Tabl.	Arteriosklerose
	60	Rutinum-spez.	venöse Stauungen, Phlebitis
	70	Spongia	Thyreotoxikosen
	71	Strontium	thyr. Zirkulationsstörungen
	140	Aesculus-spez.	periphere Durchblutungsstörungen
	202	Lupulinum	hypotoner Schwindel
	203	Kalium-phos.-Tabl.	arteriosklerose Schwindel
	240	Cactus-spez.	Hypotonie, Tachykardie
	Wichtige Ergänzungspräparate		
	21	Belladonna	hypertoner Schwindel, Wallungen
	52	Hypericum	Kongestionen
	53	Hamamelis	venöse Blutungsneigung
	56	Gelsemium	Gefäßkrisen
	57	Xanthoxyton	Gefäßspasmen
	58	Trillium-spez.	venöse Blutungen
	125	Cocculus	Schwindel jeder Genese
	129	Verbascum	angiospast. Kopfschmerz
	170	Lycopus-spez.	Hyperthyreosen

Tab. 167

Sonstige Herz-Kreislauf-Mittel

Mittel	Firma
E-Mulsin	Mucos
Cefadysbasin	Cefak
Cefadysbasin „novum"	Cefak
Arte Rutin	Willi Maurer GmbH
Arte Rautin	Willi Maurer GmbH
Adenylocrat	Adenylchemie
Cardiodoron	Weleda
Angiton	DHU
Viscratyl-Dragees	DHU
Vertigoheel	Heel
Mixt. antihypotonica	Pascoe
Mixt. antihypertonica	Pascoe
Alveolan Herztonikum	Hanauer Apotheke
	Zopf u. Reuther
Kava-Sporal	Müller — Göppingen
Antihypertonicum-Complex	Vogel und Weber
Arnica-Complex	Vogel und Weber
Spartium-Complex	Vogel und Weber

Tab. 168

2. Magen- und Darmmittel

Darmnosoden der Fa. Staufen-Pharma

KuF-Reihe	Nosode
B 1	Bac. Coli
B 2	Bac. Proteus
B 3	Nos. Typhinum
B 4	Bac. Morgan
B 5	Bac. Gärtner
B 6	Shiga Kruse
B 7	Nos. Strong
B 8	Nos. Botulismus
B 9	Bac. Dysenteria
B 10	Thermibacterium Bifidus
B 11	Bac. faec. alk.
B 12	Nos. Oxyuren
B 13	Nos. Ascariden
B 14	Nos. Taenia
B 15	Nos. Lamblia intestinalis
B 16	Nos. chron. Colitis
B 17	Nos. Polyposis recti
B 18	Nos. Stomatitis
B 19	Enterococcinum
B 20	Nos. Trichinose
B 21	Bac. Subtilis
B 22	Thermibact. intestinalis
B 23	Nos. Diverticulose
B 24	Nos. Appendicitis
B 25	Nos. Paratyphus
B 26	Nos. Abdominallymphom
B 27	Nos. Peritonitis
B 28	Nos. V-Darmkatarrh
B 29	Nos. Cholera
B 30	Nos. Aerobacter. c. Coli
B 31	Nos. Salmonella TP
B 32	Nos. Appendicitis necroticans
B 33	Nos. Periproktitischer Abszeß
B 34	Nos. Lymphangitis mesenteria
B 35	Nos. Coeliacia
B 36	Nos. Rektumpolyp
B 37	Bac. Acidophilus
B 38	Nos. Meckel'scher Divertikel
B 39	Nos. chronische Appendizitis
B 40	Nos. chronische Proktitis
B 41	Nos. Amöben
B 42	Nos. Amöbenleberabszeß
B 43	Nos. Morbus Crohn
B 44	Nos. Hämorrhoiden

Tab. 169

Magen-Darm-Kombinationsmittel

Hersteller	Präparat		
Heel	*Nux vomica-Homaccord* (Tr., Amp.) umfassend wirksames Basistherapeutikum. Spastische Obstipation. Reizmittelabusus. Chron. rezidivierende Appendizitis *Gastricumeel* (Tabl.) Gastritis acuta et chronica. Gastrokardialer Symptomenkomplex (zus. mit *Cardiacum-Heel*) *Erigotheel* (Amp.) Ulcus duodeni et ventriculi (evtl. mit *Traumeel*) *Cinnamomum-Homaccord* (Tr., Amp.) blutendes Magen/Duodenal-Ulkus *Duodenoheel* (Tabl.) Ulcus duodeni Pankreatitis *Heelax* (Drag.) vegetabilisches Laxans *Spascupreel* (Tabl., Amp., Supp.) Spasmen Gastrokardialer Symptomenkomplex *Veratrum-Homaccord* (Tr., Amp.) Gastroenteritis. Dysenterie Colitis mucosa et ulcerosa *Galium-Heel* (Tr., Amp.) bei degenerativen Erkrankungen stets als Basistherapeutikum *Echinacea cps + forte* (Amp.) Basistherapeutikum zur Anregung der körpereigenen Abwehr, z. B. bei Gastroenteritis, Enterokolitis u. a. *Mucosa cps* (Amp.) Gastritis, Duodenitis, Kardiospasmus, Ulcus ventriculi/duodeni, Darmspasmen, Divertikulitis, Flatulenz, Obstipation, Diarrhö, Hyperazidität, Dysbakterie *Podophyllum cps* (Tr., Amp.) Colitis mucosa et ulcerosa. Hämorrhoidalbeschwerden Vor- und Nachbehandlung von Neoplasien im Darmbereich *Atropinum cps* (Amp., Supp.) Magen-Darm-Krämpfe		
Pascoe	Appendicitis comp. Salmonella comp. Markalakt Pulver OP Pascoe Pascoletten OP Pascoe		
Nestmann	Nr. im Testsatz	Mittel	
	6	Chamomilla	Spasmen des Magens
	7	Colchicum	Spasmen im Unterbauch
	12	Mercurius subl. corr	nervöse Durchfälle
	64	Merc. solub.-Tabl.	chron. Magen-Darm-Katarrh
	81	Nux vomica	Darmstauungen
	88	Frangula-spez.	Meteorismus, Obstipation
	180	Absinthium-spez.	Gastritiden
	181	Calamus	Gastritis hyperacida
	182	Bismutum-Tabl.	Sodbrennen, Hyperazidität

Nestmann	Nr. im Testsatz	Mittel	
	183	Natrium phos.	Subazidität, Achylia gastr.
	184	Momordica	nervöser Magen
	221	Collinsonia	Dickdarmstauungen
	222	Ratanhia	Dickdarmspasmen
	241	Arsen. album	allgemeine Durchfälle
	242	Aloe	wäßrige Durchfälle
	243	Dioscorea	schleimige Durchfälle
	244	Antimon. crud.	chron. Dickdarmkatarrh
	280	Stomachal-Tabl.-spez.	Hyperazidität
	Ergänzungspräparate		
	8	Colocynthis	Spasmen im Oberbauch
	27	Taraxacum	Pfortaderstauungen
	57	Xanthoxylon	Spasmen, Koliken
	58	Trillium-spez.	Hämorrhoidenblutung
	66	Acidum nitric.	Ulcus ventric. et duodeni
	185	Apomorphinum	Übelkeit, Erbrechen
	160	Echinacea-Tabl.-spez.	Degeneration der Darmflora
Reckweweg	**ENTERO-GASTREU® R4** (Enterocolin) Acid. phosphor. D3, Baptisia D4, Chamomilla D4, Chinin. arsen. D3, Colocynthis D6, Ferrum phosphor. D8, Mercur. subl. corr. D5, Oleander D6, Rhus Tox. D4, Veratrum alb D6		Durchfalltropfen. Akute und chron. Gastroenterokolitis verschiedenster Genese. Sommer- und Brechdurchfälle. Fieberhafte Durchfälle, Typhus abdominalis, Paratyphus, Ruhr
	STOMA-GASTREU® R5 (Gastreu) Anacardium D6, Argent. nitric. D6, Arsen alb. D4, Belladonna D4, Carbo veget. D8, Chamomilla D2, Chelidon. D3, Lycopodium D5, Nux. vom. D4, Scroful. nod. D1		Magen- und Zwölffingerdarmtropfen. Speziell ulkus duodeni et parapyloricum. Akute und chron. Gastroduodenitis, rezidivierende Gastritiden mit und ohne Ulzerationen. Aufstoßen, Flatulenz, Meteorismus. Gastrokardialer Symptomenkomplex
	HAEMORRHOID-GASTREU® R 13 (Prohämorrhin) Acid. nitric. D6, Aesculus D2, Collinsonia D4, Graphit. D8,		Hämorrhoidentropfen. Hämorrhoiden, Analekzem, Perianalekzem. Fissura ani, Pruritus ani, Defäkationsschmerzen

Hersteller	Präparat	
Reckeweg	Hamamelis D3, Kalium carb. D6, Lycopodium D5, Nux. vom. D4, Päonia D3, Sulfur D5	
	COLINTEST-GASTREU® R37 (Colinteston) Alumina D12, Bryonia D4, Colocynthis D4, Lachesis D30, Lycopodium D4, Mercur. corr. D8, Nux vom. D6, Plumbum acet. D12, Sulfur D12	Darmkoliktropfen. Koliken im Bauchraum. Blähungs- und Darmkoliken. Spasmen. Als Nebenmittel bei Gallenstein- und Nierenkoliken. Tenesmen
	VOMI-GASTREU® R52 (Vomisan) Aethusa cyn. D6, Apomorphin hydrochlor. D 12, Cocculus D12, Colchicum D12, Ipecacuanha D8, Nux vom. D30, Petrol. D30, Veratr. alb. D30	Tropfen gegen Erbrechen jeder Art. Übelkeit und Erbrechen verschiedenen Ursprungs. Übelkeit bei Reisekrankheiten, Magenkatarrh nach Alkoholabusus, Kreislaufstörungen mit Schwindel, apoplekt. Insulte etc. Azetonämisches Erbrechen der Säuglinge und Kinder, Pylorospat. Erbrechen. Zerebral bedingte Übelkeit und Erbrechen

Tab. 170

Sonstige Magen-Darm-Kombinationsmittel

Mittel	Firma
Mutaflor	Ardeypharm
Mutaflor schwach	Ardeypharm
Colibiogen	Laves
Salmonella cp.	Pascoe
Perenterol	Pharmacodex
Diarrheel	Heel
Rephalysin	Repha
Unexym	Repha
Acidophilus Jura	Jura
Carbo Königsfeld	Müller Göppingen
Magen-Darm-Tropfen	Cosmochema

Tab. 171

3. Leber- und Gallemittel

Leber-Galle-Kombinationsmittel

Hersteller	Präparat
Heel	*Hepar cps* (Amp.) zur Anregung der entgiftenden Leberfunktion bei akuten und chron. Leberaffektionen sowie bei Erkrankungen der Gallenwege *Leptandra cps* (Tr., Amp.) Oberbauchsyndrom. Pankreatitis. Chron. Hepatitis *Coenzyme cps* (Amp.) und *Ubichinon cps* (Amp.) Fermentstimulation *Mucosa cps* (Amp.) Cholezystitis, Cholangitis *Hepeel* (Tabl., Amp.) Basistherapeutikum bei Leberschäden. Meteorismus *Chelidonium-Homaccord* (Tr., Amp.) Cholezystopathien. Cholangitis. Cholezystitis. Cholelithiasis. Leberschäden. Pankreatitis *Injeel-Chol* (Amp.) Leberfunktionsstörungen. Leberparenchymschäden. Cholecystopathien. Bei Koliken ic.-segmental *Atropin. sulf-Injeel forte* (3—4—5 Amp.) und *Spascupreel* (Mischspritze) *Atropinum cps* (Amp., Supp.) Gallen(stein)koliken, Gallenwegsdyskinesien *Spascupreel* (Tabl., Supp., Amp.) Spasmen glattmuskulärer Hohlorgane *Momordica cps* (Amp.) bei Pankreasbeteiligung *Galium-Heel* um 8 u. 16 Uhr fünf Tropfen *Chelidonium-Homaccord* um 10 und 18 Uhr fünf Tropfen *Psorinoheel*, evtl. täglich wechselnd mit *Hepeel* um 12 und 20 Uhr fünf Tropfen *Vesica fellea suis D 10/30/200* mit *Injeel-Chol* montags und donnerstags s.c. oder i.m. Zwischendurch Wechsel mit *Colon suis D 10/30/200, Hepar suis D 10/30/200* und *Hepeel* Auto-Sanguis-Stufenkur mit genannten Präparaten (evtl. mehrmals ein- bis zweimal wöchentlich wiederholen), dann mehrwöchige Pause *Mucosa comp.* (Amp.) Schleimhauterkrankungen und Katarrhe im Magen-Darmtrakt, Cholangitis, Cholezystitis *Galium-Heel* (Tr., Amp.) Aktivierung der unspezifischen Abwehr, besonders bei chronischen Erkrankungen *Psorinoheel* (Tr., Amp.) Nosoden-Präparat bei allen chronischen Erkrankungen *Coenzyme comp.* (Amp.), *Ubichinon comp.* (Amp.) Anregung blokkierter Fermentfunktionen
Vogel u. Weber	Aranicyn

Hersteller	Nr. im Testsatz	Mittel	
Nestmann	15	Rubus-spez.	Diabetes mellitus
	260	Grindelia	Leberfunktionsstörungen
	261	Chelidonium	Gallenwegsentzündungen

	Nr. im Testsatz	Mittel	
Nestmann	262 263 264 265 270	Cholesterinum Fel Tauri-Tabl. Dolichos Leptandra Hepatica-spez.	Gallensteine Gallenblasenentzündung nervöse Gallenstörungen Leberzellschäden Leber-Galle-Erkrankungen
	Ergänzungspräparate		
	8 27 31 57 170 185	Colocynthis Taraxacum Myrtillus Xanthoxylon Lycopus-spez. Apomorphinum	Meteorismus, Flatulenz Pfortaderstauungen Diabetes mellitus Koliken, Spasmen thyreog. Stoffwechselstörungen Übelkeit, Erbrechen
Pascoe	Acidum nitricum comp. Acidum phosphoricum comp. Acidum sorbicum comp. Arsenicum album comp. Bilirubin comp. Chloromycetin comp. Diazepam comp. Cholesterin comp. Plumbum metallicum comp. Methanol comp. Zincum metallicum comp. Hepar-PASC OP Pascoe Legapas OP Pascoe Redox-Injektopas OP Pascoe Mixtura hepatica		

Tab. 172

Sonstige Leber-/Galle-Kombinationsmittel

Mittel	Firma
Hepathoxin	Pharmakon
Hepathic	Pharmakon
Metahepat	Fackler KG
Hepatikum	Cefak
Orotofalk	Falk
Flacar	Schwabe
Legalon	Madaus
Leber-Galle-Tropfen	Cosmochema
Hepa-Gastreu/R 7	Reckeweg und Co.
Chrysosplenium-Complex	Vogel und Weber

Tab. 173

4. Nieren- und Blasenmittel

Nieren-Blasen-Kombinationsmittel

Hersteller	Präparat
Heel	*Reneel* (Tabl.) entzündliche Erkrankungen der ableitenden Harnwege, Nephrolithiasis *Belladonna-Homaccord* (Tr., Amp.) akute Zystitis *Spascupreel* (Tabl., Amp., Supp.) Nierenkoliken (besonders links) *Atropinum cps* (Amp., Supp.) Nieren(stein)koliken, Dyskinesien im Bereich der ableitenden Harnwege *Albumoheel* (Tabl.) akute und chronische Glomerulonephritis. Nephrose. Para- und postinfektiöse Herdnephritis. Zystopyelitis *Mercurius-Heel* (Tabl.) Hydronephrose *Engystol* (Amp.) Förderung der Toxinausscheidung *Plantago-Homaccord* (Tr., Amp.) Enuresis nocturna *Lymphomyosot* (Tr., Amp.) zur Mesenchymentschlackung. Nephrogene Ödeme *Dulcamara-Homaccord* (Tr., Amp.) chronische Zystitis *Sabal-Homaccord* (Tr., Amp.) Prostatahypertrophie *Apis-Homaccord* (Tr., Amp.) regt Diurese an *Echinacea cps* (Amp.) Basistherapeutikum zur Anregung der körpereigenen Abwehr bei Zystitis, Pyelitis, Glomerulonephritis Bei chronisch rezidivierenden Erkrankungen auch *Echinacea cps forte* *Mucosa cps* (Amp.) bei (Zysto-)Pyelitis, Urethritis, Prostatitis interponieren (wöchentlich 3 — 2 — 1 Inj.) *Solidago cps* (Amp.) Zystitis, Pyelitis, Nephrose, Nephrosklerose, Glomerulonephritis, Nephrolithiasis, Hydronephrose, Incontinentia urinae, Prostatahypertrophie *Populus cps* (Tr.) zur Anregung der Nierenfunktion und Nierenexkretion. Reizzustände der ableitenden Harnwege, Zystitis, Pyelitis, Nephrolithiasis, Hydronephrose, Miktionsstörungen (Prostatahypertrophie), Albuminurie. Bakteriurie *Chantaris cps* (Amp.) Spezifikum bei Cystopyelitis acuta et chronica *Ren suis und Vesica urinaria suis D 10/30/200* einmal wöchentlich i.m. (Nachkur) *Lymphomyosot* (Tr., Amp.) zur Mesenchymentschlackung *Apis-Homaccord* (Tr., Amp.) Diureseanregung Enuresis *Reneel, Proctheel, Plantago-Homaccord* in Verbindung mit *Calcoheel* und *Lymphomyosot* (bei lymphatischen Kindern) oder mit *Nervoheel* bzw. mit *Ypsiloheel* (bei nervösen Kindern): Mischspritzen von *Berberis-Homaccord + Cantharis-Injeel*, evtl. *Vesica urinaria suis D 10/30/200* *Cantharis cps* (Amp.) bei Blasenentzündung *Testis cps* (Amp.) Enuresis nocturna bei Knaben

Hersteller	Präparat		
Heel	*Ovarium cps* (Amp.) Enuresis nocturna bei Mädchen *Solidago cps* (Amp.) Enuresis nocturna *Cerebrum cps* (Amp.) psychische Alterationen bzw. Überlagerung		
Pascoe	Angina comp. Appendicitis comp. Mercurius solubilis comp. Ostitis comp. Pyelitis comp. Sinusitis comp. Pascorenal OP Pascoe Mixtura renalis		
Reckeweg	CYSTO-GASTREU® R18 (Cystophylin) Berberis D4, Cantharis D4, Dulcamara D4, Equisetum hiem. D6, Eupator. purpur. D3	Nierenbecken- und Blasentropfen. Speziell Cysto-Pyelitis. Chron. Harnweg-Infekte, Bakteriurie. Reizblase.	
	ENURESIS-GASTREU® R74 (Nocturnin) Calc. phosphor. D30, Causticum D30, Ferr. phosphor. D8, Kalium phosphor. D12, Pulsatilla D12, Sepia D6.	Bettnässertropfen. Enuresis nocturna et diurna. Blasenschwäche.	
Nestmann	Nr. im Testsatz	Mittel	
	1	Sahal serrul.	Prostatitis
	2	Pareira brava	muzinhaltiger Urin
	23	Rubia	Nephrolithiasis
	26	Uva ursi	Zystitis, Enuresis
	28	Acidum benz.	chron. Harnwegsentzündungen
	29	Natrium mur.	Albuminurie, Nierenschäden
	30	Hyssopus	aufsteigende Katarrhe
	32	Salidago-spez.	Harnwegserkrankungen
	33	Juniperus	Oligurie, Diuretikum
	Ergänzungspräparate		
	27	Taraxacum	Leber-Nieren-Syndrom
	31	Myrtillus	Pyelitis, Urethritis
	53	Hamamelis	Hämaturie
	58	Trillum-spez.	Blutungen aus den Harnwegen
	224	Alumina-Tabl.	Blasenlähmung

Tab. 174

Sonstige Nieren-Blasen-Kombinationsmittel

Mittel	Firma
Nieren-Blasen-Tropfen	Cosmochema
Nieren-Elixier	Cosmochema

Tab. 175

5. Knochen-, Gelenk- und Muskelmittel

Rheumamittel der Fa. Heel

Zeel (Tabl., Amp., Salbe) Arthrosen (Ampullen intraartikulär bzw. periartikulär sowie paravertebral bei vertebragenen (Osteochondrose, Osteoarthrose usw.) Symptomen bzw. Beschwerden)
Discus cps (Amp.) Osteochondrose, neuralgisch-rheumatische Erkrankungen im Bereich der Wirbelsäule (vertebragene Beschwerden), chronische Arthritiden und Arthrosen. Tennisarm
Kalmia cps (Tr., Amp.) akute und chronische Entzündung der Knochenhaut; bei (nächtlichen) Knochen- bzw. Knochenhautschmerzen
Rheuma-Heel (Tabl.) Arthritis. Arthrosen. Basistherapeutikum
Rhododendroneel (Tr.) Primär chronische Polyarthritis. Wetterfühligkeit
Dulcamara-Homaccord (Tr., Amp.) Naßwetterverschlimmerung. Koxitis
Colnadul (Tr.) Arthritis. Naßwetterverschlimmerung. Gelenkschwäche. Umknicken der Gelenke.
Gelsemium-Homaccord (Tr., Amp.) Zervikalsyndrom (Osteochondrose)
Ferrum-Homaccord (Tr., Amp.) Schulter-Arm-Syndrom
Ranunculus-Homaccord (Tr., Amp.) Interkostalneuralgien. Herpes zoster
China-Homaccord (Tr., Amp.) Basistherapeutikum (gegen die begleitende Schwäche) bei Osteochondrose
Colocynthis-Homaccord (Tr., Amp.) Ischias, Lumbago. Alle Bandscheibenerkrankungen und Koxitis
Cimicifuga-Homaccord (Tr., Amp.) Osteochondrose. Kreuzschmerz. Kopfschmerz
Bryoconeel (Tabl.) Armneuralgien
Spascupreel (Tabl., Supp., Amp.) Muskulärer Hartspann, z. B. bei Torticollis spastic. und Diskusprolaps. Koxitis
Neuralgo-Rheum-Injeel (Amp.) segmentale Injektion bei Rheuma und Neuralgien
Discus intervertebralis suis D 10/30/200 (Amp.) Osteochondrose
Graphites-Homaccord (Tr., Amp.) Tennisarm. Koxitis
Lithiumeel (Tabl.) Uratische Diathese. Koxitis (Langzeittherapie)
Sulfur-Injeel (Amp.) *Lycopodium-Injeel* (Amp.) und *Rhododendron-Injeel* (Amp.) als Mischspritze bei primär chronischer Polyarthritis
Atropinum cps (Amp., Supp.) muskulärer Hartspann
Placenta cps (Amp.), Supp.) muskulärer Hartspann
Placenta cps (Amp.) Neuralgien, Muskelrheuma
Thyreoidea cps (Amp.) als Nebenmittel bei Osteochondrose und Arthrosen
Tonsilla cps (Amp.) als Nebenmittel bei Gicht und bei primär chronischer Polyarthritis
Traumeel-Amp. intra- und periartikulär bei Arthrosen; paravertebrale Infiltration bei

vertebragenen (Osteochondrose, Osteoarthrose usw.) Symptomen bzw. Beschwerden; zusätzlich Traumeel-Salbe als Einreibe- und Massagemittel
Gland. supraren. suis D 10/30/200 Med. ossis suis D 10/30/200 und *Funiculus umbilic. suis D 10/30/200* zur Suis-Organ-Therapie bei Arthrosen, Koxitis, primär chron. Polyarthritis
Thyreoidea cps (Amp.), *Ubichinon cps* (Amp.) und *Coenzyme cps* (Amp.) bei Chronizität zwischenschalten

Rheuma-Gicht-Mittel der Fa. Cosmochema

Rheuma-Gichttropfen
Zusammensetzung: 100 ml enth.: Rhus Tox. D2, Bryon. D2, Lith. carb. D4, Rhodod. D3, Dulcam. D2, Urtica ur. D2, Ledum D3, Berberis D8, Fer. phosph. D10, Colchic. D3, Lycop. D6, Sulfur D8, Caustic. D4, Arnic. D4, Cartilago D10, α-Liponsäure D8, Funic. umbil. D8, Gland. supraren. D0, 1 ml
Indikationen: Präparat zur Anregung der körpereigenen Abwehrmechanismen bei rheumatischen Erkrankungen, gichtischen Symptomen, Arthritis und Arthrosen, evtl. wechselnd mit *Koliktropfen, Neuralgietropfen, Entzündungstropfen, Lymphtropfen, Sklerosetropfen, Blutfunktionstropfen* und *Kieselsäuretabletten*
Dosierung: Zur laufenden Kur 2—4mal täglich 5—10 Tropfen, bei Schmerzzuständen zwischendurch häufige Gaben (mehrmals alle 5—10 Minuten bis zur Besserung)

Gl-Fm-Mittel der Fa. Reckeweg

LUMBAGO-GASTREU® R11 (Lumbagin) Berberis D4, Calcium phosphor. D12, Causticum D6, Dulcamara D4, Nux vomica D4, Rhododendron D4, Rhus. Tox. D4	Muskelrheuma- und Bandscheibentropfen. Lumbago, Hexenschuß, Rückenschmerz, Chondrose, Osteochondrose. Akuter und chron. Muskelrheumatismus. Spondylarthrose, Spondylarthritis ankylopoetica. Chron. entzündliche rheumat. Erkrankungen an Sehnen, Bändern und Gelenken
ATEMARON-R30 Heilsalbe (Atomare Beckeron) Camphora, O. Olivar., Ol. Rosmarini, Ol. Pini silv., Arnica D3, Calendula D3, Dulcamara D3, Hypericum D3, Nux vomica D3, Belladonna D3, Echinacea angust. D3, Hamamelis D3, Millefolium D3, Rhus Tox. D3, Vaselinum alb.	Einreibemittel bei Muskel- und Gelenkrheumatismus sowie bei Neuralgien und Ischias. Bandscheibenschäden, Arthrosen. Stumpfneuralgien. Apoplektische Lähmungen, Fazialisparese, Osteochondrose, Prellungen, Muskelkater, Verstauchungen. Außerdem bei Furunkeln und Karbunkeln
RHEUMA-GASTREU® R46 (Manurheumin) Ferrum phosphor. D12, Lithium carb. D12, Natrium sulf. D30, Nux vom. D30, Rhododendron D6, Spiraea Ulm. D12	Rheumatropfen für Schultern und Arme. Rheumatismus der Schultergelenke, der Unterarme und Hände

LUMBAGO-GASTREU® R61 (Lumbagin Salbe) 50g Nicotinsäurebenzylester, Methylasalizylat, Camphora DAB 6, Ol. Pini silv., Berberis D1, Dulcamara D1, Nux vom. D1, Rhododendron D1, Rhus Tox. D1, Vaselinum alb.	Antirheumatikum. Lumbago, Hexenschuß, Rückenschmerz bei degenerativ-rheumatischen Veränderungen der Bandscheiben wie Chondrose und Osteochondrose, sowie Spondylose. Akuter und chronischer Muskelrheumatismus. Degenerativ-rheumatische Veränderungen der Wirbelsäule, Spondylarthrose
ARTHROSE-GASTREU® R73 (Spondarthrin) Acid. sulfuricum D6, Argentum D12, Arnica D4, Bryonia D4, Causticum D12, Ledum D3	Gelenktropfen. Arthrose besonders der großen Gelenke, Knie- und Hüftgelenksarthrose. Spondylarthrose

Tab. 176

3. TEIL

Die EAP-Entlastungstherapie

Während sich die Menschen früher vor der Umwelt schützen mußten, haben sie heute mehr und mehr erkannt, daß sie die Umwelt vor Veränderungen und Zerstörungen durch die Menschheit schützen müssen, weil eine verfremdete Umwelt katastrophal auf Gesundheit, Leben und Existenz der Menschheit einzuwirken vermag.

Die Schäden durch die Umweltbelastungen sind inzwischen so komplex und vielfältig geworden, wie die Umwelt selbst. Je stärker sie werden, um so notwendiger ist es für den Einzelnen, gegen die Umweltbelastungen anzugehen.

Die EAP gibt dafür eine gute Hilfe, sowohl, was die Erkennung der Belastungen, als auch deren Therapie anbelangt.

Manchmal allerdings sind die kybernetischen Regelkreise im Organismus durch langanhaltende Umweltbelastungen bereits so stark gestört, daß eine Normalisierung auch mit der EAP nur bedingt erreichbar ist.

Die Belastungen, welche unsere Patienten treffen, sind z. T. unvermeidbar, aber auch vielfach vermeidbar.

Ohne Anspruch auf Vollständigkeit gehören zu den vermeidbaren Belastungen die Genußgifte, vor allem Alkohol und Nikotin.

Viele der vermeidbaren Belastungen resultieren aus der Nahrung, denn zu wenig Menschen beachten, daß unbiologisch gezogene bzw. verarbeitete Nahrungsmittel erhebliche Belastungen für den Organismus darstellen, denn Nahrungsmittel sind keinesfalls nur Kalorien- und Vitaminspender!

Vermeidbar sind z. B.

der Genuß zu vieler Kalorien durch Verzehr von zu viel Kohlehydraten, Fett und tierischem Eiweiß;

der Genuß von zu wenig Balaststoffen, die reichlich im Obst und Gemüse vorhanden wären;

der Genuß zu vieler Nahrungsmittel, die durch Sterilisieren oder zu langes Kochen ihre Vitalstoffe verlieren und nicht zuletzt

der Genuß von Speisen, die durch chemische Zusätze haltbar gemacht und „verschönert" werden.

Zu den nicht immer vermeidbaren Belastungen des Individuums gehören die Impfungen sowie der Verbrauch allopathischer Medikamente, obwohl uns die Natur für viele Krankheiten, Leiden und Beschwerden natürliche Mittel — oftmals sehr viel preiswerter und in der Regel ohne Nebenwirkungen — zur Verfügung stellt.

Durch unsere westliche Zivilisation bedingt, nehmen die unvermeidbaren Umweltbelastungen ständig zu. Zu den unausweichlichen Belastungen, die viele Großstadtmenschen nicht mehr kompensieren können, gehören z. B. die Abgase von Industrie, Verkehr und Heizung. Indirekt werden wir alle belastet durch die Verschmutzung unserer Flüsse und Seen z. B. durch Industrieabwässer oder durch die Vergiftung unserer Böden und Wälder mit Insektiziden und Herbiziden u. a.

Von Regierungsseite ist versucht worden, die Belastungen durch Festsetzen von Höchstgrenzen einzudämmen. Die Lehre HAHNEMANNs hat uns jedoch gezeigt, daß Giftstoffe für Mensch und Tier auch jenseits des Meß- und Wägbaren Schäden auslösen können.

Die Homöopathie HAHNEMANNs hat uns aber auch eine Möglichkeit in die Hand gegeben, wie man solche Belastungen schwächen bzw. eliminieren kann, vor allem, wenn man zur Diagnostik und Therapie die EAP zur Hilfe nimmt und die Belastungen austestet.

I. Mittel bei Allergiepatienten

Für die gestestete Allergietherapie stehen folgende Stoffe in potenzierter Form zur Verfügung als KuF-Reihen aus der S-Gruppe der Fa. Staufen-Pharma:

S 1	Extractum Carnis
S 2	Lac condens.
S 3	Farina tritic. vulg.
S 4	Farina secalis cerealis
S 5	Rinderplasma
S 6	Hammelplasma
S 7	Pferdeplasma
S 8	Hyaluronidase
S 9	Bogomoletz-Serum
S 10	Glycogen
S 11	Hirudinum
S 12	Natriumcyclamat
S 13	Seratonin
S 14	Blütenpollen I
S 15	Blütenpollen II
S 16	Gräserpollen
S 17	Getreidepollen
S 18	Unkrautpollen
S 19	Apfelsinen-Allergen
S 20	Zitronen-Allergen

Die Testung der potenzierten Allergene erfolgt an den Meßpunkten der Meridiane: Allergie, Lunge, Leber, Bindegewebe und Haut.

Weitere Testmittel bei Allergiepatienten vgl. S. 99.

II. Diagnostik und Therapie iatrogener Schäden

1. Mittel zur Therapie von Arzneimittelschäden

Mit dem steigenden Verbrauch allopathischer Arzneimittel nehmen auch Zahl und Stärke der iatrogenen Befunde zu. Mit Hilfe der EAP kann man sie diagnostisch erfassen.

Bei der Therapie sollte generell der Hinweis beachtet werden, daß man allopathische Arzneimittel nur gemäß ärztlicher Verordnung verwenden sollte, wenn biologische Arzneimittel nicht zur Verfügung stehen. Bereits eingetretene Arzneimittelschäden lassen sich auch mittels EAP nur beheben, sofern das schädigende Agens abgesetzt wird, noch Regelungsmöglichkeiten im Organismus vorhanden sind und das schädigende Mittel in potenzierter Form zur Verfügung steht.

Die Behebung der Therapieschäden erfolgt rein empirisch nach dem isopathischen Prinzip. Danach wird ein zum Therapieschaden führendes Allopathikum in potenzierter Form als Gegenmittel zur Behebung dieses Therapieschadens eingesetzt.

Die Fa. Staufen-Pharma liefert homöopathische Allopathica in Einzelpotenzen und als KuF-Reihe. Die Fa. Heel liefert potenzierte Allopathika in Form von Potenzakkorden als Injeele aus. Steht ein Allopathikum nicht im homöopathischen Produktionsprogramm, kann man eine Probe des schädigenden Präparates an die Fa. Staufen-Pharma einschicken und als Sonderanfertigung (Sdf.) potenzieren lassen in der Regel von D6—D20.

Zu beachten ist, daß die potenzierten Allopathika nicht nach dem rechtlich geschützten Handelsnamen, sondern nur mit der chemischen Grundbezeichnung (generic name) bezeichnet sind.

Die „Rote Liste" gibt darüber entsprechende Hinweise.

Zusammenstellung der potenzierten Arzneimittelgrundstoffe der Fa. Staufen-Pharma

KuF-Reihe	Arzneimittel
P 1	Penicillinum
P 2	Phenacetinum
P 3	Streptomycinum
P 4	Sulfanilamidum
P 5	Cortison
P 6	Tetracyclin
P 7	Chlortetracyclin
P 8	Tetrahydro-oxazin
P 9	Vitamin D
P 10	Insulinum
P 11	Chloromycetinum
P 12	Jodoformium
P 13	Phenyldimethylpyrazolonum
P 14	Acid. phenylaethylbarbituricum
P 15	mod. Barbitursäure
P 16	Propylthiouracil
P 17	Isonicotinsäurehydrazid
P 18	p-Aminosalicylsäure
P 19	Diphenylhydantoin
P 20	Hexamethylentetramin
P 21	Formaldehyd sol.
P 22	Naphthalinum

KuF-Reihe	Arzneimittel
P 23	Alcohol methylicus
P 24	Chloroformium
P 25	Chlorkampfermenthol
P 26	Adrenalinum
P 27	ACTH
P 28	Anthrachinonum
P 29	Cresolum
P 30	Diazepan
P 31	Dijodthyrosinum
P 32	Parathyreoidinum
P 33	Thiosinaminum
P 34	Chondroitin-Schwefelsäure-Na
P 35	Nitrofurantoin
P 36	Resorcinum
P 37	Phenothiazin A
P 38	Phenothiazin M
P 39	Levomepromazin
P 40	Narkosemittel Hal
P 41	Östro/Gesta-Comb.
P 42	Urethanum
P 43	Polypeptid AKa
P 44	Polypeptid AGä
P 45	Vinblastinsulfat
P 46	Vincristinsulfat
P 47	Ornithin-aspartat
P 48	Griseofulvin
P 49	Dicumarol
P 50	Hydrogenium peroxydatum
P 51	Cyclophosphamid
P 52	Phenylendiamin
P 53	Noradrenalinum HCl
Q 6	Follikelhormone, synthet.
M 38	Jodum

Tab. 177

Zusammenstellung der potenzierten Arzneimittelgrundstoffe der Fa. Heel

Acetylcholinchlorid-Injeel u. f.
Acetylsalicylsäure-Injeel u. f.
Acid. acetylosalicylicum-Injeel und forte; vide Acetylsalicylsäure-Injeel
Acid. salicylicum-Injeel u. forte
Acid. p-aminosalicylicum-Injeel und forte
ACTH-Injeel und forte
Adenosintriphosphat (ATP)-Injeel und forte
Adrenalin-Injeel und forte
p-Aminobenzoesäureäthylester-Injeel und forte
Amidopyrin-Injeel und forte

Apomorph. hydrochlor-Injeel und forte
Arsenobenzol-Injeel und forte

Chloramphenicol-Injeel u. forte
Chloroquin-Injeel und forte
Cortison-Injeel und forte

Dimethylaminophenyldimethylpyrazolon-Injeel u. forte; vide Amidopyrin-Injeel
a-d-Dioxan-Injeel und forte
Doxycyclin-Injeel und forte

Erythromycin-Injeel und forte

Gamma-Globulin-Injeel

Hexachlorophen-Injeel u. forte
Histamin-Injeel und forte

Insulin-Injeel und forte
Isonikotinsäurehydrazid-Injeel und forte

Nor-Androsten.-phenylpropion-Injeel und forte

Parathyreoidin-Injeel und forte
Penicillin-Injeel und forte
Phenobarbital-Injeel und forte
Phenothiazin-Injeel und forte
Polymyxin B-Injeel und forte
Pyrimethamin-Injeel und forte

Serotonin-Injeel und forte
Streptomycin-Injeel und forte
Sulfaguanidin-Injeel und forte
Sulfonamid-Injeel und forte

Tetracylin-Injeel und forte

Vitamin A-Injeel und forte
Vitamin B_1-Injeel und forte
Vitamin B_2-Injeel und forte
Vitamin B_6-Injeel und forte
Vitamin B_{12}-Injeel
Vitamin C-Injeel und forte

Yohimbinum-Injeel und forte

Tab. 178

Die Auslieferung erfolgt in Ampullen zu 1,1 ml und in Packungen à 5, 10, 50 und 100 Ampullen.

Die EAP-Prüfung eines zur Therapie vorgesehenen, aber noch nicht verwendeten pharmazeutischen Mittels erfolgt gemäß Band II, indem man zuerst die Anfangswerte (AW) an möglichst vielen Meßpunkten ermittelt, danach das betreffende Mittel in den Meßkreis gibt und danach wieder alle Punkte durchmißt, also die Reaktionswerte (RW) bestimmt.

Ein Vergleich zwischen AW und RW zeigt Stärke und Wirkungsrichtung eines Pharmakons auf, denn es wirkt therapeutisch günstig, wenn sich die Meßwerte in Richtung Norm, also zum Umkehrwert hin verändern und es stört bzw. hat Nebenwirkungen an den Organen und Gewebssystemen, deren Werte sich von der Norm entfernen und/oder Zeigerabfälle auftreten.

Ist ein pharmazeutisches Mittel einem Patienten bereits gegeben worden und treten Symptome auf, die eine Unverträglichkeit vermuten lassen, so muß man *eine EAP-Testung* durchführen.

Diese erfolgt zweckmäßig an den Meridianen Ly-En-Ag und Nv. Am Lymph-Meridian sollte vor allem Cortison ausgetestet werden, da dieses gemäß Mitteilung von H. D. NOESKE u. a. die lymphatischen Gewebe vernarbt und atrophiert.

Antibiotika, Zystostatika und Barbiturate sollte man zur Reduzierung ihrer Schadwirkung an den Meßpunkten des Bindegewebs-Meridians austesten. Ihre Nebenwirkungen lassen sich allerdings kaum mehr ganz eliminieren, da sie erhebliche Mesenchymblocker sind.

Das Vorgehen bei der Testung ist im Prinzip stets gleich und soll am Beispiel einer Sulfonamidbelastung beschrieben werden:
— Anfangswerte der Meßpunkte bestimmen
— Potenziertes Sulfonamid in der Stärke D6 in den Meßkreis (Wabe) geben und
— Meßwert erneut bestimmen. Geht dieser auf Normwert, kann die in der Wabe befindliche Ampulle subkutan oder i.m. gespritzt oder per os gegeben werden, wobei der Patient die salzig schmeckende Flüssigkeit möglichst lange im Mund halten soll.
— Ging der Meßwert nicht auf Norm zurück, nimmt man die D-6-Potenz aus der Wabe und gibt die nächsthöhere, also die D8 hinein und mißt wieder an den gleichen Punkten, für welche die Anfangswerte bestimmt wurden.
— Wurde auch mit der D-8-Potenz kein Ausgleich auf Norm erreicht, gibt man die D10 und gibt auch diese keinen Ausgleich, weiter die D12 und so fort.

Die Erfahrung zeigt, daß man zum Ausgleich meistens eine Potenz zwischen D6 und D12 findet.

Die Ausschaltung von Nebenwirkungen erfolgt, indem man das ausgetestete potenzierte allopathische Mittel *sofort* nach der Testung i.m., subk. oder per os gibt in Verbindung mit einer getesteten Begleittherapie, die sich zusammensetzt aus Organpräparaten für die am meisten geschädigten Organe und aus homöopathischen Entgiftungs- und Drainagemitteln im Sinne einer meridian-bezüglichen Therapie.

2. Mittel zur Therapie von Impfschäden

Über Vor- und Nachteile von Impfungen ist die Diskussion nicht beendet. Viel geimpft wird gegen Grippe, Diphterie, Polio und Tetanus.

Die entsprechenden Nosoden sind daher bei jedem Test im Auge zu behalten.

Zur Prophylaxe gegen Mißbildungen wird die Impfung gegen Röteln vor einer Schwangerschaft empfohlen. Die Pocken-Schutzimpfung ist für Reisende in einige Länder noch immer obligatorisch. Die Cholera-Schutzimpfung wird z. B. für Reisende nach Asien angeraten, ebenso wie die Gelbfieber-Impfung für Reisende in das Amazonasgebiet.

Sicher ist, daß jede Impfung eine Belastung für den Organismus darstellt, die sich um so schädlicher auswirkt, je weniger sich der Patient zur Zeit der Impfung im biologischen Gleichgewicht befindet, abhängig von seiner Konstitution, von früher erlittenen Therapieschäden, vorhandenen Herden und Loci minoris resistentiae.

Sicher ist aber auch, daß man durch eine EAP-Testung die Gefahr von Impfschäden prophylaktisch reduzieren kann, wenn man direkt nach der Impfung mit dem potenzierten Impfstoff nachtestet und eine gezielte Begleittherapie dazu gibt.

Ebenso kann man erlittene Impfschäden durch eine getestete Therapie mit den potenzierten Impfstoffen und passender Begleittherapie mildern oder gar wieder korrigieren.

Zur getesteten Therapie von Impfschäden/Impfbelastungen stehen zur Verfügung:
1. Von der Fa. Staufen-Pharma zahlreiche KuF-Reihen wie z. B.
    a) aus der DA-Reihe die Nosoden, DA 3 Nos. Poliomyelitis und DA 8 Nos. Vaccininum, deren Testung am Nerven-Meridian erfolgt.
    b) aus der C-Reihe die Grippenosoden gemäß Tab. 2. Deren Testung erfolgt an den Meßpunkten des Lymph- und Lungen-Meridians, sowie an den Nasen-Nebenhöhlen-Meßpunkten.
    c) aus der E-Reihe die Tbc-Erbtoxine gemäß Tab. 214. Deren Testung wird u. a. an den Meridianen von Lunge und Bindegewebe durchgeführt.
    d) aus der F-Reihe die Nosoden der Infektionskrankheiten:
    F 1 Nos. Diphterinum
    F 2 Nos. Scaraltinum (Scharlach)
    F 4 Nos. Morbillinum (Masern)
    F 8 Nos. Parotitis (Mumps)
    F 14 Nos. Fleckfieber
    F 16 Nos. Gelbfieber
    F 17 Nos. Rubeolae (Röteln)
    F 36 Nos. Variola
    F 48 Nos. Varicellen

    Deren Testung erfolgt an den Meßpunkten der Meridiane von Lymphe, Leber, Haut und Bindegewebe.

2. Die Fa. Heel liefert Nosoden-Potenzakkorde gegen folgende Impfbelastungen:
    Diphterinum-Injeel und forte
    Mumps-Nosode-Injeel und forte
    Poliomyelitis-Nosode-Injeel und forte
    Rubeolae-Nosode-Injeel und forte
    Scarlatinum-Injeel und forte
    Tuberculinum-Injeel und forte
    Varicellen-Nosode-Injeel und forte
    Variolinum-Injeel und forte
3. Die Fa. Pascoe liefert folgende Komplexmittel:
    Variola comp.
      Scrophularia nodosa Spl. OP Pascoe

Als Begleittherapie werden u. a. empfohlen:
a) von der Fa. Heel:

Arnica-Heel Traumeel	bei erträglichen Reaktionen
Arsen. alb. Injeel Cuprum Injeel	z. B. bei Cholera-Impfungen
Galium-Heel Echinacea-Compos.	für degenerative Belastungen
Carbo-Compos. Cralonin und Herz-Meridian-Mittel gemäß S. 109 sowie Kreislaufmittel gemäß S. 92	bei Herz-Kreislauf-Belastungen
Nux vomica Homaccord Veratrum Homaccord	bei Darmstörungen
Hepeel	als Entgiftungsmittel
Reneel Diarrheel	als Ausscheidungsmittel
Lymphomyosot	als Lymphmittel

Tab. 179

b) von der Fa. Pascoe:
Lymphangitis comp.
Unguentum antidyscratium
Lymphdiaral OP Pascoe
Mixtura lymphatica (s. Tab. 46).

3. Mittel bei Hormontherapieschäden

Als Beispiel für diese heute ebenfalls zahlreichen Therapieschäden sei auszugsweise eine Notiz aus der „Erfahrungsheilkunde" 5/1978, S. 306, wiedergegeben:

Medikamente können Augen schädigen

Gewisse Risiken müssen bei Augenkrankheiten bei Verabfolgung von Nebennierenrindenhormonen berücksichtigt werden. Das wissen die Augenärzte. Überrascht sind sie von jenen Hormonwirkungen, die von der „Pille" ausgehen und zwar in Form von Gefäßschäden (Thromboembolie) und Nervenschäden. Patientinnen mit schweren Augenerkrankungen mögen die „Pille" meiden.

Vermeiden als Prophylaxe ist zweifellos der beste Weg, um Schäden zu verhindern. Bereits eingetretene Schäden lassen sich mittels EAP-Test kompensieren, sofern diese den funktionellen Bereich nicht überschritten haben und das schädigende Agens in potenzierter Form zur Verfügung steht, wie z. B. von der Fa. Staufen-Pharma:

KuF-Reihe	potenziertes Hormonpräparat
P 41	Östro-Gesta-Comb.
Q 6	Follikelhormon, synth.

Tab. 180

Es ist selbstverständlich, daß die schädigenden Hormone abzusetzen und die geschädigten Organe zu stärken sind durch eine Begleittherapie mit meridianbezüglichen Organpräparaten und homöopathischen Mitteln bzw. mit ergänzenden Mitteln (s. Tab. 27 und 181).

Eine Kontrolle und Normalisierung des Elektrolythaushaltes sollte nicht vergessen werden.

4. Begleittherapie bei iatrogenen Schäden

Zur notwendigen Begleittherapie gehören:
1. das Absetzen des allopathischen Arzneimittels und
2. eine sorgfältig ausgewählte getestete Begleittherapie,
   a) mit meridianbezüglichen Mitteln zur Stärkung der am meisten gestörten Organe bzw. Gewebssysteme und
   b) mit den bewährten und nachfolgend angegebenen Ausleitungs- bzw. Entgiftungsmitteln:

KuF-Reihe	Mittel	Ausleitung über
HM 22	Phytolacca	Lymphe
HM 135	Berberis	Niere
HM 1	Sulfur	Haut
HM 97	Chelidonium	Leber

Tab. 181

Ein wertvolles unterstützendes Mittel ist Nux vomica. Der EAP-Arzt testet es am Dickdarm-Meridian und verwendet es, wenn es auch am Lungen-Meridian paßt. Vergl. Meridianpaar Di/Lu in Band II.

Zur Begleittherapie bei Therapieschäden eignen sich ferner die Komplexmittel *der Fa. Heel*: Coencyme cps., Ubichinon cps., Galium-Heel, Engystol, Lymphomyosot und Natrium-Homaccord. Bei schweren Schäden der Abwehrorgane sollten auch Echinacea cps., Hepar cps., Thyreoidea cps. u. Tonsilla cps. ausgetestet werden.

Von der Fa. Pascoe werden empfohlen: Chloromycetin comp., Diazepam comp., Hepar — PASC OP Pascoe, Legapas OP Pascoe, Pascopankreat OP Pascoe Tropfen, Pascopankreat OP Pascoe Tabletten, Pascorenal OP Pascoe und Mixtura pankreatica.

Weitere Hinweise zur Therapie von Medikamentnebenwirkungen enthält Band 14 der Schriftenreihe des ML-Verlages, Ülzen, auf Seite 285.

Zur Beachtung

Als Bestandteil der Therapie von iatrogenen Schäden ist das Absetzen des/der verursachenden allopathischen Mittel gefordert worden. Zweifellos ist das logisch und in vielen Fällen möglich, wenn durch Test ein biologisches Mittel oder durch Medikamentprüfung ein anderes allopathisches als Ersatz zu finden ist.

Es gibt jedoch Situationen, wo auf die Anwendung eines allopathischen Mittels trotz schädlicher Nebenwirkungen nicht verzichtet werden kann.

Um diese Nebenwirkungen auf ein Mindestmaß zu reduzieren, kann man das betreffende Allopathikum in potenzierter Form in den Meßkreis d. h. in die Wabe geben, diejenige Potenz bestimmen, welche die Meßwerte in den Normbereich bringt und das so gefundene Mittel spritzen. Gemessen werden zumindest an der Hand die Meßpunkte am Allergie-Meridian, am endokrinen Meridian und am Lymph-Meridian.

5. Mittel zur Milderung zahnärztlicher Belastungen

a) Therapie von Belastungen durch Lokalanästhetika

Wurde gemäß Band II eine Belastung auf Herz und Kreislauf festgestellt, dann müssen die wichtigsten Punkte auf den beidseitigen Herz- und Kreislauf-Meridianen, wie auch die wichtigsten Punkte auf dem seitengleichen Lymph-Meridian und Allergie-Meridian durch das potenzierte Lokalanästhetikum ausgeglichen werden.

Beispiel:

Bei Patient A ist zur operativen Entfernung des Zahnes 36 eine Leitungsanästhesie erforderlich. Die Injektion erfolgt mit Scandicain N3. Danach werden die Meßwerte Kiefermeßpunkt links unten, die Herz- und Kreislauf-Meridianpunkte beiderseits sowie die Meßpunkte auf dem Allergie- und Lymph-Meridian links mit potenziertem Scandicain N3 auf Norm ausgeglichen und die Ampullen mit der ausgetesteten Potenz möglichst in den linken Oberarm subkutan oder intramuskulär gespritzt.

Auf diese Weise lassen sich viele Zwischenfälle vermeiden, die sonst durch das Zusammentreffen von Injektion und operativem Eingriff entstehen könnten.

Sehr labilen Patienten kann man zur Prophylaxe die Ampulle mit dem Injektionsmittel in den Mund geben, dabei dasselbe Mittel in potenzierter Form austesten und spritzen, bevor man die Lokalanästhesie setzt.

Am meisten Zeit spart man, wenn man das potenzierte Lokalanästhetikum post op zusammen mit den übrigen Mitteln austestet, die zur Herdtherapie (s. S. 378) erforderlich sind.

Hinweis:
Das Lokalanästhetikum Scandicain N3 wird potenziert als Sonderanfertigung von der Fa. Staufen-Pharma vorrätig gehalten.

Will man ein anderes Lokalanästhetikum verwenden, nützt es nichts, das potenzierte Scandicain austesten zu wollen. Der Ausgleich ist nur sinnvoll, wenn man das gespritzte Mittel in potenzierter Form austestet.

b) Therapie von Fluorschäden

Fluor wird weltweit zur Kariesprophylaxe verwendet in Form von anorganischem NaF oder als organische Fluorverbindung.

Die Kariesreduktion dieser Verbindungen wird von zahlreichen Wissenschaftlern hervorgehoben; die schädlichen Nebenwirkungen sind jedoch nicht zu übersehen — wenn man eine Medikamentprüfung mittels EAP durchführt. Mit ihrer Hilfe und einem erheblichen Zeitaufwand kann man Fluorschäden wieder eliminieren, wenn die Fluorapplikation eingestellt und potenziertes Fluor ausgetestet wird (vgl. Band II).

c) Therapie von Belastungen durch zahnärztliche Medikamente und Werkstoffe

Über Belastungsmöglichkeiten unserer Patienten durch Amalgamfüllungen ist ebenfalls in Band II berichtet worden.

Bei Unverträglichkeit von Silberamalgam haben sich außer dem potenzierten Silberamalgam selbst (KuF-Reihe ZW 21) folgende homöopathische Mittel als Begleittherapie bewährt:

KuF-Reihe	Homöopathische Mittel
HM 167	Cochlearia
HM 22	Hepar sulf.
HM 179	Juglans regia
HM 242	Mezereum
HM 148	Podophyllum
HM 1	Sulfur
HM 268	Oxalis acetosella

Tab. 182

Potenziert stehen ferner die Grundlegierungsmetalle des Silberamalgam zur Verfügung:

HM 48   Argentum met.
HM 50   Aurum met.
HM 79   Cuprum met.
HM 31   Mercurius solubilis
HM   8   Stannum met.
HM 35   Zincum met.

Für die Testung und Therapie von Belastungsmöglichkeiten durch andere zahnärztliche Werkstoffe liefert die Fa. Staufen-Pharma die in den nachfolgenden Zusammenstellungen angegebenen potenzierten Mittel, wobei die Testung zweckmäßig an den Kiefermeßpunkten, am Allergie-Meridian und am Leber-Meridian erfolgt.

Bei Unverträglichkeit von Einlagen zur Pulpa- und Wurzelbehandlung stehen zur Verfügung:

KuF-Reihe	die potenzierten Mittel
HM 53	Cariophyllus (Eugenol)
ZW 40	Zincum oxydatum
P 25	Chlorkampfermenthol
HM 14	Kreosotum
HM 126	Terebinthum
HM 49	Arsenicum album (nach Arsen-Einlagen)
P 24	Chloroformum
P 5	Cortison
P 21	Formaldehyd sol.
P 12	Jodoformium (nach Jodoform-Einlage)
P 1	Penicillinum
P 3	Streptomycinum
P 4	Sulfanilamid

Tab. 183

Bei Unverträglichkeit durch zahnärztliche Füllungsmaterialien sind verfügbar:

als KuF-Reihe	die potenzierten Füllungsmaterialien	
ZW 17	Autoacrylat für Kunststoffüllungen	Kunststoffe
ZW 43	Compos. Füllmaterial (Kunststoff)	
ZW 19	Zahngold für Goldgußfüllungen	Metalle
ZW 20	Kupferamalgam	
ZW 21	Silberamalgam	
ZW 27	Palladium-Silberlegierung für Silber-Gußfüllungen	

als KuF-Reihe	die potenzierten Füllungsmaterialien	
ZW 40	Zincum oxydatum	Zemente für
ZW 41	Phosphatzement	Unterfüllungen
ZW 42	Carboxylat-Zement	

Tab. 184

Bei Irritationszuständen durch zahnärztliche Werkstoffe für Kronen, Brücken und Prothesen sind verfügbar:

KuF-Reihe	die potenzierten Werkstoffe
Z 16	Polymerisat
Z 17	Autopolymerisat
Z 18	Venylpolymerisat
Z 19	Zahngold
Z 22	Chrom-Kobald-Molybdänlegierung

Tab. 185

Als Sonderanfertigung liefert die Fa. Staufen-Pharma auch die für die Herstellung von Metallkeramik-Kronen und -Brücken verwendeten gezunderten Goldlegierungen als potenziertes VMK-Metall in Potenzen von D6—D30.

Bei Metallunverträglichkeit stehen zur Verfügung:

KuF-Reihe	die potenzierten Metalle
HM 31	Mercurius solubilis (Quecksilber)
HM 48	Argentum metallicum
HM 50	Aurum metallicum
HM 79	Cuprum metallicum
HM 69	Platinum metallicum

Tab. 186

d) Goldbelastung

In der Regel wird das Edelmetall Gold als zahnärztlicher Werkstoff am besten vertragen. Es gibt aber auch Patienten, die durch Gold belastet werden. Die Erfahrung hat gezeigt:
1. Goldbelastungen sind verhältnismäßig selten
2. Die Goldbelastung ist um so geringer:

a) je weniger andere Metalle sich im Mund befinden
   b) je geringer die Goldmenge ist. Dabei spricht die Oberfläche eine größere Rolle, als das Gewicht
   c) je weniger Lotstellen vorhanden sind. Einstückguß ist also von der Verträglichkeit her sehr viel besser, als gelötete Goldarbeiten
   d) Goldarbeiten mit angelöteteten (Platin-)Geschieben stören mehr, als solche mit individuell gefrästen Geschieben
   e) Hochkarätige Golde stören weniger als niederkarätige.
3. Eine Goldbelastung muß nicht von Anfang an vorhanden sein; sie kann sich auch im Laufe der Zeit entwickeln, um so mehr, wenn Patienten viel Goldschmuck tragen.
4. Bei einer starken Goldbelastung hilft nichts anderes, als allen metallischen Schmuck abzulegen, vor allem Ohrringe, die ja ausgerechnet in ein Gebiet gestochen werden, welches energetisch besonders empfindlich ist (vgl. Ohrakupunktur!).
5. Bei einer geringen Goldbelastung kann man mit potenziertem Zahngold helfen. Dazu mißt man zuerst die Anfangswerte an den Kiefermeßpunkten, ferner die Allergiemeßpunkte 15 f (rechts) und 25 f (links) sowie die endokrinen Meßpunkte 17a, c und f (rechts) und 27a, c und f (links). Dann gibt man potenziertes Gold als Ampulle in der Stärke D6, dann in den Stärken D8, 10 und 12 ggf. auch noch in höheren Potenzen in die Wabe. Kann man an den Meßpunkten den Wert auf Norm (50) ausgleichen, muß mit einer Goldbelastung gerechnet werden.

Man wird in diesem Fall nicht sofort alle zahnärztlichen Goldarbeiten entfernen, sondern den Patienten auffordern, zuerst einmal
   a) metallischen Schmuck bestmöglich abzulegen
   b) Uhren nicht mehr mit Metallarmband, sondern nur noch mit Lederarmband zu tragen und
   c) auf ein metallisches Brillengestell bestmöglich zu verzichten usw.

Außerdem kann man die durch Test ermittelte Goldpotenz spritzen und dadurch die Goldbelastung oft über längere Zeit hinweg ausgleichen.

Zeigt eine Kontrolle nach etwa 4 Wochen, daß der Ausgleich nicht gelingt oder wenigstens die Belastung geringer geworden ist, muß an Hand der Symptome, der Gesamtbeschwerden und der eingegliederten Goldarbeiten von Fall zu Fall entschieden werden, ob die Entfernung der Goldarbeiten indiziert ist. Aber auch in diesem Fall sollte über längere Zeit potenziertes Gold zum Ausgleich der bereits genannten Meßpunkte eingesetzt werden.

Allgemeine Hinweise:

Bei Belastungen durch andere Metalle als Gold hilft nur die restlose und sorgfältige Entfernung derselben.

Metallische zahnärztliche Werkstoffe können nicht nur durch eine (allergisierende) stoffliche Komponente stören, sondern gemäß Band II ebenso durch Spannungs-, Strom- und Energiebildung im Mund.

Bei allen Metallbelastungen und deren Therapie ist der Konstitutionstyp des Patienten zu beachten (s. S. 50).

III. Diagnostik und Therapie von Genußmittelbelastungen

Da der Genußmittelverbrauch beängstigend steigt, sind Funktionsstörungen im Organismus unserer Patienten durch Genußmittel alltäglich geworden. Zur Diagnostik und Therapie stehen dem EAP-Arzt folgende potenzierte Genußmittel zur Verfügung:

Kuf-Reihe	Genußmittel
HM 43	Coffea
HM 127	Thea viridis
HM 370	Mentha piperita
HM 376	Eucalyptus
HM 210	Acid. hydrocyanicum (Marzipan)
HM 45	Aethanol

Tab. 187

Die Testung erfolgt an den Meßpunkten der Meridiane von Leber, Nerven, Niere und ggf. Bindegewebe.
Die Therapie gegen Genußmittelabusus mittels EAP muß einsetzen, solange die Funktion der geschädigten Organe noch nicht irreversibel gestört ist und wird nur Erfolg haben, wenn das betreffende Genußmittel abgesetzt wird.

IV. Diagnostik und Therapie von Nahrungsmittelbelastungen

Über Nahrungsmittel werden unsere Patienten belastet durch Konservierungsmittel, Farbstoffe in Nahrungsmitteln, Insektizide, Herbizide, Kunstdünger und Wachstumshemmer.
Der Test dieser Belastungen erfolgt an den Meßpunkten des Magen-Darmtraktes, aber auch an den Meßpunkten der Entgiftungsausscheidungs- und Steuerungsorgane.
Die Fa. Staufen-Pharma liefert zur Zeit die nachfolgend angegebenen potenzierten Mittel in Einzelpotenzen und als KuF-Reihen:

1. Potenzierte Konservierungsmittel der Fa. Staufen-Pharma

KuF-Reihe	Konservierungsmittel	Anwendungshinweise
R 8	Acid. sorbicum	für Konserven (Sorbinsäure)
R 9	Natr. pyrophosphoricum	zum Konservieren von Wurstwaren

KuF-Reihe	Konservierungsmittel	Anwendungshinweise
R 10	Natrium sulfurosum	zum Konservieren von geschwefelten Lebensmitteln
R 14	Diphenyl	zum Konservieren von Zitrusfrüchten
R 15	Antikeimmittel A	für Kartoffeln (Isopropyl-N-phenylcarbamat)
R 16	PHB-Ester	Konservierungsmittel
R 17	Natr.-o-phenylphenolat	Konserv. v. Leim, Appreturen, Spezialpapieren, Desinfektionsmittel, Kons. von Obst
HM 153	Acidum benzoicum	Benzoesäure
P 42	Urethanum	
Q 10	Thioharnstoff	
Q 9	Thioacetamid	
P 20	Hemethylentetramin	
Q 8	Paraffinum	
HM 20	Acid. formicicum	Ameisensäure

Tab. 188

2. Farbstoffe und künstliche Aromata in Nahrungsmitteln

Zur Diagnostik und Therapie ist z. Zt. nur folgendes potenzierte Mittel über die Fa. Staufen-Pharma erhältlich:

KuF-Reihe	Lebensmittelfarbstoff
Q 4	Buttergelb

Tab. 189

3. Insektizide

Insektizide werden seit Jahren in der Land- und Forstwirtschaft, aber auch im Haushalt zur Schädlingsbekämpfung verwendet. Über vielfältige Nahrungsketten gelangen sie in den Organismus unserer Patienten. Dort werden sie zum Teil abgelagert, vor allem im Fettgewebe. Andererseits belasten sie die Entgiftungs- und Ausscheidungsorgane, vielfach auch das Nervensystem.

Die daraus resultierenden funktionellen Störungen im Organismus sind weitgehend abhängig von den konstitutionellen Schwächen sowie von Abnutzungserscheinungen und Vorbelastungen.

Mit Hilfe der EAP kann man die Insektizidbelastungen unserer Patienten diagnostisch erfassen und sie zum Teil auch wieder aus ihrem Körper herausbringen bzw. kompensieren. Dazu sind sowohl zur Diagnostik als auch zur Therapie folgende Insektizide in homöopathisierter Form verfügbar:

Potenzierte Insektizide

KuF-Reihe	frühere Bezeichnung	Chemische Verbindung	enthalten in
R 1	Ki 1	Dichlorphos und Metoxychlor	Paral
R 2	Ki 2	HCC	Kortex
R 3	Ki 3	Phosphorsäure E	E-605
R 4	Ki 4	HCC comp. A.	Nexa-Spray
R 5	Ki 5	HCC comp. B.	Hexaglobol (Lindan, Dieldrin, Pyrethrum)
R 6	Ki 6	Dinitrokresol	Basileum (HSM) und Dimitrokresol-Holzschutzmittel
R 7	Ki 7	HCC-Naphtalin	Dieldrin
R 18	Ki 8	Diazinon	Diaethylester der 2-Isoprophyl-4-methyl-pyrimidyl-thiophosphorsäure
R 19	Ki 9	DDVP-Dichlorphors	Dimethyldichlorvinylphosphat
R 20	Ki 10	Malathion	Milbenmittel, o,o-Dimethyl-S-(1,2-dicarbäthoxy-äthyl)-dithiophosphat
R 21	Ki 11	Pentachlorphenol	Insektizid, Holzkonservierungsmittel, Unkrautbekämpfungsmittel
R 22	Ki 12	Trichphim	Captan, rekrist. (Trichphim ist die zusammengezogene Bezeichnung aus den chem. Zusammensetzungen)
R 24	Ki 14	2-4-5-T-Ester	Tormona
R 26	Ki 16	Toxa	Spritzmittel gegen beißende *Insekten*; im Obstbau eingesetzt gegen Schadinsekten bei Birnen, Kirschen und Erdbeeren, in der Landwirtschaft vor allem bei Raps und Luzernschädlingen
R 30	Ki 19	Heptachlor	
R 31	Ki 20	Endosulfan	
R 34	Ki 23	Aldicarb	

Tab. 190

Bevorzugt kann man die Insektizide testen an den Meßpunkten der Meridiane Leber, Nervensystem, Fettgewebe und Bindegewebe. Ausgeglichen werden müssen auch die Ausscheidungsorgane Haut, Niere und Dickdarm.
Zur Verbesserung der Entgiftung bzw. Ausscheidung von Insektizidbelastungen haben sich folgende homöopathische Mittel bewährt:

KuF-Reihe	Mittel
HM 114	Nux vomica
HM 152	Veratrum
HM 135	Berberis

Tab. 191

4. Herbizide

In der Forst- und Landwirtschaft hat die Unkrautbekämpfung in den letzten Jahren zunehmende Bedeutung gewonnen. Chemische Mittel dienen zur Vermeidung „volkswirtschaftlicher" Verluste, aber die Toxizität der angewandten Chemikalien gegenüber dem Menschen wurde nicht beachtet, denn sie können auf vielfältige Weise in Lebensmittel, Getränke und in die Atemluft übergehen. Gelegentliche Aufnahme in geringer Menge verursacht im allgemeinen keine sofort erkennbaren Schäden, aber ein Zuviel kann auf lange Sicht gefährlich werden, zumal die Verträglichkeit dieser Toxine beim Menschen sehr unterschiedlich ist.

Zur Diagnostik und Therapie müssen die betr. Herbizide in potenzierter Form hergestellt und individuell an den Meßpunkten von Leber- und Fett/Muskel-Meridian ausgetestet werden.

Die Fa. Staufen-Pharma stellt folgende Herbizide in potenzierter Form zur Verfügung:

KuF-Reihe	Frühere Bezeichnung	Chemische Verbindung	Bemerkung
R 23	Ki 13	Dorphosina	Bi-Hedonal-Unkrautbekämpfungsmittel (Dorphosina ist d. zusammengezogene Bezeichnung aus den chem. Zusammensetzungen)
R 25	Ki 15	Paraquat	Grünzeugvertilger, Dichlorid-Dimethyl-Dipyridylium, es ist ein Unkrautvertilger und ein Entlaubungsmittel. Nach Angaben des Herstellers erspart das Mittel dem Landwirt das Unterpflügen alter Kulturen. Im Erdreich wird der hochtoxische Stoff sofort inaktiv. Grüne Pflanzenteile resorbieren ihn. Pferde und Kühe können mit Paraquat besprühte Wiesen schadlos abweiden. Das Gift wandert zum größten Teil in die Fäzes der Tiere, ist im Urin nachweisbar und in Spuren in Milch und Muskulatur der Tiere zu finden.

KuF-Reihe	Frühere Bezeichnung	Chemische Verbindung	Bemerkung
R 25			Bei einer Überdosierung von Paraquat zum Zwecke des Suizides ist gegen diesen Grünzeugvertilger kein Kraut gewachsen und keine Therapie möglich (Entnommen aus dem „Praxis-Kurier" vom 22. 2. 72)
R 27	Ki 17	Aminotriazol	Herbizid der Forstwirtschaft
R 28	Ki 18	Hexachlorbenzol	
R 29	—		Cyol-Halm
R 32	Ki 21	Antrazin	
R 33	Ki 22	Dithiocarbamat	

Tab. 192

Anmerkung:

Hexachlorbenzol (HCB oder Perchlorbenzol) ist das Endprodukt der Chlorierung von Benzol; in Wasser unlöslich. Dieser Stoff wird vielseitig verwendet als Pflanzenschutzmittel (Insektizid), gegen den Brand des Weizens als Beizmittel (Fungizid) und in der Industrie zur elektrischen Isolierung oder als Weichmacher.

Hexachlorbenzol macht Rückstände im tierischen Organismus, kommt aber auch im Humanfett und in der Muttermilch vor.

5. Kunstdünger

Auch Kunstdüngerrückstände können über vielfältige Nahrungsketten in den menschlichen Organismus gelangen und Funktionsstörungen hervorrufen. Zur Diagnostik und Therapie dieser Störungen verfügt der EAP-Arzt über folgende potenzierte Mittel der Fa. Staufen-Pharma.

KuF-Reihe	Mittel
R 11	Thomasmehl
R 12	Superphosphat
R 13	Calciumcyanamid
HM 272	Kalium nitricum

Tab. 193

Der Test erfolgt u. a. am Leber-Meridian.

6. Wachstumshemmer

Für die in der Land- und Forstwirtschaft verwendeten Wachstumshemmer gilt sinngemäß das bereits für Kunstdünger Gesagte. In potenzierter Form stehen zur Verfügung:

KuF-Reihe	Wachstumshemmer
R 29	Cyol-Halm
R 15	Antikeimmittel A

Tab. 194

7. Hormone und Antibiotika

Es muß beachtet werden, daß diese Mittel nicht nur durch ärztliche Verordnung in den Organismus unserer Patiente gelangen, sondern auch mit der Nahrung, weil viele Tiere mit Hormon- und Antibiotikagaben aufgezogen werden, damit sie schneller schlachtreif werden.

Zu denken ist an folgende Mittel:

KuF-Reihe Q 6 = Follikelhormon
           P 41 = Östro/Gesta-Comb.
           P 1 = Penizillin
           P 3 = Streptomyzin
           P 6 = Tetracyclin

Der Test erfolgt zweckmäßig an den Meßpunkten von Bi- und En-Meridian.

V. Die Diagnostik und Therapie von Schadstoffen

Der moderne zivilisierte Mensch wird nicht nur im Beruf, sondern im alltäglichen Leben durch zahlreiche Stoffe belastet, die wir als „Schadstoffe" zusammenfassen wollen.

1. Haushaltsmittel

Vor allem im Haushalt werden zahlreiche Stoffe benützt, die „arbeitserleichternd" sein sollen, jedoch auch schädlich sind.

Dazu gehören die bereits auf S. 198 erwähnten Insektizide, welche nicht nur über die Nahrungsketten, sondern im Haushalt vor allem über die Atmung und durch Hautkontakt in den Organismus unserer Patienten gelangen. Weitere

Belastungsmöglichkeiten im Haushalt sind gegeben durch Mittel, die nachfolgend aus rechtlichen Gründen nicht mit ihrem Firmennamen genannt werden dürfen und für die daher nur die toxischen Inhaltsstoffe angegeben sind.

Belastung durch	KuF-Reihe	toxischer Stoff
Lösungsmittel	Q 3 Q 18 Sto 16 Q 13 Q 14 Q 46 P 23 Q 31	Benzolum Benzinum crudum Acetonum Carboneum tetrachloratum Toluol Trichloraethylen Xylol Alcohol methylicus Alcohol isopropylicus
Waschmittel	Q 48	Tripa weiß
Farbstoffe	Q 42 Q 15	Anthracenum Anilinum
Kunststoffe	Q 29 ZW 17 ZW 16 ZW 18	Hexamethylendiamin Autoacrylat Acrylat Venylpolymerisat
Weichmacher	Q 25 Q 38 Q 24	Dimethyltherephtalat PCB Aethylenglykol

Tab. 195

2. Energie- und Verkehrssektor

Bei der Umwandlung fossiler Brennstoffe insbesondere von Erdöl und Kohle in Wärme zu Heizzwecken oder zu Erzeugung von Elektrizität oder zu Antriebszwecken gelangen erhebliche Mengen von Schadstoffen in die Luft, welche über den Weg der Atmung bzw. über die Haut oder indirekt über die Nahrung unseren Organismus belasten.

Zur Kompensation dieser Schadstoffwirkungen stehen in potenzierter Form zur Verfügung:
a) von der Fa. Staufen-Pharma:

KuF-Reihe	Schadstoff	
Q49	Benzanthrazen	
HM 186	Plumbum aceticum	Bleizusatz als
HM 187	Plumbum phosphoricum	Antiklopfmittel
Q 40	Acid. sulfurosum	
Q 2	Aethylenoxyd	

KuF-Reihe	Schadstoff	
Q 47	Asbeststaub	durch Reifenabrieb
Q 1	Benzpyren	
HM 68	Petroleum	
HM 87	Acid. nitricum	
Q 3	Benzolum	
P 21	Formaldehyd sol.	
Q 18	Benzinum crudum	
HM 361	Cadmium sulf.	
HM 70	Plumbum met. (Blei)	
Q 2	Aethylenoxyd	
HM 227	Acid. sulf.	

Tab. 196

b) von der Fa. Pascoe: Plumbum met. comp. und Methanol comp.

Zur Begleittherapie werden folgende homöopathische Mittel zur Austestung empfohlen:

Begleitmittel	KuF-Reihe
Petasites	
Oboedie	HM 219
Sarsaparilla	HM 117
Nasturtium	HM 267
Nux vomica	HM 114
Oxalis acetosella	HM 246
Antimon crudum	HM 90

Tab. 197

Die Testung erfolgt vor allem an den Meßpunkten der Meridiane Lunge, Leber, Haut, Nerven und Bindegewebe.

3. Kosmetika

Kosmetika können den Organismus ebenfalls erheblich belasten; allerdings stehen für die EAP-Diagnostik und Therapie zur Zeit nur folgende Kosmetika in potenzierter Form zur Verfügung:

KuF-Reihe	Kosmetika
P 29	Cresolum
Q 22	HSP (Haarspray)
Q 50	Thioglycolsäure (für kalte Dauerwellen) macht Kopfschmerzen, Neuralgie und Kopfhautallergie

Tab. 198

Sie werden an den Haut- und Allergie-Meridianen ausgetestet.

4. Sonstige Schadstoffe

Sollten weitere Stoffe als schädlich verdächtigt oder gar erkannt werden, kann man diese Stoffe von seinem Apotheker oder von der Fa. Staufen-Pharma homöopathisieren lassen und mit diesen Sonderanfertigungen individuell die Belastung testen.

5. Zusammenfassung

Ch. HAGEN, welcher sich als Pionier der Erkennung vieler Belastungen durch unsere zivilisierte Umwelt Verdienste erworben hat und auch viele potenzierte Mittel für die Therapie schuf, hat als häufigste Belastungen unserer Patienten folgende Schadstoffe angegeben:

Ki 1	Chrom. ox.	Mercur sol.
Ki 2	Cadmium	Arsen
Ki 3	Aflatoxin	Cyol
Ki 4	Trichlor.	Aethylen tyk.
Ki 6	Perchloräth.	Sutexol
Ki 7	Per 70	N-nitrosediphenyl
Ki 8	Tipa	Harnsäure
Ki 9	Diphenyl	
Ki 11	Plum. m.	
Ki 13	Benzpyren	
Ki 14	Benzol	
Ki 15	Aethylen oxyd.	
Ki 16	Asbest	
Ki 17	Acid. nitr.	
Ki 18	Acid. sulf.	
Ki 19	Acid. lact.	
Ki 20		
Ki 21		
Ki 22		
Ki 23		
PCB		
DTP		
DDE		
DSP		
HSP		
SPS		
PHB-Ester		
Formaldehyd		
Hexachlorphen		

Tab. 199

VI. Sonstige Umweltbelastungen

Bei Belastung durch *elektrische Kraftfelder* ist ein energetischer Ausgleich möglich durch Grauspießglanz in Hochpotenz.

Strahlenbelastungen durch zu langes *Fernsehen* können mit potenziertem Radium bromatum (D 1000) ausgeglichen werden.

Geopathischen Belastungen lassen sich vorübergehend mit Antidystonsalbe korrigieren, welche in die Armbeuge eingerieben wird.

Begleittherapie:
- HM 36 Arnica
- HM 52 Carbo vegetabilis
- HM 131 Strontium carb.
- HM 134 Belladonna
- HM 255 Hyoscyamus
- HM 12 Causticum

Die Testung kann am Hypothalamus-Meßpunkt erfolgen.

VII. Diagnostik und Therapie von Zoonose- und Pilzbelastungen

Durch den Kontakt mit der Tier- und Pflanzenwelt ist der Mensch Belastungen ausgesetzt, die dadurch heimtückisch sein können, daß man die Ursache mit klinischen Mitteln nur schwer finden kann. Gerade in diesen Fällen kann die EAP bei der Diagnostik und Therapie eine Lücke schließen helfen.

1. Zur Therapie von **Wurmerkrankungen** und Belastungen durch Wurm-Toxine liefert die Fa. Staufen-Pharma folgende Nosoden:

KuF-Reihe	Nosode	Überträger	Bemerkungen
B 14	Taenia	bei Genuß von rohem Fleisch	Bandwurm
B 20	Trichinose	Ratten als Vektor und Schweine als Reservoir	
B 12	Oxyuren		
B 13	Ascariden		

Tab. 200

2. Für die Therapie von **Pilzerkrankungen** liefert die Fa. Staufen-Pharma folgende Nosoden, die am Haut-Meridian getestet werden:

KuF-Reihe	Nosode
A 37	Nos. Aflatoxin
A 23	Nos. Mucor mucedo
N 8	Nos. Mycosis fungoides
N 14	Nos. Trichophytie
N 20	Nos. Monilia albicans

Tab. 201

3. Zur Therapie von **Zoonosen** und Belastungen durch Zoonosetoxine liefert die Fa. Staufen-Pharma folgende Nosoden:

KuF-Reihe	Nosode	Überträger	Bemerkungen	Test am Meridian
F 47	Ornithose	Sittiche, Papageien, Tauben, Enten, Puten aber auch Schafe und Rinder	Wird auch Bedsonia Infektion oder Papageien-Krankheit genannt	Darm Lunge
DA 9	Toxoplasmose	Hund rohe Eier rohes Fleisch		Lunge Darm
F 19	Listeriose	Rind, Schwein Ziege Schaf		Nerv. Urogenitalsystem
B 20	Trichinose	Ratten		Nerv.
F 51	Q-Fieber	Rickettsie	Queensland-Fieber	Ly Knochenmark Leber
F 55	Zeckenbiß-Fieber	Zecken	lassen sich im Wald vom Baum herunterfallen	Haut
D 7	Lyssinum	Wildtiere	Tollwut	Nv Pankreas Speicheldrüsen
F 29	MKS	Rind, Schaf Schwein	Maul- und Klauenseuche	Haut- und Mundmeßpunkte

KuF-Reihe	Nosode	Überträger	Bemerkungen	Test am Meridian
F 5	Bang	Kühe	Maltafieber	Milz
F 6	Malaria	Anopheles		Milz
DA 10	Tularämie	Nagetiere	Hasenpest	Lunge
F 39	SPS	Schwein	Schweinepest	Leber

Tab. 202

Zu beachten ist, daß die hauptsächlichen Zoonosen durch Genuß von oder durch Kontakt mit Lebensmitteln (Fleisch usw.) auftreten. Ihre ursächlichen Erreger werden entweder durch eine intra-vitam-Infektion des Schlachttieres oder durch sekundäre Kontamination des Fleisches auf den Menschen übertragen. Da die meisten Krankheitserreger bei den üblichen Zubereitungsmethoden unserer Lebensmittel zerstört werden, kommen vorwiegend roh oder nur teilweise gegarte Lebensmittel, also Fleisch, Rohwurst, Milch usw. als Übertragungsmedium in Betracht.

Zu beachten bleibt auch, daß nicht nur die Zoonosen selbst, sondern auch deren Toxine unsere Patienten sehr erheblich belasten können und daher zu eliminieren sind, was mit Hilfe der EAP durchaus möglich ist, sofern die entsprechenden potenzierten Mittel zur Verfügung stehen und lange genug therapiert wird.

VIII. Die Diagnostik und Therapie von Geschlechtskrankheiten

Sie ist vom Gesetzgeber als eine Angelegenheit der klinischen Medizin geregelt; zur Nachbehandlung kann jedoch der EAP-Arzt segensreich tätig werden, indem er
a) mit Hilfe von getesteten Nosoden die Resttoxinbelastungen abbaut und mit Drainagemitteln ausleitet
b) die geschädigten Organe und Gewebssysteme entlastet (s. S. 181) und
c) die Abwehrleistung des Mesenchyms reaktiviert (s. S. 223)
Von der Fa. Staufen-Pharma stehen folgende Nosoden zur Verfügung:

KuF-Reihe	Nosoden
E1	Luesinum
E2	Gonococcinum

Tab. 203

IX. Die Diagnostik und Therapie von Erbtoxinen

Toxine können von den Eltern vor (und ggf. während der Geburt) auf das Kind übertragen werden. Die daraus resultierenden Belastungen können vom EAP-Arzt nicht nur beim Kleinkind, sondern praktisch das ganze Leben hindurch mit Hilfe der „Erbnosoden" diagnostiziert und stufenweise zur Ausscheidung gebracht werden. Warum dieses niemals ganz gelingt und man sich daher mit einer Entlastungstherapie zufrieden geben muß, bedarf noch der Abklärung. Die Erbnosoden stammen in erster Linie aus dem Bereich der Geschlechtskrankheiten (vgl. Tab. 214) und von den Tbc-Belastungen der Eltern.

4. TEIL

Die EAP-Ergänzungstherapie

Zur Verbesserung der Steuerungsfunktionen im Stoffwechselgeschehen kann der EAP-Arzt durch Test bestimmen und einsetzen:
  I. potenzierte Stoffwechselmittel (Sto)
 II. potenzierte Mittel für den Mineralhaushalt und
III. potenzierte Spurenelemente.

Sie stehen zur Verfügung:
als Einzelpotenzen und als KuF-Reihen von der Fa. Staufen-Pharma, als Potenzakkorde von der Fa. Heel und als biochemische Funktionsmittel von der DHU.

I. Mittel bei Stoffwechselstörungen

Die Therapie von intermediären Stoffwechselstörungen ist wesentlich für den Therapieerfolg des EAP-Arztes bei chronisch Kranken.
  Zur Korrektur des Stoffwechselgeschehens haben die Firmen Staufen-Pharma und Heel intermediäre Katalysatoren in potenzierter Form herausgebracht. Sie werden ausgetestet an den Meßpunkten der VOLLschen Meridiane sowie am Leber-Meridian.
  Mit Hilfe der potenzierten intermediären Katalysatoren lassen sich die Atmungsvorgänge der Zellen steuern und vor allem die fermentativen Umsetzungen beeinflussen.
  Die Fa. Staufen-Pharma liefert folgende *potenzierte Stoffwechselmittel*, welche als „Sto"-KuF-Reihen zusammengefaßt sind:

Sto 1	Choresterinum*
Sto 2	Glycerinum
Sto 3	Acetessigsäureäthylester
Sto 4	Harnsäure (Acid. uric.)*
Sto 5	Glutaminum
Sto 6	Hypoxanthinum
Sto 7	Urea pura
Sto 8	Histaminum
Sto 9	Histidinum
Sto 10	Acetylcholinchlorid
Sto 11	Peptonum
Sto 12	Glycocollum
Sto 13	Asparaginsäure (Acid. asparagin.)
Sto 14	Kreatinum
Sto 15	Bilirubinum**
Sto 16	Acetonum
Sto 17	Acid. pyrouvicum
Sto 18	Acid. succinicum
Sto 19	Acid. fumaricum
Sto 20	Indolum

213

Sto 21	Adeps suillus*
Sto 22	Acid. citricum
Sto 23	Indikan
Sto 24	Cystinum*
Sto 25	Tryptophanum
Sto 26	Phenylalanin
Sto 27	Acid. cis-aconitum
Sto 28	Acid.-α-ketoglutaricum
Sto 29	Acid. malicum
Sto 30	Bar. oxalsuccinicum*
Sto 31	Cysteinum
Sto 32	Scatolum
Sto 33	Acid. glutaminicum
Sto 34	Glyoxal
Sto 35	Ubichinon*
Sto 36	Benzochinon*
Sto 37	Naphthochinon
Sto 38	Pflanzenfett I*
Sto 39	Pflanzenfett II*
Sto 40	Pflanzenfett III*
Sto 41	Guanidin*
Sto 42	Methylguanidin*
Sto 43	Oxalessigsäurediathylester-Na*
Sto 44	Acid. oxalacetic.*
Sto 45	Trichinoyl
Sto 46	Methylglyoxal
Sto 47	Hydrochinonum
Sto 48	Kreatininum
Sto 49	ATP (Adenosintriphosphorsäure)
Sto 50	Chinhydron
Sto 51	Heparinum
Sto 52	Mercaptan (Thioglycol)
Sto 53	Methylenblau
Sto 54	Thioaether
Sto 55	Xanthinum*

Tab. 204

Bei entgleistem intermediären Stoffwechsel sind immer bestimmte Organe besonders betroffen. Daher sollten die entsprechenden Organpräparate ergänzend zu den potenzierten Stoffwechselmitteln ausgetestet werden, weil sie eine Leitschienenfunktion erfüllen.

Mit gutem Erfolg sind auch folgende *Chinone* und deren Derivate sowie folgende intermediäre Atmungskatalysatoren (mit Carbonylgruppen) als Begleittherapie auszutesten von der Fa. Heel:

Anthrachinon-Injeel, Benzochinon-Injeel, para-Benzochinon-Injeel, Chinhydron-Injeel, Glyoxal-Injeel, Hydrochinon-Injeel, Methylenblau-Injeel, Methylglyoxal-Injeel, Naphtochinon-Injeel, Trichinoyl-Injeel und Ubichinon-Injeel.

Sonstige Verbindungen mit katalysatorischem Effekt auf die Atmungs- und Stoffwechselfunktionen (biogene Amine, Hormone, Elemente, Pflanzenextrakte usw.) sind:

Acetylcholin-Injeel, Acid. asparag-Injeel, Acid. glutaminic-Injeel, Acid. sarcolact-Injeel, Adrenalin-Injeel, Beta vulg. rubr-Injeel, Cerium oxal-Injeel, Cerium sulfuric-Injeel, Cortison-Injeel, Cystein-Injeel, Dijodtyrosin-Injeel, Guanidin-Injeel, Histamin-Injeel, Indol-Injeel, Insulin-Injeel, Methylguanidin-Injeel, Myrtillus-Injeel, Parathyreoidin-Injeel und Scatol-Injeel.

Zur Erleichterung der Therapie von Störungen im *Zitronensäurezyklus* hat die Fa. Heel eine Sammelpackung herausgebracht mit folgenden 10 Ampullen:
1. Magnesium phosphoricum D12, Magnesium phosphoricum D30, Magnesium phosphoricum D200, Manganum phosphoricum D12, Manganum phosphoricum D30, Manganum phosphoricum D200 ana 16,7 ml.
2. Natrium pyruvicum D10, Natrium pyruvicum D30, Natrium pyruvicum D200 ana 33,3 ml.
3. Natrium oxalaceticum D10, Natrium oxalaceticum D30, Natrium oxalaceticum D200 ana 33,3 ml.
4. Acidum citricum D10, Acidum citricum D30, Acidum citricum D200 ana 33,3 ml.
5. Acidum cis-aconitum D10, Acidum cis-aconitum D30, Acidum cis-aconitum D200 ana 33,3 ml.
6. Baryum oxalsuccinicum D10, Baryum oxalsuccinicum D30, Baryum oxalsuccinicum D200 ana 33,3 ml.
7. Acidum α-ketoglutaricum D10, Acidum α-ketoglutaricum D30, Acidum α-ketoglutaricum D200 ana 33,3 ml.
8. Acidum succinicum D10, Acidum succinicum D30, Acidum succinicum D200 ana 33,3 ml.
9. Acidum fumaricum D10, Acidum fumaricum D30, Acidum fumaricum D200 ana 33,3 ml.
10. Acidum DL-malicum D10, Acidum DL-malicum D30, Acidum DL-malicum D200 ana 33,3 ml.

Der Nicht-EAP-Arzt spritzt diese Ampullen schematisch nach einem von der Fa. Heel angegebenen Kurplan. Der EAP-Arzt wählt durch Testung jeweils die geeigneten Ampullen aus und spritzt nur diese, was weitaus wirtschaftlicher und wirkungsvoller ist.

Mit den homöopathisierten Säuren des Zitronensäurezyklus kann man Stauungen beseitigen und durch Induktion der entsprechenden Fermente wieder den Ablauf des Zitronensäurezyklus in Gang setzen. Gleichzeitig katalysieren diese Präparate die Atmung der Zelle. Viele Enzymreaktionen benötigen dabei Magnesium und Mangan als Aktivatoren; so sind diese in der ersten Ampulle enthalten.

Anwendungsgebiete der potenzierten Zitronensäurezykluspräparate sind alle Erkrankungen, die den zellulären Phasen zuzuordnen sind (Imprägnationsphasen, Degenerationsphasen, Neoplasmaphasen) und damit durch enzymatische Fehlsteuerungen oder Blockierungen bzw. Störungen der Zellatmung gekennzeichnet sind, z. B.: Paresen, Neuralgien, Dermatosen, Hepatosen, Leberzirrhose, Pankreopathien, Herzmuskelschäden, Dysfunktionen und Dysregulationen innersekretorischer Drüsen.

II. Mittel bei Störungen im Mineralhaushalt

Mineralien sind wichtige Bauelemente der Organe und Hartsubstanzen sowie Bausteine für viele Vitamine, Hormone und Enzyme. Bei Störungen kann daher die Mineralstofftherapie nach Dr. SCHÜSSLER wertvolle zusätzliche Hilfe bringen, besonders, wenn die Mittel ausgetestet werden.

Die Testarbeit wird erleichtert durch einen Testsatz der DHU mit 12 biochemischen Funktionsmitteln und durch einen weiteren Testsatz mit 12 biochemischen Ergänzungsmitteln.

Die SCHÜSSLER-Therapie ist auch unter dem Namen „Biochemie" bekannt. Die nachfolgende Zusammenstellung der SCHÜSSLER-Mittel soll die Mittelwahl erleichtern helfen.

Die SCHÜSSLER-Mittel werden von der DHU als Potenzakkorde ausgeliefert. Sie können aber auch als Einzelmittel von der DHU und von der Fa. Staufen-Pharma oder als KuF-Reihen rezeptiert werden.

Biochemische Funktionsmittel Nr. 1—12 (Tabl. in D3, D6, D12)			EAP-Test an den Meridianmeßpunkten	KuF-Reihe der Staufen-Pharma
Nr. 1 Calcium fluoratum	Wichtigstes Mittel für das Stützgewebe, zur Erhaltung der Elastizität des Bindegewebes, zur Förderung der Erweichung und Resorption von Gewebsverhärtungen	Bindegewebsschwäche, Organsenkungen, Krampfadern, Hämorrhoiden, Exostosen, Neigung zu Zahnkaries, Haltungsschwäche	Bi-Fm	HM 162
Nr. 2 Calcium phosphoricum	wirkt hauptsächlich auf die Zellgrenzmembranen und reguliert deren Permeabilität; zur Dämpfung übersteigerter dissimilatorischer Stoffwechselprozesse	Anabolikum. Schlecht heilende Knochenbrüche, gestörte Blutbildung zur Unterstützung bei Rachitis und zur Abkürzung der Rekonvaleszenz	Fm-Bi	HM 9

Biochemische Funktionsmittel Nr. 1–12 (Tabl. in D3, D6, D12)			EAP-Test an den Meridian-meßpunkten	KuF-Reihe der Staufen-Pharma
Nr. 3 Ferrum phosphoricum	Hauptmittel für das erste Entzündungssta-dium (trockener Schwellungskatarrh). Zur Stimulation der blutbildenden reticu-lären Gewebe	Allgemeines Toni-sierungsmittel. Anämie, Chlorose, Konzentrations-mangel, Durchblu-tungsstörungen mit rheumatischen Beschwerden, Nei-gung zu Kongestio-nen bei Erregung	Ly-Ks	HM 60
Nr. 4 Kalium chloratum	Hauptmittel für das zweite Entzündungs-stadium (fibrinöse Entzündungen); bei akut fieberhaften Schleimhautaffektio-nen und bei subaku-ten und chronisch rezidivierenden serö-sen Entzündungen	Tonsillitis, Pleuritis, Mumps, Stock-schnupfen, Laryngi-tis, Otitis media, Blepharokonjunkti-vitis, Tendovagini-tis, Bronchitis, exsudative Diathe-se	Ly-Lu	HM 301
Nr. 5 Kalium phosphoricum	ist das wichtigste Mittel für die Zellor-ganisation; Nährsalz zur Verhütung von Atrophie und Zellver-fall. Kalium phospho-ricum fördert den Parasympathikus	Neurasthenie, allge-meine Erschöp-fungszustände, gei-stige und körper-liche Schwächezu-stände, Nerven-schwäche, Gedächt-nisschwäche, Über-erregbarkeit, Herz-schwäche, Muskel- und Nervennutri-tionsmittel	Nv.-He-Fm	HM 283
Nr. 6 Kalium sulfuricum	Hauptmittel für das dritte Entzündungs-stadium (eitrigschlei-mige Sekretion). Heilmittel für epithe-liale Zellen; daher gilt es als das Leberpa-renchymmittel der Biochemie	Zur Förderung der Ausscheidungs- und Entgiftungsvorgän-ge, chronisch-eitrige Schleimhaut-katarrhe	Ly-Le	HM 83

Biochemische Funktionsmittel Nr. 1—12 (Tabl. in D3, D6, D12)			EAP-Test an den Meridianmeßpunkten	KuF-Reihe der Staufen-Pharma
Nr. 7 Magnesium phosphoricum	senkt den Grundumsatz und den Cholesterinspiegel; es wirkt antithrombotisch, antiallergisch und choleretisch, dient zur Herabsetzung der vegetativen Erregbarkeit und zur Dämpfung der neuromuskulären Impulsübertragung	Schmerzhafte Krampfzustände, spasmophile Diathese, Neuralgien, vegetative Dysregulation, Neigung zu Migräne, Engegefühl in der Herzgegend, spastische Verstopfung, Meteorismus, zur Thromboseprophylaxe, bei Schlafstörungen	Nv-Ag-Gb	HM 32
Nr. 8 Natrium muriaticum	ist das wichtigste Mineral zur Aufrechterhaltung des extrazellulären Säure-Basengleichgewichtes und reguliert den Wasserhaushalt. Es katalysiert die Neubildung von Zellen und regt die Bildung von Erythrozyten an	Anabolikum. Bei Hydrämie, Anämie, Abmagerung, chronisch-atonischer Obstipation und rheumatischen Beschwerden	Bi-Dü-Di Ni-Bl	HM 6
Nr. 9 Natrium phosphoricum	fördert die Phospholipidsynthese; zur Herabsetzung der allgemeinen Entzündungsbereitschaft und zur Anregung der Stoffwechselausscheidungen	Bei harnsaurer Diathese und gestörtem Fettstoffwechsel. Bei Rheuma, Ischias, Gelbsucht und Nierenentzündung	Ni-Bl	
Nr. 10 Natrium sulfuricum	Schwefelsaures Natrium regt die Ausscheidungsvorgänge und den Katabolismus an; es fördert die Cholerese und verbessert die Elastizität ödematöser Gewebe	Bei hydrogenoider Konstitution. Bei Adipositas und funktionellen Störungen des Leber-Galle-Systems	Bi-Le-Gb	HM 261

Biochemische Funktionsmittel Nr. 1—12 (Tabl. in D3, D6, D12)			EAP-Test an den Meridian-meßpunkten	KuF-Reihe der Staufen-Pharma
Nr. 11 Silicea	wirkt besonders auf die Bindegewebs-funktionen und regt die Kollagenbildung und Phagozytenakti-vität an. Silicea stei-gert die Widerstands-fähigkeit und mecha-nische Festigkeit der Gewebe (Biochemi-sches Kosmetikum)	Neigung zu chroni-schen Eiterungen, Furunkeln, Fisteln; Wachstumsstörun-gen an Haaren und Nägeln; bei schlechter Heilten-denz der Haut, bei Hyperhidrosis. Zur Sequestration und Abszeßheilung. Sklerose- und Rege-nerationsmittel	Bi-Ht-Ly	HM 4
Nr. 12 Calcium sulfuricum	zur Anregung des mesenchymalen Stoff-wechsels	Bei chronischen Eiterungen und bei fokal bedingtem Rheuma mit Her-den im Hals-Nasen-Ohrenbereich	Ly	HM 163

Tab. 205

Biochemische Ergänzungsmittel Nr. 13—24 (Tabl. in D6, D12)		EAP-Test an den Meridian-Meßpunkten	KuF-Reihe der Staufen-Pharma
Nr. 13 Kalium arsenicosum	Bei Schwächezuständen, Abmagerung, Bleichsucht, wässerigen Durchfällen, schwer zu beeinflussenden Hautleiden	Ht	—
Nr. 14 Kalium bromatum	Drüsenstörungen, vor allem Schilddrüse. Beruhigungsmittel bei Erregungszuständen, Schlaflosigkeit, nervösen Sehstörungen, Schleimhautreizungen	En	—
Nr. 15 Kalium jodatum	Schilddrüsenstörungen, bei erhöhtem Blut-druck. Verkalkung. Rheumatische Gelenk-schwellungen	En	HM 81

Biochemische Ergänzungsmittel Nr. 13—24 (Tabl. in D6, D12)		EAP-Test an den Meridian-Meßpunkten	KuF-Reihe der Staufen-Pharma
Nr. 16 Lithium chloratum	Chronische Gelenkversteifung, rheumatische Affektionen. Flatulenz. Katarrhe und Entzündungen der ableitenden Harnwege. Empirisch bei Depressionen	Gm-Ni-Bl	—
Nr. 17 Manganum sulfuricum	In Verbindung mit Ferrum phosphoricum bei Blutarmut, Ermüdungszuständen und Zirkulationsstörungen. Nervenschwäche	Ks	HM 107
Nr. 18 Calcium sulfuratum	Bei Erschöpfungszuständen mit Gewichtsverlust trotz Heißhunger	Bi	HM 163
Nr. 19 Cuprum arsenicosum	Ischias. Magen-Darmbeschwerden. Muskelkrämpfe	Ma-Dü-Di	HM 298
Nr. 20 Kalium aluminium sulfuricum	Schwindelgefühl, Erschöpfungs- und Blähkoliken, bestimmte Funktionsstörungen des Nervensystems	Nv	—
Nr. 21 Zincum chloratum	Schlaflosigkeit, Reizzustände des Nervensystems, Nervenschwäche. Zuckerharnruhr	Nv	—
Nr. 22 Calcium carbonicum	Chronische Schleimhautkatarrhe der Augen, Ohren und Luftwege. Lymphknotenschwellungen. Beliebtes Kindermittel	Ly	HM 10
Nr. 23 Natrium bicarbonicum	Bei trägem Stoffwechsel mit ungenügender Entschlackung. Harnsäureüberladung des Blutes und der Gewebe. Bei Adipositas	Ni-Bl	—
Nr. 24 Arsenum jodatum	Heuschnupfen. Nässende Ekzeme, Akne juvenilis, Asthma. Zur Resorption entzündlicher Ergüsse	Ag	HM 75
Dosierung:	In akuten Fällen alle 5 Minuten 1—2 Tabletten, in subakuten und in chronischen Fällen 3—6 × täglich 1—2 Tabletten langsam im Munde zergehen lassen (nicht herunterschlucken!) Packungsgröße: Originalpackung 20 g Tabletten		

Tab. 206

Bei Störungen im Mineralhaushalt stehen dem EAP-Arzt zusätzlich folgende KuF-Reihen der Fa. Staufen-Pharma zur Verfügung:

KuF-Reihe	Mineral
HM 37	Calcium jodatum
HM 7	Phosphorus
HM 104	Ferrum met.
HM 79	Cuprum met.
HM 187	Plumbum phosphoricum

Tab. 207

Von der Fa. Heel wird Molybdän-compos. als Spurenelementdonator empfohlen.

Zur Therapie bei Störungen des Mineralhaushaltes und zur Vereinfachung der Testung hat die Fa. Staufen-Pharma ferner 3 Komplexmittel in Ampullen- bzw. Tablettenform herausgebracht mit der Bezeichnung: *Mineralia I, Mineralia II* und *Mineraliakomplex.*

Mineralia I
Zusammensetzung: Alumina D6, Acid. phosphor. D6, Antimon tart. D6, Silicea D6, Kal. carb. D6
Indikation: als Adjuvans bei endocriner Schwäche, sowie chronischen Toxikosen und zunehmender Degenerationsbelastung.
Regenerationsschwächen nach überstandenen Krankheiten, bei mesenchymaler Abwehrschwäche, konstitutioneller Minderwertigkeit der Schleimhäute des gesamten Verdauungstraktes einschließlich der Anhangsorgane; ferner bei Organschwächen von Magen, Dünndarm, Dickdarm, Blase, Gallenblase, bei allen nervösen Erscheinungen nach geistiger Anstrengung und seelischer Belastung.

Mineralia II
Zusammensetzung: Kal. phosph. D6, Stannum met. D6, Ferrum phosph. D6, Calc. fluor. D6, Natr. sulf. D6
Indikation: als Adjuvans
nach Erschöpfungskrankheiten bei physischer und psychischer Schwäche. Bei Organschwäche der Lunge und der luftzuführenden Wege Kehlkopf, Luftröhre und Bronchien. Bei Organschwäche von Leber und Pankreas, der Milz und des Herzens. Zur Wiederherstellung des Tonus des erschlafften Bandapparates bei Organptose und bei erschlafften Venenwänden.

Mineraliakomplex ist eine Kombination von Mineralia I und II.
Darreichungsformen: Tabletten: Kinder 3 × 1 Tabl. täglich; Erwachsene 3 × 2 Tabl. täglich. Ampullen: als Mischspritze zu geben, insbesondere bei gestörten Resorptionsverhältnissen des Darmes.

Die Erfahrung hat ergeben, daß bei stärkeren Störungen im Mineralhaushalt mitunter 2 und mehr Mineraliaampullen I gegeben werden müssen.

5. TEIL

Die Mesenchymreaktivierung (MR)

In der EAP versteht man unter Mesenchymreaktivierung das „Ins-Gleichgewicht-bringen" des Energiehaushaltes eines Patienten mit Hilfe von ausgetesteten potenzierten Mitteln.

Die Reaktivierung muß über das Mesenchym (= weiches Bindegewebe) erfolgen, weil nach PISCHINGER nur über dieses alle Organ-, Nerven- und Gefäßzellen versorgt werden.

Die Reaktivierung selbst erfolgt in 2 Abschnitten:
1. durch Testung der zur Reaktivierung erforderlichen potenzierten Mittel an den EAP-Meßpunkten und
2. durch Applikation der ausgetesteten Mittel per os, im oder subkutan.

Bei der MR-Testung müssen möglichst viele Meßpunkte auf Norm ausgeglichen werden. Die MR ist optimal, wenn die beiden Zentralmeßpunkte (Band II), nämlich

HP Hypothalamus für das klassische Meridiansystem und
MP Tuber cinereum für das VOLLsche Meridian-System

auf der rechten *und* linken Körperseite auf Norm gebracht sind.

Oberster Grundsatz für die Arzneimittelzusammenstellung für die MR ist dabei:
so wenig Medikamente wie möglich, aber so viel wie notwendig!

I. Stufenplan für den MR-Test

1. Einbestellung zum Test

Da eine Testung relativ viel Zeit erfordert, ist sie nur in Bestellpraxen möglich und eine schriftliche Bestätigung des Termins zweckmäßig, in welcher auf Störeinflüsse hingewiesen werden soll. Ein bewährtes Muster wird nachfolgend abgedruckt.

Praxisstempel   Ort, Datum

Sehr geehrter Herr/Frau/Frl. _____

Am _____ um _____ Uhr
sind Sie für eine Elektro-Akupunktur-Medikament-Testung vorgemerkt. Bitte bestätigen Sie diesen Termin mit anhängendem Abschnitt. Absagen aus dringenden Gründen müßten bis spätestens 3 Tage vor dem Termin hier eingehen, damit noch Umbestellungen möglich sind.
Um eine möglichst genaue Untersuchung zu erhalten, sollte der Patient mindestens drei Tage vor der Testung keine Medikamente einnehmen. Ausnahmen sind dringend erforderliche Medikamente (z. B. gegen Diabetes, Herz-, Kreislauf- und Augenerkrankungen sowie Anfallsleiden).
Man beachte, daß Kleidungsstücke aus Kunstfasern (Perlon, Dralon, Nylon etc.) die feinen Messungen, die an den Händen, den Füßen und am Kopf vorgenommen werden, störend beeinflussen können und kleide sich dementsprechend. Auch Kosmetika jeder Art (Gesichtswasser, Puder, Cremes, Salben, Haarspray, Cremebad und Desodorantien etc.) bereits an den Tagen vor der Untersuchung vermeiden.
Vorhandene Befundberichte und Röntgenaufnahmen bitte mitbringen.

                                          Mit freundlichen Grüßen!
                                          Ihr

Hier abtrennen

Der Untersuchungstermin am _____ um _____ Uhr
wird von mir bestätigt.

                        Name: _____

                        Adresse: _____

                        Telefon: _____

Datum: _____

2. Vorbereitung zum Test

Der Erfolg einer Mesenchymreaktivierungskur steht und fällt mit einer sorgfältigen Vorbereitung. Dazu gehören:
a) Anamnese und klinische Untersuchungen,
b) ein EHT-Pinseltest (Band II), um Herde und Blockaden zu bestimmen.
c) Als weitere ergänzende Untersuchungen werden empfohlen:
   ... der Infrarottest nach SCHWAMM (Band II)
   ... die VINCENT-Untersuchung (Band II) und
   ... der Leukozytentest gemäß S. 299.
d) Wenn es Zeit, Umstände und Ausbildung des Arztes erlauben, sollte zuerst eine neuraltherapeutische Behandlung durchgeführt werden, um die festgestellten Energieblockaden zu brechen, weil dadurch die nachfolgenden EAP-Messungen wesentlich erleichtert werden.

3. Das stufenweise Vorgehen beim Test

I. Nach Eichung des EAP-Gerätes mißt der EAP-Arzt zuerst den *Leitwert* Hand/Hand und tunlichst auch die übrigen Leitwerte linke Hand / linker Fuß, rechte Hand / rechter Fuß und Fuß/Fuß durch, wie in Band I beschrieben.

II. Es folgt eine *EAP-Übersichtsmessung* (Band II)
   ... bei Zeitmangel wenigstens aller Nagelbettwinkelpunkte,
   ... besser eine Übersichtsmessung der ersten 3 Meßpunkte eines jeden Meridians oder
   ... ein Meridianbelastungstest (Band II), weil Messungen nur ein Augenblicksbild geben, ein Belastungstest dagegen Einblick in die augenblicklichen Funktionsmuster gibt.
   Erst jetzt und keinesfalls früher kann mit dem eigentlichen EAP-Mesenchymreaktivierungstest begonnen werden.

III. Als erstes werden dabei an den Nagelbettwinkelpunkten des Lymph-Meridians beider Hände mit dem Organpräparat Tonsilla palatinae die *Umkehrwerte* für die rechte und linke Körperseite bestimmt (s. Band III).

IV. Danach werden zuerst die Zeigerabfälle durch *Nosoden* beseitigt. Die Nosodenwahl wird durch eine gründliche Anamnese und sorgfältige klinische Untersuchungen wesentlich erleichtert!

V. Anschließend werden die am stärksten vom Umkehrwert abweichenden Meßpunkte mit *Organpräparaten* auf Norm gebracht.
   Die zum Ausgleich erforderlichen Potenzen zeigen dabei an, ob das dem Meßpunkt zugeordnete Organ entzündlich oder degenerativ gestört ist (vgl. Band III, Tab. 45).
   Beim Test mit Organpräparaten sollte stets der gleiche Meßpunkt auf der gegenüberliegenden Körperseite mit ausgeglichen werden, ggf. durch

eine andere Potenz des gleichen Organpräparates. Dieses Vorgehen gibt einen guten Aufschluß über das Energiegeschehen in den betreffenden Organen unter Beachtung der Seitendifferenz.

Zur Beachtung:
Wenn soeben empfohlen wird, im Mesenchym-Reaktivierungstest zuerst Nosoden und dann Organpräparate einzusetzen, so ist das kein Widerspruch zu den Hinweisen in Band III, weil in jenen das Erlernen des Medikamenttestes abgehandelt wurde — und das Erlernen des MT geht in der Tat sehr viel leichter mit Organpräparaten, als mit Nosoden!

VI. Auf der Basis der inzwischen gewonnenen Erkenntnisse folgt die Mittelwahl zur *Entlastungstherapie* gemäß S. 181
1. mit potenzierten Mitteln bei Allergiepatienten, S. 184,
2. mit potenzierten allopathischen Medikamenten, bei iatrogenen Störungen bzw. Schäden, S. 184,
3. mit potenzierten Schadstoffen, S. 202 und
4. mit speziellen Nosoden zur Kompensation von Zoonosebelastungen, S. 206.

VII. Anschließend werden die zur Ergänzungstherapie geeigneten Mittel eingesetzt. Dazu gehören
1. die potenzierten intermediären Stoffwechselmittel, S. 213,
2. die potenzierten Anteile des Zitronensäurezyklus, S. 215 und
3. die potenzierten Spurenelemente.

VIII. Vor oder nach der soeben erwähnten Ergänzungstherapie erfolgt die Harmonisierung des Gesamtenergiegeschehens mit klassischen homöopathischen Mitteln, wobei die meridianbezügliche Mittelwahl im 2. Teil eine wertvolle Hilfe ist.

IX. Schließlich sollten noch die Hinweise zur Kompensation von Narbenstörfeldern (vgl. 8. Teil) beachtet werden.

X. Eine spezielle Einarbeitung ist erforderlich, wenn der EAP-Arzt auch die sogenannten Degenerationsnosoden verwenden will (vgl. 9. Teil).
Es hat sich bewährt, diese Deg.-Nos. zu ergänzen
1. mit potenzierten Viscumpräparaten der Fa. Staufen-Pharma,
2. mit den verschiedenen Iscadorpräparaten der Fa. Weleda oder
3. mit den Helixorpräparaten der Fa. Helixor-Heilmittel, Vertriebs-GmbH.

Es sei darauf hingewiesen, daß man diese Präparate am besten austesten kann, indem man die Meßpunkte der degenerativ geschädigten Organe zuerst mit Wala-Organpräparaten auf Norm ausgleicht und dann prüft, welches Viscum-, Iscador- oder Helixorpräparat den Normwert nicht verändert.

Es soll nicht unerwähnt bleiben, daß einige EAP-Ärzte eine andere Testreihenfolge bevorzugen.

So gleicht z. B. die bekannte EAP-Ärztin Frau E. BADE, Freudenstadt, nach Anamnese, klinischer Untersuchung und EAP-Übersicht die von der Norm abweichenden Meßpunkte in folgender Reihenfolge aus:
1. mit Nosoden die Meßpunkte mit Zeigerabfall gemäß Anamnese, wobei besonders berücksichtigt werden
    a) Kinderkrankheiten,
    b) erfolgte Impfungen und
    c) alle sonstigen durchgemachten akuten bzw. chronischen Erkrankungen.
2. mit potenzierten Allopathika alle Belastungen durch regelmäßig eingenommene Medikamente, welche das weiche Bindegewebe blockieren, wie Cortison, Antibiotica und Sulfonamide usw.,
3. alle Schadstoffe aus der Umweltbelastung, gemäß S. 202,
4. Organpräparate (oder Suis-Heel-Mittel) für die am meisten belasteten Organe und Gewebssysteme,
5. potenzierte Stoffwechselmittel,
6. homöopathische Mittel und hier insbesondere Drainagemittel, S. 44,
7. Narbenmittel, vgl. 8. Teil.

Ein anderer EAP-Arzt wiederum beginnt seinen Mesenchymreaktivierungstest mit dem Kopfherdtest.

Dr. R. SCHWARZ, Tübingen, testet in der Regel zuerst die virale Belastung im HNO-Bereich aus (vgl. 6. Teil/C/I).

Dr. Chr. HAGEN, Nürnberg, legt beim Test Wert darauf, daß zuerst die Umweltbelastungen testmäßig ausgeglichen werden (vgl. Tab. 199).

Die Erfahrung lehrt, daß nicht diese oder jene Reihenfolge entscheidend für den Testerfolg ist, sondern primär die Einhaltung einer gewissen Systematik, denn sie erleichtert die Übersicht, verbessert die Routine und beschleunigt so den Arbeitsablauf.

Generell merke man sich:
Nosoden lösen Toxine,
Organpräparate stärken und wirken als Leitschiene,
potenzierte Schadstoffe lösen diese,
potenzierte Allopathika lösen diese und
homöopathische Mittel leiten aus!

Auch beachte man:
Organpräparate wirken organbezüglich,
Nosoden wirken krankheitsspezifisch,
potenzierte Schadstoffe machen einen Störungsausgleich und
homöopathische Mittel bewirken einen Ausgleich im Sinne einer kybernetischen Steuerungsfunktion.

II. Die MR-Therapie

Zur Mesenchymreaktivierungstherapie werden alle in Ampullenform ausgetesteten Medikamente *sofort nach dem Test* zusammen in einer Mischspritze aufgezogen und subkutan oder intramuskulär gespritzt.

Da die Zahl der ausgetesteten Ampullen leicht 40—50 Stück überschreiten kann, müssen ggf. mehrere Spritzen à 20,0 verwendet werden.

Man sollte nach Möglichkeit die auf der rechten Körperseite ausgetesteten Medikamente rechts und entsprechend die links ausgetesteten Medikamente links spritzen — also tunlichst seitenorientiert spritzen.

Die Injektion soll stets mit einer Einmalnadel und Einmalspritze schonend, also langsam erfolgen.

Die Erfahrung hat gezeigt, daß man mit einem einzigen MR-Test und sofort anschließender Injektion wohl eine gute, für den Patienten erkennbare Wirkung erzielen kann, daß für eine Heilung jedoch mehrere MR-Teste über längere Zeit erforderlich sind.

Daraus resultiert für den Arzt eine erhebliche zeitliche und für den Patienten eine nicht minder große finanzielle Belastung. So wurde nach einem Kompromiß gesucht und in Form der *KuF-Reihentherapie* gefunden.

Die Reihen entstanden, weil man bei regelmäßigen und sorgfältig durchgeführten MR-Testen an chronisch Kranken feststellte, daß sich die Potenzen des gleichen Mittels von Test zu Test sehr oft in folgender Reihe erhöhten:
D3, D4, D5, D6, D8, D10, D12, D15, D30, D60, D100, D200, D400, D800 und D1000.

Da diese Reihe in der Anfangszeit der EAP mit dem Diatherapunctuergerät der Fa. Krais *und* Friz gemessen wurde, erhielt sie den Namen „KuF-Reihe".

Die meisten KuF-Reihen der Fa. Staufen-Pharma enthalten vom gleichen Mittel je 1 Ampulle à 1,1 ml in den Potenzen D5, 6, 8, 10, 12, 15, 30, 60, 100 und 200. Ausgangsmaterial und Zubereitung bedingen bei einigen KuF-Reihen andere Potenzenzusammenstellungen gemäß Tab. 208.

Der nächste Schritt war dann, daß man nur eine Anfangs-MR-Testung durchführte und die nachfolgenden Spritzen ohne Testung nach dem Schema der KuF-Reihe gab.

Das war eine große Hilfe für auswärtige Patienten, welche die Praxis nicht mehr jede Woche zum erneuten MR-Test aufsuchen mußten. Der Nachteil war, daß der Arzt aus seinem Vorrat die KuF-Reihen selbst zusammenstellen mußte, bis die Fa. Staufen-Pharma im Lauf der Jahre alle potenzierten Medikamente nicht nur als Einzelpotenz, sondern auch als KuF-Reihen auslieferte, die mit Kennziffer und Nummer nunmehr leicht zu rezeptieren waren (vgl. Seite 209).

Werden für die Therapie tiefere Potenzen benötigt, als in der jeweiligen KuF-Reihe vorhanden sind, müssen diese als „Vorpotenzen" separat rezeptiert werden.

Normal-KuF-Reihen	KuF-Reihen gekenn-zeichnet mit*	KuF-Reihen gekenn-zeichnet mit**	KuF-Reihen gekenn-zeichnet mit***	Z-Reihen	Deg. Reihen
—	—	—	—	3	3
—	—	—	—	4	4
5	—	—	—	5	5
6	6	—	—	6	6
8	8	—	—	8	8
10	10	10	—	10	10
12	12	12	—	12	12
15	15	—	15	15	15
—	—	—	20	—	—
30	30	30	30	30	30
60	60	60	60	60	60
100	100	100	100	—	100
200	200	200	200	—	200
—	400	400	400	—	—
—	—	600	600	—	—
—	—	800	800	—	—
—	—	1000	1000	—	—

Tab. 208

Beispiel: Nosoden Streptococcinum soll von D3 ab verordnet werden, ist aber in der „KuF-Reihe A5" erst ab der 5. Potenz enthalten. In diesem Fall wird außer der KuF-Reihe „A5" zusätzlich die „Vorreihe A5" rezeptiert, welche je 1 Ampulle D3, D4 und D5 enthält.

Von allen Mitteln sind die in den KuF-Reihen enthaltenen Potenzen auch als „Einzelpotenzen" lieferbar.

Hinweis:
KuF-Reihen liefert nur die Fa. Staufen-Pharma für Nosoden, homöopathische Mittel, potenzierte Schadstoffe, potenzierte Allopathika und potenzierte Stoffwechselprodukte.

Für die potenzierten Organpräparate gibt es keine KuF-Reihen, denn die Fa. Staufen-Pharma liefert keine Organpräparate. Außerdem werden Organpräparate mit fortschreitender Therapie nicht aufsteigend im Sinne der KuF-Reihe, sondern gemäß Band III nach Art der E-, D- oder T-Reihe gegeben.

III. Die KuF-Reihen

1. Bezeichnung der KuF-Reihen

Um den Überblick zu erleichtern hat jede KuF-Reihe einen bzw. mehrere Kennbuchstaben und eine fortlaufende Nummer.
Beispiel: HM 36 = Bezeichnung der KuF-Reihe für das potenzierte Arnica.
Der Kennbuchstabe weist auf das verwendete Ausgangsmaterial der Präparate oder auf bestimmte Krankheitsgruppen hin, gemäß nachfolgender Tab. 209.

Kennbuchstabe	Mittel/Gruppe
A	bakterielle, humorale spezifische Herd- und Lymphnosoden
B	Darmnosoden
C	Nosoden für die Schleimhäute der oberen Luftwege
DA	Nervennosoden
E	Erbtoxine
F	Infektionskrankheiten
G	Gelenkerkrankungen
H	Hals-, Nasen-, Ohrenerkrankungen
HM	Homöopathische Einzelmittel
K	Gynäkologische Erkrankungen
L	Bluterkrankungen
M	Urologische Erkrankungen
N	Hauterkrankungen
O	Augenerkrankungen
P	Arzneimittelgrundstoffe
Q	Cancerogene
R	Insektizide und Lebensmittelkonservierungsmittel
S	Allergene
Sto	Stoffwechselmittel
Z	Nosoden für odontogene Herde und für fakultative Störfelder der Mundhöhle
ZW	Zahnärztliche Werkstoffe
DEG	Degenerationsnosoden

Tab. 209

2. Fachliche Zusammenstellung der KuF-Reihen

Die Liste ist aufgestellt nach den in der Elektroakupunktur gebräuchlichen Gesichtspunkten. KuF-Reihen® enthalten in einer Packung 10 verschiedene Potenzen ein und desselben Mittels, und zwar D5, 6, 8, 10, 12, 15, 30, 60, 100, 200.
Ausnahmen sind mit * gekennzeichnet, gemäß Tab. 208.

A. Bakterielle, humorale und spezifische Herd- bzw. Lymphnosoden

A 1	Pyrogenium
A 2	Psorinum
A 3	Medorrhinum
A 4	Staphylococcinum
A 5	Streptococcinum
A 6	—
A 7	—
A 8	Osteomyelitis
A 9	Tonsillarabszeß
A 10	Tonsilla palatina
A 11	Tonsilla pharyngea
A 12	Drüsenabszeß
A 13	Cholesteatom
A 14	Hidradenitis
A 15	Pyrogenium suis
A 16	Pyrogenium ex ovo
A 17	Staphylococcus koag. pos.
A 18	Fischpyrogenium (Salzwasser)
A 19	Fischpyrogenium (Süßwasser)
A 20	Pyrogenium Crustaceen
A 21	Lymphorrhö
A 22	Elephantiasis
A 23	infizierte Lymphe
A 24	Erysipel
A 25	—
A 26	Staphylococcus aureus
A 27	—
A 28	Staphylo-Streptococcinum
A 29	Streptococcus viridans
A 30	Streptococcus haemolyt.
A 31	Pasteurellose
A 32	Pyrogenium avis
A 33	Osteomyelo-Sklerose
A 34	Bacteroides
A 35	Peptostreptococcus anaerob.
A 36	Gynäkomastie
A 37	Aflatoxin

Tab. 210

B. Darmnosoden

B 1	Bac. Coli
B 2	Bac. Proteus
B 3	Nos. Typhinum
B 4	Bac. Morgan
B 5	Bac. Gärtner
B 6	Shiga Kruse
B 7	Nos. Strong
B 8	Nos. Botulismus
B 9	Bac. Dysenteriae
B 10	Thermibacterium Bifidus
B 11	Bac. faec. alk.
B 12	Nos. Oxyuren
B 13	Nos. Ascariden
B 14	Nos. Taenia
B 15	Nos. Lamblia intestinalis
B 16	Nos. chron. Kolitis
B 17	Nos. Polyposis recti
B 18	Nos. Stomatitis
B 19	Enterococcinum
B 20	Nos. Trichinose
B 21	Bac. Subtilis
B 22	Thermibact. intestinalis
B 23	Nos. Diverticulose
B 24	Nos. Appendizitis
B 25	Nos. Paratyphus
B 26	Nos. Abdominallymphom
B 27	Nos. Peritonitis
B 28	Nos. V-Darmkatarrh
B 29	Nos. Cholera*
B 30	Nos. Aerobacter. c. Coli
B 31	Nos. Salmonella TP
B 32	Nos. Appendicitis necroticans
B 33	Nos. Periproktitischer Abszeß
B 34	Nos. Lymphangitis mesenteria
B 35	Nos. Coeliacia
B 36	Nos. Rektumpolyp
B 37	Bac. Acidophilus
B 38	Nos. Meckel'scher Divertikel
B 39	Nos. chronische Appendizitis
B 40	Nos. chronische Proktitis
B 41	Nos. Amöben
B 42	Nos. Amöbenleberabszeß
B 43	Nos. Morbus Crohn
B 44	Nos. Hämorrhoiden

Tab. 211

C. Nosoden für die Schleimhäute der oberen Luftwege

C 1	Influencinum
C 2	Nos. Influencinum vesiculos.
C 3	Pneumococcinum
C 4	Pertussinum*
C 5	Nos. V-Grippe**
C 6	Nos. Lungenabszeß
C 7	Nos. V2-Grippe
C 8	Nos. V3-Grippe
C 9	Nos. V4-Grippe
C 10	Nos. Bronchitis fibrinosa
C 11	Nos. Influencinum vesicul. SW
C 12	Nos. Influencinum vesicul. NW
C 13	Nos. V5-Grippe
C 14	Nos. Influencinum toxicum
C 15	Nos. Katarrhalische Mischflora
C 16	Pneumococcinum M
C 17	Influencinum AB*
C 18	Nos. Pleuritis
C 19	—
C 20	Nos. Polyserositis
C 21	Nos. Bronchiektasie
C 22	Nos. Lungenabszeß S
C 23	Nos. Asiengrippe A
C 24	Nos. VA2-Grippe
C 25	Nos. Asthma bronchiale
C 26	Nos. Rhinopneumonitis
C 27	Nos. VA2L-Grippe*
C 28	Nos. VAPCH-Grippe
C 29	Nos. V75-Grippe
C 30	Nos. V76-Grippe (Victoria)

Tab. 212

D. Nervennosoden

DA 1	Nos. Herpes zoster*
DA 2	Meningococcinum***
DA 3	Nos. Poliomyelitis*
DA 4	Nos. Tetanus
DA 5	Nos. Hydrocephalus
DA 6	Nos. Gliom
DA 7	Lyssinum*
DA 8	Vaccininum**
DA 9	Nos. Toxoplasmose
DA 10	Nos. Tularämie
DA 11	Nos. Encephalomyelomalacie
DA 12	Nos. Neurogener Dekubitus
DA 13	Nos. Friedreichsche Ataxie*

DA 14	Nos. Bulbärparalyse
DA 15	Nos. Leukoenzephalitis
DA 16	Nos. Enzephalitis
DA 17	—
DA 18	Nos. Meningeom
DA 19	Nos. hereditärer Tremor**
DA 20	Nos. Kleinhirnrinden-Atrophie
DA 21	Nos. PMD complicata
DA 22	Nos. MS
DA 23	Nos. Lateralsklerose
DA 24	Nos. Syringomyelie
DA 25	Nos. PMD
DA 26	Nos. BNS
DA 27	Nos. Meningitis
DA 28	Nos. Morbus Fölling
DA 29	Nos. Neuralgie
DA 30	Nos. Coxsackie
DA 31	Nos Herpes progenitalis
DA 32	Nos. Herpes simplex

Tab. 213

Bemerkung: Die früheren KuF-Reihen der Kennziffern D 1—D 32 wurden, um Verwechslungen mit den Potenzbezeichnungen auszuschließen, in DA 1—DA 32 umbenannt.

E. Erbtoxine

E 1	Luesinum**
E 2	Gonococcinum**
E 3	Tuberculinum*
E 4	Tuberculinum Burnett***
E 5	Tuberculocidinum Klebs*
E 6	Tuberculinum Marmoreck***
E 7	Tuberculinum avis*
E 8	Tuberculinum bovinum*

Tab. 214

F. Infektionskrankheiten

F 1	Diphterinum
F 2	Scarlatinum*
F 3	Bac. Pyocyaneus*
F 4	Morbillinum*
F 5	Nos. Bang*
F 6	Nos. Malaria*
F 7	Nos. Hepatitis**

F 8	Nos. Parotitis
F 9	Nos. Pfeiffersches Drüsenfieber
F 10	Nos. Leptospirosis ict.-hae.
F 11	Nos. Nephritis
F 12	Nos. Urämie
F 13	Nos. Pyelitis
F 14	Nos. Fleckfieber
F 15	Nos. Gasödem
F 16	Nos. Gelbfieber*
F 17	Nos. Rubeolae
F 18	Nos. Malaria tropica*
F 19	Nos. Listeriose
F 20	Nos. Cholezystitis
F 21	Nos. Banti*
F 22	Nos. Wilson
F 23	Nos. Wolhynisches Fieber
F 24	Calculi biliarii*
F 25	Nos. Nephrose
F 26	Nos. Porphyrie
F 27	Nos. Ulcus duodeni
F 28	Nos. Leptospirosis p. c. gt. W.
F 29	Nos. MKS
F 30	Nos. Struma-Zyste
F 31	Nos. Leberzirrhose
F 32	Nos. Struma
F 33	Nos. Magenpolyposis
F 34	Nos. Brucella melitense
F 35	Nos. Leptospirosis canicola
F 36	Nos. Variola*
F 37	Anthracinum*
F 38	Echinococcinum*
F 39	Nos. SPS
F 40	Nos. Struma retrosternalis
F 41	Nos. Ulcus ventriculi
F 42	Nos. Lymphogranul. inguinale
F 43	Nos. Struma parenchymatosa
F 44	Nos. Gastroduodenitis
F 45	Nos. Aszites
F 46	Nos. Erysipelas suum
F 47	Nos. Ornithose
F 48	Nos. Varicellen
F 49	Nos. Struma nodosa (Adenom)
F 50	—
F 51	Nos. Q-Fieber
F 52	Nos. Isosthenurie
F 53	Nos. Pyelonephritis
F 54	Nos. Glomerulonephritis
F 55	Nos. Zeckenbißfieber
F 56	Nos. Adenomyose Gallenblase
F 57	Nos. biliäre Zirrhose

Tab. 215

G. Gelenkerkrankungen

G 1	Nos. Polyarthritis
G 2	Nos. Arthritis urica
G 3	Nos. Arthritis urica forte
G 4	Nos. Sepsis lenta**
G 5	Nos. Dupuytren
G 6	—
G 7	Nos. chronische Myositis
G 8	Nos. Rheuma
G 9	Nos. Seröser Kniegelenkerguß
G 10	Nos. Tonsillitis-Polyarthritis

Tab. 216

H. Hals-, Nasen- und Ohrenerkrankungen

H 1	Nos. Kieferhöhlenpolyp
H 2	Nos. Sinusitis front.
H 3	Nos. Mastoiditis*
H 4	Nos. Ohrenpolyp
H 5	Nos. Sinusitis max.
H 6	Nos. chron. Tonsillitis
H 7	Nos. Angina Plaut Vincent
H 8	Nos. Angina follicularis
H 9	Nos. Cerumen
H 10	Nos. Osteo-Sinusitis max.
H 11	Nos. Siebbeinpolypen
H 12	Nos. chron. hyperpl. Tonsillitis
H 13	Nos. Lymphplaques
H 14	Nos. Kieferhöhlenzyste
H 15	Nos. Nasenmuschelhyperplasie
H 16	Nos. Larynxpapillom

Tab. 217

HM. Homöopathische Einzelmittel

HM 1	Sulfur*
HM 2	Hepar sulf.
HM 3	Lachesis*
HM 4	Silicea*
HM 5	Equisetum arv.
HM 6	Natrium mur.
HM 7	Phosphorus*
HM 8	Stannum met.*
HM 9	Calcium phosph.*
HM 10	Calcium carbonic.*

HM 11	Antimon. tartar.
HM 12	Causticum
HM 13	Hydrastis
HM 14	Kreosotum
HM 15	Carbo animalis*
HM 16	Argentum nitric.
HM 17	Conium
HM 18	Abrotanum
HM 19	Thuja
HM 20	Acid. formicic.
HM 21	Acid. lactic.**
HM 22	Phytolacca
HM 23	Plantago major
HM 24	Barium jodat.
HM 25	Baptisia
HM 26	Barium carb.*
HM 27	Acid. carbolic.
HM 28	Saccharum alb.
HM 29	Apis mellif.
HM 30	Arctium Lappa
HM 31	Mercur. solub.*
HM 32	Magnesium phosph.*
HM 33	Mangan. acet.
HM 34	Agaricus musc.
HM 35	Zincum metallic.*
HM 36	Arnica
HM 37	Calcium jod.
HM 38	Jodum
HM 39	Scrophularia
HM 40	Teucrium scorod.
HM 41	Phellandrium
HM 42	Marum verum
HM 43	Coffea
HM 44	Tabacum
HM 45	Aethanol
HM 46	Aether
HM 47	Acidum acet.
HM 48	Argentum met.*
HM 49	Arsenicum alb.
HM 50	Aurum met.*
HM 51	Bismutum met.*
HM 52	Carbo veget.*
HM 53	Caryophyllus
HM 54	Castor equi
HM 55	Cistus canad.
HM 56	Clematis
HM 57	Colchicum
HM 58	Colocynthis
HM 59	Dulcamara
HM 60	Ferrum phosph.*
HM 61	Graphites*

HM 62	Hypericum
HM 63	Ignatia
HM 64	Lithium carb.
HM 65	Lycopodium
HM 66	Mercur. cyanat.
HM 67	Momordica
HM 68	Petroleum*
HM 69	Platin. met.*
HM 70	Plumbum met.**
HM 71	Pulsatilla
HM 72	Salix alba
HM 73	Selenium*
HM 74	Sepia
HM 75	Arsenum jod.
HM 76	Bellis perennis
HM 77	Bromum
HM 78	Cimicifuga
HM 79	Cuprum met.*
HM 80	Kalium carb.
HM 81	Kalium jod.
HM 82	Kalium mur.
HM 83	Kalium sulf.
HM 84	Magnes. mur.
HM 85	—
HM 86	Rhus Tox.
HM 87	Acidum nitric.
HM 88	Aethiops antimon.*
HM 89	Alumina*
HM 90	Antimon. crud.*
HM 91	Apocynum
HM 92	Asa foetida
HM 93	Aurum jod.*
HM 94	Bryonia
HM 95	Cantharis
HM 96	Ceanothus
HM 97	Chelidonium
HM 98	Cinnabaris*
HM 99	Condurango
HM 100	Crataegus
HM 101	Curare*
HM 102	Digitalis
HM 103	Echinacea
HM 104	Ferrum met.*
HM 105	Helleborus
HM 106	Kalmia
HM 107	Magn. sulf.
HM 108	—
HM 109	Menyanthes
HM 110	Mercur. bijod.
HM 111	Mercur. corr.
HM 112	Mercur. dulc.*

HM 113	Naja trip.*
HM 114	Nux vomica
HM 115	Palladium*
HM 116	Sanguinaria
HM 117	Sarsaparilla
HM 118	Scilla
HM 119	Secale corn.
HM 120	Senega
HM 121	Spongia
HM 122	Stannum jod.*
HM 123	Stramonium
HM 124	Strophanthus
HM 125	Sulfur jod.*
HM 126	Terebinthina
HM 127	Thea viridis
HM 128	Umckaloabo
HM 129	Viburnum opulus
HM 130	Viscum album
HM 131	Strontium carb.**
HM 132	Cuprum formicic.
HM 133	Aconitum
HM 134	Belladonna
HM 135	Berberis
HM 136	Cactus
HM 137	Carduus marianus
HM 138	Chamomilla
HM 139	China
HM 140	Sichorium Intybus
HM 141	Cicuta virosa
HM 142	Cocculus
HM 143	Coccus cacti
HM 144	Gelsemium
HM 145	Ilex Aquifolium
HM 146	Kalium bichrom.
HM 147	Lathyrus sativ.
HM 148	Podophyllum
HM 149	Solidago Virga aurea
HM 150	Spigelia
HM 151	Staphisagria
HM 152	Veratrum alb.
HM 153	Acid. benzoicum
HM 154	Acid. fluoricum*
HM 155	Acid. oxalicum
HM 156	Acid. picrinicum
HM 157	Anacardium orientale*
HM 158	Aristolochia
HM 159	Arum maculatum
HM 160	Arum triphyllum
HM 161	Calabar
HM 162	Calcium fluoratum*
HM 163	Calcium sulfuricum*

HM 164	Camphora
HM 165	Capsicum*
HM 166	Cimex lectularius
HM 167	Cochlearia
HM 168	Crotalus horr.*
HM 169	Drosera
HM 170	Ferrum picrinicum
HM 171	Fucus vesiculosus
HM 172	Fumaria
HM 173	Galanga
HM 174	Galium verum
HM 175	Galium Aparine
HM 176	Gnaphalium polycephalum
HM 177	Grindelia robusta
HM 178	Guajacum*
HM 179	Juglans regia
HM 180	Laurocerasus
HM 181	Leptandra
HM 182	Lilium tigrinum
HM 183	Moschus
HM 184	Nux moschata
HM 185	Pareira brava
HM 186	Plumbum aceticum
HM 187	Plumbum phosphoricum*
HM 188	Populus tremuloides
HM 189	Ptelea trifoliata
HM 190	Quassia amara
HM 191	Raphanus sativus
HM 192	Ratanhia*
HM 193	Rhamnus cathartica
HM 194	Rumex crispus
HM 195	Sabadilla
HM 196	Sabal serrulatum
HM 197	Sticta pulmonaria
HM 198	Symphytum
HM 199	Tellurium*
HM 200	Tormentilla*
HM 201	Urtica dioica
HM 202	Urtica urens
HM 203	Ustilago Maydis
HM 204	Verbascum
HM 205	Vincetoxicum
HM 206	—
HM 207	Zincum cyanatum
HM 208	Zincum picrinicum
HM 209	Zincum valerianicum*
HM 210	Acidum hydrocyanicum
HM 211	Calendula
HM 212	Convallaria
HM 213	Plumbum jodatum*
HM 214	Acidum sarcolacticum

HM 215	Aranea Diadema
HM 216	Cobaltum met.*
HM 217	Cuprum acet.
HM 218	Cyclamen
HM 219	Obedie**
HM 220	—
HM 221	Ruta grav.
HM 222	Senna
HM 223	Syzygium Jambol.
HM 224	Vinca minor
HM 225	Acer campestre
HM 226	Acidum muriaticum
HM 227	Acidum sulfuricum
HM 228	Aesculus
HM 229	Allium sativum
HM 230	Asclepias tuberosa
HM 231	Badiaga
HM 232	Borax
HM 233	Bothrops lanceolatus*
HM 234	Cadmium jodatum
HM 235	Chinin. sulfuricum
HM 236	Elaps corallinus*
HM 237	Euphorbium
HM 238	Glonoinum
HM 239	Hamamelis
HM 240	Imperatoria
HM 241	Mancinella
HM 242	Mezereum
HM 243	Natrium nitricum
HM 244	Oenanthe crocata
HM 245	Oleander
HM 246	Oxalis acetosella
HM 247	Paeonia
HM 248	Ranunculus bulbosus
HM 249	Rhododendron
HM 250	Rubia tinctorum
HM 251	Stigmata maydis
HM 252	Asterias rubens
HM 253	—
HM 254	—
HM 255	Hyoscyamus
HM 256	Lapis albus*
HM 257	Ledum
HM 258	Magnesium carbonicum*
HM 259	Mandragora
HM 260	Natrium choleinicum
HM 261	Natrium sulfuricum
HM 262	Sabina
HM 263	—
HM 264	Stellaria media
HM 265	Tarantula cubensis

HM 266	—
HM 267	Nasturtium
HM 268	—
HM 269	Hydrocotyle asiatica
HM 270	Croton tiglium
HM 271	Calcium arsenicosum*
HM 272	Kalium nitricum
HM 273	Plumbum chloratum*
HM 274	Acidum phosphoricum
HM 275	Aloe*
HM 276	Ambra grisea*
HM 277	Corylus avellana
HM 278	Dolichos
HM 279	Fagopyrum
HM 280	Foenum graecum
HM 281	Galega
HM 282	Gaultheria*
HM 283	Kalium phosphoricum
HM 284	Latrodectus mactans*
HM 285	Magnesium fluoratum*
HM 286	Natrium fluoratum*
HM 287	—
HM 288	Sedum acre
HM 289	Sempervivum
HM 290	Triticum repens
HM 291	Viola odorata
HM 292	Yucca
HM 293	Myristica sebifera*
HM 294	Myrica cerifera
HM 295	Actaea spicata
HM 296	Bufo rana*
HM 297	Cerium oxalicum*
HM 298	Cuprum arsenicosum*
HM 299	Eupatorium perf.
HM 300	Helonias dioica
HM 301	Kalium chloricum
HM 302	Kava-Kava
HM 303	Myrtillus
HM 304	Murex purp.*
HM 305	Origanum vulg.
HM 306	Rhus aromatica
HM 307	Taraxacum
HM 308	Theridion curassavicum*
HM 309	Vanadium met.*
HM 310	Calcium silicicum*
HM 311	Faex medicinalis
HM 312	Harpagophytum
HM 313	Senecio aureus
HM 314	Ornithogalum
HM 315	Melilotus
HM 316	Vipera berus*

HM 317	Agnus castus
HM 318	Agava americana
HM 319	Balsamum copaivae*
HM 320	Cetraria islandica
HM 321	Stillingia silvatica
HM 322	Adonis vernalis
HM 323	Aletris farinosa
HM 324	Allium cepa
HM 325	Ammi visnaga
HM 326	Ammonium bromatum
HM 327	Aralia racemosa
HM 328	Berberis aquifolium
HM 329	Betula alba
HM 330	Caladium Seguinum
HM 331	Caulophyllum thalictroides
HM 332	Cina
HM 333	Kola
HM 334	Ipecacuanha
HM 335	Iris versicolor
HM 336	Lobelia inflata
HM 337	Luffa operculata
HM 338	Lycopus virginicus
HM 339	Jaborandi
HM 340	Mephitis putorius*
HM 341	Millefolium
HM 342	Nuphar luteum
HM 343	Balsamum peruv.*
HM 344	Quebracho
HM 345	Rauwolfia
HM 346	Robinia Pseudacacia
HM 347	Rosmarinus officinalis
HM 348	Serum anguillae
HM 349	Spartium scoparium
HM 350	Uva ursi
HM 351	Veratrum viride
HM 352	Vespa crabro
HM 353	Zizia aurea
HM 354	Viscum album (gew. auf Populus nigra)
HM 355	Viscum album (gew. auf Abies alba)
HM 356	Viscum album (gew. auf Malus spectabilis)
HM 357	Viscum album (gew. auf Tilia europaea)
HM 358	Viscum album (gew. auf Acer campestre)
HM 359	Senecio vulg.
HM 360	Calamus aromaticus
HM 361	Cadmium sulfuricum
HM 362	Thallium aceticum
HM 363	Viscum album (gew. auf Fraxinus)
HM 364	Viscum album (gew. auf Betula)
HM 365	Viscum album (gew. auf Quercus)
HM 366	Viscum album (gew. auf Acer pseudoplatanus)
HM 367	Viscum album (gew. auf Populus tremula)

HM 368	Cuprum sulfuricum
HM 369	Cyrtopodium punctatum
HM 370	Mentha piperita
HM 371	Pteris aquilina
HM 372	Cajeputum
HM 373	Chimaphila umbellata
HM 374	Siegesbeckia orientalis
HM 375	Trifolium repens
HM 376	Eucalyptus
HM 377	Asperula odorata
HM 378	Ononis spinosa
HM 379	Coffea tosta
HM 380	Struthanthus syringifol.

Tab. 218

K. Gynäkologische Erkrankungen

K 1	Nos. Trichomonadenfluor
K 2	Nos. Fluor alb.
K 3	Nos. Bartholinitis
K 4	Nos. Zervixpolyp
K 5	Nos. Stauungsmetritis
K 6	Nos. Uteruspolyp
K 7	Nos. Kystadenom pseudom.
K 8	Nos. Fibromyom
K 9	Nos. Subseröses Myom
K 10	Nos. Myom
K 11	—
K 12	Nos. Endometritis tuberculosa
K 13	Nos. Ovarialkystom
K 14	Nos. Adnexitis
K 15	Nos. zyst. Ovar.-Uteruspolyp
K 16	—
K 17	Nos. Teratom
K 18	Nos. mycot. Fluor
K 19	Nos. Mamma-Adenom
K 20	Nos. Mastopathia cystica
K 21	Nos. Mamma fibromatosis
K 22	Nos. Mamma haemorrhagica
K 23	Nos. Mastitis
K 24	Nos. chron. Zystitis und Endometriose
K 25	Nos. Fibroadenom Mamma

Tab. 219

L. Bluterkrankungen

L 1	Nos. Perniciosa
L 2	Nos. Perniciosa Schleimhaut
L 3	Nos. Polycythaemie
L 4	Nos. Werlhof
L 5	Nos. Hämophilie
L 6	Nos. Rhesusgravidität
L 7	Nos. Ikterus haemolyt. f.
L 8	Nos. Aplastische Anämie

Tab. 220

M. Urologische Erkrankungen

M 1	Nos. Nierenpapillom
M 2	Nos. Blasenpolyp
M 3	Nos. Prostata-Adenom
M 4	Nos. Zystopyelitis
M 5	Calculi renales*
M 6	Calculi vesicales*
M 7	Nos. Korallenausgußstein
M 8	Nos. Blasen-Tbc*
M 9	Nos. Hodenfistel-Tbc
M 10	Nos. Bilharziosis
M 11	Calculi protatae*
M 12	Nos. Oxalaturie
M 13	—
M 14	Calculi renales, oxalsäurehaltig*
M 15	Nos. nodul. Prostatahypertrophie
M 16	Nos. Blasenbilharziosis
M 17	Nos. Periorchitis
M 18	Nos. Solitärzyste (Niere)
M 19	Nos. Urethritis post. masc.

Tab. 221

N. Hauterkrankungen

N 1	—
N 2	Nos. L-Ekzem
N 3	Nos. Hautfibrom
N 4	Nos. Hautproliferation
N 5	Nos. Lupus erythematodes
N 6	Nos. Lipom
N 7	Nos. Molluscum contag.
N 8	Nos. Mycosis fungoides
N 9	Nos. Neurofibrom

N 10	Nos. Quallentoxin
N 11	Nos. Pemphigus
N 12	Nos. Psoriasis
N 13	Psoriasinum*
N 14	Nos. Trichophytie
N 15	Nos. Lupus
N 16	—
N 17	Nos. Akne
N 18	Nos. Impferysipel
N 19	Nos. Ekzema madidans
N 20	Nos. Monilia albicans**
N 21	Nos. Acrochordon
N 22	Nos. Epidermolysis bullosa
N 23	Mucor mucedo**

Tab. 222

O. Augenerkrankungen

O 1	Nos. Cataracta brunescens
O 2	Nos. Cataracta complicata
O 3	Nos. Cataracta senilis
O 4	Nos. Chalazion
O 5	Nos. Conjunctivitis
O 6	Nos. Conjunctivitis follicularis
O 7	Nos. Keratonconjunctivitis epidemica
O 8	Nos. Keratitis filliformis

Tab. 223

P. Arzneimittelgrundstoffe

P 1	Penicillinum*
P 2	Phenacetinum
P 3	Streptomycinum*
P 4	Sulfanilamidum
P 5	Cortison*
P 6	Tetracyclin*
P 7	Chlortetracyclin*
P 8	Tetrahydro-oxazin*
P 9	Vitamin D**
P 10	Insulinum
P 11	Chloromycetinum*
P 12	Jodoformium*
P 13	Phenyldimethylpyrazolonum
P 14	Acid. phenylaethylbarbituricum
P 15	med. Barbitursäure
P 16	Prophylthiouracil*

P 17	Isonicotinsäurehydrazid*
P 18	p-Aminosalicylsäure
P 19	Diphenylhydantoin*
P 20	Hexamethylentetramin
P 21	Formaldehyd sol.*
P 22	Naphtalinum*
P 23	Alcohol methylicus
P 24	Chloroformium
P 25	Chlorkampfermenthol*
P 26	Adrenalinum
P 27	ACTH
P 28	Anthrachinonum*
P 29	Cresolum
P 30	Diazepan
P 31	Dijodthyrosinum
P 32	Parathyreoidinum
P 33	Thiosinaminum
P 34	Chondroitin-Schwefelsäure-Na*
P 35	Nitrofurantoin
P 36	Resorcinum
P 37	Phenothiazin A
P 38	Phenothiazin M
P 39	Levomepromazin
P 40	Narkosemittel Hal
P 41	Östro/Gesta-Comb.*
P 42	Urethanum
P 43	Polypeptid AKa
P 44	Polypeptid AGä
P 45	Vinblastinsulfat*
P 46	Vincristinsulfat*
P 47	Ornithin-aspartat
P 48	Griseofulvin
P 49	Dicumarol
P 50	Hydrogenium peroxydatum
P 51	Cyclophosphamid
P 52	Phenylendiamin*
P 53	Noradrenalinum HCl

Tab. 224

Q. Cancerogene

Q 1	Benzpyren**
Q 2	Aethylenoxyd
Q 3	Benzolum
Q 4	Buttergelb*
Q 5	Diacetylaminoazotoluol*
Q 6	Follikelhormon, synth.
Q 7	Kongorot*
Q 8	Paraffinum*

Q 9	Thioacetamid
Q 10	Thioharnstoff
Q 11	Pix crudum*
Q 12	Gonadenhormon, synth. comb.
Q 13	Carboneum tetrachloratum
Q 14	Trichloraethylen
Q 15	Anilinum
Q 16	Chromium oxydatum*
Q 17	Chlorum
Q 18	Benzinum crudum
Q 19	Mangan. peroxydatum*
Q 20	Plumbum bromatum*
Q 21	Plumbum sulfuricum*
Q 22	HSP
Q 23	Methylaethylketon
Q 24	Aethylenglykol
Q 25	Dimethylterephthalat
Q 26	Adipinsäure
Q 27	Caprolactam
Q 28	Polyester*
Q 29	Hexamethylendiamin
Q 30	Perchloraethylen
Q 31	Alcohol isopropylicus
Q 32	Alcohol amylicus
Q 33	p-Dicholorbenzol*
Q 34	Cyclohexanol*
Q 35	Polystyrol*
Q 36	DSP
Q 37	Hexachlorophen
Q 38	PCB*
Q 39	Per 70
Q 40	Acid. sulfuros.
Q 41	Morpholinum*
Q 42	Anthracenum*
Q 43	Methylcholanthren.**
Q 44	Hydrazinsulfat**
Q 45	Toluol
Q 46	Xylol
Q 47	Asbeststaub*
Q 48	Tipa weiß
Q 49	Benzanthrazen
Q 50	Thioglycolsäure

Tab. 225

R. Insektizide und Lebensmittelkonservierungsmittel

R 1	Kl 1 (Dichlorvos u. Methoxychlor)*
R 2	Kl 2 (HCC)*
R 3	Kl 3 (Phosphorsäure E)*

R 4	Kl 4 (HCC comb. A)*
R 5	Kl 5 (HCC comb. B)*
R 6	Kl 6 (Dinitrokresol)*
R 7	Kl 7 (HCI-Naphthalin)*
R 8	Acid. sorbicum
R 9	Natr. pyrophosphoricum
R 10	Natr. sulfurosum
R 11	Thomasmehl*
R 12	Superphosphat*
R 13	Calciumcyanamid*
R 14	Diphenyl*
R 15	Antikeimmittel A* (Isopropyl-N-phenylcarbamat)
R 16	PHB Ester
R 17	Natr. o-phenylphenolat
R 18	Kl 8 (Diazinon)
R 19	Kl 9 (DDVP-Dichlorvos)
R 20	Kl 10 (Malathion)
R 21	Kl 11 (Pentachlorphenol)
R 22	Kl 12 (Trichphim)*
R 23	Kl 13 (Dorphosina)*
R 24	Kl 14 (2,4,5-T-Ester)
R 25	Kl 15 (Paraquat)
R 26	Kl 16 (Toxa)
R 27	Kl 17 (Aminotriazol)
R 28	Kl 18 (Hexachlorbenzol)
R 29	Cyol-Halm
R 30	Kl 19 (Heptachlor)
R 31	Kl 20 (Endosulfan)*
R 32	Kl 21 (Atrazin)*
R 33	Kl 22 (Dithiocarbamat)*
R 34	Kl 23 (Aldicarb)*

Tab. 226

S. Allergene

S 1	Extractum Carnis
S 2	Lac condens.*
S 3	Farina tritic. vulg.
S 4	Farina secalis cerealis
S 5	Rinderplasma
S 6	Hammelplasma
S 7	Pferdeplasma
S 8	Hyaluronidase
S 9	Bogomoletz-Serum
S 10	Glycogen
S 11	Hirudinum
S 12	Natriumcyclamat
S 13	Serotonin
S 14	Blütenpollen I
S 15	Blütenpollen II

S 16	Gräserpollen
S 17	Getreidepollen
S 18	Unkrautpollen
S 19	Apfelsinen-Allergen
S 20	Zitronen-Allergen
S 21	Interferon*

Tab. 227

Sto. Stoffwechselmittel

Sto 1	Choresterinum*
Sto 2	Glycerinum
Sto 3	Acetessigsäureäthylester
Sto 4	Harnsäure (Acid. uric.)*
Sto 5	Glutaminum
Sto 6	Hypoxanthinum
Sto 7	Urea pura
Sto 8	Histaminum
Sto 9	Histidinum
Sto 10	Acetylcholinchlorid
Sto 11	Peptonum
Sto 12	Glycocollum
Sto 13	Asparaginsäure (Acid. asparagin.)
Sto 14	Kreatinum
Sto 15	Bilirubinum**
Sto 16	Acetonum
Sto 17	Acid. pyrouvicum
Sto 18	Acid. succinicum
Sto 19	Acid. fumaricum
Sto 20	Indolum
Sto 21	Adeps suillus*
Sto 22	Acid. citricum
Sto 23	Indikan
Sto 24	Cystinum*
Sto 25	Tryptophanum
Sto 26	Phenylalanin
Sto 27	Acid. cis-aconitum
Sto 28	Acid. alpha-ketoglutaricum
Sto 29	Acid. malicum
Sto 30	Bar. oxalsuccinicum*
Sto 31	Cysteinum
Sto 32	Scatolum
Sto 33	Acid. glutaminicum
Sto 34	Glyoxal
Sto 35	Ubichinon*
Sto 36	Benzochinon
Sto 37	Naphthochinon
Sto 38	Pflanzenfett I*

Sto 39	Pflanzenfett II*
Sto 40	Pflanzenfett III*
Sto 41	Guanidin*
Sto 42	Methylguanidin*
Sto 43	Oxalessigsäurediathylester-Na*
Sto 44	Acid. oxalacetic.*
Sto 45	Trichinoyl
Sto 46	Methylglyoxal
Sto 47	Hydrochinonum
Sto 48	Kreatininum
Sto 49	ATP (Adenosintriphosphorsäure)
Sto 50	Chinhydron
Sto 51	Heparinum
Sto 52	Mercaptan (Thioglycol)
Sto 53	Methylenblau
Sto 54	Thioaether
Sto 55	Xanthinum*

Tab. 228

Z. Nosoden für den odontogenen Fokus und für fakultative Störfelder der Mundhöhle

Z 1	Nos. Mundpapillom
Z 2	Nos. Gingivitis
Z 3	Nos. Zahnfleischtasche
Z 4	Nos. odontogener Fundusabszeß
Z 5	Nos. Parodontose
Z 6	—
Z 7	Nos. Karies
Z 8	Nos. gangränöse Pulpa
Z 9	Nos. Gangrän-Granulom
Z 10	Nos. Zahnwurzelgranulom
Z 11	Nos. Kieferostitis
Z 12	—
Z 13	Nos. radikuläre Zyste
Z 14	Nos. Zahnsteinkonkremente
Z 15	Nos. akute Pulpitis
Z 23	Nos. Zahnfistel
Z 24	Nos. wurzelbeh. Zahn
Z 25	Nos. follikuläre Zyste
Z 26	Nos. Zahnsäckchen
Z 28	Nos. chronische Pulpitis
Z 29	Nos. Periodontitis
Z 30	Nos. exsudative Ostitis
Z 31	Nos. ulzeröse Gingivitis
Z 32	Nos. Sclerosierende Ostitis
Z 33	Zahnfleischtasche (Mikrokokken)
Z 34	Nos. Parulis (Streptoc. muc.)

Z 35	Nos. Osteosclerose des Kiefers
Z 36	Nos. Parotis-Zahnstein
Z 37	Nos. akute bakterielle Kieferostitis
Z 38	Nos. chronische bakterielle Kieferostitis
Z 42	Parulis (Staph. aur.)
Z 43	Nos. nekrotisierende Gingivitis
Z 44	Nos. Zahnfleischfibrom
Z 45	Nos. Plattenepithelcyste
Z 46	Nos. fettige Kieferostitis
Z 47	Nos. destr. Granulat. Gewebe
Z 48	Nos. Epulis
Z 49	Nos. Corynebacterium anaerob.

Tab. 229

Die KuF-Z-Reihen sind spezielle homöopathische Medikamente in verschiedenen Potenzen für den Zahn-, Mund- und Kieferbereich. Sie werden von Arzt und Zahnarzt eingesetzt:
1. zu diagnostischen Zwecken
2. zu therapeutischen Zwecken
   a) für die Vor- und Nachbehandlung bei kieferchirurgischen Eingriffen
   b) bei Erkrankungen der Gingiva und der Mundschleimhaut
   c) bei parodontalen Erkrankungen
   d) zur Unterstützung der konservierenden Behandlung der Zähne
   e) bei Herderkrankungen im Zahn-, Mund- und Kiefergebiet

ZW. Zahnärztliche Werkstoffe

ZW 16	Polymerisat (Acrylat)*
ZW 17	Autopolymerisat (Autoacrylat)*
ZW 18	Venylpolymerisat*
ZW 19	Zahngold*
ZW 20	Kupferamalgam*
ZW 21	Silberamalgam*
ZW 22	Chrom-Kobalt-Molybdänlegierung*
ZW 27	Palladium-Silberlegierung*
ZW 40	Zincum oxydatum*
ZW 41	Phosphat-Zement*
ZW 42	Carboxylat-Zement*
ZW 43	Compos. Füllmaterial

Tab. 230

Die KuF-ZW-Reihen sind potenzierte zahnärztliche Werkstoffe. Sie werden bei der Medikamenttestung eingesetzt
1. zur Erkennung der Unverträglichkeit von zahnärztlichen Werkstoffen
2. in Verbindung mit zahnärztlichen Maßnahmen zur Therapie der durch die betreffenden Werkstoffe entstandenen Schäden.

3. Alphabetische Zusammenstellung der KuF-Reihen

Die Fa. Staufen-Pharma hält die nachfolgend angegebenen potenzierten Mittel als KuF-Reihen vorrätig. Diese Mittel werden auch als Einzelpotenzen ausgeliefert, wofür hinter jedem Mittel die „niedrigste" herstellbare Potenz angegeben ist.

Mittel und niedrigste lieferbare Potenz	KuF-Reihe
Abdominallymphom D3	B 26
Abrotanum D3	HM 18
Acer campestre D4	HM 225
Acetessigsäureäthylester D3	Sto 3
Acetonum D3	Sto 16
Acetylcholinchlorid D3	Sto 10
Acid. aceticum D3	HM 47
Acid. alpha-keto-glutaricum D4	Sto 28
Acid. asparagin. D3	Sto 13
Acid. benzoicum D3	HM 153
Acid. carbolicum D3	HM 27
Acid. cis-aconitum D4	Sto 27
Acid. citricum D3	Sto 22
Acid. fluoricum D6	HM 154
Acid. formicicum D3	HM 20
Acid. fumaricum D4	Sto 19
Acid. glutaminicum D4	Sto 33
Acid. hydrocyanicum D4	HM 210
Acid. lacticum D2	HM 21
Acid. malicum D4	Sto 29
Acid. muriaticum D3	HM 226
Acid. nitricum D4	HM 87
Acid. oxalaceticum D4	Sto 44
Acid. oxalicum D4	HM 155
Acid. phenylaethylbarbituricum D4	P 14
Acid. phosphoricum D3	HM 274
Acid. picrinicum D4	HM 156
Acid. pyrouvicum D3	Sto 17
Acid. sarcolacticum D3	HM 214
Acid. sorbicum D4	R 8
Acid. succinicum D2	Sto 18
Acid. sulfuricum D3	HM 227
Acid. uricum (Harnsäure) D6 (Sdf)	Sto 4
Acne D3	N 17
Aconitum D2	HM 133
Acrochordon D4	N 21
Actaea spicata D4	HM 295
ACTH D3	P 27
Adeps suillus D6	Sto 21
Adipinsäure D5	Q 26
Adnexitis D3	K 14

255

Mittel und niedrigste lieferbare Potenz	KuF-Reihe

Adrenalinum D5 — P 26
Aerobacter. c. Coli D3 — B 30
Aesculus D3 — HM 228
Aethanol D3 — HM 45
Aether D3 — HM 46
Aethiopa antimonialis D6 — HM 88
Aethylenglykol D3 — Q 24
Aethylenoxyd D4 — Q 2
Agaricus misc. D3 — HM 34
Agave americana D5 — HM 318
Agnus castus D4 — HM 317
akute bakterielle Kieferostitis D3 — Z 37
akute Pulpitis D3 — Z 15
Alcohol amylicus D4 — Q 32
Alcohol isopropylicus D3 — Q 31
Alcohol methylicus D3 — P 23
Allium sativum D4 — HM 229
Aloe D6 — HM 275
Alumina D6 — HM 89
Ambra grisea D6 — HM 276
Anacardium orientale D6 — HM 157
Angina follicularis D3 — H 8
Angina Plaut Vincent D3 — H 7
Anilinum D5 — Q 15
Anthrachinonum D6 (Sdf) — P 28
Anthracinum D4 — F 37
Antikeimmittel A (Isopropyl-N-phenylcarbamat) D6 (Sdf) — R 15
Antimonium crudum D6 — HM 90
Antimonium tartaricum D3 — HM 11
Apis D3 — HM 29
Aplastische Anämie D3 — L 8
Apocynum D3 — HM 91
Appendicitis D3 — B 24
Appendicitis nexroticans D3 — B 32
Aranea Diadema D4 — HM 215
Arctium Lappa D3 — HM 30
Argentum met. D4 — HM 48
Argentum nitricum D3 — HM 16
Aristolochia D3 — HM 158
Arnica D4 — HM 36
Arsenicum album D4 — HM 49
Arsenum jodatum D4 — HM 75
Arthritis urica D3 — G 2
Arthritis urica forte D3 — G 3
Arum maculatum D3 — HM 159
Arum triphyllum D3 — HM 160
Asa foetida D5 — HM 92
Ascariden D3 — B 13

Mittel und niedrigste lieferbare Potenz	KuF-Reihe
Ascitea D3	F 45
Asclepias tuberosa D3	HM 230
Asiengrippe A D3	C 23
Asparaginsäure (Acid. asparagin.) D3	Sto 13
Asterias rubens D3	HM 252
Asthma bronchiale D3	C 25
ATP (Adenosintriphosphorsäure) D5	Sto 49
Aurum jod. D4	HM 93
Aurum met. coll. D10	HM 50
(Aurum coll. D5)	
Autopolymerisat D6 (Sdf)	ZW 17
(Autoacrylat)	
Bac. Acidophilus D5	B 37
Bac. Coli D2	B 1
Bac. Dysenteriae D3	B 9
Bac. faec. alk. D5	B 11
Bac. Gärtner D3	B 5
Bac. Morgan D3	B 4
Bac. Proteus D3	B 2
Bac. Pyocyaneus D3	F 3
Bac. Subtilis D4	B 21
Bacteroides D3	A 34
Badiaga D4	HM 231
Balsamum copaivae D6	HM 319
Bang D4	F 5
Banti D3	F 21
Baptisia D4	HM 25
Barium carbonicum D6	HM 26
Barium jodatum D3	HM 24
Barium oxalsuccinicum D6 (Sdf.)	Sto 30
Bartholinitis D3	K 3
Belladonna D3	HM 134
Bellis perennis D3	HM 76
Benzinum crudum D5	Q 18
Benzochinon D6	Sto 36
Benzolum D3	Q 3
Benzpyren D8	Q 1
Berberis D3	HM 135
Bilharziosis D3	M 10
Bilirubin D8	Sto 15
Bismutum met. D5	HM 51
Blasenpolyp D3	M 2
Blasen-Tbc D3	M 8
BNS D3	DA 26
Bogomoletz-Serum D3	S 9
Borax D3	HM 232
Bothrops lanceolatus D6	HM 233

Mittel und niedrigste lieferbare Potenz	KuF-Reihe
Botulismus D3	B 8
Bromum D4	HM 77
Bronchiektasie D3	C 21
Bronchitis fibrinosa D3	C 10
Brucella melitense D3	F 34
Bryonia D2	HM 94
Bufo rana D5	HM 296
Bulbärparalyse D3	DA 14
Buttergelb D5	Q 4
Cactus D2	HM 136
Cadmium jodatum D3	HM 234
Calabar D5	HM 161
Calcium arsenicosum D6	HM 271
Calcium carbonicum D6	HM 10
Calciumcyanamid D6 (Sdf)	R 13
Calcium fluoratum D6	HM 162
Calcium jodatum D3	HM 37
Calcium phosph. D6	HM 9
Calcium silicicum D6 (Sdf)	HM 310
Calcium sulfuricum D6	HM 163
Calculi biliarii D6 (Sdf)	F 24
Calculi proatatae D6 (Sdf)	M 11
Calculi renales D6 (Sdf)	M 5
Calculi renales oxalsäurehaltig D6	M 14
Calculi vesicales D6 (Sdf)	M 6
Calendula D3	HM 211
Camphora D3	HM 164
Cantharis D4	HM 95
Caprolactam D5	Q 27
Capsicum D6	HM 165
Carbo animalis D6	HM 15
Carbo vegetabilis D6	HM 52
Carboneum tetrachloratum D4	Q 13
Carduus mar. D4	HM 137
Castor equi D3	HM 54
Cataracta brunescens D3	O 1
Cataracta complicata D3	O 2
Cataracta senilis D3	O 3
Causticum D2	HM 12
Ceanothus D5	HM 96
Cerium oxalicum D6	HM 297
Cerumen D3	H 9
Cervixpolyp D3	K 4
Cetraria islandica D5	HM 320
Chalazion D3	O 4
Chamomilla D3	HM 138
Chelidonium D3	HM 97

Mittel und niedrigste lieferbare Potenz	KuF-Reihe
China D4	HM 139
Chininum sulfuricum D4	HM 235
Chinhydron D5	Sto 50
Chlorkampfermenthol D6	P 25
Chloroform D5	P 24
Chloromycetinum D4	P 11
Chlorum D4	Q 17
Chlortetracyclin D3	P 7
Cholecystitis D3	F 20
Cholera D3	B 29
Cholesteatom D3	A 13
Cholesterinum D6	Sto 1
Chondroitin-Schwefelsäure-Na D6 (Sdf)	P 34
Chromium oxydatum D6 (Sdf)	Q 16
Chrom-Kobald-Molybdänlegierung D6 (Sdf)	ZW 22
chron. Colitis D3	B 16
chron. bakterielle Kieferostitis D3	Z 38
chron. Myostitis D3	G 7
chron. Pulpitis D3	Z 28
chron. Tonsillitis D3	H 6
Cichorium Intybus D3	HM 140
Cicuta virosa D4	HM 141
Cimicifuga D3	HM 78
Cinnabaris D6	HM 98
Cistus D3	HM 55
Clematis D3	HM 56
Cobaltum met. D6	HM 216
Cocculus D5	HM 142
Coccus cacti D4	HM 143
Cochlearia D3	HM 167
Coeliacia D3	B 35
Coffea D4	HM 43
Colchicum D3	HM 57
Colocynthis D4	HM 58
Condurango D4	HM 99
Conium D3	HM 17
Conjunctivitis D3	O 5
Conjunctivitis follicularis D3	O 6
Convallaria D3	HM 212
Cortison D4	P 5
Corylus avellana D4	HM 277
Corynebacterium anaerobius D3	Z 49
Coxsackie D3	DA 30
Crataegus D4	HM 100
Cresolum D5	P 29
Crotalus horr. D6	HM 168
Croton tiglium D5	HM 270
Cuprum acet. D4	HM 217

Mittel und niedrigste lieferbare Potenz	KuF-Reihe
Cuprum arsenicosum D6	HM 298
Cuprum formicic. D4	HM 132
Cuprum met. D6	HM 79
Curare D6	HM 101
Cyclamen D3	HM 218
Cyclohexanol D6	Q 34
Cysteinum D5	Sto 31
Cystinum D6	Sto 24
cyst. Ovar.-Uteruspolyp D3	K 15
Cystopyelitis D3	M 4
Destruierendes Granulationsgewebe D3	Z 47
diabetische Parodontose D3	Z 6
Diazepan D5	P 30
Diazethylaminoazotoluol D4	Q 5
Digitalis D3	HM 102
Dijodthyrosinum D5	P 31
Dimethylterephthalat D5	Q 25
Diphenyl D6	R 14
Diphenylhydantoin D6	P 19
Diphterinum D3	F 1
Diverticulose D3	B 23
Dolichos D5	HM 278
Drosera D4	HM 169
Drüsenabszeß D3	A 12
Dulcamara D3	HM 59
Dupuytren D3	G 5
Echinacea D3	HM 103
Echinococcinum D3	F 38
Ekzema madidans D3	N 19
Elaps corallinus D6 (Sdf)	HM 236
Elephantiasis D3	A 22
Encephalitis D3	DA 16
Encephalomyelomalacie D3	DA 11
Endometritis tuberculosa D3	K 12
Enterococcinum D3	B 19
Epidermolysis bullosa D3	N 22
Epulis D3	Z 48
Equisetum D2	HM 5
Erysipel D3	A 24
Erysipelas suum D4	F 46
Eupatorium perf. D3	HM 299
Euphorbium D5	HM 237
exsudative Ostitis D3	Z 30
Extractum Carnis D3	S 1
Faex medicinalis D5	HM 311
Fagopyrum D4	HM 279

Mittel und niedrigste lieferbare Potenz	KuF-Reihe
Farina secalis cerealis D4	S 4
Farina tritic. vulg. D4	S 3
Ferrum met. D6	HM 104
Ferrum phosph. D5	HM 60
Ferrum picrinicum D4	HM 170
fettige Kieferostitis D3	Z 46
Fibromyom D3	K 8
Fibromyom S D3	K 11
Fischpyrogenium (Salzwasser) D3	A 18
Fischpyrogenium (Süßwasser) D3	A 19
Fleckfieber D3	F 14
Fluor alb. D3	K 2
Foenum graecum D5	HM 280
folliculäre Cyste D3	Z 25
Follikelhormon, synth. D4	Q 6
Formaldehyd sol. D4	P 21
Friedreich'sche Ataxie D3	DA 13
Fucus vesiculosus D3	HM 171
Fumaria D3	HM 172
Fundusabszeß, odontogener D3	Z 4
Galanga D4	HM 173
Galega D3	HM 281
Galium Aparine D3	HM 175
Galium verum D3	HM 174
Gangrän-Granulom D3	Z 9
gangränöse Pulpa D3	Z 8
Gasödem D4	F 15
Gastroduodenitis D3	F 44
Gaultheria D4	HM 282
Gelbfieber D3	F 16
Gelsemium D3	HM 144
Gingivitis D3	Z 2
Gliom D3	DA 6
Glomerulonephritis D3	F 54
Glonoinum D4	HM 238
Glutaminum D4	Sto 5
Glycerinum D4	Sto 2
Glycocollum D3	Sto 12
Glycogen D5	S 10
Glyoxal D3	Sto 34
Gnaphalium polycephalum D3	HM 176
Gonadenhormon, synth. comb. D5	Q 12
Gonococcinum D6 (Sdf)	E 2
Graphites D6	HM 61
Grindelia robusta D4	HM 177
Guajacum D6	HM 178
Guanidin D3	Sto 41

Mittel und niedrigste lieferbare Potenz	KuF-Reihe
Haemophilie D3	L 5
Hamamelis D4	HM 239
Hammelplasma D3	S 6
Harnsäure (Acid. uric.) (Sdf) D6	Sto 4
Harpagophytum D3	HM 312
Hautfibrom D3	N 3
Hautproliferation D3	N 4
Helleborus D5	HM 105
Helonias dioica D3	HM 300
Heparinum D5	Sto 51
Hepar sulf. D3	HM 2
Hepatitis D5	F 7
heriditärer Tremor D10	DA 19
Herpes progenitalis D3	DA 31
Herpes simplex D3	DA 32
Herpes zoster D4	DA 1
Hexamethylendiamin D5	Q 29
Hexamethylentetramin D3	P 20
Hidradenitis D3	A 14
Hirudinum D4	S 11
Histaminum D3	Sto 8
Histidinum D5	Sto 9
Hodenfistel TB D3	M 9
HSP D4	Q 22
Hyaluronidase D3	S 8
Hydrastis D3	HM 13
Hydrocephalus D3	DA 5
Hydrochinonum D5	Sto 47
Hydrocotyle asiatica D3	HM 269
Hyoscyamus D2	HM 255
Hypericum D4	HM 62
Hypothalamus D3	DA 17
Hypoxanthinum D5	Sto 6
Ignatia D3	HM 63
Ikterus haemolyt. f. D3	L 7
Ilex Aquifolium D3	HM 145
Imperatoria D3	HM 240
Impferysipel D3	N 18
Indikan Harn D3	Sto 23
Indol D4	Sto 20
infizierte Lymphe D3	A 23
Influencinum D3	C 1
Influencinum AB D3	C 17
Influencinum toxicum D3	C 14
Influencinum vesiculosum D3	C 2
Influencinum vesiculosum NW D3	C 12
Influencinum vesiculosum SW D3	C 11

Mittel und niedrigste lieferbare Potenz	KuF-Reihe
Insulinum D4	P 10
Isonicotinsäurehydrazid D6	P 17
Isosthanurie D3	F 52
Jodoformium D6	P 12
Jodum D4	HM 38
Juglans regia D4	HM 179
Kalium bichromicum D3	HM 146
Kalium carbonicum D3	HM 80
Kalium chloricum D5	HM 301
Kalium jodatum D2	HM 81
Kalium muriaticum D4	HM 82
Kalium nitricum D4	HM 272
Kalium phosphoricum D2	HM 283
Kalium sulfuricum D3	HM 83
Kalmia D5	HM 106
Karies D3	Z 7
Katarrhalische Mischflora D3	C 15
Kava-Kava D4	HM 302
Kieferhöhlenpolyp D3	H 1
Kieferostitis D3	Z 11
Kieferostitis necr. D3	Z 12
KI 1 (DDT) D4	R 1
KI 2 (HCC) D4	R 2
KI 3 (Phosphorsäure E) D4	R 3
KI 4 (HCC comp. A) D4	R 4
KI 5 (HCC comp. B) D4	R 5
KI 6 (Dinitrokresol) D5	R 6
KI 7 (HCI-Naphthalin) D6	R 7
KI 8 (Diazinon) D5	R 18
KI 9 (DDVP-Dichlorvos) D5	R 19
KI 10 (Malathion) D5	R 20
KI 11 (Pentachlorphenol) D5	R 21
KI 12 (Trichphim) D6	R 22
KI 13 (Dorphosina) D5	R 23
KI 14 (2, 4, 5-T-Ester) D5	R 24
KI 15 (Paraquat) D5	R 25
Kleinhirnrinden-Atrophie D3	DA 20
Kongorot D6	Q 7
Korallenausgußstein D3	M 7
Kreatinum D3	Sto 14
Kreosotum D4	HM 14
Kupferamalgam D6 (Sdf)	ZW 20
Kystadenom pseudom. D3	K 7
Lac condens. D4	S 2
Lachesis D6	HM 3

Mittel und niedrigste lieferbare Potenz	KuF-Reihe
Lamblia intestinalis D3	B 15
Lapis albus D6	HM 256
Lateralsklerose D3	DA 23
Lathyrus sativus D3	HM 147
Latrodectus mactans D4	HM 284
Laurocerasus D4	HM 180
Leberzirrhose D3	F 31
Ledum D4	HM 257
L-Ekzem D3	N 2
Lepra D3	N 16
Leptandra D3	HM 181
Leptospirosis ict.-hae. D3	F 10
Leptospirosis canicola D3	F 35
Leptospirosis p.c.gt.W. D3	F 28
Leucoencephalitis D3	DA 15
Levomepromazin D4	P 39
Lilium tigrinum D2	HM 182
Lipom D3	N 6
Listeriose D3	F 19
Lithium carb. D3	HM 64
Luesinum D4	E 1
Lungenabszeß D3	C 6
Lungenabszeß S. D3	C 22
Lupus D3	N 15
Lupus erythematodes D3	N 5
Lycopodium D5	HM 65
Lymphangitis mesenteria D3	B 34
Lymphogranuloma inguinale D3	F 42
Lymphorrhoe D3	A 21
Lyssinum D3	DA 7
Magenpolyposis D3	F 33
Magnesium carbonicum D6	HM 258
Magnesium fluoricum D6 (Sdf)	HM 285
Magnesium muriaticum D3	HM 84
Magnesium phosphoricum D5	HM 32
Magnesium sulfuricum D3	HM 107
Malaria D3	F 6
Malaria tropica D3	F 18
Mamma-Adenom D3	K 19
Mamma haemorrhagica D3	A 27
Mancinella D4	HM 241
Mandragora D3	HM 259
Mangan. aceticum D4	HM 33
Mangan. peroxydatum D6	Q 19
Marum verum D3	HM 42
Mastitis D3	A 25
Mastoiditis D3	H 3

Mittel und niedrigste lieferbare Potenz	KuF-Reihe
Mastopathia cystica D3	K 20
Medorrhinum D6 (Sdf)	A 3
Melilotus D3	HM 315
Meningeom D3	DA 18
Meningitis D3	DA 27
Meningococcinum D15	DA 2
Menyanthes D3	HM 109
Mercaptan (Thioglycol) D5	Sto 52
Mercurius bijodatus D5	HM 110
Mercurius corrosivus D4	HM 111
Mercurius cyanatus D4	HM 66
Mercurius dulcis D5	HM 112
Mercurius solubilis D6	HM 31
Methylaethylketon D4	Q 23
Methylenblau D5	Sto 53
Methylglyoxal D4	Sto 46
Methylguanidin D3	Sto 42
Mezereum D4	HM 242
M.K.S. D3	F 29
mod. Barbitursäure D3	P 15
Molluscum contagiosum D3	N 7
Momordica D3	HM 67
Monilia albicans D10	N 20
Morbillinum D3	F 4
Morbus Fölling D3	DA 28
Moschus D4	HM 183
MS D3	DA 22
Mucor mucedo D8	N 23
Mucoviscidosis D3	F 50
Mundpapillom D3	Z 1
Murex purpureus D6 (Sdf)	HM 304
Mycosis fungoides D3	N 8
mycot. Fluor D3	K 18
Myom D3	K 10
Myrica cerifera D4	HM 294
Myristica sebifera D5	HM 293
Myrtillus D4	HM 303
Naja tripudians D6	HM 113
Naphthalinum D6	P 22
Naphtochinon D5	Sto 37
Nasturtium D3	HM 267
Natrium choleinicum D4	HM 260
Natrium cyclamat D3	S 12
Natrium fluoricum D4	HM 286
Natrium muriaticum D2	HM 6
Natrium nitricum D3	HM 243
Natrium o-phenylphenolat D4	R 17

Mittel und niedrigste lieferbare Potenz	KuF-Reihe
Natrium pyrophosphoricum D3	R 9
Natrium sulfuricum D3	HM 261
Natrium sulfurosum D3	R 10
nekrotisierende Gingivitis D3	Z 43
Nephritis D3	F 11
Nephrose D3	F 25
Neuralgie D3	DA 29
Neurofibrom D3	N 9
neurogener Decubitus D3	DA 12
Nierenpapillom D3	M 1
Nitrofurantein D3	P 35
Nux vomica D4	HM 114
Nux moschata D5	HM 184
Obedie D3	HM 219
Oenanthe crocata D4	HM 244
Ohrenpolyp D3	H 4
Oleander D4	HM 245
Opium D6	HM 220
Origanum vulg. D4	HM 305
Ornithogalum D4	HM 314
Ornithose D3	F 47
Osteosklerose des Kiefers D3	Z 35
Osteomyelitis D3	A 8
Osteomyelosklerose D3	A 33
Osteo-Sinusitis max. D3	H 10
Ovarialkystom D3	K 13
Oxalaturie D3	M 12
Oxalessigsäurediathylester-Na D6	Sto 43
Oxalis acetosella D3	HM 246
Oxyuren D3	B 12
Paeonia D3	HM 247
Palladium D6	HM 115
Palladium-Silberlegierung D6 (Sdf.)	ZW 27
p-Aminosalicylsäure D3	P 18
Paraffinum D6	Q 8
Parathyreoidinum D3	P 32
Paratyphus D3	B 25
Pareira brava D4	HM 185
Parodontose D3	Z 5
Parotis-Zahnstein D3	Z 36
Parotitis D3	F 8
Parulis (Staph. aur.) D3	Z 42
Parulis (Streptoc. muc.) D3	Z 34
Pasteurellose D3	A 31
p-Dichlorbenzol D6	Q 33
Pemphigus D3	N 11

Mittel und niedrigste lieferbare Potenz	KuF-Reihe
Penicillinum D4	P 1
Peptonum D3	Sto 11
Peptostreptococcus anaerobius D3	A 35
Perchloraethyl D4	Q 30
Periodontitis D3	Z 39
Periostitis-Periodontitis D3	Z 39
Periproktitischer Abszeß D3	B 33
Peritonitis D3	B 27
Perniciosa D3	L 1
Perniciosa-Schleimhaut D3	L 2
Pertussinum D4	C 4
Petroleum D6	HM 68
Pfeiffersches Drüsenfieber D3	F 9
Pferdeplasma D3	S 7
Pflanzenfett I D6 Sdf.	Sto 38
Pflanzenfett II D6 Sdf.	Sto 39
Pflanzenfett III D6 Sdf.	Sto 40
PHB Ester D4	R 16
Phellandrium D4	HM 41
Phenacetinum D4	P 2
Phenothiazin A D4	P 37
Phenothiazin M D4	P 38
Phenylalanin D4	Sto 26
Phenyldimethylpyrazolonum D3	P 13
Phosphat-Zement D6 (Sdf.)	ZW 41
Phosphorus D6	HM 7
Phytolacca D3	HM 22
Pix crudum (Anthracenum) D6 (Sdf.)	Q 11
Plantago major D2	HM 23
Plattenepithelcyste D3	Z 45
Platinum met. D6	HM 69
Pleuritis D3	C 18
Pleuritis H D3	C 19
Plumbum aceticum D4	HM 186
Plumbum bromatum D6 (Sdf.)	Q 20
Plumbum chloratum D6	HM 273
Plumbum jodatum D5 (Sdf.)	HM 213
Plumbum metallicum D6 (Sdf.)	HM 70
Plumbum phosphoricum D6 (Sdf.)	HM 187
Plumbum sulfuricum D6 (Sdf.)	Q 21
PMD D3	DA 25
PMD complicata D3	DA 21
Pneumococcinum D3	C 3
Pneumococcinum M D3	C 16
Podophyllum D4	HM 148
Poliomyelitis D3	DA 3
Polyarthritis D3	G 1
Polycythaemie D3	L 3

Mittel und niedrigste lieferbare Potenz	KuF-Reihe
Polyester D6 (Sdf.)	Q 28
Polymerisat (Acrylat) D6 (Sdf.)	ZW 16
Polyposis recti D3	B 17
Polyserositis D3	C 20
Polystyrol D6 Sdf.	Q 35
Populus tremuloides D3	HM 188
Porphyrie D3	F 26
Prophylthiouracil D6	P 16
Prostata-Adenom D3	M 3
Psoriasinum D5 (Sdf.)	N 13
Psoriasis (Blut) D3	N 12
Psorinum D8	A 2
Ptelea trifoliata D4	HM 189
Pulsatilla D3	HM 71
Pyelitis D3	F 13
Pyelonephritis D3	F 53
Pyrogenium D2	A 1
Pyrogenium avis D3	A 32
Pyrogenium ex ovo D3	A 16
Pyrogenium suis D3	A 15
Q-Fieber D3	F 51
Quallentoxin D3	N 10
Quassia amara D3	HM 190
Radikuläre Cyste D3	Z 13
Ranunculus bulbosus D3	HM 248
Raphanus sativus D3	HM 191
Ratanhia D6	HM 192
Rectumpolyp D3	B 36
Resorcinum D3	P 36
Rhamnus cathartica D3	HM 193
Rhesusgravidität D3	L 6
Rheuma D5	G 8
Rhinopneumonitis D3	C 26
Rhododendron D5	HM 249
Rhus aromatica D5	HM 306
Rhus Toxicodendron D3	HM 86
Rinderplasma D3	S 5
RM-Fieber (Rocky-Mountains-F.) D3	F 49
Rubeolae D3	F 17
Rubia tinctorum D4	HM 250
Rumex crispus D2	HM 194
Ruta graveolens D3	HM 221
Sabadilla D4	HM 195
Sabar serrulatum D4	HM 196
Sabina D4	HM 262

Mittel und niedrigste lieferbare Potenz	KuF-Reihe
Saccharum album D2	HM 28
Salix alba D5	HM 72
Salmonella TP D3	B 31
Sanguinaria D4	HM 116
Sarsaparilla D4	HM 117
Scarlatinum D4	F 2
Scatolum D5	Sto 32
Scilla D3	HM 118
Sclerosierende Ostitis D3	Z 32
Scrophularia D3	HM 39
Secale cornutum D4	HM 119
Sedum acre D3	HM 288
Selenium D6	HM 73
Sempervivum D3	HM 289
Senega D4	HM 120
Senna D3	HM 222
Sepia D3	HM 74
Sepsis lenta D8	G 4
Seröser Kniegelenkerguß D3	G 9
Serotonin D4	S 13
Shiga Kruse D3	B 6
Siebbeinpolypen D3	H 11
Silberamalgam D6 (Sdf.)	ZW 21
Silicea D4	HM 4
Sinusitis frontalis D3	H 2
Sinusitis max. D3	H 5
Solidago virg. aurea D3	HM 149
Spigelia D3	HM 150
Spongia D3	HM 121
SPS D4	F 39
Stannum met. D5	HM 8
Stannum jodat. D6 (Sdf.)	HM 122
Staphisagria D5	HM 151
Staphylo-Streptococcinum D3	A 28
Staphylococcinum D3	A 4
Staphylococcus aureus D3	A 26
Staphylococcus koag. pos. D3	A 17
Stauungsmetritis D3	K 5
Stellaria media D3	HM 264
Sticta pulmonaria D3	HM 197
Stigmata maydis D4	HM 251
Stillingia silvatica D4	HM 321
Stomatitis D3	B 18
Stramonium D2	HM 123
Streptococcinum D3	A 5
Streptococcus haemolyt. D3	A 30
Streptococcus viridans D3	A 29
Streptomycinum D4	P 3

Mittel und niedrigste lieferbare Potenz	KuF-Reihe
Strong D3	B 7
Strontium carb. D6	HM 131
Strophanthus D4	HM 124
Struma D3	F 32
Struma-Cyste D3	F 30
Struma nodosa/Adenom D3	F 49
Struma parenchymatosa D3	F 43
Struma retrosternalis D3	F 40
Subseröses Myom D3	K 9
Sulfanilamidum D4	P 4
Sulfur D6	HM 1
Sulfur jodatum D6	HM 125
Superphosphat D6 (Sdf.)	R 12
Symphytum D3	HM 198
Syringomyelie D3	DA 24
Syzygium Jambolanum D4	HM 223
Tabacum D3	HM 44
Taenia D3	B 14
Tarantula cubensis D5	HM 265
Taraxacum D2	HM 307
Tellurium D5	HM 199
Teratom D3	K 17
Terebinthina D5	HM 126
Tetanus D4	DA 4
Tetracylin D5	P 6
Tetrahydro-oxazin D6	P 8
Teucrium scorodonia D3	HM 40
Thea viridis D4	HM 127
Theridion curassavicum D6	HM 308
Thermibacterium Bifidus D4	B 10
Thermibacterium intestinalis D2	B 22
Thioacetamid D3	Q 9
Thioaether D5	Sto 54
Thioharnstoff D4	Q 10
Thiosinaminum D3	P 33
Thomasmehl D6 (Sdf.)	R 11
Thuja D4	HM 19
Tonsilla palatina D3	A 10
Tonsilla pharyngea D3	A 11
Tonsillarabszeß D3	A 9
Tormentilla D5	HM 200
Toxoplasmose D4	DA 9
Trichinose D3	B 20
Trichinoyl D5	Sto 45
Trichloraethylen D3	Q 14
Trichomonadenfluor D3	K 1
Trichophytie D3	N 14

Mittel und niedrigste lieferbare Potenz	KuF-Reihe
Triticum repens D3	HM 290
Tryptophanum D5	Sto 25
Tuberculinum D4	E 3
Tuberculinum avis D3	E 7
Tuberculinum bovinum D3	E 8
Tuberculinum Burnett D15	E 4
Tuberculocidinum Klebs D3	E 5
Tuberculinum Marmoreck D10	E 6
Tularämie D3	DA 10
Typhinum D4	B 3
Ubichinon D6 (Sdf.)	Sto 35
ulceröse Gingivitis D3	Z 31
Ulcus duodeni D3	F 27
Ulcus ventriculi D3	F 41
Umckaloabo D5	HM 128
Uraemie D3	F 12
Urea pura (Harnstoff) D3	Sto 7
Urtica dioica D3	HM 201
Urtica urens D2	HM 202
Ustilago Maydis D4	HM 203
Uteruspolyp D3	K 6
Vaccininum D8	DA 8
Vanadium met. D6 (Sdf.)	HM 309
Varicellen D3	F 48
Variola D4	F 36
Venyl-Polymerisat D6 (Sdf.)	ZW 18
Veratrum album D4	HM 152
Verbascum D4	HM 204
V-Darmkatarrh D3	B 28
V-Grippe D5	C 5
V 2-Grippe D3	C 7
V 3-Grippe D3	C 8
V 4-Grippe D3	C 9
V 5-Grippe D3	C 13
V A2-Grippe D3	C 24
Vinca minor D3	HM 224
Vincetoxicum D3	HM 205
Viola odorata D3	HM 291
Vipera berus D6	HM 316
Viscum album D3	HM 130
Vitamin D D5	P 9
Werlhof D3	L 4
Wilson D3	F 22
Wirbel-Tb D4	G 6
Wolhynisches Fieber D4	F 23
wurzelbeh. Zahn D3	Z 24

Mittel und niedrigste lieferbare Potenz	KuF-Reihe
Yucca D3	HM 292
Zahnfistel D3	Z 23
Zahngold D6 (Sdf.)	ZW 19
Zahnsäckchen D3	Z 26
Zahnsteinkonkremente D3	Z 14
Zahnfleischtasche D3	Z 3
Zahnfleischtasche (Mikrokokken) D3	Z 33
Zahnfleischfibrom D3	Z 44
Zahnwurzelgranulom D3	Z 10
Zincum cyanatum D5	HM 207
Zincum metallicum D6	HM 35
Zincum oxydatum D6	ZW 40
Zincum picrinicum D4	HM 208
Zincum valerianicum D6	HM 209

Tab. 231

IV. Die Durchführung einer MR-Kur

1. Die Verordnung der KuF-Reihen

Wenn die Medikamenttestung beendet ist, werden alle ausgetesteten Nosoden, homöopathischen und potenzierte Mittel rezeptiert und dabei angegeben: Herstellerfirma (Staufen-Pharma), Kennbuchstabe der KuF-Reihe, Kenn-Nr. der KuF-Reihe und Potenz, ab welcher gespritzt werden soll.

1. Möglichkeit / Angabe des Mittels		2. Möglichkeit / Angabe der KuF-Reihe
Rp. Fa. Staufen-Pharma: Nos. Kieferostitis	1 KuF-Reihe ab D3	Rp. KuF-Reihen der Fa. Staufen-Pharma: 1 x Z11 ab D3
HM Crotalus	1 KuF-Reihe ab D6	1 x HM 168 ab D6
Ki 8	1 KuF-Reihe ab D8	1 x R18 ab D8

Tab. 232

2. Über die Anwendung der KuF-Reihen

informieren einige nachfolgend abgedruckte Merkblätter, welche ich Frau E. BADE aus Freudenstadt verdanke.

E. BADE
ÄRZTIN FÜR ALLGEMEINMEDIZIN

7290 FREUDENSTADT,
BISMARCKSTRASSE 21
TELEFON (0 74 41) 75 33

Merkblatt für Patienten

Die durch Elektro-Akupunktur ausgetesteten Ampullen werden im Laufe von 10 Injektionen verabfolgt: die ersten 5 Injektionen im Abstand von 5 Tagen, die restlichen 5 im Abstand von 7 Tagen.

In besonderen Fällen besteht auch die Möglichkeit, diese Ampullen als Trinkampullen zu verwenden. Auch dabei gelten die oben angegebenen Zeitabstände.

Man entnimmt dazu aus den Ampullenschachteln der KuF-Reihen aus *jeder* Schachtel die erste Ampulle von der *linken* Seite. Die Flüssigkeit in den Ampullen wird aus dem Köpfchen heruntergeklopft, mit der beiliegenden Säge wird der Ampullenhals kurz angesägt und dann abgebrochen, so daß man den Inhalt in ein kleines Gläschen schütteln kann. Wenn alle für die jeweilige Einnahme notwendigen Ampullen (aus *jeder* Schachtel *eine*) im Gläschen sind, wird der Inhalt im Laufe von 10 Minuten *langsam* schlückchenweise getrunken und soll möglichst im Munde zergehen.

Nach der Injektion bzw. Einnahme soll im Laufe des Tages *sehr reichlich* getrunken werden. Möglichst auch während der ganzen Kur. (Selterswasser, Wasser, verdünnte Säfte — ungespritzte bevorzugen.)

Bei in seltenen Fällen auftretenden Beschwerden ist meist zu wenig getrunken worden. Man sollte dann Flüssigkeit zuführen (evtl. auch heißen, dünnen Tee), Wärme auf die Nierengegend geben und evtl. ein heißes Fußbad machen.

E. BADE
ÄRZTIN FÜR ALLGEMEINMEDIZIN

7290 FREUDENSTADT,
BISMARCKSTRASSE 21
TELEFON (0 74 41) 75 33

An den
behandelnden Arzt

Betr.:

Sehr geehrter Herr Kollege / sehr geehrte Frau Kollegin

der Patient / die Patientin wurde von mir mittels Elektro-Akupunktur-Medikamenttestung nach Dr. Voll zur Mesenchymentschlackung untersucht. Es wurden bei ihm / ihr .... homöopathische Medikamente und Begleitmittel in Ampullenform zum Ausgleich benötigt.

Der Patient / die Patientin möchten sich diese Medikamente bei ihnen injizieren lassen.

Ich wäre Ihnen sehr dankbar, sehr geehrter Herr Kollege / Frau Kollegin, wenn Sie die ersten Injektionen (i. m.) im Abstand von fünf Tagen durchführen lassen würden, die folgenden fünf im Abstand von sieben Tagen. Die Injektion ist vollkommen reizlos und gut verträglich. Die KuF-Reihen werden von links nach rechts in aufsteigender Verdünnung gegeben. Dem Patienten ist reichlichere Flüssigkeitszufuhr während der Kur zu empfehlen.

Zu Rückfragen stehe ich jederzeit gern zur Verfügung und
verbleibe mit kollegialer Hochachtung

E. BADE
prakt. Ärztin

Bismarckstraße 21
7290 Freudenstadt
Telefon (0 74 41) 75 33

3. KuF-Therapiebemerkungen

Einige Kollegen ziehen die ausgetesteten Ampullen in einer 20 ml-Mischspritze auf, nehmen mit der gleichen Spritze 3—5 ml *Eigenblut* aus der Armvene, verschütteln beides gründlich und spritzen alles zusammen intragluteal. Diese Kombination aus Eigenblut und getesteten Medikamenten wende ich mit gutem Erfolg regelmäßig z. B. bei der Herdtherapie an.

Werden mehr Ampullen ausgetestet, als von einer 20er-Spritze aufgenommen werden, so empfiehlt sich das *stufenweise Vorgehen*.

Dabei werden zuerst nur 1—5 Ampullen aufgezogen und diese mit 3—4 ml Blut vermischt. Danach werden weitere Ampullen aufgezogen und gespritzt, aber die Nadel stecken gelassen. Das an der Spritzenwand verbleibende Restblut wird mit weiteren getesteten Ampullen verdünnt, kräftig verschüttelt und wieder eingespritzt. Dieser Vorgang wird wiederholt, bis alle ausgetesteten Ampullen mit dem jeweiligen Restblut vermischt, verschüttelt und gespritzt sind.

Auf diese Weise appliziert man nicht nur die ausgetesteten Mittel, sondern therapiert zusätzlich mit „potenziertem" Eigenblut, was die Wirkung deutlich verbessert.

Andere Kollegen geben den Inhalt aller ausgetesteten Ampullen in ein Glas mit etwas Wasser und lassen dieses vom Patienten schluckweise trinken, wobei der Patient jeden Schluck möglichst lange im Mund belassen soll — je länger, um so besser!

Daß diese Trinktherapie möglich ist, hat Prof. TANGL bereits im „Kosmos", Heft 5/1967 erwähnt:

Es gibt aber auch Stoffe, die unverändert die Schleimhaut der Mundhöhle passieren können. Dazu gehört das Kokain, ein Extrakt aus Kokablättern, der von den Ärzten als Lokalanästhetikum verwendet wird. Bestreicht man das Zahnfleisch oder Teile der Mundhöhle mit Kokain, dann wird dieser Stoff dort resorbiert und zugleich anästhesiert er die Umgebung.

Es gibt auch Medikamente, die unter die Zunge gebracht, dort resorbiert werden und unwahrscheinlich rasch wirken. Ein solches Mittel ist die Nitroglyzerintablette, die beim Herzaderkrampf der Angina pectoris verabreicht wird. Auch einige mikromolekulare eiweißhaltige Hormontabletten gehören dazu. Da diese Hormone im Darm zersetzt werden und dadurch ihre Wirkung verlieren, werden sie entweder als Tabletten, die sich im Munde lösen, oder als Injektionen verabreicht. Von den bekannteren Nervenberuhigungsmitteln wirkt zum Beispiel das Amidazophen, ein fieberminderndes Mittel, viel schneller, wenn die Tablette langsam im Munde zergeht, die Resorption also schon dort erfolgen kann. Noch rascher werden im Mund einige in Wasser lösliche Stoffe resorbiert, zum Beispiel Nitroglyzerin. Man braucht nur am Stöpsel des Fläschchens, in dem dieser Stoff aufbewahrt wird, zu lecken und das Mittel beginnt augenblicklich zu wirken.

Auch Beruhigungsmittel, die von der Zunge resorbiert werden, hat man hergestellt. Angstgefühle können mit solchen Arzneien sehr rasch beseitigt werden.

Die Resorption im Mund erfolgt noch schneller, wenn diese wasserlöslichen Stoffe in Alkohol gelöst sind.

Das Ausmaß der Resorption wird sowohl im Mund als auch im Magen und Darmkanal durch 2 Faktoren bestimmt: durch die Größe der resorptionsfähigen Oberfläche, mit der die Nährstoffe in Berührung kommen, und durch die Länge der Zeit, während der dies der Fall ist. Je größer die resorbierende Oberfläche ist und je länger die Berührung dauert, desto größere Mengen können resorbiert werden.

4. Ziel der KuF-Reihentherapie

Mit steigender Potenz sollen *durch Nosoden* die Auto- und Heterotoxine im Körper des Patienten freigesetzt werden. Das kann als gelungen gelten, wenn beim nächsten Test eine Nosode nicht mehr in einer anfänglich tiefen Potenz paßt, sondern nur noch eine höhere Potenz zum Ausgleich von Meßpunkten eingesetzt werden kann und schließlich überhaupt nicht mehr paßt.

Das Gleiche gilt für potenzierte unphysiologische Stoffwechselprodukte bzw. Umweltgifte, die erfahrungsgemäß mit steigender Potenz aus den Geweben freigesetzt bzw. ausgeschieden werden.

Die homöopathischen Mittel (HM) besitzen dabei bildlich gesprochen „Schlepperdienste", bzw. bewirken die Ausscheidung über Lymphe, Haut, Niere/Blase und Darm und die Entgiftung über die Leber. *Die Organpräparate* andererseits stärken und aktivieren die Funktion der Gewebe. Mit Tiefpotenzen erreicht man das bei chronisch und degenerativ geschädigten Geweben. Akut entzündliche Gewebe brauchen Mittelpotenzen.

Gesunde bzw. in Erholung begriffene Gewebe brauchen Potenzen um D6. Bei der Therapie mit Organpräparaten wird nicht „hochpotenziert", sondern in Richtung Normpotenz D6/D7 potenziert.

Paßt eine Normpotenz, wird sie trotzdem mitgespritzt, weil sie das zugeordnete Organgewebe in der Funktion aktivieren hilft.

5. Die Kontrolle einer KuF-Reihentherapie

Sie ist für den Patienten subjektiv möglich durch Beobachten der Beschwerden bzw. deren Besserung und für den EAP-Arzt möglich durch Nachmessen, wie nachfolgendes Beispiel zeigen soll. Der Ganzheitstest zur Mesenchymreaktivierungskur stammte von VOLL. Der schriftliche Kurplan wurde genau beachtet! Die Messungen direkt nach jeder kurmäßigen Spritze brachten folgende Ergebnisse:

Die 1. Spritze nach Kurplan gibt bei allen kontrollierten 40 Nagelbettwinkelpunkten eine Wertverbesserung im Schnitt von 6 Teilstrichen (vgl. S. 277). Bei der 2. Kursspritze sind es 5 Ts, bei der 3. Spritze 4 Ts, bei der 4. Spritze ~ 2,5 Ts und bei der 5. Spritze schließlich nur noch ~ 2 Teilstriche als Mittelwert.

26.

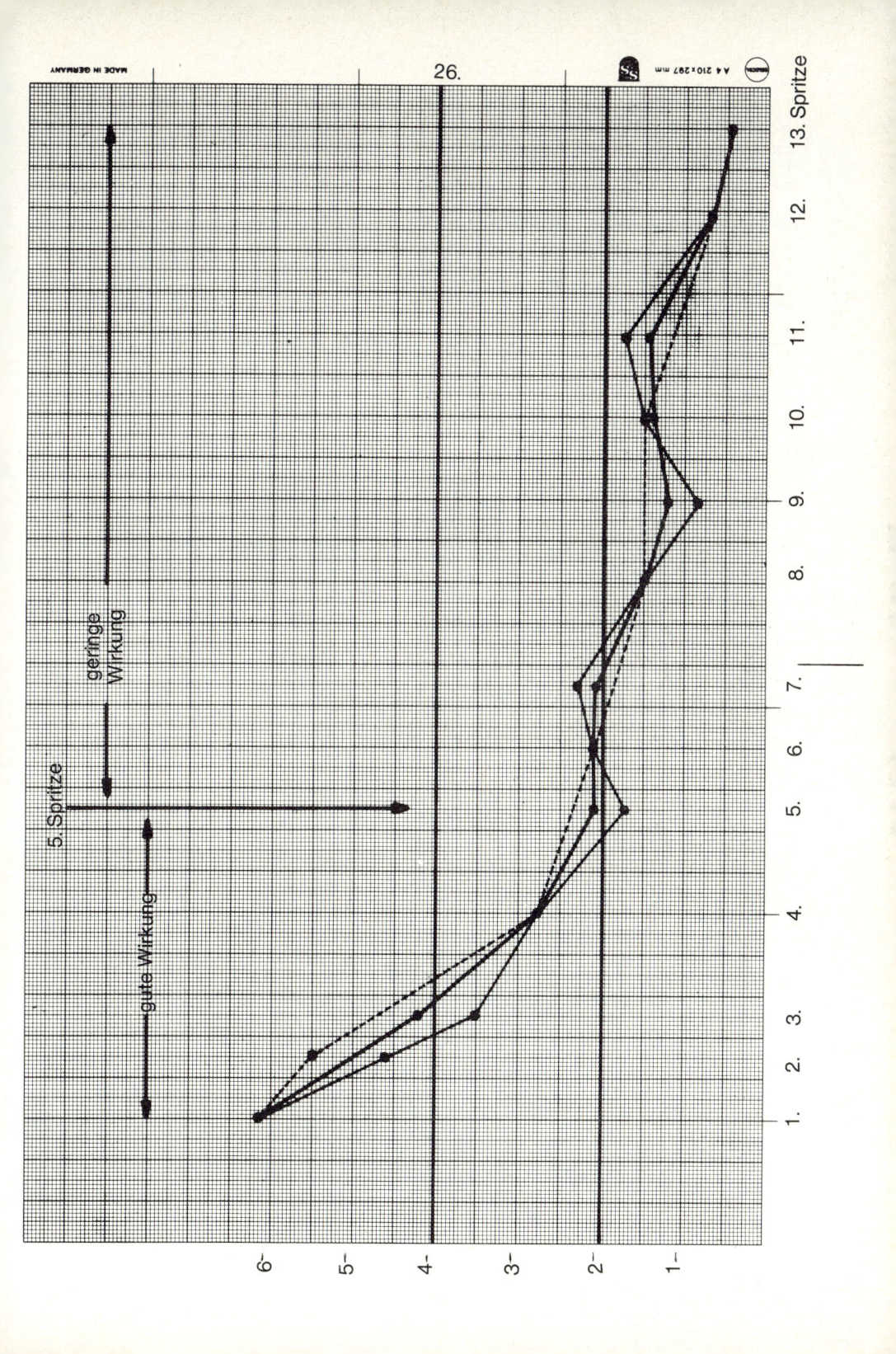

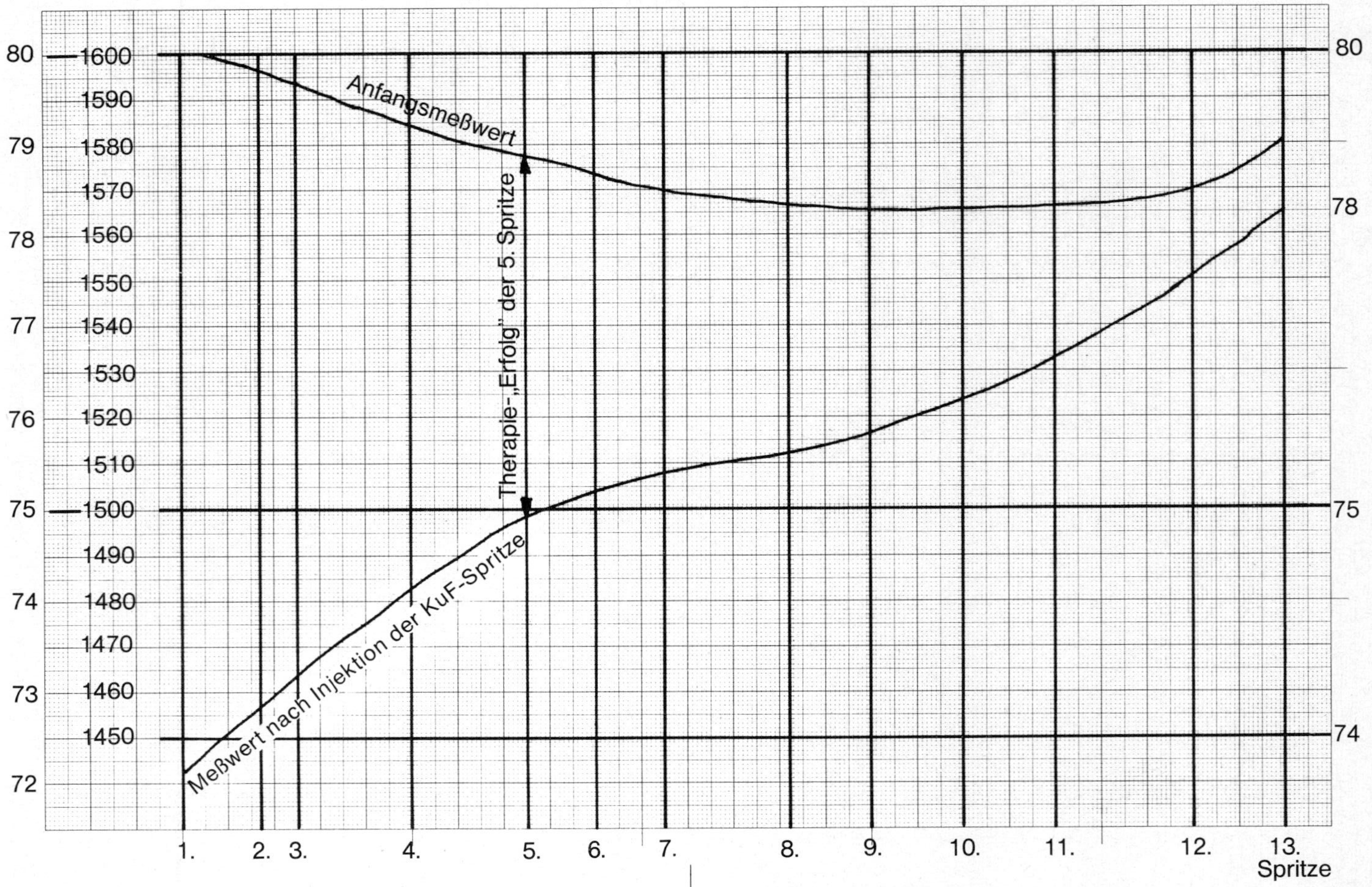
Anfangsmeßwert
Therapie-„Erfolg" der 5. Spritze
Meßwert nach Injektion der KuF-Spritze
80
79
78
77
76
75
74
73
72
1600
1590
1580
1570
1560
1550
1540
1530
1520
1510
1500
1490
1480
1470
1460
1450
80
78
75
74
1.
2.
3.
4.
5.
6.
7.
8.
9.
10.
11.
12.
13.
Spritze

Vergleicht man die Meßwerte selbst, so liegt der meßbare Therapieeffekt ab der 5. Spritze im Toleranzbereich, welcher für EAP-Punktmessungen in Band II mit $\pm$ 2 Ts angegeben wurde.

Auswertung

Bis zur 5. Spritze kann man — eine gute Anfangsmessung vorausgesetzt — mit einem Therapieerfolg rechnen, der im Verhältnis zum Aufwand steht, denn die KuF-Reihentherapie ist ja nicht billig. Ab der 5. Spritze aber kann man oft keinen signifikanten Therapieerfolg mehr herausmessen.

Die Ursachen
1. Eine Kur mit 10 Spritzen ist zu lang
2. Ein Therapiezeitraum von 10 und mehr Wochen ohne Zwischenkontrolle ist zu lang.

Anregung

Kontrollen der KuF-Reihentherapie zeigen, daß man entweder die Potenzsprünge in der KuF-Reihe zumindest in den mittleren Potenzbereichen wie folgt langsamer ansteigen lassen sollte:
3, 4, 5, 6, 7, 8, 10, 12, 14, 16, 18, 20, 25, 30, 60, 100, 200, 400, 800 und 1000 **oder** daß man die kurmäßige Therapie nach der 5. Spritze beendet oder eine neue Kur mit einem neuen MR-Test beginnt.

Zur Beachtung:
Nach Drucklegung von Band IV sind im KuF-Reihenprogramm der Fa. Staufen-Pharma einige Änderungen eingetreten (vgl. die entsprechende Notiz im Anhang ab S. 461).

6. TEIL

Herdgeschehen und Herddiagnostik aus der Sicht der EAP

Bisher wurde in diesem Band die Herddiagnostik und -therapie unbeachtet gelassen, obwohl sie ein wichtiger Bestandteil der Mesenchymreaktivierung ist; das allerdings nur, weil der praktische EAP-Arzt in der Regel nur die übersichtsmäßige Herddiagnostik und die Vorbehandlung durchführt, die herdspezifische Diagnostik, Therapie und Nachbehandlung dagegen dem HNO-Arzt und dem Zahnarzt überlassen muß, denn die meisten Herde liegen in deren Arbeitsbereich. Auf der anderen Seite hat gerade die EAP dazu beigetragen, daß auf dem Gebiet der Herddiagnostik und -therapie in den letzten Jahren entscheidende Fortschritte erzielt werden konnten. Dies ist Veranlassung genug, um sowohl der Herddiagnostik als auch der Herdtherapie ein eigenes Kapitel zu widmen.

A) Das Herdgeschehen aus heutiger Sicht

Über das Herdgeschehen ist viel diskutiert worden. Die Stellungnahmen schwanken von absoluter Priorität eines Herdgeschehens bei allen chronischen Erkrankungen bis zur totalen Ablehnung.

Früher sprach man nicht von Herdgeschehen, sondern von Herdinfektion oder Fokaltoxikose. Bakterien bzw. deren Toxine sollten es sein, die über die Blutbahn vom Herd zu den Organen gelangen und so die berüchtigten Fernwirkungen machen.

Heute weiß man durch Arbeiten von PISCHINGER und seinem Team bzw. von HAUSS, JUNGE-HÜLSING und GERLACH (früher Münster), daß Bakterien und deren Toxine wohl zum Herdgeschehen gehören können, daß das Herdgeschehen selbst jedoch ein Prozeß ist, der auf Funktionsstörungen im weichen Bindegewebe beruht.

Zum Herdgeschehen gehören:
1. ein oder mehrere Herde,
2. Wirkungsbahnen, über die eine Fernwirkung weitergeleitet wird und
3. das Fernwirkungsziel, an welchem durch den Herd eine Funktionsstörung ausgelöst wird.

zu 1: Der Herd ist generell als eine chronische lokale Belastung anzusehen, die überall im Körper ihren Sitz haben kann.

Eine Fernwirkung tritt auf, wenn die lokale Abwehrschranke durchbrochen wird
weil der Herd zu stark ist, oder
weil die Körperabwehr zu gering ist oder
weil der Prozeß zu lange dauerte und so die Abwehr erlahmte.

zu 2: Kennzeichnend für den Wandel der Herdlehre ist die Auffassung, wie man sich das Zustandekommen der Fernwirkung im Verlauf der Jahre vorstellte:
- Fokalinfektion durch Bakterienstreuung (PÄSSLER, ROSENOW)
- Fokaltoxikose, welche nach SLAUK den humoralen Verbreitungsweg toxischer, bakterieller oder körpereigener Zerfallsprodukte annahm.

Eine besondere Form dieser Annahme war
- die allergische Wirkung bei wiederholter Verbreitung selbst kleinster Mengen nach BERGER
- Die Gebrüder HUNEKE brachten das Herdgeschehen hinsichtlich Auslösungsort und Ferneffekt in Zusammenhang mit der Neuraldiagnostik. Sie stellten neben den Begriff des humoral wirksamen Herdes das sich neural auswirkende Störfeld.
- Schließlich machte PISCHINGER den Einfluß der Herde *und* Störfelder auf die vegetativen Basisfunktionen des weichen Bindegewe-

bes verständlich. Beide wirken über Veränderungen des weichen Bindegewebes auf Kapillarsystem, Lymphsystem, autonomes Nervensystem und auf alle Parenchymzellen. So erst wurden die weitreichenden und komplexen Wirkungen von Herden und Störfeldern verständlich und ihr gleichzeitiger Zusammenhang mit gänzlich verschiedenen Krankheitsbildern.

Heute weiß man, daß die Fernwirkung eines Herdes primär humoral, lymphogen, endokrin und hämatogen verlaufen kann, aber stets als Störung der kybernetisch gesteuerten Funktionen aufzufassen ist.

zu 3: Als Fernwirkungsziel können alle Organe und Gewebssysteme des Organismus in Betracht kommen. Die Fernwirkung beginnt stets mit einer Funktionsstörung der betreffenden Organe und Gewebssysteme und kann mit ihrer Inaktivierung oder Zerstörung enden.

Eine Fernwirkung durch Herde kann sich manifestieren als: Dysfunktion, Dysregulation, Dysfermentie, Dybakterie, Dyspepsie, Dysionie, Dysosmose, Dyskolloidie, Dysproteinämie usw.
Betroffen werden
a) in erster Linie die Loci minoris resistentiae (ererbt oder erworben)
b) die im energetischen Wechselspiel dem jeweiligen Herd spezifisch zugeordneten Organe und Gewebssysteme und
c) die bereits vorgeschädigten Organe.

Zur Fernwirkung kommt es erst, wenn eine individuell verschiedene funktionelle Reizschwelle überschritten wird.

Die ersten Fernwirkungen sind oft unbestimmter Natur, wie vegetative Dystonien, neurale Störungen (Migräne), Allergien, leichte Ermüdbarkeit, Schlafstörungen und Wetterempfindlichkeit.

Bei längerem Bestehen der Herde oder Verstärkung der Herde oder Vermehrung der Herde kann es zu schweren Erkrankungen kommen, wie Trigeminusneuralgie, Herzinfarkt, Ischias und Arthritis usw.

Im Spätfall können Herde degenerative Erkrankungen auslösen wie Myom, Glaukom, Leberzirrhose, Arthrosen usw. und schlußendlich Neoplasien in den verschiedenen Formen.

Die lokale Ausbreitung eines Herdes ist ebenfalls zu beachten. So kann z. B. ein Herd an Zahn 6 oben links auf die benachbarte Kieferhöhle wirken und dort eine chronische Sinusitis unterhalten und diese wiederum zu einer Trigeminusneuralgie führen:

```
Herd +6
  ↓
Kieferhöhle
  ↓
chronische Sinusitis
  ↓
Trigeminusneuralgie
```

So können leicht multiple Belastungen unbekannter Ätiologie entstehen.

Veränderungen der Art eines Herdes sind möglich durch falsche Therapie

Beispiel:

> X statt op → RO!

d. h. Extraktion statt operative Zahnentfernung kann zur Restostitis führen.

Verstärkung der Herdfernwirkung ist möglich
1. durch Medikamentmißbrauch (Schmerztabletten, Antibiotika, Valium o. ä.)
2. durch falsche Lebensweise
3. durch zu starke und zu viele Medikamente
4. durch Medikamente, welche symptomatisch einen akuten Zustand unterdrücken, jedoch einen chronischen Zustand herbeiführen wie: Cortison, fieberunterdrückende Mittel, Antibiotika

Generell kann ein Herdgeschehen
a) das Wohlbefinden und die Leistungskraft des betr. Individuums erheblich beeinflussen bzw. beeinträchtigen
b) erfordert es großen Aufwand für Diagnostik und Therapie
c) schmälert es das Bruttosozialprodukt durch lange Arbeitsausfälle.

I. Der Stellenwert der Kopfherde in den verschiedenen Lebensaltern

Ein Herdgeschehen ist nicht an ein bestimmtes Alter gebunden. Es ist unverkennbar, daß die Körperabwehr Jugendlicher in der Regel am größten ist und mit zunehmendem Alter nachläßt. Folglich können Jugendliche Herde haben, deren Fernwirkung anfangs noch ausbleibt, bis die Abwehr irgendwann mit zunehmendem Alter zusammenbricht. Durch diese Zeitverschiebung kann die Erkennung des Zusammenhangs zwischen Herd und Folgewirkung erschwert werden.

Die bisherigen EAP-Untersuchungen lassen erkennen, daß der Sitz eines Herdgeschehens im Lebenslauf gewisse Schwerpunkte hat:

Im Säuglingsalter kann es bereits Herde geben, besonders im otogenen Bereich. Dazu gehören: okkulte Mastoiditiden, chronische Entzündungen im Bereich des Innenohrs, eitrige Entzündungen der Paukenschleimhaut oder z. B. Knochenmarksentzündungen im spongiösen Warzenfortsatz.

Die Folge können sein: Entwicklungsstörungen, fehlende Gewichtszunahme, Neigung zu Durchfällen bzw. verminderte Resistenz gegen Infektionskrankheiten.

Im Kleinkindesalter (1.—3. Lebensjahr) gehören die Sinusitiden zu den häufigsten Kopfherden, nicht selten vergesellschaftet mit Bronchitiden.

Als Herde im Nebenhöhlenbereich findet man chronische Entzündungen der Schleimhäute und Polypenbildung besonders in Kieferhöhlen, die einen schlechten Abfluß in den unteren Nasengang haben.

Aber auch die anderen Nasennebenhöhlen können im Kleinkindesalter erkranken, besonders die Siebbeinzellen und Keilbeinhöhlen.

Mit der EAP ist eine Diagnostik dieser Nebenhöhlen relativ einfach und man konnte feststellen, daß chronische Entzündungen gerade der Siebbeinzellen und Keilbeinhöhlen gern endokrine Störungen machen!

Im Schulalter spielen dann die tonsillogenen Herde die größte Rolle. Sie verursachen vielfach rheumatische Beschwerden, Glomerulonephritiden, chronische Infekte der ableitenden Harnwege und leider auch unklare Herzbeschwerden.

Oft sind es Streptokokken, die sich in den Tonsillen einnisten. Besonders bei einer akuten hämorrhagischen Glomerulonephritis muß man an einen Streptokokkeninfekt der Tonsillen mit Fernwirkung auf die Nieren denken. Das gleiche gilt für eine chronisch-rezidivierende Pyelitis.

Die Therapie in diesen Fällen ist die Tonillektomie. Diese muß allerdings mit einer herdbezüglichen Begleitbehandlung kombiniert werden, wenn man Rezidive vermeiden will.

Andere Jugendliche leiden durch tonsillogene Herde an unklaren Veränderungen des Bewegungsapparates, insbesondere an den Fußwurzelgelenken und den Großzehengrundgelenken.

Diese Fälle landen dann in der Praxis des Orthopäden, statt bei einem HNO-Arzt, der kausal zuständig wäre.

Nach einem Bericht von Dr. HERMANN, Hamburg, aus dem Jahre 1961 vor der DAH verteilten sich die Kopfherde bei Jugendlichen wie folgt:

Veränderungen in den Nasennebenhöhlen 6%, Veränderungen in den Tonsillen 67,7% und Veränderungen an den Zähnen 26,8%.

Im Erwachsenenalter treten dann die odontogenen Herde mit Abstand in den Vordergrund, obwohl sie heute schon bei Kindern vorkommen.

Zusammenfassung
Kopfherdschwerpunkte variieren im Verlauf des Lebens wie folgt:

Lebensalter	Herdschwerpunkt
Säugling	Otogene Herde
Kleinkind	Sinusitiden
Jugend	Tonsillenherde
Erwachsene	Odontogene Herde

Tab. 233

II. Die odontogenen Herde in den verschiedenen Lebensaltern

Im Kleinkindalter bzw. im reinen Milchgebiß findet man nur selten odontogene Herde. Typisch für *das jugendliche Alter* sind odontogene Herde im Weisheitszahnbereich, bereits ab 15. Lebensjahr.

Dazu merke man sich folgendes: obere Weisheitszähne können als Fernwirkung auslösen: Krampfanfälle, psychopathische Störungen, Depressionen, Unlust in der Schule und Kontaktarmut.

Untere Weisheitszähne stören durch Herdfernwirkung gern die Organfunktion von Herz und Dünndarm.

Im *Erwachsenenalter* nimmt die Bedeutung der odontogenen Herde immer mehr zu, zuweilen begleitet von chronischen odontogen bedingten Kieferhöhlenerkrankungen durch avitale OK-Seitenzähne! Diese schwächen den Kieferknochen in seiner Abwehrkraft und begünstigen rhinogene Infektionen der Kieferhöhle.

So entstehen oft Mischformen von odontogenen und rhinogenen Herden!

Mit *fortschreitendem Alter*, wird die Zahl der odontogenen Herde vermehrt, nicht zuletzt durch zahnärztliche Maßnahmen. Dazu gehören unbiologische Behandlungsmethoden wie Wurzelbehandlungen oder Wurzelspitzenresektionen, Replantationen und die heute vielfach propagierten Implantationen. Alle diese Maßnahmen können aus der Sicht des Herdtherapeuten nur als Kompromißtherapie auf Zeit angesehen werden. Nicht unerwähnt bleiben soll, daß es bei der Entfernung kranker Zähne nicht genügt, nur den Zahn selbst zu ziehen. Vielmehr muß die chirurgische Zahnentfernung gefordert werden, weil nur auf diese Weise auch der erkrankte Alveolarknochen mit entfernt wird. Das allein verhindert die Bildung von restostitischen Prozessen im zahnlosen Kieferbereich. Durch *einfache* Extraktionen entfernt man nur den kranken Zahn — der kranke Kieferknochen bleibt jedoch zurück und damit auch das Herdgeschehen!

Im Alter schließlich manifestieren sich die odontogenen Herde in erster Linie als Restostitiden. Primarius ALTMANN, Wien, der Altmeister der Wiener Herdforscher hat m. W. als erster darauf hingewiesen, daß den odontogenen Herden von allen Herden im Kopfgebiet mit Abstand die zahlenmäßig wichtigste Bedeutung zukommt.

Zusammenfassung

Die odontogenen Herde haben nach Lebensaltern geordnet folgende Schwerpunkte:

Lebensalter	Herdschwerpunkt
Jugend	verlagerte Zähne Dentitio difficilis
Erwachsene	intradentale Herde z. B. chronische Pulpitiden periodentale Herde z. B. apikale Ostitiden
Ältere	Restostitiden

Tab. 234

Mit Blickrichtung auf die Herde im Kopfgebiet sollte man jedoch die anderen Herd- und Störfeldmöglichkeiten im übrigen Organismus nicht vernachlässigen, denn zu einer erfolgreichen Herdtherapie gehört die Diagnostik und Therapie *aller* Herde.

B) Die allgemeine Herddiagnostik

Die Diagnostik ist die wichtigste Grundlage für jede Therapie. Wenn die Diagnostik unvollständig ist, kann die Therapie niemals optimal werden.

Eine gründliche Herddiagnostik erfordert Zeit,
a) weil es so viele verschiedene Herdmöglichkeiten gibt
b) weil die bisherige klinische Diagnostik nicht überflüssig wird, ja vielmehr die Basis der neuen Testverfahren ist
c) weil die neuen Testverfahren viel Übung brauchen, was ja auch bezahlt werden muß
d) weil die neuen Testverfahren selbst zeitaufwendig sind und
e) weil es ohne Teamarbeit mit anderen Ärzten nicht geht.

Da man in den Universitätskliniken auf das Herdgeschehen höchstens am Rande eingeht, verwundert es nicht, daß die Herddiagnostik bisher weder in der Forschung, noch in der Praxis genügend Berücksichtigung gefunden hat.

Zu einem guten Teil ist das auf folgende Fakten zurückzuführen:
1. Nicht jeder Herdträger muß unbedingt herdkrank sein, denn die Ausregelung einer Noxe entscheidet darüber, ob ein Herdträger herdkrank wird.
2. Ein Herdgeschehen ist selten ein monokausales, sondern meistens ein plurikausales Geschehen.
3. Die Herdsymptomatik ist meistens „verwischt", denn nach PISCHINGER können beim Herdgeschehen sowohl infektöse als auch toxische, allergische, nervale und vegetative Symptome im Vordergrund stehen, oder eine Kombination derselben.

Weil der auslösende Faktor (= Herd) häufig sehr klein ist und als Herdfolge zuerst nur Regulationsstörungen auftreten, darf man sich darüber hinaus nicht mit klinischen Zustandsbefunden zufrieden geben, sondern muß Provokationsteste durchführen, d. h. den Organismus belasten, um so ein von der Norm abweichendes Funktionsverhalten registrieren zu können. Unter diesem Gesichtswinkel sollte z. B. eine zahnärztliche Herddiagnostik möglichst in folgender Reihenfolge durchgeführt werden:
  I. Anamnese
 II. Klinische Untersuchungen
     Ärztliche Untersuchungen
     Herdbezügliche Laboruntersuchungen
     Sonstige Laboruntersuchungen und ggf. eine
     Vincent-Untersuchung
III. Elektrohauttest (EHT)
 IV. Kopfherdtest modifiziert nach SCHWARZ.

Anschließend sollen folgen
  V. die zahnärztlich-klinischen Untersuchungen mit:
     1. Munduntersuchung
     2. Vitalitätsprobe

    3. Röntgenstatus
    4. Panoramaröntgenaufnahme
    5. Mundbatteriemessungen und
    6. Drüsenpalpation

und abschließend
VI. die spezifisch zahnärztlichen Elektroakupunkturherdteste mit:
    1. Gesichtsübersichtstest
    2. Odontogenem Reizstromtest und
    3. Fernwirkungstest.

I. Die Anamnese

Eine gründliche Anamnese ist wichtig, um den Erfolg sicherzustellen und Zwischenfälle in der Praxis auf ein Mindestmaß zu reduzieren. Sie wird erleichtert durch Fragebögen, wie sie u. a. ALTMANN, Wien, TÜRK, Bad Pyrmont und SCHWARZ, Tübingen, entworfen haben. Sie sollen nachfolgend wiedergegeben werden.

Überweisender Arzt: Datum:

Herdbezügliche Lebensanamnese
(Fragebogen nach ALTMANN, mod. GLASER)

Patient: geboren:
Anschrift: Tel.:
Krankenkasse:

Kinderkrankheiten
besonders schwere Erkrankungen u. frühere Krankenhausaufenthalte:

derzeitige Beschwerden   Beginn:
                                      Verschlechterung:

Vegetative Anamnese
Neigung zu subfebr. Temperatur seit:
Neigung zu Erkältungen seit:
Schwindel, Erregbarkeit, Nervosität seit:
Ermüdbarkeit, feuchte Hände, Nachtschweiß seit:
Wetterfühligkeit?
Schlafstörungen seit: Einschlafen
                              Durchschlafen

Rheumatische Anamnese
akuter Gelenkrheumatismus
chron. Erkrankungen von Muskeln und Gelenken
degenerative Veränderungen
HWS
Herzmuskel   Augen

Herz- und Kreislaufanamnese
Herzklappenfehler
Herzmuskelveränderungen					Durchblutungsstörungen
Thrombophlebitis					Varizen
periphere Durchblutungsstörungen

Allergische Anamnese

Magen- und Darmanamnese
Hyper- oder Hypoazidität:
Verdauung:
Appetit:
Ernährungsweise:
Magen:
Galle:
Leber:
Beschwerden:

Gynäkologische Anamnese
Zyklus:
Entzündung der Adnexe:
Sterilität					Geburten:
Tumoren:

Hormonale Anamnese
Schilddrüse:
Nebenschilddrüse:
Hypophyse:
Ovarien:
Prostata:

Neurologische Anamnese
Nervenstörungen:				sensible:
						motorische:

Kopfschmerzen:
psychische Störungen:

Urologische Anamnese

Lunge:
Lungenentzündung:
Tuberkulose:
Nikotin:

Spezielle Herdanamnese
Erkrankungen im Anschluß an eine Zahnbehandlung oder Extraktion:
Angina:
Tonsillektomie:
Halsschmerzen nach TE:
Nasennebenhöhlenerkrankungen:
welche:

Otitis media: interne:
Operationen am Ohr:
Appendicitis: akut? chronisch?
Appendektomie:
Nierenerkrankungen:
Cholezystitis:
Adnexe:
Narben:
Kriegsverletzungen:
Submand. Lymphdrüsen:
andere Drüsen:

Berufliche Anamnese:
Lebensweise:
sitzend: Sport: Bewegung:
stark körperlich — geistig — beansprucht?
Dauer der Arbeitszeit:

Antibiotika
Welche wurden bereits verabreicht? Warum?

Zahnärztliche Anamnese

Kleiner Anamnese-Fragebogen

nach Dr. med. dent. E. SCHWARZ

Dieser Fragebogen ist eine wichtige Vorinformation für Ihren behandelnden Zahnarzt; er verbleibt bei Ihren Akten und fällt unter die ärztliche Schweigepflicht. Bitte beantworten Sie die nachstehend aufgeführten Fragen in Ihrem Interesse genau:

Name: ─────────── Vorname: ─────────── geb. ───────────

Anschrift: ─────────────────── Telefon: ───────────

Beruf: ───────────────────────────────
(Bei Ehefrauen Vorname, Beruf und Geburtstag des Mannes — bei Kindern Vorname, Beruf und Geburtstag des Vaters)

  1. Haben Sie anhaltende Schmerzen?   ja/nein
wo? ───────────────────────────────
  2. Waren Sie innerhalb der letzten 12 Monate zur zahnärztlichen Untersuchung oder Behandlung?   ja/nein
  3. Leiden oder litten Sie öfter an Zahnfleischbluten?   ja/nein
  4. Reinigen Sie Ihre Zähne zweimal täglich?   ja/nein
  5. Sind Sie Allergiker (hatten Sie z. B. Heuschnupfen, Nesselsucht oder vertragen Sie bestimmte Arzneimittel nicht?)   ja/nein
  6. Haben Sie Herz- oder/und Kreislaufbeschwerden?   ja/nein
  7. Sind Sie zuckerkrank?   ja/nein
  9. Leiden Sie an einer Erkrankung des Blutes oder an einer Blutgerinnungsstörung?   ja/nein
10. Nehmen Sie Blutverdünnungsmedikamente ein?   ja/nein
11. Leiden oder litten Sie an Tuberkulose?   ja/nein
12. Leiden Sie unter Asthma? (schwere Atemnot)   ja/nein
13. Haben oder hatten Sie Magen- oder Darmgeschwüre?   ja/nein
14. Haben oder hatten Sie eine Schilddrüsenerkrankung?   ja/nein
15. Sind Sie Raucher?   ja/nein
16. Leiden Sie an rheumatischen Erkrankungen?   ja/nein
17. Frauen: Sind Sie schwanger?   ja/nein
18. Welche sonstigen Erkrankungen haben Sie z. Zeit?

───────────────────────────────

19. Welche schweren Krankheiten haben Sie schon durchgemacht?

───────────────────────────────

20. Welche Operationen haben Sie hinter sich? ───────────
─────────── den ───────────

1. Allergie und Herdgeschehen

Wenn nachfolgend ein Allergiefragebogen abgedruckt wird, mag das auf den ersten Blick überraschen. Viele Herddiagnosen haben aber gezeigt, daß Allergiebelastungen oft als Zeichen eines Herdgeschehens angesehen werden müssen.

Allergie-Fragebogen

Die Beschwerden, unter denen Sie leiden, könnten allergischer Natur sein und auf einer Überempfindlichkeit gegen bestimmte Stoffe in ihrer persönlichen Umgebung, aber auch Nahrungsmittel, Pflanzen, Medikamente u. a. m. beruhen. Um diese Stoffe ausfindig zu machen, sind gezielte Testuntersuchungen erforderlich.

Im Interesse einer schnellen ärztlichen Diagnostik bitten wir Sie, den Fragebogen in Ruhe durchzulesen und dann die Fragen genau und ausführlich zu beantworten, insbesondere auch zu vermerken, seit wann die Beschwerden bestehen und wann, bzw. unter welchen besonderen Umständen sie auftreten.

....
Geburtsdatum   Beruf

Berufl. Tätigkeit (frühere Berufe)
....

Welche Beschwerden und Erscheinungen haben Sie / hatten Sie? Seit wann?

- ☐ Milchschorf
- ☐ Ekzem als Säugling
- ☐ Dauerschnupfen
- ☐ Heuschnupfen (März — April — Mai — Juni — Juli —August)
- ☐ Augenbindehautentzündungen
- ☐ Mandel- und/oder Halsentzündungen
- ☐ Entzündungen oder Vereiterungen der Kiefer- oder Stirnhöhlen (Sinusitis)
- ☐ Bronchitis
- ☐ Bronchial-Asthma
- ☐ Gesichtsschwellungen (Lider, Lippen, Mund, Zunge)
- ☐ Nesselsucht (Urticaria)
- ☐ Hautausschläge (Ekzeme) (wo lokalisiert?)
- ☐ Kopfschmerzanfälle (Migräne)
- ☐ Magen-Darmstörungen (Erbrechen, Durchfälle, Leibschmerzen)
- ☐ Medikamenten-Unverträglichkeiten gegen
  - ☐ Penicillin
  - ☐ Schmerzmittel
  - ☐ Jod (Rö-Kontrastmittel)

- ☐ Niesanfälle
- ☐ Vorw. Nasenverstopfung
- ☐ Vorw. Fließschnupfen
- ☐ Augenrötung, -tränen, -brennen, -jucken
- ☐ Lichtscheu
- ☐ Husten / trock. Reizhusten
- ☐ Auswurf (schleimig, zäh, eitrig)
- ☐ Erkältungen
- ☐ Atembeschwerden, Atemnot (anfallsweise, anhaltend / bei Belastung, bei Aufregung)
- ☐ Pfeifen oder Röcheln in den Bronchien
- ☐ Hautjucken
- ☐ Afterekzem, -jucken
- ☐ Schwindelanfälle
- ☐ Konzentrationsschwäche

- ☐ Schlafmittel
- ☐ Serum
- ☐ andere: ....

Wurden bei Ihnen durchgeführt: wann?

- ☐ Mandeloperation .....
- ☐ Rachenwucherungen-Op.
- ☐ Nasenpolypen-Operation
- ☐ Nasenscheidewand-Op.
- ☐ Kieferhöhlen-Operation
- ☐ Stirnhöhlen-Operation
- ☐ Asthma-Operation .....
- ☐ Allergie-Testung ...... Ergebnis: ....
- ☐ Desensibilisierungs-Behandlung vom .... bis ....
- ☐ Krankenhaus-Behandlungen: (wegen allerg. Erkrankungen)
  ....
  ....
- ☐ Kuren, Heilverfahren:
  ....
  ....

Werden Ihre Beschwerden verstärkt?
- ☐ bei Wetterwechsel, Kälte, Kühle, Nebel
- ☐ bei Sonne, Wärme, Trockenheit, Wind
- ☐ auf Wiesen oder in Getreidefeldern
- ☐ beim Rasenmähen
- ☐ in der Nähe von Heu oder Stroh
- ☐ beim Reinigen von Tierkäfigen oder Ställen
- ☐ in Tierställen, im Zoo, im Zirkus
- ☐ in feuchten Gegenden oder Räumen
- ☐ bei Beginn der Heizperiode
- ☐ in staubigen Räumen
- ☐ beim Fegen, Staubwischen oder -saugen
- ☐ beim Bettenmachen oder Zubettgehen
- ☐ durch best. Kleidung (Wolle? Pelze?)
- ☐ durch scharfe Gerüche, Dünste, Sprays, Rauch
- ☐ durch Erkältungen
- ☐ ....
- ☐ ....

Bessern sich Ihre Beschwerden in den Ferien?
- ☐ im Hochgebirge
- ☐ an der See
- ☐ wo sonst? ....

Litt/leidet jemand in Ihrer Familie unter allergischen Erkrankungen?
(Milchschorf, Ekzeme, Nesselsucht, Heuschnupfen, Asthma)
Vater: ....
Mutter: ....
Geschwister: ....
Kinder: ....
....
Großeltern und andere Verwandte: ...
väterlicherseits: ....
mütterlicherseits: ....

An welchen sonstigen Krankheiten, auch Operationen, litten/leiden Sie? Wann?
Als Kind: ....
....
....
Später: ....
....
....

Welche medikamentöse Behandlung wurde/wird wegen der **allergischen** Erkrankungen durchgeführt?
(bes. Cortison-Spritzen und -Tabl., Antibiotika, z. B. Penicillin, Antihistaminika, Antiasthmatika, Nasentropfen, Salben usw.)

....
....
....
....
....
....
....

Welche Medikamente werden deshalb eingenommen?
(regelmäßig/häufig/gelegentlich)
....
....
....

Rauchen/rauchten Sie? ja/nein
Jetzt ....
Zigaretten täglich (Zigarren, Pfeife)
Früher ....
bis wann? ....

Wann und wo treten Ihre Beschwerden besonders auf? (Zunächst bitte eintragen, welche Beschwerden gemeint sind!)

☐ ☐ ☐
Das ganze Jahr hindurch
☐ ☐ ☐
Nur bestimmte Zeit im Jahr — Wann? (Frühjahr, Frühsommer, Hochsommer, Spätsommer, Herbst, Winter)
☐ ☐ ☐
Ganzjährig mit jahreszeitlicher Verschlimmerung — Wann?
☐ ☐ ☐
Wechselnd, von Jahreszeit unabhängig
☐ ☐ ☐
Zu bestimmten Tageszeiten — Wann? (Morgens, tagsüber, abends, nachts?)
☐ ☐ ☐
Im Haus (besondere Räume?)
☐ ☐ ☐
Im Bett/Im Schlafzimmer
☐ ☐ ☐
Außer Haus — wo?
☐ ☐ ☐
Nur am Arbeitsplatz
☐ ☐ ☐
Praktisch überall
☐ ☐ ☐
An bestimmten Örtlichkeiten — welchen?

Wie ist Ihr Bett beschaffen?

Matratzenart:
Schaumgummi / Federkern / Roßhaar / Kapok / Seegras / unbekannt

Wohnen Sie
☐ In der Großstadt
☐ In der Kleinstadt oder im Vorort
☐ auf dem Lande
☐ im Industriegebiet

☐ im Neu-   ☐ im
  bau   Altbau
☐ trocken ☐ feucht
☐ sind in Ihrer Wohnung Stockflecken
  nein/ja wo? ....

Befinden sich in Ihrer Umgebung
☐ Rasen, Wiesen, Getreidefelder
☐ Wälder oder Parkanlagen
☐ Sträucher und Hecken
☐ Gärten
☐ besondere Pflanzen, Bäume, Blumen welche?: ....

☐ Haben Sie einen Garten?
☐ Haben Sie viele Zimmerpflanzen oder Blumen? welche?: ....

☐ Feder- oder Daunen-Betten, -Kopfkissen
☐ Tierwoll-, Rheumadecken
☐ Wolldecken
☐ Kunstfaserdecken
☐ Kunstfaserfüllstoff-Betten, -Kopfkissen

Halten oder hielten Sie Haustiere oder bestehen häufige Kontakte zu Tieren (z. B. Reiten)?
- ☐ Katze
- ☐ Hund
- ☐ Kaninchen
- ☐ Goldhamster
- ☐ Meerschweinchen
- ☐ Mäuse, Ratten
- ☐ Wellensittich
- ☐ Kanarienvogel
- ☐ Papagei
- ☐ Pferde
- ☐ Rinder
- ☐ Schafe
- ☐ Ziegen
- ☐ Schweine
- ☐ Hühner
- ☐ Gänse
- ☐ Enten
- ☐ Tauben
- ☐ Sonstige: ....
  ....

Haben Sie in der Wohnung:
Felle/Teppiche/Pelze/Wandbehänge/Jagdtrophäen
Welche?: ....

Tragen Sie?
- ☐ Angorawolle-Unterwäsche
- ☐ Rheuma-Katzenfelle

Haben Sie besondere Hobbys?
- ☐ Reiten
- ☐ Tierzucht
- ☐ Jagd
- ☐ Imkerei
- ☐ Sonstige: ....
  ....

Bestehen Unverträglichkeit oder Abneigung bei bestimmten Speisen, Getränken, Genußmitteln, Gewürzen?
- ☐ Milch, Käse
- ☐ Eier
- ☐ Schokolade, Kakao
- ☐ Honig
- ☐ Nüsse, Marzipan
- ☐ Mehl, Kleie
- ☐ Fleisch, Wurst
- ☐ Fische
- ☐ Krebse, Muscheln
- ☐ Fleischsalate
- ☐ Konserven
- ☐ Weißwein, Sekt
- ☐ Rotwein
- ☐ Bier
- ☐ Liköre, Schnäpse
- ☐ Tonic, Aperitifs
- ☐ Erdbeeren
- ☐ Apfelsine, Zitrone
- ☐ Banane, Ananas
- ☐ Aprikose, Pfirsich
- ☐ Pflaume, Kirsche
- ☐ Apfel, Birne
- ☐ Erbsen, Bohnen
- ☐ Tomaten, Kartoffeln
- ☐ Paprika
- ☐ Zwiebel
- ☐ Spinat
- ☐ Kohlarten
- ☐ Sellerie, Petersilie
- ☐ Mohrrüben
- ☐ Rettich
- ☐ Gewürze
- ☐ Sonstige: ....
  ....

Welche Speisen/Getränke essen/trinken Sie besonders ungern?
....
....
....
....
....
....

Besondere Bemerkungen:
....
....
....
....
....

Der Allergiefragebogen kann bezogen werden von Johann-A.-Wülfing-Allergie-Dienst, Stresemannallee 6, 4040 Neuss. Er ist eine wertvolle Grundlage für die EAP-Entlastungstherapie (s. S. 181).

II. Klinische Untersuchungen bei Herdverdacht

Bei Herdverdacht und im Verlauf einer Herdtherapie sollten nach E. SCHWARZ neben ärztlichen Kontrolluntersuchungen folgende Laborparameter geprüft werden:

Untersuchung	Normwerte
Blutstatus: BSG	
Hämo	♂ 14—16%
	♀ 12—16%
Hämatokrit	♂ 42—52%
	♀ 37—47%
Ery	♂ 4,4—6,0 Mill.
	♀ 3,9—5,3 Mill.
Leuko	5—9000
Segmentk.	53—68
Stabk.	2—5
Jugendl.	0
Lymphozyten	23—35
Monozyten	6—8
Eosinophile	1—3
Basophile	0—1
Thrombo	150—300 000
Serum-Eiweiß-Elektrophorese	
Gesamteiweiß	6,2—8,0 g/100 ml
Albumin	55—70
Albumin i. S.	3,7—4,5 mg/dl
α_1-Globuline	2—5
α_2-Globuline	4—10
β-Globuline	8—14
γ-Globuline	11—20
Immunglobuline	
Ig A	900—4500 mg/l
Ig D	0,1—1,0 mg/l
Ig E	<800 I. E./ml
Ig G	8000—18 000 mg/l
Ig M	♂ 600—2500 mg/l
	♀ 700—2800 mg/l
Enzyme	
GOT	♂ 5—17
	♀ 5—15
GPT	♂ 5—23
	♀ 5—19
Lipase	<150

Untersuchung	Normwerte
Serumchemie Organica	
Bilirubin ges.	⟨1,0 mg/dl
Bilirubin direkt	⟨0,3 mg/dl
Ammoniak	⟨80 mg/dl
Cholesterin	ab 220 mg/l verdächtig
	ab 260 mg/l erhöht
Glukose i. S.	70−100 mg/dl
Triglyzeride	172 mg/dl
Rest-N	28−40 mg/dl
Harnstoff i. S.	⟨50 mg/dl
Harnsäure i. S.	♂ 7,0 mg/dl
	♀ 6,0 mg/dl
Kreatinin i. S.	⟨1,5 mg/dl
Kreatin	0,76−1,28 mg/dl

Tab. 235

Ferner sind alle früher aufgestellten und noch vorhandenen Befunde anzufordern.

Beachte: Eine ausgewogene Teamarbeit zwischen Arzt, Zahnarzt und HNO-Arzt erleichtert die Therapie und verbessert den Erfolg!

III. Laboruntersuchungen bei Herdverdacht

Labordiagnostische Hinweise auf ein Herdgeschehen geben:
1. der Leukozytentest nach PISCHINGER/BERGSMANN und 2. der SCHELLER-Test

1. Der Leukozytentest

Der Leukozytentest läßt das Regulationsverhalten des Organismus erkennen. Für den Herdtherapeuten ist er wichtig, weil mit seiner Hilfe entschieden werden kann, ob operative Eingriffe zur Sanierung möglich oder mit Risiko behaftet sind.

Prinzip des Leukozytentests

Am nüchternen Patienten wird morgens im Zeitraum von 3 Stunden 3× Blut entnommen und jedesmal die Leukozytenzahl rechts *und* links gezählt.

Nach der ersten Blutentnahme, welche die Anfangswerte (A) ergibt, wird der Körper durch ein Medikament belastet und dann nach einer und nach zwei weiteren Stunden die Reaktion des Körpers auf die Belastung geprüft. Die Reaktionsfähigkeit des Organismus wird aus der Veränderung der Leukozytenzahl abgelesen.

Vorbereitung des Patienten

Der Patient darf am Abend vor dem Test kein tierisches Eiweiß zu sich nehmen, also weder Fleisch, noch Eier, noch Käse usw.

Der Patient muß am Morgen *nüchtern* zur Blutentnahme kommen und muß während der ganzen Testzeit nüchtern bleiben!

Durchführung des Leukozytentests

1. Aus der Kubitalvene beider Arme werden mit je einer Spritze 2 ml Blut entnommen. Aus jeder Spritze wird 1 Tropfen Blut auf einen Objektträger gegeben und nach Färbung mit TÜRKscher Lösung die Leukozytenzahl rechts und links mit der Zählkammer bestimmt.

2. Danach wird in jede Spritze als „Belastungsmedikament" 0,5 ml Elpimed aufgezogen, gut gemischt und der ganze Spritzeninhalt (2 cm^3 Blut + 0,5 cm^3 Elpimed) wieder in die Kubitalvene zurückgespritzt.

3. Nach 1 Stunde Wartezeit werden wieder Blut aus der rechten und linken Kubitalvene entnommen, die Leukos gezählt und daraus der Reaktionswert (R 1) nach 1 Stunde gewonnen.

4. Nach weiteren 2 Stunden Wartezeit nochmals Blut entnehmen und wieder die Leukos zählen für den Reaktionswert (R 3) nach insgesamt 3 Stunden.

5. Die so gewonnenen 6 Werte werden der besseren Übersicht wegen in ein vorbereitetes Diagramm eingetragen gemäß Abb. 7, welches auf der Abszisse die Zeit t in Stunden und auf der Ordinate die Leukozytenzahl enthält.

Zur Beachtung

Die Leukozytenzahl ist mit der Zählkammer zu bestimmen, nicht apparativ. Das Blut für die R-1- und R-3-Werte kann statt aus der Kubitalvene auch aus dem Ohrläppchen oder aus der Fingerbeere gewonnen werden.

Auswertung

Die Zeit nach der Elpimedinjektion (E) bezeichnet man als Reaktionsphase. Diese wird gemäß Abb. 6 unterteilt in die Schockphase (0 — 1 Std.) und in die Gegenschockphase (1 — 3 Std.).

Die Reaktion auf die Elpimedbelastung kann in verschiedenen Mustern ablaufen:
1. normale Reaktion
2. Abwehrschwäche
3. allergisch-hyperergische Reaktion
4. verzögerte Schockphase
5. verzögerte Gegenschockphase
6. Reagibilitätsstarre.

Aus den nachfolgenden praktischen Beispielen mit Erläuterung wird ersichtlich, daß ein *Herdgeschehen* stets dann zu erwarten ist, wenn der Leukozyten-Test eine verzögerte Schock- oder Gegenschockphase oder eine Starre aufzeigt.

Abb. 6

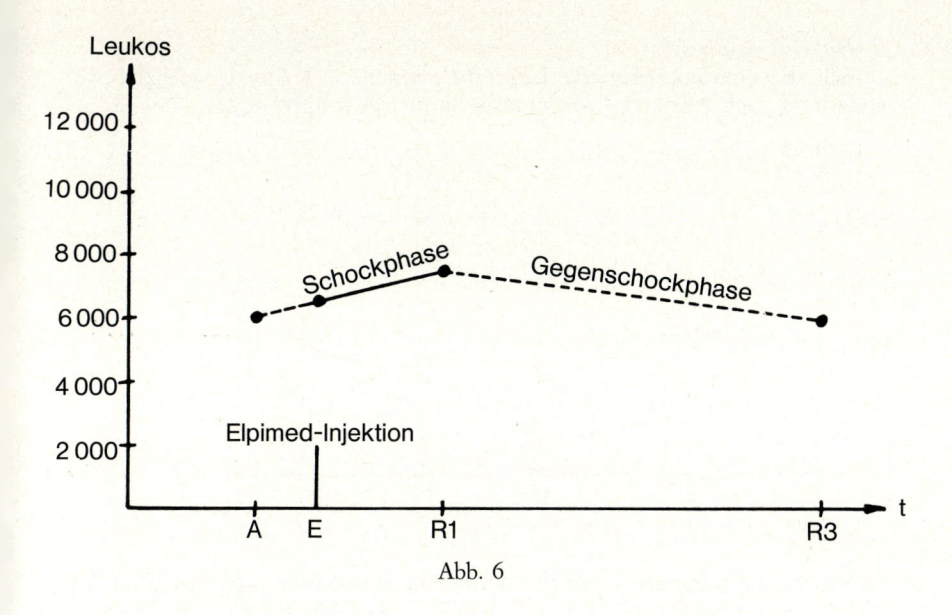

1. Bei normaler Körperreaktion

beträgt die Leukozytenzahl zu Beginn etwa 5000—6000. Durch die Körperbelastung mit Elpimed steigt die Leukozahl in 1 Stunde also während der Schockphase um etwa 1000—1500 Leukos an und geht nach weiteren 2 Stunden in der Gegenschockphase wieder auf den Anfangswert zurück (vgl. Abb. 7). Differenzen von 300—500 Leukos sind als zulässige Toleranz bedeutungslos.

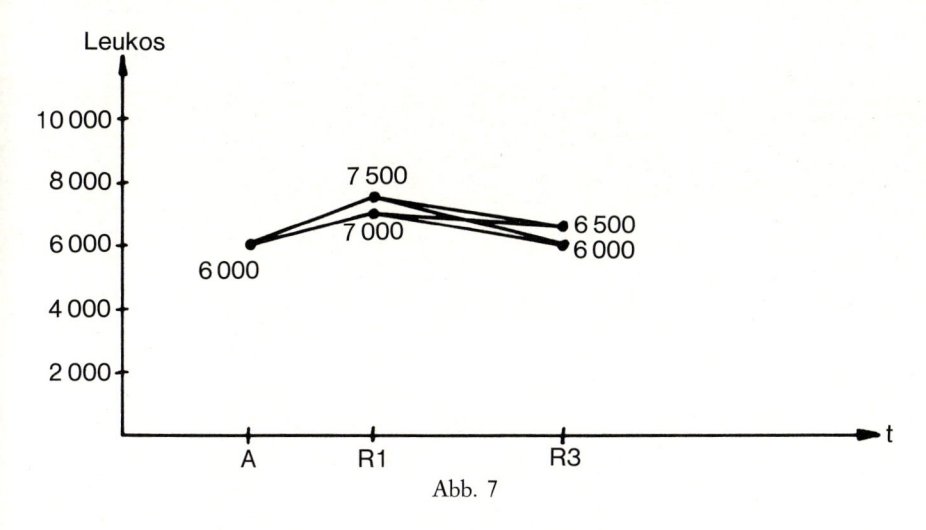

Abb. 7

2. Bei Abwehrschwäche

fällt die ohnehin reduzierte Leukozytenzahl nach 1 Stunde nochmals ab, steigt aber nach 2 Stunden wieder etwa auf den Anfangswert an.

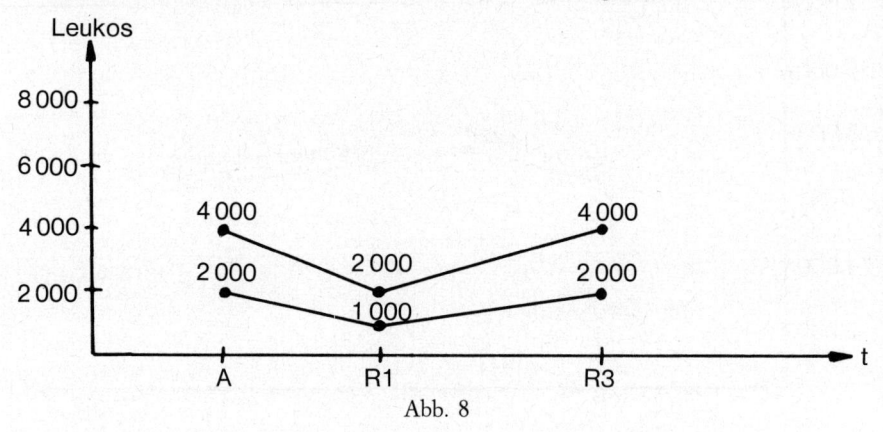

Abb. 8

Patienten mit Abwehrschwäche fühlen sich elend. Eine Herdtherapie sollte nicht ohne Vorbehandlung erfolgen. Mit Wundheilungsstörungen muß gerechnet werden. Zur Vor- und Nachbehandlung haben sich die Wala-Blutpräparate bewährt.

3. Bei einer allergisch-hyperergischen Reaktion

sind bereits die Anfangswerte deutlich überhöht. Aber selbst diese steigen bis R1 noch weiter an. Die R-3-Werte können dann noch weiter steigen oder nur leicht fallen.

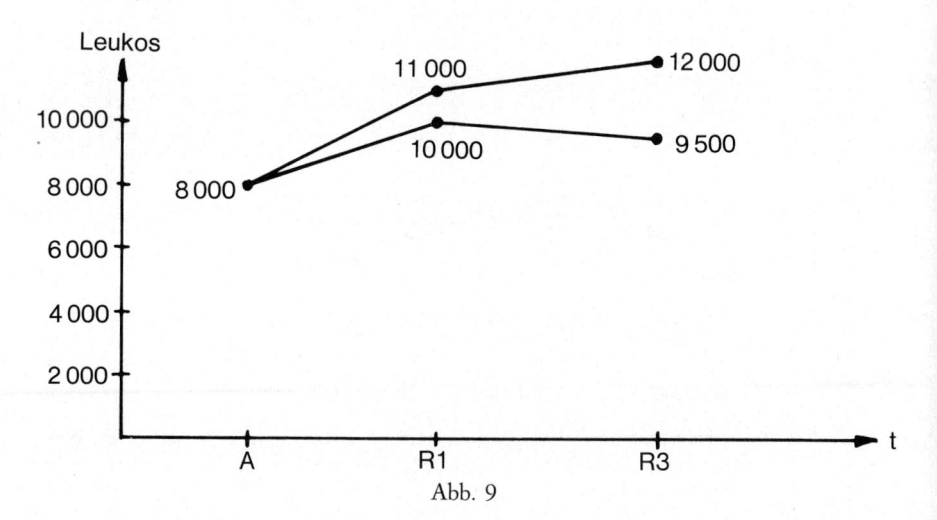

Abb. 9

Bei diesen Patienten sollte der allergieauslösende Faktor gesucht und eine antiallergische Therapie eingeleitet werden.

4. Bei einer verzögerten Schockphase
steigt die Zahl der Leukos erst in der Gegenschockphase an, bleibt also in der Schockphase nahezu unverändert.

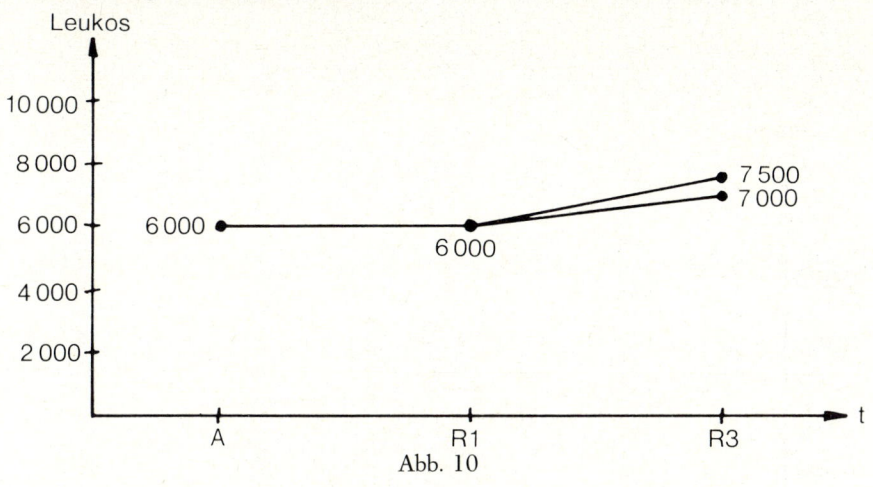

Abb. 10

Bei Patienten mit verzögerter Schockphase besteht oft ein starkes langjähriges Herdgeschehen. Der Patient sollte zur Sanierung gut vorbereitet werden, um Komplikationen zu vermeiden.

5. Bei verzögerter Gegenschockphase
steigt die Leukozytenzahl bis R 1 leicht an, geht aber bei R 3 nicht wieder wie beim Gesunden auf den Anfangswert zurück.

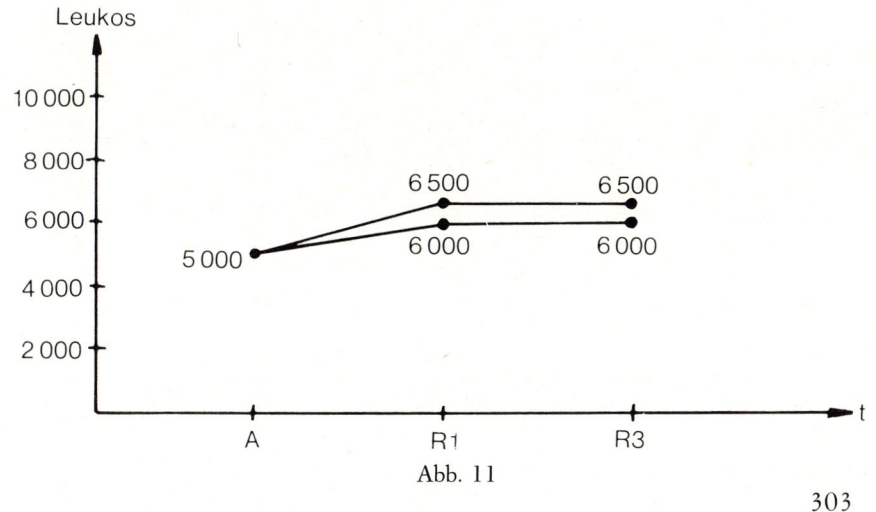

Abb. 11

Eine verzögerte Gegenschockphase läßt auf eine deutliche Herdbelastung schließen. Bei der Sanierung sind jedoch keine besonderen Probleme zu erwarten.

6. Eine Reagibilitätsstarre
ist erkennbar an der trotz Elpimed-Belastung gleichbleibenden Leukozytenzahl

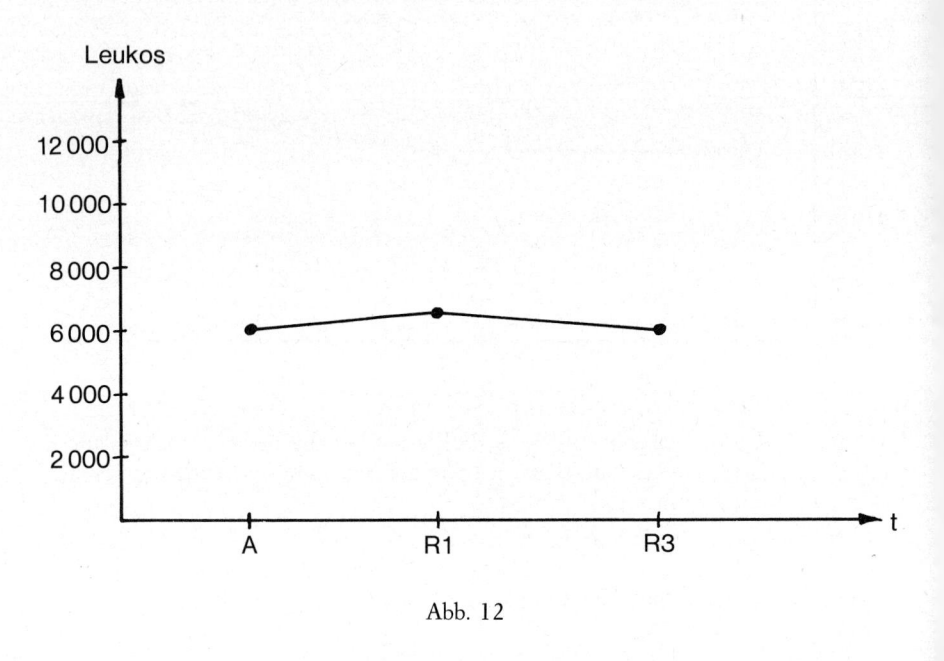

Abb. 12

Bei Patienten mit Starre besteht in der Regel ein mehrfaches Herdgeschehen. Eine gute Vorbehandlung ist dringend notwendig; vielfach ist dafür Neuraltherapie geeignet. Die herdbezügliche Nachbehandlung muß über längere Zeit ausgedehnt werden.

Seitenvergleich
Da die Blutentnahme und die Leukozytenauszählung getrennt für die rechte und linke Körperseite erfolgt, ist auch eine seitendifferenzierte Auswertung möglich.

Beispiel für eine normale Reaktion bei einem Gesunden:

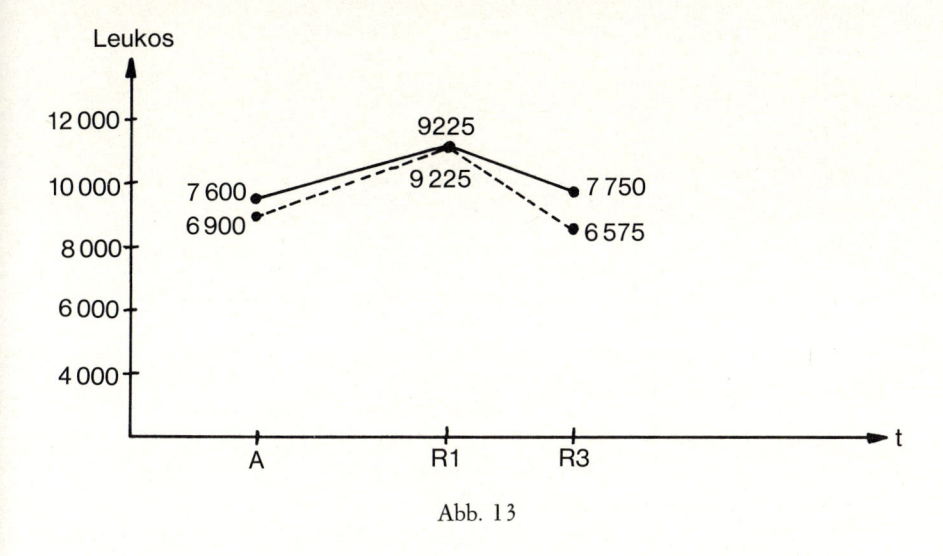

Abb. 13

Beispiel für eine hyperergisch-entzündliche Reaktion rechts und eine verzögerte Gegenschockphase links:

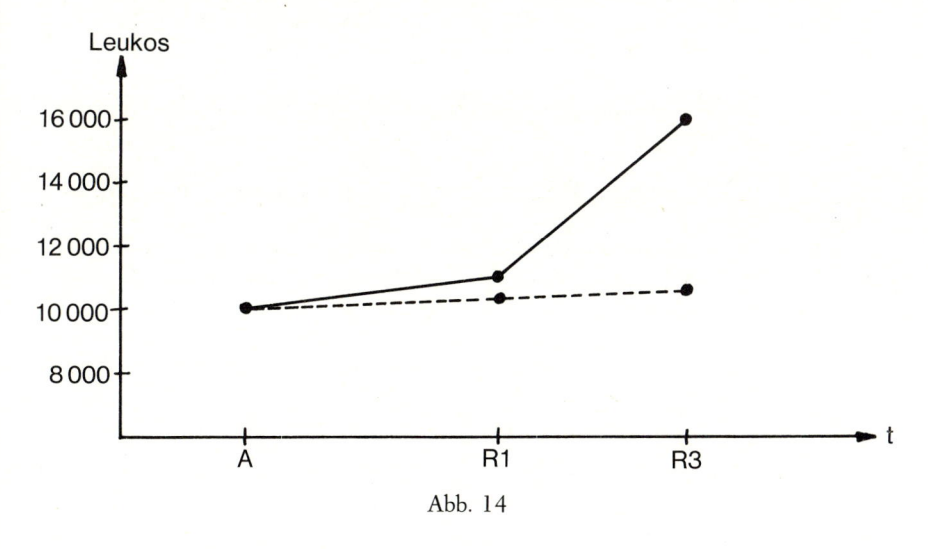

Abb. 14

Beispiel für eine Starre rechts und links:

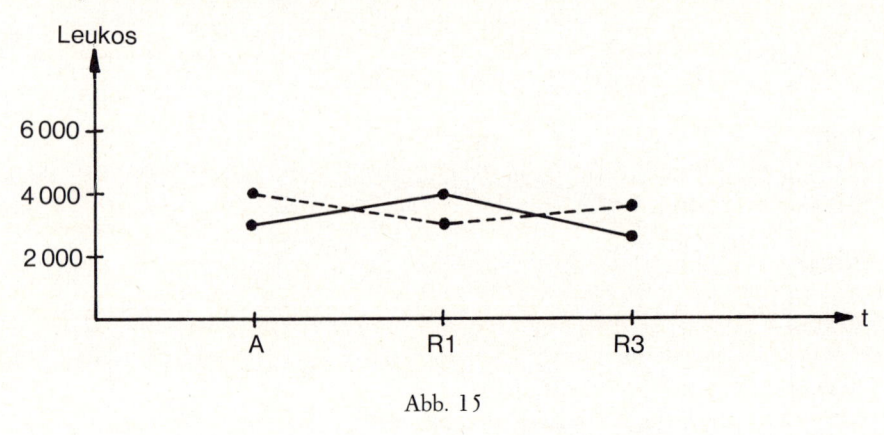

Abb. 15

Therapeutische Konsequenzen aus dem Leukozytentest
1. Bei verzögerter Schockphase bzw. Gegenschockphase muß eine Herdtherapie durchgeführt werden
2. Bei Abwehrschwäche gemäß Abb. 8 muß eine sorgfältige Operationsvorbereitung erfolgen.
3. Die Regulationsstarre gemäß Abb. 12 ist oft die Folge einer symptomatischen Therapie bei jahrelanger Krankheit. Blockierend für das Mesenchym und belastend für die Regulationsfähigkeit sind vor allem allopathische Medikamente wie Cortison, Antibiotika und Tranquillizer. Hier besteht die Kunst des Arztes darin, diese Mittel auf ein Minimum zu reduzieren und statt dessen dem Patienten homöopathische Mittel und biologische Therapien anzubieten.
Um diese Patienten aus der Starre oder der negativen Regulation herauszubringen, muß der Elektrolythaushalt sorgfältig überwacht werden. Die stärksten Abweichungen sind in der Regel im K-, Ca- und Magnesium-Haushalt festzustellen.
Eine 3malige Kontrolle des Elektrolythaushaltes innerhalb von 6 Stunden unter Elpimed-Belastung gibt eine zuverlässige Auskunft.
4. Bei Patienten mit Regulationsstarre findet man oft Narbenstörungen, die mit Infrarotmesssungen nach SCHWAMM nachzuweisen sind. Hier ist die Neuraltherapie das Mittel der Wahl.
5. Bei Regulationsstarre können therapeutisch die Spenglersane sehr wirkungsvoll sein, da hierbei die Möglichkeit besteht, die Erballergosen zu beeinflussen. Beginnen sollte man eine solche Kur in der Regel mit Spenglersan K. Die Reihenfolge und die Art der übrigen Spenglersane sollte mit EAP ausgetestet werden.
6. Als Begleittherapie sind Ozontherapie und Eigenblutinjektionen mit gutem Erfolg einzusetzen.

Weitere Hinweise

Für alle 3 Gruppen sollte eine Ernährungsumstellung als Eigenleistung des Patienten angestrebt werden. Dazu bietet sich eine lakto-vegetabile Kost an oder die HAYsche Trennkost. Eine vorangehende Fastenkur entlastet den Organismus oft entscheidend und verstärkt die Wirkung der Ernährungsumstellung zusätzlich.

Umstimmend auf Zeit wirken auch Ohr- und Körperakupunktur.

Bei Gerinnungsstörungen sind rechtzeitig vor dem Eingriff ärztliche Vorbereitungen sowie postoperativ Kontrollen erforderlich.

Bei Diabetikern ist zu beachten, daß die diätetischen Maßnahmen vor und nach der Operation den individuellen Notwendigkeiten besonders sorgfältig angepaßt werden.

Zusammenfassend muß man sagen:

je besser die Vorbereitung des Patienten auf einen chirurgischen Eingriff überdacht und durchgeführt wird, desto geringer ist für den Patienten das Risiko und desto größer die Aussicht auf einen Sanierungserfolg.

2. Der SCHELLER-Test

Für diesen werden hauchdünn ausgestrichene und luftgetrocknete Blutausstriche benötigt. Das Blut ist vom Patient im Nüchternzustand zu nehmen.

Objektträger und Versandtasche liefert das Medizinisch-Diagnostische Institut, Neuwiesenweg 1, 6302 Lich.

Beschreibung und Auswertung des SCHELLER-Testes können nachgelesen werden im Buch von Dr. SCHELLER „Krebsschutz", erschienen im Humata-Verlag, Bern.

IV. Herddiagnostische Hinweise

1. Nach PALFNER, soll ein Kopfherdgeschehen vorliegen, wenn der Meßpunkt Ly/a im Nagelbettwinkel der Daumenaußenseite rechts und/oder links mit dem Präparat Pyrogen der Fa. Hanosan ausgeglichen werden kann.
2. Nach Angabe mehrerer EAP-Kollegen soll auf jener Körperseite ein Kopfherdgeschehen vorliegen, wo der betr. Thymusmeßpunkt hohe Werte bzw. einen Zeigerabfall hat.
3. ADLER[*]) stellte fest, daß Kopfherde in der Regel vorhanden sind, wenn man gelotische und auf Druck schmerzhafte Veränderungen an den Ansät-

---

[*]) vgl. ADLER, Dr. med. Ernesto: Allgemein-Erkrankungen durch Störfelder (Trigeminusbereich). Verlag für Medizin Dr. Ewald Fischer, Heidelberg 1977.

zen der Querfortsätze der Wirbelsäule findet. Die Lage und Zuordnung der Druckpunkte ist aus Abb. 16 ersichtlich. Ist ein oder sind mehrere Druckpunkte empfindlich, so läßt das auf seitengleiche Kopfherde im zugeordneten Gebiet schließen.

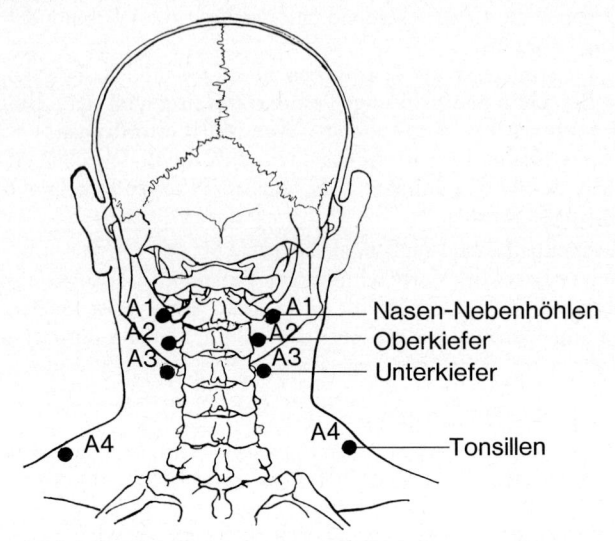

Abb. 16: Die ADLERschen Druckpunkte

V. Annulations-Teste

Sie zeigen nicht nur, ob ein Herdgeschehen vorliegt, sondern erlauben auch Aussagen über seine Lokalisation:

a) HUNEKEs Sekundenphänomen gehört in die Gruppe der Annulationsteste. Er injizierte Impletol in den vermuteten Herd. Löste er dadurch ein Sekundenphänomen aus, d. h. werden die durch die Herdfernwirkung bedingten Beschwerden durch Impletol sekundenschnell zum Verschwinden gebracht, ist der Herd eruiert.

b) Wenn beim EHT-Test durch die dabei verwendete Reizung mit galvanischem Strom organbezügliche Hautareale gerötet werden und durch eine Impletolinjektion die Rötung wieder verschwindet, kann das als Herdhinweis gedeutet werden.

c) ADLER, Llorret de Mar, sichert durch Annulation eines Provokationsergebnisses mit Hilfe von Impletol die Herddiagnostik auf neuralem Wege. Er provoziert mit Antisepton oder Spenglersan. Der Patient wird dann heimgeschickt mit dem Hinweis, er solle beobachten, wo sich Beschwerden einstellen. Dort wird Impletol gespritzt. Herdwirkung besteht, wenn dadurch die Beschwerden wieder verschwinden.

VI. Herd-Lokalisations-Teste

In diese Gruppe gehören die geräteabhängigen Testverfahren, welche in Tab. 236 zusammengestellt sind.

Methode	Vorteile	Nachteile
CROON	Wechselstrom 9000 Hz Helferin kann Messung machen graphische Darstellung	teures Gerät keine Medikament-testung möglich
WOLKOWITZ		kein Hersteller für das Gerät und keine Schule zum Erlernen
EHT	leicht erlernbar geringe Einarbeitungszeit	keine Medikamenttestung möglich
EAP	Medikamenttestung möglich genauestes Verfahren Fernwirkung reproduzierbar	nicht einfach zu erlernen Druckanwendung beim Messen erforderlich
Infrarot	kein Druck sofortige Anzeige	teures Gerät keine Medikamenttestung möglich

Tab. 236: Testverfahren

C) Die EAP-Herddiagnostik

Alle bisher durchgesprochenen Verfahren geben Hinweise und Anhaltspunkte, ob ein Kopfherdgeschehen vorliegt. Mit einigen Verfahren läßt sich auch klären, wo der Herd sitzt, aber nur mit den nachfolgend beschriebenen EAP-Untersuchungen läßt sich abklären, wo das Herdgeschehen seinen Sitz hat, wie stark es ist, welcher Art es ist und welche Fernwirkungen es macht.

Die Herddiagnostik mittels EAP ist eine Untersuchung am lebenden Menschen und daher vielfältigen äußeren und inneren Einflüssen unterworfen, die der untersuchende Arzt/Zahnarzt nicht ausschalten kann. Die EAP-Herddiagnostik unterliegt damit wie alle biophysikalischen Methoden zwangsläufig einer Fehlerquote, die jedoch eingrenzbar ist
a) durch Sorgfalt
b) durch Übung
c) durch ergänzende Kontrolluntersuchungen und
d) durch Teamarbeit.
Bei dieser soll nach Möglichkeit
... der Allgemeinarzt die Störungen im Organismus mit klinischen Mitteln aufdecken und so u. a. die Diagnose „Herdverdacht" stellen,
... der Zahnarzt die Herde im Zahn-, Mund- und Kiefergebiet (ZMK) diagnostizieren,
... der HNO-Arzt die Herde in seinem Arbeitsgebiet prüfen,
... der EAP-Arzt die übrigen Herde und Störfelder ausfindig machen und die Op-Vorbehandlung übernehmen,
... der Zahn- bzw. HNO-Arzt die Herdtherapie durchführen einschl. postoperativer Begleittherapie,
... der EAP-Arzt nachbehandeln und
... der Internist die klinischen Kontrolluntersuchungen vornehmen und ggf. andere Fachärzte einschalten.

Um bei der EAP-Herddiagnostik diagnostische Fehlschlüsse bestmöglich auszuschalten, sollte man stets die erforderlichen klinischen Untersuchungen vorausgehen lassen und die EAP-Messungen durch ein anderes bio-physikalisches Verfahren ergänzen.

Eine bewährte Kombination besteht aus klinischer Untersuchung, EHT nach Standel und Gehlen und EAP.

Hinweis:
Da die EAP eine klinisch noch nicht anerkannte Methode ist, muß sie vorerst rein privat liquidiert werden. Dazu ist eine Aufklärung des Patienten *vor* Beginn der Untersuchungen und Behandlungen erforderlich. Die Aufklärung muß vom Patienten schriftlich bestätigt werden. Ein geeignetes Formblatt ist in Band I abgedruckt.

Zu beachten ist, daß man mittels EAP nicht testen kann:
1. Meßpunkte in Hautarealen, die durch Sonnenbrand geschädigt sind,
2. Meßpunkte im Bereich von Verletzungen und Verwundungen,

3. Meßpunkte im Bereich von Ekzemen und Dermatosen,
4. Meßpunkte im Bereich von Brandwunden,
5. Gesichtsmeßpunkte bei Männern, wenn der Meßpunktbereich durch die Rasur Mikroverletzungen aufweist und
6. Gesichtspunkte bei Frauen, wenn Kosmetika im Meßpunktbereich aufgetragen wurden.

Daher sollte man dem Patienten ein Merkblatt zusenden, wie es z. B. Dr. GLASER / Dr. TÜRK verwenden, gemäß Abb. 17.

Zu beachten ist ferner, daß die EAP-Herddiagnostik in verschiedenen Stufen und Abschnitten durchführbar ist. Sie sollen nachfolgend in chronologischer Reihenfolge durchgesprochen werden.

I. Der EAP-Kopfherdtest modifiziert nach SCHWARZ*)

Er wird in Abschnitten durchgeführt.

1. Abschnitt
Die Meßpunkte am Lymphgefäß an der Daumenaußenseite beider Hände durchmessen (vgl. Abb. 30):
Ly a = Übersichtsmeßpunkt für Tonsilla palatinae
Ly e = Meßpunkt für Zahn-Kiefergebiet (nach SCHWARZ)
Ly f = Meßpunkt für Nasen- und Nebenhöhlen
Ly g = Meßpunkt für abführende Lymphwege.
Dabei werden die Meßwerte und Zeigerabfälle (ZA) festgehalten.

2. Abschnitt
Die 3 Allergiemeßpunkte durchmessen und auf Zeigerabfälle achten (vgl. Abb. 32):
Auf der Herdseite wird man an einem oder an mehreren Allergiemeßpunkten Zeigerabfälle finden:
... immer bei einem odontogenen Herdgeschehen,
... meistens bei einem sinusialen Herdgeschehen und
... oft bei einem tonsillogenen Herdgeschehen.

3. Abschnitt
Alle Nagelbettwinkelpunkte durchmessen an beiden Händen und auf Zeigerabfälle achten, um auf diese Weise eine Organfunktionsübersicht zu bekommen.
Bei einiger Übung sollte man auch die Nagelbettpunkte an beiden Füßen durchmessen, insbesondere bei schweren chronischen Erkrankungen mit Herdverdacht.

---

*) Herrn Dr. E. SCHWARZ, Tübingen, sei an dieser Stelle für die Überlassung seiner Unterlagen ganz herzlich gedankt.

Dr. Margarete Glaser
Dr. Ralf Türk
328 BAD PYRMONT
Brunnenstr. 47 · Telefon (05281) 4597

Merkblatt für die koordinierte Herddiagnostik

Bitte, die nachfolgenden Punkte genau zu befolgen:

1) Keine Medikamente einnehmen (möglichst schon 3 Tage vor der Untersuchung (schmerzstillende Tabletten, Schlafmittel, Cortison, Tegretal etc.).

2) Am Untersuchungstag keine Kosmetika verwenden (Parfum, Make-up, Hautcremes, Rasierwasser, Badezusätze, etc.).
   Nicht rasieren!
   Damen bitte keine einteiligen Corselets.

3) Hormontherapien (Cortison etc.) sofort unterbrechen. Bei lebensnotwendigen Therapien (Insulin, Herz-Kreislaufmittel, nicht absetzbarer Cortikoidtherapie) schriftliche oder telefonische Rückfrage unter Angabe der Medikamente und Diagnose.

4) Sämtliche vorhandenen ärztlichen und zahnärztlichen Befunde sowie Laboruntersuchungen (nicht älter als 12 Monate) mitbringen! Ebenso alle z. Zt. eingenommenen Medikamente.

5) Folgende Kopf-Röntgenaufnahmen sollen mitgebracht oder hier durchgeführt werden: ein kompletter Zahnstatus (auch die Leerkieferanteile, im Sichtordner geordnet), und Nebenhöhlenübersichtsaufnahme.

Dr. Glaser - Dr. Türk

PS: Bei telephon. Rückfrage ersuchen wir (außer Mittwoch) die Nr. 05281/4597 zu wählen.

Abb. 17

Praxisstempel   Herr/Frau Fräulein

                                                        Wohnort:

EAP-Kopfherdtest
modifiziert nach Dr. E. Schwarz   Straße:

		rechte Körperseite						linke Körperseite				
	Datum →	Meß-Wert	Meß-Wert	Meß-Wert	Meß-Wert	Meß-Wert	Datum →	Meß-Wert	Meß-Wert	Meß-Wert	Meß-Wert	Meß-Wert
Lymph-punkte	Lymphe a						Ly a					
	Lymphe e						Ly e					
	Lymphe f						Ly f					
	Lymphe g						Ly g					
Allergie-punkte	Allergie a						Ag a					
	Allergie e						Ag e					
	Allergie f						Ag f					
Nagel-bett-punkte	Lymphe						Ly					
	Lunge						Lu					
	Dickdarm						Di					
	Nerven						Nv					
	Kreislauf						Ks					
	Allergie						Ag					
	Parenchym						Pr					
	Endocrinum						Es					
	Herz						He					
	Dünndarm						Dü					
Kiefer-meß-punkte	OK - Seite						Ok - Seite					
	UK - Seite						Uk - Seite					
	UK - Mitte						**Ok - Mitte**					
Nasen-neben-höhlen-punkte	Stirnhöhle						Stirn-H.					
	Keilbeinhöhle						Keilb.-H.					
	Siebbeinzellen						Siebb.-Z.					
	Kieferhöhle						Kiefer-H.					
	Nasen-haupthöhle						Nasen-Haupt-H.					
Sonstige Punkte												

4. Abschnitt
Alle 6 Kiefermeßpunkte durchmessen und dabei auf Zeigerabfälle achten

5. Abschnitt
Alle 9 Nasennebenhöhlenpunkte durchmessen und ebenfalls auf Zeigerabfälle achten
  Bei entsprechender Anamnese notfalls Ohrpunkte, Kiefergelenkpunkte und ggf. Tonsillenpunkte durchmessen. Vergleiche VOLL: Die Topographische Lage der Meßpunkte der Elektroakupunktur. Erschienen im Ml-Verlag, Ülzen.

Hinweis:
Meßwerte für die Anfangs-, Zwischen- und für die Endmessungen nach erfolgter Sanierung werden in ein Formblatt eingetragen, welches die Druckerei Pfeiffer, 8562 Hersbruck, Nürnberger Str. 7, in Blöcken à 50 Stck. liefert (vgl. S. 134).

6. Abschnitt
Gegenkontrolle durchführen:
  Meßwerte und besonders die Zeigerabfälle an Ly/a, e, f und die Zeigerabfälle bei den speziellen Meßpunkten für Nebenhöhlen und Zahn-Kiefergebiet dürfen nicht im Widerspruch stehen zu den Werten und Zeigerabfällen an den zuständigen Lymphpunkten und den Meßpunkten.
  Andernfalls alle Werte noch einmal durchmessen und prüfen, *wo* fehlerhaft gemessen wurde.

7. Abschnitt
Belastung der Lymphmeßpunkte (Ly/a und Ly/g) ausgleichen mit Lymphkomplexmitteln gemäß Tab. 237.

Mittel	Firma
Lymphomyosot	Heel
Cefalymphat	Cefak
Lymphangitis comp.	Pascoe
Alymphon	Iso
Lymphtropfen	Cosmochema
Milztonikum	Galmeda
Angin-Heel	Heel
Angina comp.	Pascoe
Tonsilgon	Bionorica
Cefatonsillon	Cefak

Tab. 237: Lymphkomplexmittel

8. Abschnitt
Belastung der Nasennebenhöhlen an Ly/f ausgleichen mit Komplexmitteln gemäß Tab. 238.

Mittel	Firma
Euphorbium comp.	Heel
I.R.S. 19	Hefa-Frenon
Sinfrontal	Müller Göppingen
Nasen Reflex 01	Rödler
Sinupret	Bionorica KG
Toxyphanil-Spray	Rödler
Meditonsin	Medice
AE Mulsin	Mucos, Grünwald
Luffa D3 Nasentropfen	DHU
Luffa purgans D4	Staufen-Pharma Göppingen
Galium-Heel	Heel
Anfokal „forte"	Snoek
Sinusitis comp.	Pascoe
Sinuselect	Dreluso
Naso-Heel	Heel
Cinnabaris Pentarkan	DHU

Tab. 238: Nasennebenhöhlen-Komplexmittel

9. Abschnitt
Virale Grundbelastungen ausschalten am Lungen-Meridian mit Komplexmitteln gemäß Tab. 239.

Mittel	Firma
Contamutan	Müller-Rorer
Aconitum Homaccord	Heel
Isonettin	Iso
Nux vomica Homaccord	Heel
Spenglersan „G"	
Berberis Homaccord	Heel
Belladonna Homaccord	Heel
Metavirulent (Meta)	Fackler KG
Common-cold Tablets	Ob. Apotheke Rottweil
PCF-Blau	Derschum
Influvit-Tabletten	DHU
Grippe comp.	Pascoe
Phoenix amphön	
Influex	Steigerwald
Nisylen-Tropfen	DHU
Grippetropfen	Cosmochema
Bryaconeel	Heel
Toxiloges „C"	Loges

Tab. 239: Lungen-Meridian-Komplexmittel

10. Abschnitt

Gegebenenfalls können noch andere Meridian-Komplexmittel bei den jeweiligen AP aufgrund der Anamnese und der Testergebnisse eingesetzt werden.

11. Abschnitt:

Bei Zeigerabfällen an den Zahnmeßpunkten und am Lymphpunkt Ly/e, die gemeinsam auf ein Zahn-Kiefer-Herdgeschehen auf der betreffenden Seite hinweisen, müssen die klinischen und röntgenologischen Befunde mit dem evtl. durchgeführten EHT-Test und mit den EAP-Meßergebnissen „in Konkurrenz" gesetzt werden.

Sind z. B. röntgenologische Befunde erhebbar, die sich im Meßbild nicht zeigen, so müssen diese Bereiche oder Zähne zur Gegenkontrolle mittels Reizstrom-Moxen (vgl. S. 324) gereizt und neuerlich gemessen werden. Es ist größter Wert darauf zu legen, daß die letztliche Herddiagnose im *stufenweisen* Vorgehen unter ständiger Kontrolle der Lymph- und Allergiepunkte und unter Einsatz des bereits Erarbeiteten gewonnen und ständig *kritisch* überprüft wird!

Bei Vorliegen eines multikausalen Kopfherdgeschehens oder auch bei einem rein odontogenen Herdgeschehen gleicht man am besten immer zuerst am *Lymphpunkt Ly/e* das *odontogene* Herdgeschehen medikamentös aus. Dazu sind die zahnärztlichen Nosoden der Fa. Staufen-Pharma, Göppingen, verfügbar, die in Tab. 229 zusammengestellt und in möglichst tiefer Potenz einzusetzen sind.

Richtig gewählte Nosoden müssen in der richtigen Potenz den Lymphpunkt Ly/e auf Norm bringen bzw. auf Norm halten. Weicht der Meßwert vom Normwert wieder ab, so sind zu viele oder falsche Ampullen im Stromkreis.

Die Anzahl und die Art der notwendigen Nosodenampullen ergibt dann die differenzierte odontogene Diagnose. Zum Breitbandtest dürfen allerdings nicht nur die odontogenen Herde, sondern müssen alle odontogenen Belastungen erfaßt werden.

Dazu müssen die Allergiemeßpunkte ausgeglichen und stabilisiert werden mit den potenzierten zahnärztlichen Werkstoffen gemäß Tab. 230.

Es hat sich bewährt, wenn man nach dem odontogenen „Breitbandtest" als nächsten Meßpunkt Ly/f mit Komplexmitteln für die Nebenhöhlen, Ly/a mit Komplexmitteln für die Tonsillen und sodann Ly/g mit Lymphkomplexmitteln ausgleicht.

Danach sollten an den Lungenpunkten die viraltoxischen Belastungen mittels Grippekomplexmitteln und RES-Aktivierungsmitteln ausgeglichen werden.

Danach müssen nicht nur alle Allergiepunkte den Normwert haben, sondern man sieht auch an den übrigen gemessenen Hand- und evtl. Fußpunkten den massiven Einfluß des Kopfherdgeschehens auf den Organismus auf die speziellen Organe oder Organsysteme durch den Vergleich mit den Anfangswerten.

II. Die stufenweise odontogene EAP-Herddiagnostik nach KRAMER

Um die Herde im Zahn-, Mund- und Kiefergebiet bestmöglich erfassen zu können, werden zuerst folgende zahnärztlich-klinischen Untersuchungen durchgeführt:
a) Munduntersuchung
b) Röntgenuntersuchung
c) Vitalitätsprüfung
d) ggf. Parodontalstatus (Messung der Taschentiefen, Beweglichkeitsprüfung, Abklopfen der Zähne)
e) Potential-, Strom- und Energiemessungen im Mund
f) Kiefergelenksuntersuchung
g) myalgische Untersuchung
h) Drüsenpalpation.

1. Die zahnärztlich-klinischen Untersuchungen

a) Munduntersuchungen
Die Ergebnisse der Munduntersuchung werden zweckmäßig mit Abkürzungen in das Formblatt „Odontogener Herdbefund"*) gemäß Abb. 19 eingetragen.

b) Röntgenuntersuchung
Für die Röntgenuntersuchung wird ein Röntgenstatus mit wenigstens 12 Aufnahmen mit Kettenanschluß gefordert, wobei alle Zähne und auch alle zahnlosen Kieferstrecken erfaßt sein müssen. Zusätzlich sind Panoramaaufnahmen oder Status-X-Aufnahmen zur Verbesserung der Übersicht erwünscht. Schädel- und Nebenhöhlenaufnahmen können nützlich sein.

c) Vitalitätsprobe
Die Vitalitätsprobe wird zweckmäßig mit faradayschem Strom durchgeführt z. B. mit dem Prüfgerät von Siemens (Abb. 20).

Sollte die Vitalitätsprobe mit Strom unsicher oder sollten die zu untersuchenden Zähne überkront sein, muß die Vitalitätsprüfung mit einem Kohlensäure-Kältespray durchgeführt werden. Bewährt hat sich der Provotest-Spray der Fa. Hoechst AG. Sollte auch der Kältetest unsicher sein, muß der Zahn angebohrt werden!

d) Parodontalstatus
Für den Parodontalstatus wird am besten ein Formblatt verwendet, wie es bei den Kassenzahnärztlichen Vereinigungen erhältlich ist.

*) Hersteller: Druckerei Karl Pfeiffer, Postfach 440, 8562 Hersbruck

Dr. Fritz Kramer

85 Nürnberg, Ostendstr. 161,
Tel. 09 11 / 57 13 26

Odontogener Herd-Befund

vom .... 197......

Überweisender Arzt ....

Herr/Frau/Frl./Kind

Patient: ....

geb. am: ....

Wohnung: ....

Therapie-Vorschlag	Therapie durchgeführt am														
	KB = Kons. Behdlg. x = operat. Zahnentf op = op. Kieferrevis. Gi = Zahnfl.-Beh.														
Beherdung:	⊕ sehr stark ∅ deutlich ○ schwach														
	EAV-Test														
Klinischer Befund	RÖ-BEFUND														
	MUNDBEFUND														
	VITALITÄT und PULPABEFUND														
	ZAHNERSATZ														
Fehlende Zähne = X	R														L
	Zahn	8	7	6	5 (V)	4 (IV)	3 (III)	2 (II)	1 (I)	1 (I)	2 (II)	3 (III)	4 (IV)	5 (V)	6	7	8
Metall-Füllungen ■ =	R														L
Klinischer Befund	ZAHNERSATZ														
	VITALITÄT und PULPABEFUND														
	MUNDBEFUND														
	RÖ-BEFUND														
	EAV-Test														
Beherdung:	⊕ sehr stark ∅ deutlich ○ schwach														
Therapie-Vorschlag	KB = Kons. Behdlg. x = operat. Zahnentf op = op. Kieferrevis. Gi = Zahnfl.-Beh.														
	Therapie durchgeführt am														

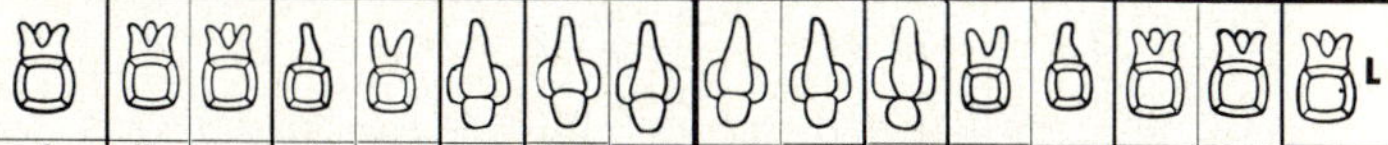

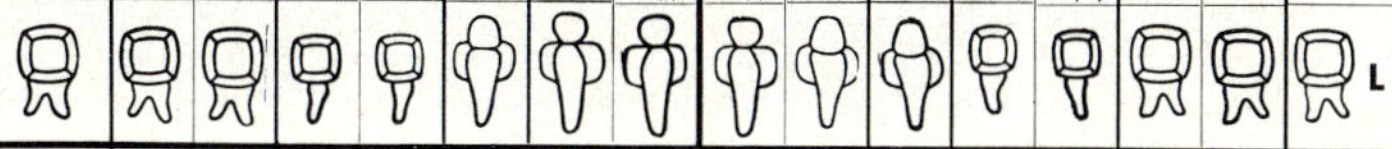

Zeichenerklärung:
Pulpa-Befund:
V = vital
● = devital
C/ma = Karies mesio-oclusal
Sk = Sekundärkaries
GF = große Füllung
Gg = Gangrän
Ma = Mortalamputation
Wf = Wurzelfüllung
pWf = partielle Wurzelfüllung
0,7 = bis 3 mm vor Apex
1,0 = bis zum Apex
1,2 = bis 2 mm über den Apex hinaus usw.

Schleimhautbefund:
——— = Gingivitis
(= rote Zahnfleischentzündung)
═══ = Parodontose
(= blau-livide Zahnfleischentzündung)
L 1–3 = Lockerung 1. b. 3. Grades
// = schlechte Kontaktpunktverhältnisse

Zahnersatz:
K = Krone
St = Stiftzahn
B = Brückenglied
E = an Prothese ersetzter Zahn

Rö-Befund:
P = Periodontalspalt verbreitert
A 1 = apikale Ostitis umschrieben
A 2 = apikale Ostitis diffus
A 3 = apikale Ostitis sklerosierend
V 1 = vertikale Knochenatrophie im coronalen Wurzeldrittel
V 2 = vertikale Knochenatrophie bis z. mittl. Wurzeldrittel
V 3 = vertikale Knochenatrophie bis z. apikalen Wurzeldrittel
Wr = Wurzelrest
RO = Restostitis
Cy = Cyste
FK = Fremdkörper im Kieferknochen
Zi = Zahn impaktiert; ZV = Zahn verlagert
Durch entsprechenden Pfeil kennzeichnen:
Zahn gekippt; Zahn gewandert

Abb. 19

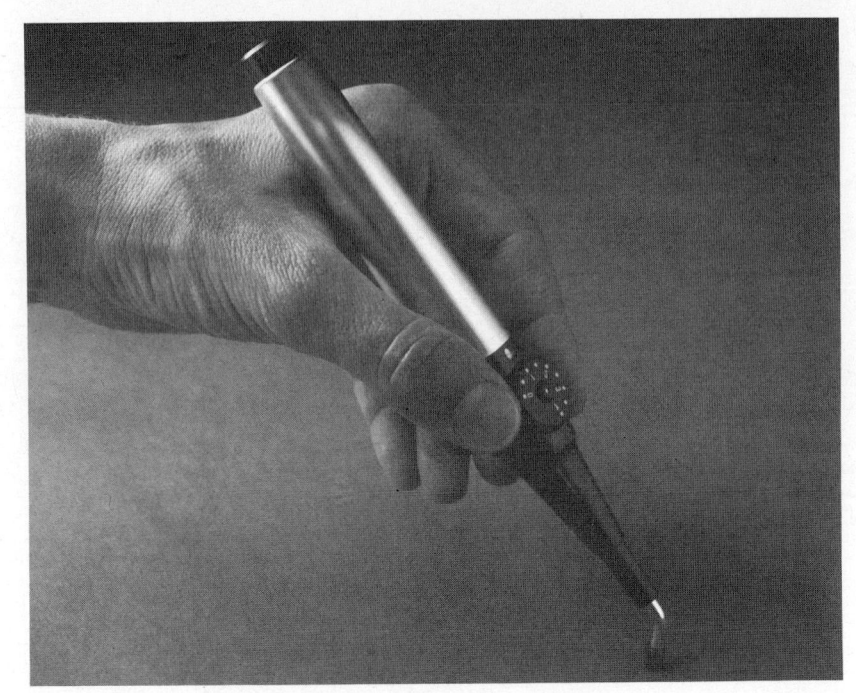

Abb. 20

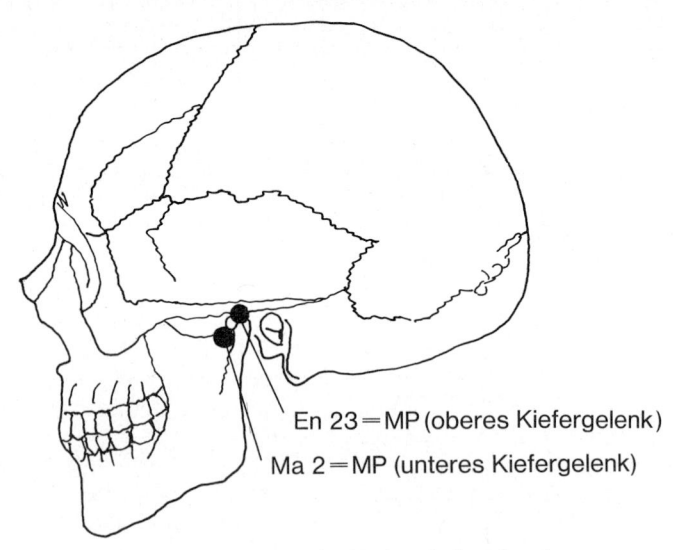

Abb. 21: Die Lage der Kiefergelenkmeßpunkte

e) Mundbatteriemessungen

Für Mundbatteriemessungen hat die Forschungsgemeinschaft (FfB) ein neuartiges *Potential-, Strom- und Energiemeßgerät* entwickelt, welches bereits in Band II beschrieben wurde.

nodi lymphatici submentales

nodi lymphatici submandibulares

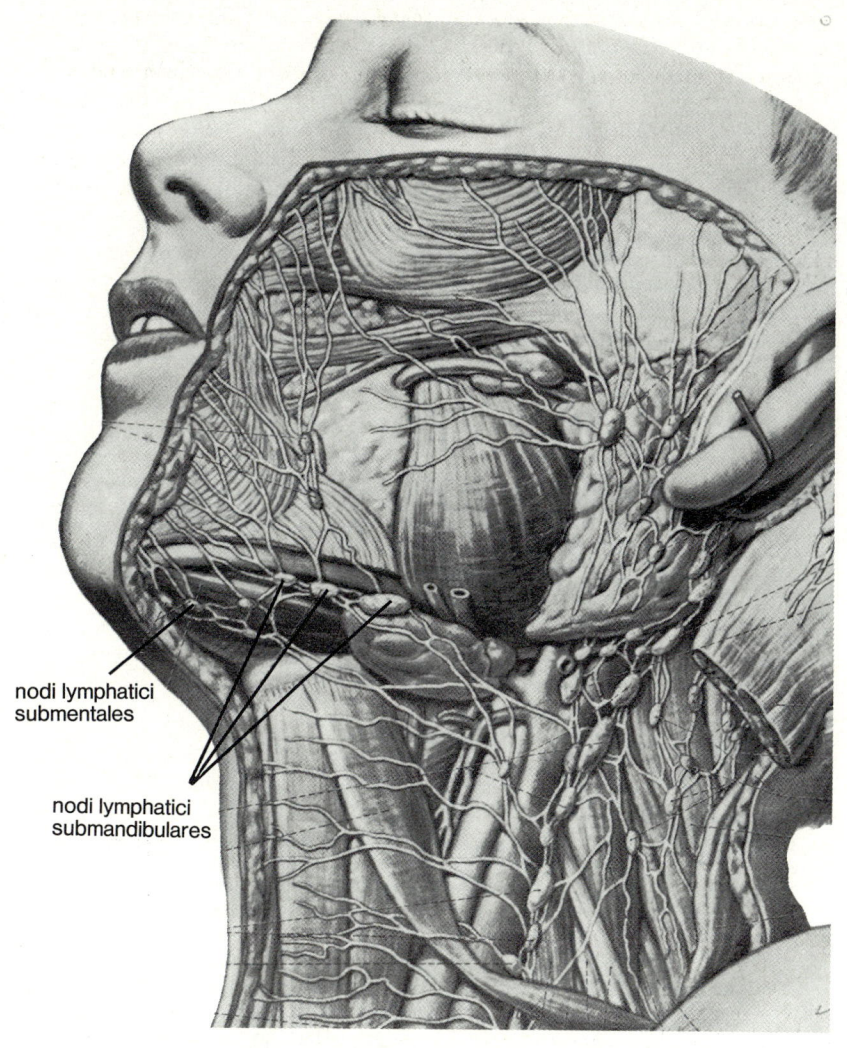

Abb. 22: Die Lage der submandibularen Lymphdrüsen

f) Kiefergelenkuntersuchung

Bei der Kiefergelenkuntersuchung soll der Patient den Mund mehrmals öffnen und schließen, damit der Arzt/Zahnarzt erkennen kann, ob die Gelenkbewegungen gleichmäßig und ungestört ablaufen bzw. ob ein Gelenkknacken vernehmbar ist.

g) Myalgische Untersuchung

Die myalgische Untersuchung soll zumindest die Musculi temporales und masseter beiderseits umfassen, wobei auf Schmerzen und Verspannungen zu achten ist. Man erkennt auf diese Weise Okklusionsstörungen, die man von Herdfolgen differentialdiagnostisch trennen muß.

h) Drüsenpalpation

Bei der Drüsenpalpation werden die regionalen submandibulären Lymphdrüsen beiderseits abgetastet. Die Lage der A-, B-, C- und D-Drüsen ist aus Abb. 22 ersichtlich.

Ist eine oder sind mehrere Lymphdrüsen tastbar oder gar druckschmerzhaft, besteht Herdverdacht in den zugeordneten Zahn- und Kieferbereichen wie das in Tab. 240 für den linken Ober- und Unterkiefer dargestellt ist.

21	22	23	24	25	26	27	28	Oberkiefer
31	32	33	34	35	36	37	38	Unterkiefer
A			B		C		D	Lymphdrüsen

Tab. 240

Erst, wenn alle zahnärztlich-klinischen Untersuchungsergebnisse vorliegen und in das Formblatt (Abb. 19) eingetragen ist, erfolgt *die odontogene EAP-Herddiagnostik* mit
1. Hypothalamusmessung
2. Gesichts-Übersichtsmessung und
3. Reizstromtest.

2. Die EAP-Hypothalamusmessung

Da die Hypothalamusmeßpunkte oberhalb von Ohransatz gemäß Abb. 28 schwer zu messen sind, sollen sie mindestens 3 × nacheinander gemessen werden. Aus den Messungen ergeben sich diagnostische Hinweise, die VOLL in seinen Kursen gemäß Tab. 241 interpretiert.

Zeigerabfall	Störung am ZNS durch Kommotio, durch Unfall o. ä.
Tiefe, unter 80 liegende Meßwerte beiderseits	Verdacht auf Toxinbelastung des Gesamtorganismus
82—88 einseitig 82—88 beidseitig	Verdacht auf Kopfherd auf der betr. Seite Kopfherdverdacht beidseitig
Differenz re gegen li um mehr als 10 Ts	Verdacht auf akute Prozesse
Differenz re gegen links um weniger als 10 Ts	Verdacht auf chronische Prozesse
Hypothalamuswert über 90 Ts	akute Entzündung im Kopfgebiet (z. B. Pansinusitis)

Tab. 241

3. Die EAP-Gesichtsübersichtsmessung

Bei ihr werden die wichtigsten Gesichtsmeßpunkte durchgemessen, wobei besonders auf Zeigerabfälle zu achten ist, die allerdings im Gesichtsbereich nicht so deutlich erscheinen, wie z. B. an den peripheren Nagelbettwinkelmeßpunkten. Gemessen werden in der Regel

die 9 Nasennebenhöhlenpunkte	Nasenhaupthöhle Stirnhöhle rechts und links Keilbeinhöhle rechts und links Siebbeinzellen rechts und links Kieferhöhle rechts und links	Sinus nasalis Sinus frontalis Sinus sphenoidalis Sinus ethmoidalis Sinus maxillaris
die 9 Tonsillenpunkte	Zungenmandel rechts und links Tubenmandel rechts und links Kehlkopfmandel rechts und links Rachenmandel rechts und links Gaumenmandel	Tonsilla lingualis Tonsilla tubaria Tonsilla laryngea Tonsilla pharyngea Tonsilla palatina
die Ohrmeßpunkte		

Tab. 242

Zusätzlich sind die 6 Meßpunkte für das Zahn-, Mund- und Kiefergebiet (ZMK-Gebiet) zu messen.

Sie liegen im Bereich des M. orbicularis oris und gelten für die in Tab. 243 aufgezeigten Kieferstrecken:

	Oberkieferseiten-zahnbereich rechts	Oberkiefer-Mitte	Oberkieferseiten-zahnbereich links	Meßpunkt
Oberkiefer	Ma 7	Gv 25	Ma 7	Akupunkturpunkt
	8—5/	4—1 / 1—4	/5—8	alte Zahnbezeichnung
	18—15	14—11 21—24	25—28	neue Zahnbezeichnung
Unterkiefer	48—45	44—41 31—34	35—38	neue Zahnbezeichnung
	8—5/	4—1 / 1—4	/5—8	alte Zahnbezeichnung
	Ma 8	Co 24	Ma 8	Akupunkturpunkt
	Unterkieferseiten-zahnbereich rechts	Unterkiefer-Mitte	Unterkieferseiten-zahnbereich links	Meßpunkt

Tab. 243

Auswertung der Gesichtspunktmessungen:
Ein Kopfherdgeschehen liegt in der Regel vor, wenn ein Meßwert über 80 Ts ansteigt und/oder ein Zeigerabfall registriert wird. Die Lage des Herdes ergibt sich automatisch, da die Gesichtsmeßpunkte organbezüglich sind.

4. Die Reizstromtestverfahren

Zur Diagnostik und damit zur Klärung der Frage, ob ein ganz bestimmter Zahn bzw. eine bestimmte zahnlose Kieferstrecke beherdet ist, wird an das zu prüfende Odonton ein Reizstrom gegeben.
Er wird im Elektroakupunkturgerät erzeugt mit einer Frequenz von 10 Hz und einer Intensität von mindestens 20 V, wobei allerdings die Stromstärke gering ist. Durch den Reizstrom wird u. a. der Übergangswiderstand am zugehörigen Kiefermeßpunkt (Akupunkturpunkt) beeinflußt. Die Größe der Änderung des Meßwertes erlaubt diagnostische Rückschlüsse — insbesondere auf ein Herdgeschehen am gereizten Odonton. Die Reizstromdiagnostik kann durch

Verwendung potenzierter Nosoden und Organpräparate soweit verfeinert werden, daß für jeden Herd eine qualitative und eine quantitative Diagnostik möglich ist. Mit Hilfe des Reizstromtestes kann man vor allem feststellen, ob ein zahnloser Kieferbereich durch eine Restostitis oder ein klinisch vitaler Zahn durch eine chronische Pulpitis beherdet ist, was ja weder mit den Mitteln der klinischen Diagnostik, noch mit anderen Testmethoden möglich ist. Mit Hilfe der Potenz der benötigten Nosoden und Organpräparate erhält man zugleich einen Hinweis über die Stärke des Herdes.
Folgende Verfahren sind üblich:
a) der odontogene Reizstromtest mit Reizausgleich durch Pulsstrom am Kiefermeßpunkt
b) der odontogene Reizstromtest mit Reizausgleich durch Organpräparate und/oder Nosoden am Kiefermeßpunkt
c) der odontogene Reizstromtest über Ly/a mit Ausgleich durch Organpräparate und/oder Nosoden.

a) Der odontogene Reizstromtest mit Stromausgleich am Kiefermeßpunkt
Dieses Verfahren ist nur indiziert, wenn keine Medikamente zur Verfügung stehen und nur 1—2 Zähne oder kleine Kieferbereiche auf Herdverdacht überprüft werden sollen.
Dieses Testverfahren ist nur für Zahnärzte geeignet, welche die Messung der Kiefermeßpunkte sicher beherrschen. Es ist nur anwendbar bei Patienten, deren Haut im Bereich der Kiefermeßpunkte unverletzt ist.
Erforderlich sind gemäß Band I:
1 EAP-Gerät
1 Diagnosekabel
1 zylindrische Handelektrode
1 Testgriffel mit
1 Niederdruckelektrode und
1 Verlängerungsstück.

Beispiel:
Es soll geprüft werden, ob Zahn /3 beherdet ist.
Der zugehörige Meßpunkt ist Gv. 25 im Oberkiefer-Mitte.

Arbeitsweise:
Zuerst wird der Meßpunkt für Oberkiefer-Mitte (Gv 25) mit kurzen Stromstößen auf 50 Ts. abgebaut.
Dazu Einstellung an den üblichen EAP-Geräten:
„Ein"
„Abbau" PP positiver Puls
Kleinstintensität (!!) und
10 Hz
Einstellung am neuen FfB-Gerät „301" gemäß Abb. 53, S. 460, sehr viel einfacher nur: „Ein" und Kleinstintensität.

Ist der Strom-Normwert von 50 Ts erreicht, gibt man auf die Gingiva des Zahnes /3 im koronalen Drittel einen Stromstoß mit Kribbelintensität, welche für den Patienten deutlich spürbar sein muß.

Danach erneut den Meßpunkt für Oberkiefer-Mitte (Gv 25) messen. Steigt der Wert durch den Stromreiz auf 80 Ts und darüber an und/oder tritt Zeigerabfall auf, ist damit zu rechnen, daß im Odonton /3 ein pathologischer Prozeß abläuft, der als Herd zu deuten ist.

Welcher Art dieser Herd ist, kann mit diesem Stromausgleichstest nicht ermittelt werden. Dazu ist der Reizstromtest erforderlich mit Ausgleich durch Organpräparate oder/und Nosoden.

b) der odontogene Reizstromtest mit Reiz-Ausgleich durch Organpräparate und/oder Nosoden am Kiefermeßpunkt

Dieses Verfahren ist die z. Z. genaueste Methode zur odontogenen Herddiagnostik.

Erforderlich sind gemäß Band I:
1 EAP-Gerät mit
1 zylindrischen Handelektrode
1 Diagnosekabel mit
1 Testgriffel, eingeschraubter Niederdruckelektrode und
1 Verlängerungsstück
1 Wabe mit Untersatz, welche bei Bedarf durch Verbindungsstecker mit weiteren Waben verbunden wird sowie
1 einadriges Verbindungskabel zwischen der zylindrischen Handelektrode und Wabe.

An Medikamenten werden benötigt:
... potenzierte Organpräparate der Firma Wala und
... Zahnnosoden der Fa. Staufen-Pharma

Für die zum Reizstromtest benötigten Organpräparate liefert die Fa. Wala einen Testsatz (vgl. Band III).

Als Testnosoden werden von der Fa. Staufen-Pharma benötigt:

Nosode	Abkürzung	KuF-Reihe
Nosode chronische Pulpitis	Cp	Z 28
Nosode radiculäre Cyste	Cy	Z 13
Nosode Gangranöse Pulpa	Gg	Z 8
Nosode Gingivitis	Gi	Z 2
Nosode Zahnwurzelgranulom	Zwg	Z 10
Nosode Kieferostitis	Ost	Z 11
Nosode Parodontose	Pa	Z 5
Nosode Pulpitis (akute)	Pp	Z 15
Nosode Zahnsäckchen	Zs	Z 26
Nosode Zahntasche	Zt	Z 3

Tab. 244

Jede dieser 10 Nosoden sollte bevorratet werden mit jeweils 20 Ampullen für die Potenzen D3, 5, 6, 7, 8 und 10 und mit jeweils 10 Ampullen für die Potenzen D4, 12, 15, 20, 30, 60, 100 und 200.

Gemäß Zusammenstellung auf S. 254 gibt es sehr viel mehr zahnärztliche Nosoden. Diese sind für den zahnärztlichen Herdtest jedoch nicht zwingend erforderlich und bringen auch für die Therapie nicht so große Vorteile, damit sich der finanzielle Aufwand für eine Bevorratung lohnt.

Der Reizstromtest mit Ausgleich am Kiefermeßpunkt ist indiziert, wenn nur wenige Zähne bzw. zahnlose Kieferbereiche auf odontogene Herde untersucht werden sollen.

Beispiel:
Es soll geprüft werden, ob die Kieferstrecke /2 3 4 beherdet ist. Der zugehörige Meßpunkt ist Gv 25 gemäß Tab. 243.

Arbeitsweise:
Zuerst wird Meßpunkt Gv 25 gemessen. Der Anfangswert (AW) soll 82 Ts mit Zeigerabfall haben. Anschließend wird Gv 25 auf Norm ausgeglichen. Dazu verwendet man das Organpräparat Maxilla.

Begonnen wird jeweils mit einer Ampulle in der Potenz D6. Diese wird in die Wabe gegeben und Gv 25 erneut gemessen. Der Meßwert soll jetzt 72 + betragen. Danach gibt man jeweils die nächstniedrigeren Potenzen der D-Reihe (vgl. Abb. 23) in die Wabe, also der Reihe nach D5, D4, 1 × D3, 2 × D3, 3 × D3 und sehr selten 4 × D3.
Mehr als 4 Ampullen von Org. Maxilla/Mandibula in der Stärke D3 werden praktisch nicht benötigt.
Aus der Meßreihe erkennt man den Umkehrwert. Dieser soll gemäß Abb. 23 in unserem Beispiel 48 Ts betragen, wenn sich 2 Ampullen Maxilla D3 in der Wabe befinden.

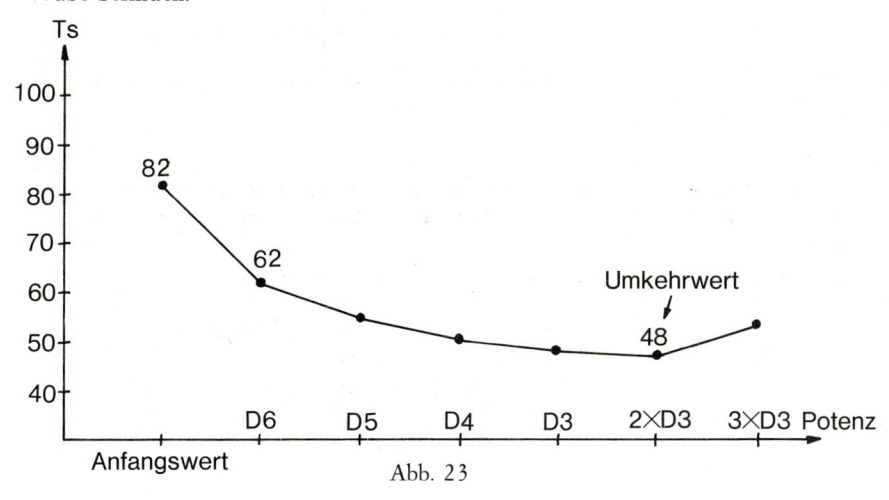

Abb. 23

Diese 2 Ampullen Maxilla D3 für den Umkehrwert werden in der Wabe belassen. Als nächstes gibt man einen für den Patient deutlich spürbaren Stromstoß auf die bukkale Gingiva im koronalen Drittel von /2. Durch den Stromreiz geht der Meßwert wieder in die Höhe und zwar um so mehr, je stärker das gereizte Odonton beherdet ist. In unserem Fall soll dieser Reizwert (RW) 65 Ts betragen. Ein derart niedriger Reizwert ist ein erster Hinweis dafür, daß das Odonton von /2 nicht beherdet ist. Die Bestätigung dafür erhalten wir, wenn wir diesen niedrigen Reizwert z. B. mit 1 Ampulle des Organpräparates Maxilla in der Stärke D5 wieder auf den Umkehrwert ausgleichen können.

Reizwert und Ausgleichspotenz erlauben eine diagnostische Aussage gemäß Tab. 245 Sie bedeutet in unserem Fall, daß /2 herdfrei ist.

Zu beachten bleibt, daß bei richtiger Reizstromtechnik Reizwert und Potenz zusammenpassen müssen.

Reizwert	Ausgleichspotenz	Diagnostischer Hinweis	
	D 30	Entzündungs-	sehr stark
	D 20	geschehen	stark
	D 15		deutlich
	D 12		schwach
	D 10		
	D 8		
	D 7	Normbereich	
	D 6		
	D 5		
	D 4		
	1 × D 3	Herdgeschehen	schwach
	2 × D 3		deutlich
	3 × D 3		stark
	4 × D 3		sehr stark
60 70 80 90			

Tab. 245

Anschließend wird Zahn /3 gereizt ebenfalls durch Stromstoß auf die Gingiva im koronalen Drittel der Wurzel dieses Zahnes. Der Reizwert soll dieses Mal 80 Ts betragen.

Er wird ausgeglichen zuerst mit Org. Maxilla wieder beginnend bei D6, dann mit D5 und D4 bis bei 1 × D3 der Umkehrwert erreicht ist.
Damit hat das bezahnte Odonton /3 ein leichtes Herdgeschehen.

Zur Differentialdiagnostik gibt man erneut einen Stromstoß auf die Gingiva im koronalen Drittel der Wurzel von /3 und gleicht den Reizwert, der bei richtiger Technik wieder 80 Ts erreicht, erneut auf den Umkehrwert aus, aber dieses Mal mit Org. Periodontium. Das möge in unserem Beispiel gelingen mit 1 Ampulle Periodontium D3.

Damit ist differentialdiagnostisch also auch der Zahnhalteapparat von /3 belastet.

Zur Vervollständigung der Diagnostik gibt man nochmals einen Stromstoß auf das 3er-Odonton, erreicht wieder einen Reizwert von 80 Ts und gleicht dieses Mal aus mit dem Organpräparat Pulpa dentis, wobei der Umkehrwert in unserem Beispiel mit 2 × Ampullen Org. Pulpa dentis erreicht werden soll.

So ergibt sich gemäß Tab. 245 folgende Gesamtdiagnose für das Odonton /3: deutliche Herdbelastung der Pulpa mit Ausstrahlung auf das Periodontium und den Alveolarknochen. Dieses Diagnosebild findet man relativ häufig bei *stark* gefüllten Zähnen oder bei Amalgamfüllungen ohne Unterfüllung.

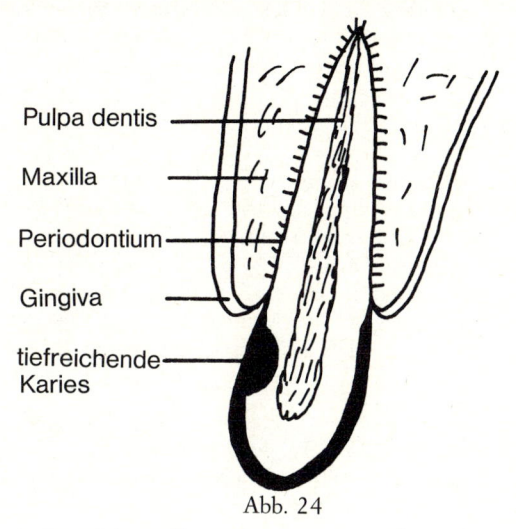

Abb. 24

Als Therapie für solche Fälle wird die indirekte Überkappung vorgeschlagen, deren Technik auf S. 405 beschrieben ist.

Es bleibt nun noch die Differentialdiagnostik für die *zahnlose* Kieferstrecke /4. Dabei wird der Stromstoß zweckmäßig auf Kieferkamm-Mitte gegeben oder besser noch auf die bukkale und auf die palatinale Wand des Alveolarfortsatzes (vgl. Abb. 26). Der Reizwert möge in unserem Beispiel 82 Ts mit ZA erreichen. Das ist ein Hinweis für ein deutliches Herdgeschehen im gereizten Odonton.

Zum Ausgleich kann man wieder das Organpräparat Maxilla einsetzen. Er möge gelingen mit 3 Ampullen Org. Maxilla D3.

Zur Kontrolle setzt man einen erneuten Stromstoß auf die gleichen Stellen in der gleichen Stärke. Wurde das richtig gemacht, stellt sich auch wieder der gleiche Reizwert (82 Ts mit ZA) ein. Dieses Mal sollte man aber zum Ausgleich die Nosode Kieferostitis verwenden, was in unserem Fall nicht mit 3 × Ampullen, sondern mit 4 × Ampullen Kieferostitis gelingen soll, da es sich im zahnlosen Odonton /4 um ein starkes Herdgeschehen durch eine starke Restostitis handelt.

Man möge nämlich beachten:
1. Beim Reizstromtest sind Organpräparat und Nosode austauschbar. Die Nosode spricht aber nur an, wenn die betreffende Krankheit vorliegt, aus welcher die Nosode gewonnen wird. Dafür ist nicht jede Nosode streng an einen Meßpunkt gebunden, denn viele Krankheiten und damit viele Nosoden erfassen den ganzen Körper.

Organpräparate dagegen sind an den organspezifischen Punkt gebunden, erlauben dafür aber eine Beurteilung des betreffenden Organes gleichwohl, ob es entzündlich oder degenerativ verändert ist.

2. Die Zahl der Ampullen und die Potenzen, welche zum Ausgleich eines Kiefermeßpunktes erforderlich sind, müssen zwischen Organpräparat Maxilla und Nos. Kieferostitis nicht unbedingt identisch sein. Das gilt besonders für die Anzahl der Ampullen bei D3-Potenzen.

So kann es durchaus vorkommen, daß man zum Ausgleich einer starken Restotitis 3 × Ampullen Org. Maxilla benötigt, jedoch 6 Ampullen der Nosode Kieferostitis.

3. Es wurde bereits darauf hingewiesen, daß man selbst bei schwerster Restostitis nicht mehr als 4 Ampullen Org. Maxilla/Mandibula braucht; bei Verwendung der Nosode Kieferostitis kann die Zahl der benötigten D3-Ampullen bei einer sehr schweren Restostitis gelegentlich auf über 7 ansteigen!

4. Im Oberkiefer verwendet man zum Reizausgleich das Organpräparat Maxilla, im Unterkiefer dagegen Org. Mandibula; beide Organpräparate sind notfalls aber austauschbar, ohne daß das Testergebnis dadurch stärker verändert würde.

c) Der ondontogene Reizstromtest mit Ausgleich über Ly/a

Der odontogene Reizstromtest über Ly/a hat sich als Standardttestverfahren bewährt, wenn eine komplette zahnärztliche Herdsanierung geplant ist und dafür das gesamte Gebiß durchuntersucht werden muß.

Er erfordert einen relativ hohen Zeitaufwand, liefert dafür jedoch eine gute Differentialdiagnose für alle 32 Odontone.

Arbeitsweise
1. Eichung des 1. Lymphmeßpunktes am Nagelwinkel der rechten Hand (Abb. 1 = Ly/a) mit einer Potenz des Organpräparates Tonsilla palatina der Fa. Wala.
2. Reizung des zu untersuchenden Zahnes bzw. der entsprechenden zahnlosen Kieferstrecke.
3. Ausgleich des Reizwertes mit Organpräparaten am Lymphmeßpunkt und
4. Diagnostische Auswertung.

1. Die Eichung des Meßpunktes Ly/a

Er liegt an der Daumenaußenseite im Nagelbettwinkel gemäß Abb. 30. Zur Eichung dieses Meßpunktes wird der Umkehrwert gesucht. Das erfolgt mit Organpräparat Org. Tonsilla palatina in der Reihenfolge

D6
D5
D4
D3 bzw. mehrmals D3

Sollte der Ausgleich mit obigen D-Potenzen nicht gelingen, werden der Reihe nach die E-Potenzen eingesetzt:
D7
D8
D10
D12
D15
D20 und
D30

Vereinzelt muß man zum Ausgleich auch eine Kombination von D- und E-Potenzen einsetzen, also z. B. 1 Ampulle Org. Tonsilla palatina D5 mit 1 Ampulle Org. Tonsilla palatina D10.

Der Anfänger sollte die Reaktionswerte für jede einzelne Potenz graphisch festhalten, wie wir das bereits in Band III gesehen haben. Der tiefste Wert in der Kurve entspricht dem Umkehrwert. Er liegt stets zwischen 42 und 50 Ts.

Bei der Eichung des Meßpunktes Ly/a erhält man aus der verwendeten Potenz automatisch eine diagnostische Aussage über die Funktionsbeschaffenheit der Tonsilla palatina auf der betreffenden Seite, denn es bedeuten:

Potenz des Org. Tonsilla palatina	Funktions-diagnostik		Klinische Diagnostik
D 30 D 20 D 15 D 12 D 10 D 8	Hyperfunktion	↑ stärker	akute Entzündung
D 6 D 5 D 4	Normofunktion	●	o. B.
1 × D 3 2 × D 3 3 × D 3	Hypofunktion	schwächer ↓	chronische Entzündung

Tab. 246

2. Die Reizung des Odontons

erfolgt bei den althergebrachten EAP-Geräten mit 10 Hz und Wechselpuls (WP) oder mit negativem Puls (NP), jedoch nicht mit positivem Puls (PP).

Beim neuen FfB-Elektroakupunkturgerät 301 erfolgt die Reizung ebenfalls mit 10 Hz, jedoch durch einen Wechselpuls mit Reaktionspause (vgl. Band II).

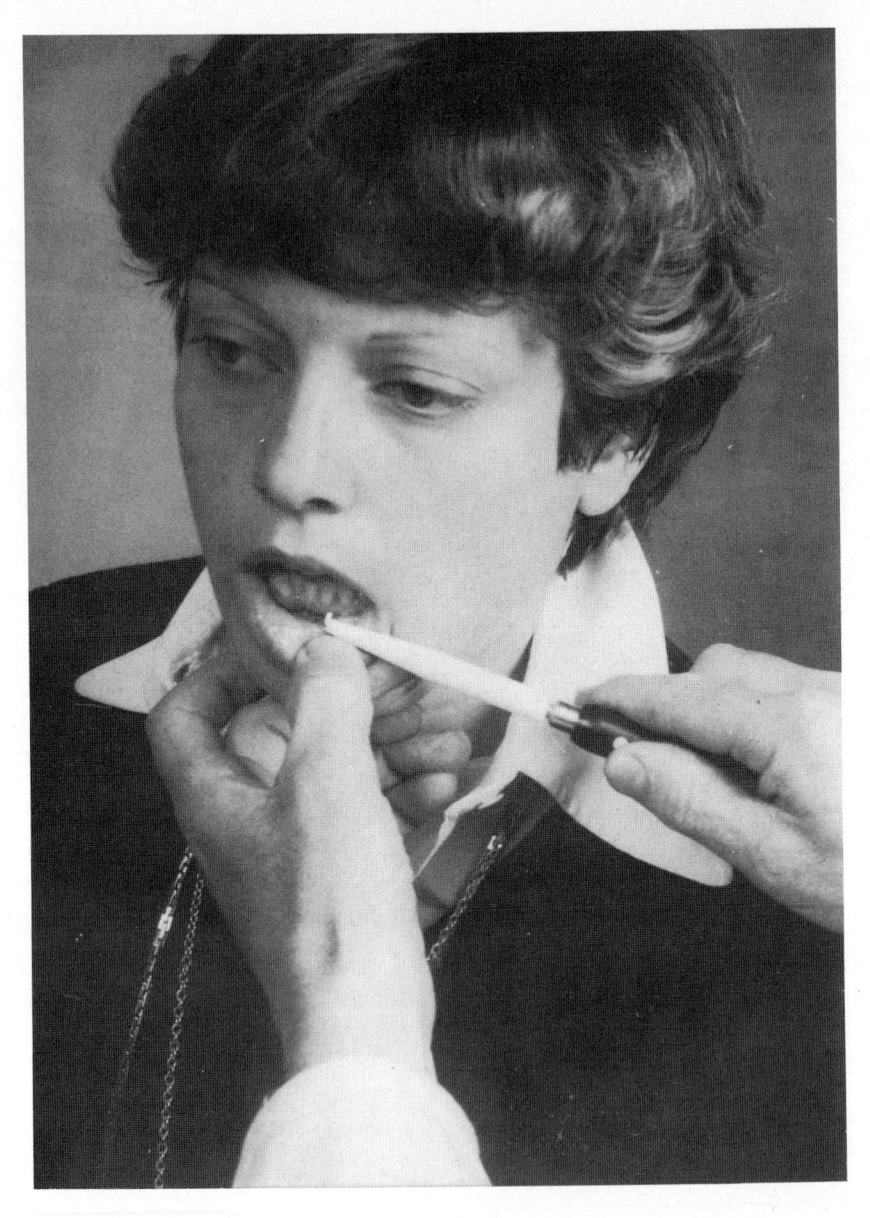

Abb. 25

Zur Reizung soll die Stromintensität möglichst stark, d. h. auf die indivduell gerade noch erträgliche Kribbelintensität eingestellt werden.

Zur Reizung wird das Verlängerungsstück auf den Testgriffel aufgesetzt gemäß Abb. 25. Mit der Reizung sollte man stets bei $\overline{/1}$ beginnen, dann jedes einzelne Odonton der Reihe nach reizen, also $\overline{/2}$, $\overline{/3}$, $\overline{/4}$ usw. bis $\overline{/8}$. Danach folgt der linke obere Quadrant und schließlich jedes Odonton der rechten Seite. Man kann selbstverständlich auch eine andere Reihenfolge wählen — Hauptsache ist, daß kein Odonton ausgelassen wird und die Übersicht gewahrt bleibt.

Wo wird gereizt?
Der Reizstrom wird gemäß Abb. 25 und Abb. 26 appliziert:
a) bei bezahnten Odontonen auf die Gingiva im koronalen Drittel der Wurzel und zwar stets bukkal, besser zusätzlich auch palatinal.
b) bei mehrwurzeligen Zähnen reizt man jeden Wurzelbereich.
c) bei zahnlosen Kieferstrecken setzt man den Stromstoß stets auf Kieferkamm-Mitte, besser zusätzlich auch auf die bukkale und palatinale Wand des Alveolarfortsatzes.

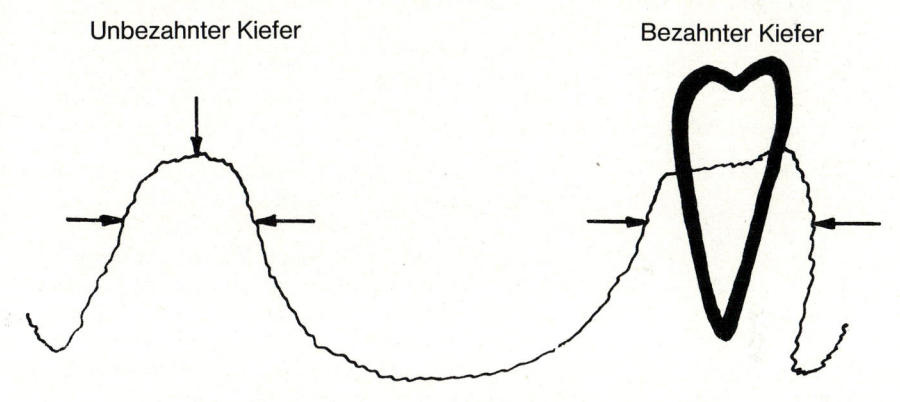

Unbezahnter Kiefer **Bezahnter Kiefer**

Abb. 26: Reizstrom im Seitenzahnbereich

3. Der Ausgleich des Reizwertes

Durch den Reizstrom geht der Meßwert an Ly/a mehr oder weniger stark hoch. Die Höhe des Reizwertes gibt Hinweise über ein Herdgeschehen, wie wir das bereits in Tab. 245 gesehen haben. Wird durch den Stromreiz ein Zeigerabfall ausgelöst, hat auch das als Hinweis für ein Herdgeschehen zu gelten.
Der Ausgleich des Reizwertes am Ly/c wird durchgeführt:
zuerst mit Org. Maxilla bzw. Mandibula, danach mit Org. Peridontium, schließlich mit Org. Pulpa dentis und ggf. mit Org. Nervus trigeminus. Nach jedem Stromreiz muß Ly/a ausgeglichen werden. Die dazu verwendeten Ampullen verbleiben in der Wabe.

4. Diagnostische Auswertung

Aus der Potenz und der Ampullenzahl des zum Reizstromausgleich benötigten Organpräparates kann man indirekt auf die Stärke des Herdgeschehens schließen, wie Tab. 247 zeigt.

	Ampullen/Potenz	Diagnostik
D-Potenzen	mit 1 Ampulle D6 mit 1 Ampulle D5	besteht kein Herdgeschehen
	mit 1 Ampulle D4	erste Anzeichen für ein Herdgeschehen
	mit 1 Ampulle D3 mit 2 Ampullen D3 mit 3 Ampullen D3 mit 4 Ampullen D3*)	es besteht ein leichtes Herdgeschehen es besteht ein deutliches Herdgeschehen es besteht ein starkes Herdgeschehen es besteht ein sehr starkes Herdgeschehen
E-Potenzen	mit 1 Ampulle D7 mit 1 Ampulle D8	kein Herdgeschehen und keine Entzündung
	mit 1 Ampulle D10 mit 1 Ampulle D12	leichte Entzündung
	mit 1 Ampulle D15	deutliche Entzündung
	mit 1 Ampulle D20 mit 1 Ampulle D30	starke Entzündung

Tab. 247: Die Stärke eines odontogenen Herdgeschehens

Die Art des odontogenen Herdgeschehens ergibt sich aus dem verwendeten Organpräparat. Erfolgte z. B. der Ausgleich des Stromstoßes auf die zahnlose Kieferstrecke 8/ mit 2 Ampullen Org. Mandibula D3, so besteht dort ein mittelstarkes Herdgeschehen, welches seinen Sitz im Alveolarknochen bei 8/ hat. Da dieses Gebiet zahnlos war, muß es sich also um eine Restostitis (mittlerer Stärke) handeln. Erfolgte der Ausgleich des Stromstoßes z. B. auf das bezahnte Odonton 7/ mit 2 × Ampullen Org. Pulpa dentis D3, so hat das dortige mittelstarke Herdgeschehen seinen Sitz in der Pulpa von 7/. Wäre der Ausgleich des Stromstoßes auf 7/ mit 1 Ampulle des Organpräparates Pulpa dentis D6 möglich gewesen, wäre das ein Zeichen dafür, daß die Pulpa von 7/ herdfrei ist.

Wenn alle 8 Odontone des *rechten* Unterkiefers durchdiagnostiziert sind, folgen die 8 Odontone des rechten Oberkiefers in gleicher Weise. Stets bleiben die zum Ausgleich benötigten Ampullen in der Wabe. Sie müssen allerdings entfernt werden, bevor man die *linke* Seite diagnostizieren will. Dazu beginnt man wieder mit Ausgleich von Ly/a allerdings links. Alle Werte werden in das grüne Formblatt „Zahnärztlicher Elektroakupunktur-Test" eingetragen, welches die

---

*) Mehr als 4 Organpotenzen D3 werden erfahrungsgemäß sehr selten benötigt.

Druckerei Pfeiffer, Nürnberger Str. 7, 8562 Hersbruck, in Blöcken à 50 Stück liefert oder in das Formular für den „Odontogenen Herdbefund" von der gleichen Druckerei (vgl. Abb. 19).

Zusammenfassung:
1. Der Sitz eines odontogenen Herdes wird bestimmt, indem jedes einzelne Odonton gereizt wird.
2. Die Art des Herdes ergibt sich aus dem Organpräparat
welches zum Ausgleich des Herdes benötigt wurde, also pulpale Herde werden mit Organpräparat Pulpa dentis gefunden.
Periodontale Herde werden mit Organpräparat Periodontium und
ostitische Herde mit Organpräparat Maxilla bzw. Mandibula gefunden.
3. Die Stärke eines odontogenen Herdes ergibt sich aus der Potenz des Organpräparates, welches zum Ausgleich des Reizstromes erforderlich war.

Praktisches Testbeispiel für den bezahnten linken Unterkiefer bei Pat. Frl. K. am 10. 2. 1976
Klinische Untersuchung:
$\overline{\,5\,}$ o. B.
$\overline{\,6\,}$ stark gefüllt, vital
$\overline{\,7\,}$ gefüllt, vital
$\overline{\,8\,}$ gegen $\overline{\,7\,}$ impaktiert.

Eichung Ly a. links   Anfangswert 83 +
                          Ausgleich mit Org. Tons. palat. D5
                          auf Normwert 46 ohne Zeigerabfall

Reiz auf $\overline{\,8\,}$ = 83 +   Ausgleich mit 2 × Org. Mandibula D3
                                       oder mit 2 × Nos. Zahnsäckchen D3
                                       oder mit 3 × Nos. Kieferostitis D3
                                       oder mit 1 × org. Pulpa dentis D4

            Ergebnis: $\overline{\,8\,}$ = impaktiert und stark belastet

Reiz auf $\overline{\,7\,}$ = 78   Ausgleich mit 1 × Org. Mandibula D4
                                       oder mit 1 × Org. Periodontium D3
                                       oder mit 1 × Org. Nervus trigeminus D5

            Ergebnis: $\overline{\,7\,}$ leicht beherdet durch Belastung seines Periodontiums durch den impaktierten Zahn $\overline{\,8\,}$

Reiz auf $\overline{\,6\,}$ = 82 +   Ausgleich mit 2 × Org. Mandibula D3
                                       oder mit 3 × Org. Pulpa dentis D3
                                       oder mit 2 × Org. Nervus trigeminus D3

            Ergebnis: $\overline{\,6\,}$ deutlich beherdet durch chronische Pulpitis unter großer Füllung

Reiz auf $\overline{5}$ = 71   Ausgleich mit 1 × Org. Mandibula D6
                                 oder mit 1 × Org. Periost D6
                                 oder mit 1 × Org. Pulpa dentis D6

    Ergebnis: $\overline{5}$ o. B.

Zusammenstellung der verschiedenen Reizstromtestverfahren

Reizstrom	Meßpunkt	Indikation
Ausgleich mit Strom	am Kiefermeßpunkt	indiziert für die Herddiagnostik nur eines oder weniger Zähne
Ausgleich mit Organpräparaten und/oder Nosoden	am Kiefermeßpunkt	
	an Ly/a	indiziert für die Herddiagnostik des gesamten Gebisses

Tab. 248

Ein Reizstromtestverfahren zwingt den Organismus zur Regulation, d. h. zu einer provozierten Antwort auf den gesetzten Reiz.

Diese Art Diagnostik ist sehr viel genauer, als eine Einmalmessung, welche von einigen EAP-Ärzten noch immer praktiziert wird, obwohl sie leicht zu Fehldiagnosen führt.

5. Der odontogene Fernwirkungstest

Dieser ist erforderlich, weil nach vorherrschender Meinung ein Herdgeschehen nur vorliegt, wenn nicht nur ein Herd, sondern auch eine von diesem ausgehende Fernwirkung nachgewiesen ist.

Die Schulmedizin kann diese Fernwirkung zur Zeit erst nach erfolgter Herdtherapie nachweisen und das auch nur, wenn sie erfolgreich war und der Patient von einer Besserung der herdbedingten Beschwerden berichtet.

Vor Beginn der Therapie, also noch in der Phase der Diagnostik, ist die Fernwirkung nur mittels EAP feststellbar. Der EAP-Fernwirkungstest für odontogene Herde soll nachfolgend Schritt für Schritt dargestellt werden. Die Fernwirkung für andere Kopf- und Körperherde läßt sich sinngemäß durchführen.

Beim Fernwirkungstest sind im Prinzip 4 Verfahren denkbar:
a) Herdfernwirkungstest für ein bestimmtes Organ,
b) Fernwirkungstest für einen bestimmten odontogenen Herd,
c) Summationsfernwirkungstest für alle odontogenen Herde oder
d) Organbeziehungstest.

Abb. 27

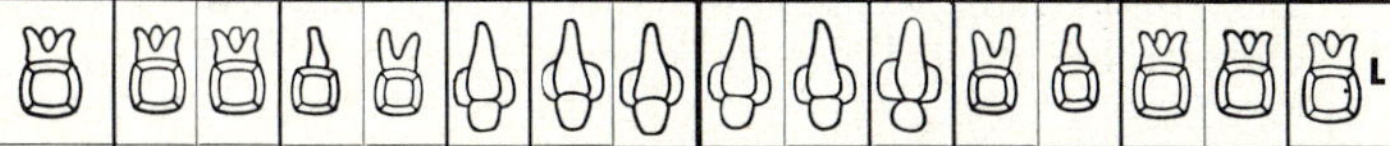

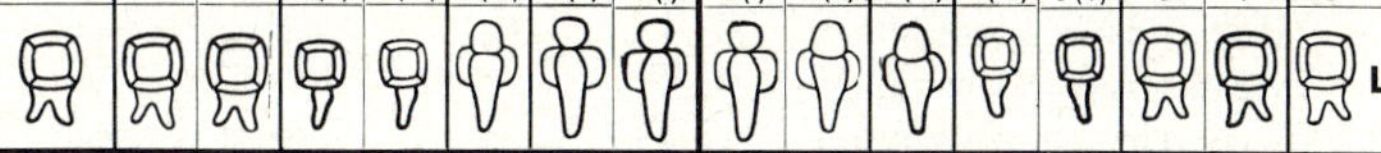

a) Beispiel eines Herdfernwirkungstestes für ein bestimmtes Organ

Ausgangslage:
Es soll geprüft werden, ob der avitale beherdete Zahn /3 störend auf den linken Leber-Meridian wirkt.

1. Schritt:
Die Anfangswerte zumindest der 3 wichtigsten Meßpunkte auf dem linken Leber-Meridian messen

2. Schritt
Den Meßpunkt für /3, also Gv 25, mit Nosoden wie gangranöser Pulpa oder Kieferostitis auf Norm ausgleichen. Der Ausgleich kann ebenso oder zusätzlich mit den Organpräparaten Maxilla und Periodontium durchgeführt werden

3. Schritt
Erneut die 3 Leber-Meridian-Punkte messen und somit deren Reaktionswerte bestimmen

4. Schritt
Zur Auswertung werden die Anfangswerte mit den Reaktionswerten verglichen, wobei folgende Erfahrungswerte gelten:

Beseitigung des Zeigerabfalls	sehr starke Herdfernwirkung
Meßwertveränderung um > 20 Ts	starke Herdfernwirkung
Meßwertveränderung um > 10 Ts	deutliche Herdfernwirkung
Meßwertveränderung um > 5 Ts	Irritation durch Herdgeschehen

Tab. 249

b) Beispiel eines Fernwirkungstestes für einen bestimmten odontogenen Herd

Ausgangslage:
Der avitale Zahn 3/ ist beherdet. Es soll geprüft werden, welche Meridiane dieser Herd stört.

1. Schritt:
Die Anfangswerte der Nagelbettwinkelpunkte aller Meridiane der rechten Körperseite an Händen und Füßen durchmessen

2. Schritt:
Den Meßpunkt für 3/, also Gv 25 mit Nosoden bzw. Organpräparaten auf Norm ausgleichen

3. Schritt.
Erneut die Nagelbettwinkelpunkte durchmessen und somit die Reaktionswerte bestimmen; dabei auf das Verschwinden von Zeigerabfällen achten.

4. Schritt:
Zur Auswertung werden die Anfangswerte (AW) mit den Reaktionswerten (RW) verglichen:

Auswertung:
Der Meridian mit der größten Meßwertveränderung in Richtung Norm wird durch den avitalen Zahn *3/* am meisten gestört.

c) Beispiel für einen Summationsfernwirkungstest
Ausgangslage:
Patient hat starke und schwache odontogene Herde in mehreren Kieferabschnitten. Es soll geprüft werden, ob und wenn ja, welche Meridiane diese Herde insgesamt stören.

1. Schritt:
Die Anfangswerte (AW) aller 40 Nagelbettwinkelpunkte durchmessen und dabei auf Zeigerabfälle achten.

2. Schritt:
Alle 6 Kiefermeßpunkte mit Organpräparaten und/oder Nosoden auf Norm ausgleichen

3. Schritt:
Erneut alle 40 Nagelbettwinkelpunkte messen und so die Reaktionswerte (RW) bestimmen

4. Schritt:
Differenz zwischen Anfangswerten und Reaktionswerten errechnen und darauf achten, welche Zeigerabfälle verblieben bzw. verschwunden sind.

Auswertung:
Bei einer deutlichen Herdfernwirkung muß beim zugeordneten Organmeßpunkt entweder der AW-Zeigerabfall verschwinden oder/und der RW um wenigstens 10 Teilstriche in Richtung Normwert heruntergehen.

Zusammenfassung
In den vorausgegangenen Abschnitten sind Fernwirkungsteste für odontogene Herde beschrieben worden. Es soll nicht unerwähnt bleiben, daß man die Fernwirkung auch für alle übrigen Herde ermitteln kann. Die Technik ist stets die gleiche:
1. Schritt: Anfangswerte (AW) ausmessen
2. Schritt: Den Meßpunkt des beherdeten Organs mit seinem Organpräparat und/oder Nosoden auf Norm ausgleichen
3. Schritt: Erneut die Werte an allen Punkten messen, wo man die Anfangswerte ermittelt hatte und so die Reaktionswerte (RW) bestimmen.
4. Schritt: Differenz zwischen AW und RW errechnen und auf das Verschwinden von Zeigerabfällen achten.

Auswertung: Unter Herdfernwirkung leiden alle Organe/Gewebssysteme, bei denen die RW um mindestens 10 Ts niedriger liegen als die AW und/oder bei denen Zeigerabfälle verschwinden!

d) Organbeziehungstest
Ausgangslage:
Es soll geprüft werden, ob das funktionsgestörte Pankreas bei Pat. XY durch ein odontogenes Herdgeschehen belastet ist.

1. Schritt:
Die 3 Anfangswerte am Pankreas-Meridian am rechten großen Zeh auf der Außenseite messen und auf Zeigerabfall achten.

2. Schritt:
Die Pankreasmeßwerte mit Zahn- und Kiefernosoden ausgleichen. Kann man auf diese Weise an einem Meßpunkt den Zeigerabfall zum Verschwinden bringen und gelingt es zugleich den Meßwert deutlich in Richtung Norm zu verbessern, so ist die Funktionsstörung odontogen bedingt.

6. Herddiagnostik über neue Zahn- und Kiefermeßpunkte

VOLL hat neue Meßpunkte bekanntgegeben, welche die Diagnostik und Therapie im Zahn- und Kiefergebiet erleichtern sollen. Versuche in der zahnärztlichen Praxis haben jedoch ergeben, daß diese Punkte nicht exakt genug zu lokalisieren und daher bestenfalls für eine ärztliche Übersichtsmessung, aber nicht für eine differenzierte zahnärztliche Herdtestung geeignet sind, um so mehr, als die in den vorausgegangenen Kapiteln beschriebene Reizstromdiagnostik relativ einfach durchführbar ist und der Reiz genau an die Stelle gesetzt werden kann, für welche die Diagnose gesucht wird.

7. Zusammenstellung der wichtigsten Meßpunkte für die Kopfherddiagnostik

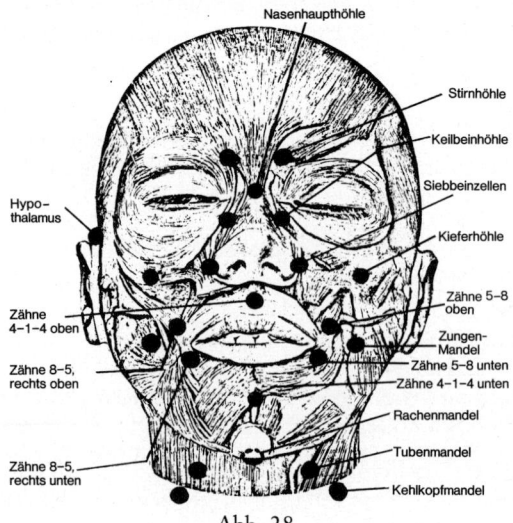

Abb. 28

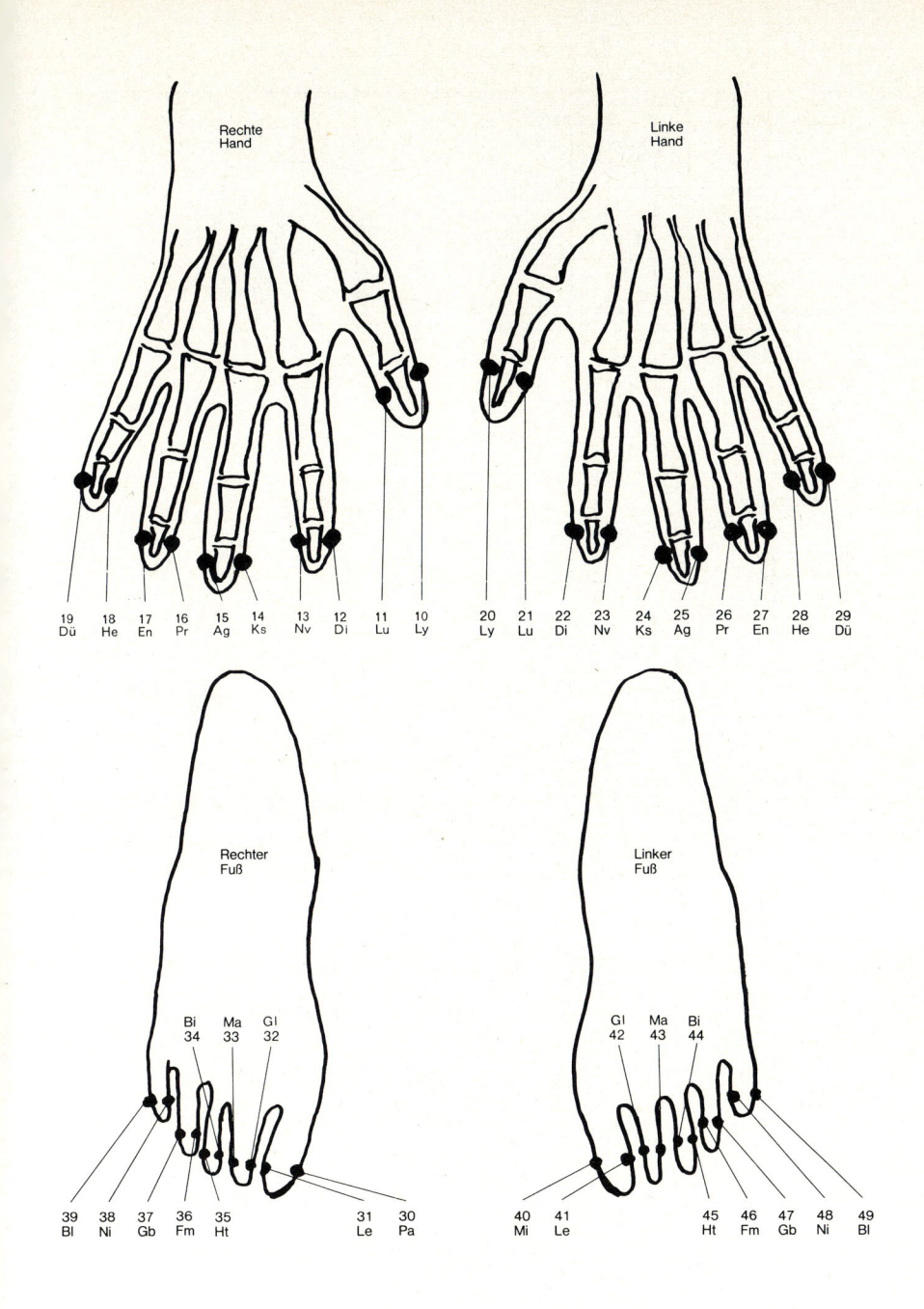

Rechte Hand										Linke Hand									
19	18	17	16	15	14	13	12	11	10	20	21	22	23	24	25	26	27	28	29
Dü	He	En	Pr	Ag	Ks	Nv	Di	Lu	Ly	Ly	Lu	Di	Nv	Ks	Ag	Pr	En	He	Dü

Rechter Fuß — Bi 34, Ma 33, Gl 32

39 Bl, 38 Ni, 37 Gb, 36 Fm, 35 Ht, 31 Le, 30 Pa

Linker Fuß — Gl 42, Ma 43, Bi 44

40 Mi, 41 Le, 45 Ht, 46 Fm, 47 Gb, 48 Ni, 49 Bl

Abb. 29: Die Nagelbettwinkelpunkte

341

Bezugsorgan	Meßpunkt nach Voll	Meßpunkt abc
Lymphgefäße Herz	Ly5	Ly/k
Lymphgefäße Speiseröhre	Ly4a	Ly/i
Lymphgefäße Lunge	Ly4	Ly/h
Lymphgefäße Nase u. Nebenhöhlen	Ly3	Ly/g
Lymphabfluß Zahn-Kiefergebiet	Ly2	Ly/f
Tubenmandel (Seitenstrang)	Ly1a	Ly/e
Kontrollmeßpunkt		Ly/d
Gaumenmandel	Ly1	Ly/a

Abb. 30: Die Meßpunkte auf dem Lymph-Meridian

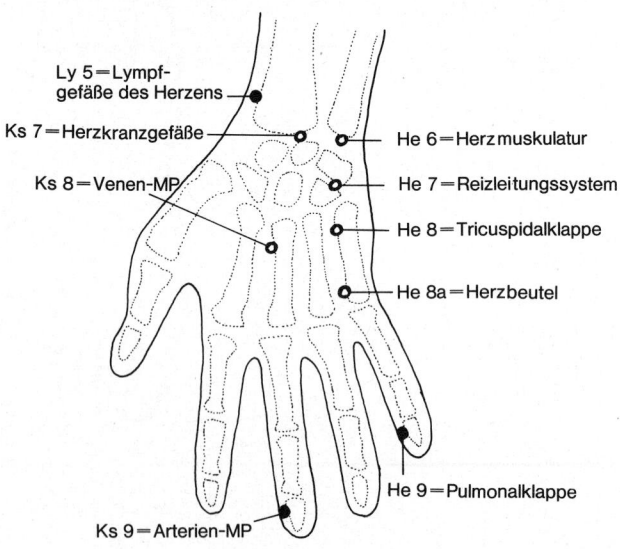

Ly 5 = Lymphgefäße des Herzens
Ks 7 = Herzkranzgefäße
Ks 8 = Venen-MP
He 6 = Herzmuskulatur
He 7 = Reizleitungssystem
He 8 = Tricuspidalklappe
He 8a = Herzbeutel
He 9 = Pulmonalklappe
Ks 9 = Arterien-MP

Abb. 31: Die Herz- und Kreislaufmeßpunkte

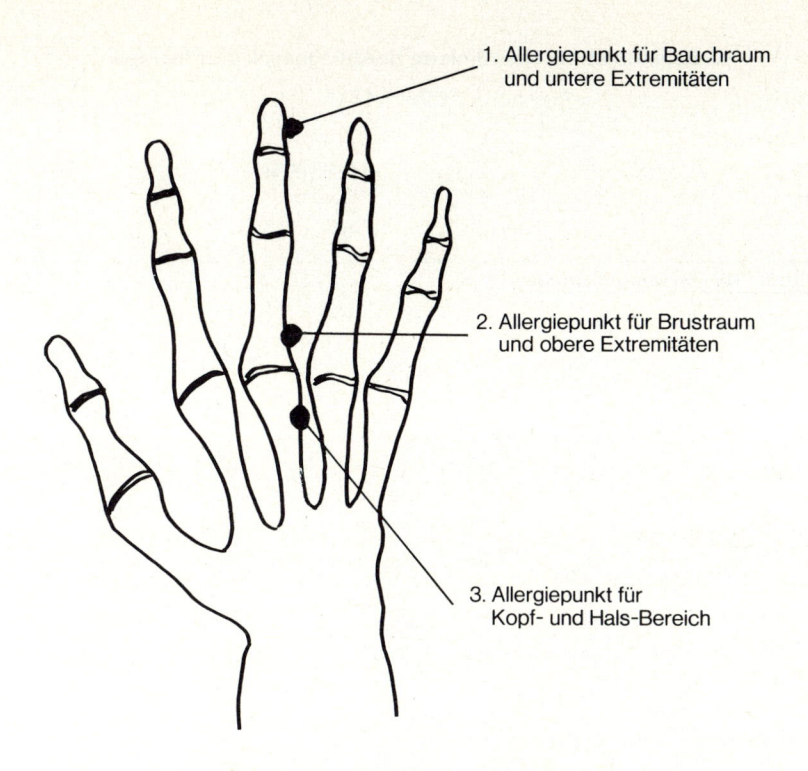

1. Allergiepunkt für Bauchraum und untere Extremitäten

2. Allergiepunkt für Brustraum und obere Extremitäten

3. Allergiepunkt für Kopf- und Hals-Bereich

Abb. 32: Die Allergiemeßpunkte

8. Befundberichte

Um die Teamarbeit zwischen Zahnarzt und Internist zu erleichtern, wurden von KRAMER und TÜRK mehrere Formblätter entwickelt.

Die S. 344—345 zeigen ein Befundblatt von Dr. GLASER — Dr. TÜRK für die zahnärztliche Herddiagnostik.

Die S. 346—352 zeigen ein Formblatt für den zahnärztlichen Bericht an den überweisenden Arzt wie er in der Praxis Dr. KRAMER — Dr. SONNENSCHEIN verwendet wird.

Befundblatt für koordinierte Herddiagnostik und Therapie
Diagnostik

Behandelnder Arzt: Datum:
Station: Kostenträger:
Patient: Wohnort:
Beruf: geb.:

I. Ärztliche Überweisungsdiagnose:

Vorgeschichte:

Klin. Befunde und Begründung des Herdverdachtes:

II. Fachärztliche Befunde:

1 **Zahnarzt**: (Name u. Anschrift) Datum:

   a) Vorgeschichte:

   b) Klin. Befund:

     Mundschleimhaut:

     Zähne und Paradentien:

     Vitalitätsprüfung:

     Zahnstellung:

     Submand. Lymphdrüsen:

Röntgenbefund: a = apik. Proz.; v. Ps. = verbr. Periodontalsp.; t = avital; P = Parodentose; Wr. = Wurzelrest; Ro = restost. Proz.; C = Cyste; v = verlagert; Res. = resez. Zahn

8	7	6	5	4	3	2	1	1	2	3	4	5	6	7	8
8	7	6	5	4	3	2	1	1	2	3	4	5	6	7	8

Bemerkungen:

Zahnärztl. Teste:

Therapeut. Vorschläge incl. Nachbehandlung: x = Extr.; Rop. = Restherdentfernung; WO = Weisheitszahnoperation

8	7	6	5	4	3	2	1	1	2	3	4	5	6	7	8
8	7	6	5	4	3	2	1	1	2	3	4	5	6	7	8

2. Hals - Nasen - Ohrenarzt: (Name und Anschrift)
    a) Befund:

    b) Therap. Vorschläge d. Otologen:

Datum:

3. Andere Fachärzte: (Internist, Chirurg, Gynäkologe, Orthopäde, Augenarzt)
    a) Befund:

    b) Therap. Vorschläge:

Datum:

4. Teste:

III. Allgemeinärztl. Zusammenfassung: Indikationsstellung (totale Herdentfernung bei bestehender Herderkrankung od. Beseitigung lokal. path. Veränderungen zur Verhütung einer Herderkrank.), Zeitpunkt, Reihenfol., u. Art Herdtherapie incl. Nachbehandlg.

Datum des Poststempels

Herrn / Frau / Frl.

....

....

....

Sehr geehrte Frau Kollegin!
Sehr geehrter Herr Kollege!

Besten Dank für die Überweisung Ihres Pat. Herrn / Frau / Frl.

....

Am .... 197........ habe ich
folgende klinische Untersuchungen durchgeführt:

○ Anamnese   ○ Vitalitätsprobe   ○ Zahnfilm-Rö-Status
○ Munduntersuchung   ○ Strommessung   ○ Panorama-Rö-Status

Zusätzlich wurden folgende Herdteste durchgeführt:
Elektroakupunktur (EAP)-Teste: Sonstige Teste:
○ EAP-Kopfherdtest   ○ EHT nach Standel und Gehlen
○ EAP-Reizstromtest   ○ Test nach Prof. Vincent
○ EAP-Fernwirkungstest   ○

Die Untersuchungsergebnisse wurden nachfolgend zusammengestellt und die Stärke der Herde nach Maßgabe der lokalen bio-energetischen Störung (= Herd im Sinne der EAP) wie folgt gekennzeichnet:

● = starker Herd
⌀ = deutlicher Herd
○ = schwacher Herd
// = Befund, aber keine Angabe über die Stärke der Störung

1. Mundbefund und Vitalitätsprobe

Karies																	
Vitalität																	
Zahnersatz																	
Füllungen																	
x = fehlende Zähne z = zerstörte Zähne	re.	8 8	7 7	6 6	5 5	4 4	3 3	2 2	1 1	1 1	2 2	3 3	4 4	5 5	6 6	7 7	8 8	li.
Füllungen: lg = Goldgußfüllung / Slb = Silberamalgamfüll. / Zt = Zementfüllung / Ku = Kunststoffüllung																	
Zahnersatz: K = Krone / St = Stiftzahn / B = Brückenglied																	
Vitalität: v = vital / ? = unsicher / dv = devital																	
c = Karies / Sk = Sekundärkaries																	

2. Folgende Stellungsanomalien wurden festgestellt:

| 8 7 6 5 4 3 2 1 | 1 2 3 4 5 6 7 8 | verlagerter, retinierter bzw. impaktierter Zahn |
| 8 7 6 5 4 3 2 1 | 1 2 3 4 5 6 7 8 | |

| 8 7 6 5 4 3 2 1 | 1 2 3 4 5 6 7 8 | Belastung des Periodontiums der Nachbarzähne durch verlagerte, impaktierte oder retinierte Zähne |
| 8 7 6 5 4 3 2 1 | 1 2 3 4 5 6 7 8 | |

| 8 7 6 5 4 3 2 1 | 1 2 3 4 5 6 7 8 | stärkere Zahnkippung |
| 8 7 6 5 4 3 2 1 | 1 2 3 4 5 6 7 8 | |

| 8 7 6 5 4 3 2 1 | 1 2 3 4 5 6 7 8 | stärkere Vertikal-Wanderung |
| 8 7 6 5 4 3 2 1 | 1 2 3 4 5 6 7 8 | |

| 8 7 6 5 4 3 2 1 | 1 2 3 4 5 6 7 8 | stärkere Horizontal-Wanderung |
| 8 7 6 5 4 3 2 1 | 1 2 3 4 5 6 7 8 | |

| 8 7 6 5 4 3 2 1 | 1 2 3 4 5 6 7 8 | .... |
| 8 7 6 5 4 3 2 1 | 1 2 3 4 5 6 7 8 | |

3. Gingivale Störungen durch Zahnersatz und Füllungen:

| 8 7 6 5 4 3 2 1 | 1 2 3 4 5 6 7 8 | durch überstehende Füllung |
| 8 7 6 5 4 3 2 1 | 1 2 3 4 5 6 7 8 | |

| 8 7 6 5 4 3 2 1 | 1 2 3 4 5 6 7 8 | durch schlechte Kontaktpunktverhältnisse |
| 8 7 6 5 4 3 2 1 | 1 2 3 4 5 6 7 8 | |

| 8 7 6 5 4 3 2 1 | 1 2 3 4 5 6 7 8 | durch überstehende Krone |
| 8 7 6 5 4 3 2 1 | 1 2 3 4 5 6 7 8 | |

| 8 7 6 5 4 3 2 1 | 1 2 3 4 5 6 7 8 | durch zu dicht der Gingiva aufliegendes Brückenglied |
| 8 7 6 5 4 3 2 1 | 1 2 3 4 5 6 7 8 | |

| 8 7 6 5 4 3 2 1 | 1 2 3 4 5 6 7 8 | .... |
| 8 7 6 5 4 3 2 1 | 1 2 3 4 5 6 7 8 | |

4. Gingivale und periodontale (endogen? bedingte) Störungen:

○ kein / geringer / stärkerer / starker Zahnsteinansatz   ○ Gingivitis lokal / generalisiert / chronisch / akut
○ leichtes / stärkeres Zahnfleischbluten   ○ ....

| 8 7 6 5 4 3 2 1 | 1 2 3 4 5 6 7 8 | Zahnlockerung | |
| 8 7 6 5 4 3 2 1 | 1 2 3 4 5 6 7 8 | | |

| 8 7 6 5 4 3 2 1 | 1 2 3 4 5 6 7 8 | Zahnfleischtaschen | /// = stark |
| 8 7 6 5 4 3 2 1 | 1 2 3 4 5 6 7 8 | | // = deutlich |

| 8 7 6 5 4 3 2 1 | 1 2 3 4 5 6 7 8 | vertikale Knochentaschen | / = gering |
| 8 7 6 5 4 3 2 1 | 1 2 3 4 5 6 7 8 | | |

| 8 7 6 5 4 3 2 1 | 1 2 3 4 5 6 7 8 | freiliegende Zahnhälse | |
| 8 7 6 5 4 3 2 1 | 1 2 3 4 5 6 7 8 | | |

| 8 7 6 5 4 3 2 1 | 1 2 3 4 5 6 7 8 | .... | |
| 8 7 6 5 4 3 2 1 | 1 2 3 4 5 6 7 8 | | |

5. In den zahnlosen Kieferbereichen findet man folgende pathol. Prozesse:

8 7 6 5 4 3 2 1	1 2 3 4 5 6 7 8	Restostitis
8 7 6 5 4 3 2 1	1 2 3 4 5 6 7 8	
8 7 6 5 4 3 2 1	1 2 3 4 5 6 7 8	sklerosierende Ostitis
8 7 6 5 4 3 2 1	1 2 3 4 5 6 7 8	
8 7 6 5 4 3 2 1	1 2 3 4 5 6 7 8	tiefliegender Wurzelrest
8 7 6 5 4 3 2 1	1 2 3 4 5 6 7 8	
8 7 6 5 4 3 2 1	1 2 3 4 5 6 7 8	Metall-Fremdkörper bzw. Amalgam-Rest
8 7 6 5 4 3 2 1	1 2 3 4 5 6 7 8	
8 7 6 5 4 3 2 1	1 2 3 4 5 6 7 8	verlagerter Zahn
8 7 6 5 4 3 2 1	1 2 3 4 5 6 7 8	
8 7 6 5 4 3 2 1	1 2 3 4 5 6 7 8	
8 7 6 5 4 3 2 1	1 2 3 4 5 6 7 8	

6. An den devitalen Zähnen erkennt man röntgenologisch bzw. im EAP-Test:

																apikaler Befund
																Wurzelkanal-befund
8	7	6	5	4	3	2	1	1	2	3	4	5	6	7	8	EAP-Beherdung
8	7	6	5	4	3	2	1	1	2	3	4	5	6	7	8	
																Wurzelkanal-Befund
																apikaler Befund

Wurzelkanal-befund:
- Ma = Mortalamputation
- pWf = partielle Wurzelfüllung
- 0,8-1,0 = lege artis durchgeführte Wurzelfüllung
- >1,0 = Überfüllung
- <0,8 = unvollständ. Wurzelfüllung
- ⁒ = keine Wurzelfüllung erkennbar

Apikaler Befund:
- vP = verbreiterter Periodontalspalt
- A₁ = umschriebene apikale Ostitis
- A₂ = diffuse apikale Ostitis
- A₃ = sklerosierende Ostitis
- .... =

7. An den übrigen (vitalen) Zähnen erkennt man klinisch bzw. im EAP-Test:

																große bzw. tiefr. Füllg.
																Karies
8	7	6	5	4	3	2	1	1	2	3	4	5	6	7	8	EAP-Beherdung
8	7	6	5	4	3	2	1	1	2	3	4	5	6	7	8	
																Karies
																große bzw. tiefr. Füllg.

○ = leichte chronische Pulpitis
⌀ = deutliche chronische Pulpitis
● = starke chronische Pulpitis

c = Karies
Sk = Sekundärkaries
⁒ = kariesfrei

gF = große Füllung
tF = tiefreichende Füllung

8. Metall-Status
Zwischen den verschiedenen im Mund des Patienten verarbeiteten Metallen fand ich Stromwerte, welche über das zulässige Maß von etwa 3 Mikroampère hinausgehen. Die höchsten Meßwerte fand ich

zwischen	und den störenden Metallarbeiten	Meßwert

Es ist daher / nicht / erforderlich / zweckmäßig / die störenden Metalle .... durch indifferente Materialien, wie z. B. Zementfüllungen, Goldgußfüllungen, Vollgußkronen, zu ersetzen oder notfalls die betreffenden Zähne zu entfernen.
Kunststoff-Füllungen sind nur bei kleinen Kavitäten im Frontzahngebiet zulässig!
Silberamalgam sollte als Füllungsmaterial nicht mehr verwendet werden!

9. Materialverträglichkeit
Von allen Materialien wird in der Regel Zahngold am besten vertragen, wenn dieses im Einstückguß verarbeitet wird. Gemäß EAP-Test werden folgende Werkstoffe bzw. Füllungsmaterialien nicht vertragen:

10. Prothesen-Werkstoff
Von den Prothesen-Werkstoffen wird in der Regel das Paladon von Kulzer am besten vertragen, wenn dieses in Langzeitpolymerisation wie folgt verarbeitet wird:
a) Einküvettieren und stopfen wie üblich.
b) In etwa 1 Std. auf 72° C aufheizen, jedoch keinesfalls schneller.
c) 14 Std. bei 72° C polymerisieren — nicht kürzer!
d) In wenigstens 1 Std. auf Zimmertemperatur abkühlen lassen und auf keinen Fall mit kaltem Wasser abschrecken.

11. Herdfernwirkung

Meine Elektroakupunktur-Diagnostik ergibt, daß die Fernwirkung der festgestellten odontogenen Herde sich in erster Linie auf die nachfolgend gekennzeichneten Meridiane richtet und damit auf alle Organe und Gewebssysteme, welche diesen zugeordnet sind. Dabei wird unterschieden zwischen Irritation (/), deutlicher (//) und starker (///) Herdfernwirkung:

Rechte Körperseite		Linke Körperseite	
○ Lymphsystem	○ Pancreas	○ Lymphsystem	○ Milz
○ Lunge	○ Leber	○ Lunge	○ Leber
○ Dickdarm	○ Gelenk-Deg.	○ Dickdarm	○ Gelenk-Deg.
○ Nerven-Deg.	○ Magen	○ Nerven-Deg.	○ Magen
○ Kreislauf	○ Bindegewebs-Deg.	○ Kreislauf	○ Bindegewebs-Deg.
○ Allergie	○ Haut	○ Allergie	○ Haut
○ Parenchym-Deg.	○ Fett-Deg.	○ Parenchym-Deg.	○ Fett-Deg.
○ endocrines System	○ Gallenblase	○ endocrines System	○ Gallengänge
○ Herz	○ Niere	○ Herz	○ Niere
○ Dünndarm	○ Blase	○ Dünndarm	○ Blase
○	○	○	○
○	○	○	○

12. Hinweis auf weitere Kopfherde

Mein EAD-Test läßt erkennen, daß eine zahnärztliche Behandlung allein zur Entherdung nicht ausreicht, da Verdacht auf weitere Kopfherde besteht.

Verdächtig sind:

Stirnhöhle	rechts / links	Tonsilla palatina	rechts / links
Keilbeinhöhle	rechts / links	Tonsilla lingualis	rechts / links
Siebbeinzellen	rechts / links	Tonsilla tubaria	rechts / links
Kieferhöhle	rechts / links	Tonsilla laryngis	rechts / links
		Tonsilla pharyngea	

13.

Mein EAD-Test läßt ferner erkennen, daß folgende Meridiane (×) und damit auch Organe und Gewebssysteme, welche diesen zugeordnet sind, unabhängig von den festgestellten odontogenen Herden bio-energetisch gestört sind:

Rechte Körperseite		Linke Körperseite	
○ Lymphsystem	○ Pancreas	○ Lymphsystem	○ Milz
○ Lunge	○ Leber	○ Lunge	○ Leber
○ Dickdarm	○ Gelenk-Deg.	○ Dickdarm	○ Gelenk-Deg.
○ Nerven-Deg.	○ Magen	○ Nerven-Deg.	○ Magen
○ Kreislauf	○ Bindegewebs-Deg.	○ Kreislauf	○ Bindegewebs-Deg.
○ Allergie	○ Haut	○ Allergie	○ Haut
○ Parenchym-Deg.	○ Fett-Deg.	○ Parenchym-Deg.	○ Fett-Deg.
○ endocrines System	○ Gallenblase	○ endocrines System	○ Gallengänge
○ Herz	○ Niere	○ Herz	○ Niere
○ Dünndarm	○ Blase	○ Dünndarm	○ Blase

Ich empfehle daher eine **klinische** Untersuchung mit entsprechender Therapie.

14. Lokale Herdstärke und empirisch bevorzugte Herdfernwirkungen

Nachfolgend sind der besseren Übersicht wegen noch einmal alle festgestellten odontogenen Herde mit Angabe ihrer bio-energetischen Stärke zusammengestellt worden. Aus dem Schema selbst kann abgelesen werden, mit welchen energetischen Wechselbeziehungen nach Dr. Voll gerechnet werden muß zwischen den beherdeten Zähnen bzw. zahnlosen Kieferstrecken und den Organen bzw. Gewebssystemen im übrigen Organismus.

	SINNESORGANE	Innenohr	Kieferhöhle	Siebbein-zellen	Auge	Stirnhöhle	Stirnhöhle	Auge	Siebbein-zellen	Kieferhöhle	Innenohr
Oberkiefers zum übrigen Organismus	GELENKE	Schulter Ellbogen	Kiefer	Schulter Ellbogen	Knie hinten	Knie hinten	Schulter Ellbogen	Kiefer	Schulter Ellbogen
		Hand ulnar Fuß plantar Zehen	Knie vorn	Hand radial Fuß Großzehe	Hüfte	Kreuzsteißbein	Kreuzsteißbein	Hüfte	Hand radial Fuß Großzehe	Knie vorn	Hand ulnar Fuß plant. Zehen
	RÜCKENMARK-SEGMENTE	Th1 C8 Th7 Th6 Th5 S3 S2 S1	Th12 Th11 L1	C7 C6 C5 Th4 Th3 Th2 L5 L4	Th8 Th9 Th10	L3 L2 Co S5 S4	L2 L3 S4 S5 Co	Th8 Th9 Th10	C5 C6 C7 Th2 Th3 Th4 L4 L5	Th11 Th12 L1	C8 Th1 Th5 Th6 Th7 S1 S2 S3
	WIRBEL	B1 H7 B6 B5 S2 S1	B12 B11 L1	H7 H6 H5 B4 B3 L5 L4	B9 B10	L3 L2 Co S5 S4 S3	L2 L3 S3 S4 S5 Co	B9 B10	H5 H6 H7 B3 B4 L4 L5	B11 B12 L1	H7 B1 B5 B6 S1 S2
	ORGANE Yin	Herz rechts	Pancreas	Lunge rechts	Leber rechts	Niere rechts	Niere links	Leber links	Lunge links	Milz	Herz links
	Yang	Duodenum	Magen rechts	Dickdarm rechts	Gallen-blase	Blase rechts urogenitales Gebiet	Blase links urogenitales Gebiet	Gallen-gänge links	Dickdarm links	Magen links	Jejunum Ileum links
	ENDOKRINE DRÜSEN	Hypophysen-Vorderlappen	Neben-schild-drüse	Schild-drüse	Thymus	Hypophysen-Hinterlappen	Epiphyse	Epiphyse	Hypophysen-Hinterlappen	Thymus	Schild-drüse	Neben-schild-drüse	Hypo-physen-Vorderl.
		Zentrales Nervensyst. Psyche	Mammadrüse rechts								Mammadrüse links	Z.N.S. Psyche

(der Beherdung*)

stärke:
ark
eutlich
chwach

8 +	7 +	6 +	5 +	4 +	3 +	2 +	1 +	+ 1	+ 2	+ 3	+ 4	+ 5	+ 6	+ 7	+ 8
8 −	7 −	6 −	5 −	4 −	3 −	2 −	1 −	− 1	− 2	− 3	− 4	− 5	− 6	− 7	− 8

(der Beherdung*)

	SONSTIGES	Energie-haushalt		Mammadrüse rechts			Mammadrüse links				Energie-haushalt
Unterkiefers zum übrigen Organismus	ENDOKRINE DER GEWEBSSYSTEME	periphere Nerven	Arte-rien	Venen	Lymph-gefäße	Keimdrüse	Nebenniere	Nebenniere	Keimdrüse	Lymph-gefäße	Venen	Arte-rien	periph. Nerven
	ORGANE Yin	Ileum rechts Ileocoecales Gebiet	Dickdarm rechts Pylorus	Magen rechts	Gallen-blase	Blase rechts urogenitales Gebiet	Blase links urogenitales Gebiet	Gallen-gänge links	Magen links	Dickdarm links	Jejunum Ileum links
	Yang	Herz rechts	Lunge rechts	Pancreas	Leber rechts	Niere rechts	Niere links	Leber links	Milz	Lunge links	Herz links
	WIRBEL	B1 H7 B6 B5 S2 S1	H7 H6 H5 B4 B3 L5 L4	B12 B11 L1	B9 B10	L3 L2 Co S5 S4 S3	L2 L3 S4 S5 Co	B9 B10	B11 B12 L1	H5 H6 H7 B3 B4 L4 L5	H7 B1 B5 B6 S1 S2
	RÜCKENMARK-SEGMENTE	Th1 C8 Th7 Th6 Th5 S3 S2 S1	C7 C6 C5 Th4 Th3 Th2 L5 L4	Th12 Th11 L1	Th8 Th9 Th10	L3 L2 Co S5 S4	L2 L3 S4 S5 Co	Th8 Th9 Th10	Th11 Th12 L1	C5 C6 C7 Th2 Th3 Th4 L4 L5	C8 Th1 Th5 Th6 Th7 S1 S2 S3
	GELENKE	Schulter – Ellbogen		Knie vorn		Knie hinten	Knie hinten		Knie vorn		Schulter – Ellbogen
		Hand ulnar Fuß plantar Zehen	Hand radial Fuß Großzehe	Kiefer	Hüfte	Kreuzsteißbein	Kreuzsteißbein	Hüfte	Kiefer	Hand radial Fuß Großzehe	Hand ulnar Fuß plant Zehen
	SINNESORGANE	Ohr	Siebbein-zellen	Kieferhöhle	Auge	Stirnhöhle	Stirnhöhle	Auge	Kieferhöhle	Siebbeinzellen	Ohr

= ostitischer Herd vergl. Pos. 5   Ap = apikaler Herd vergl. Pos. 6   Cp = pulpaler Herd vergl. Pos. 7   Pr = periodontaler Herd vergl. Pos. 2   Gi = gingivaler Herd vergl. Pos. 3

15. Zur Gebiß-Sanierung sind erforderlich:
○ gründliche Mund- und Zahnpflege. Vergleiche Pos. 4.
○ sorgfältige Zahnsteinentfernung. Vergleiche Pos. 4.
○ systematische Parodontalbehandlung. Vergleiche Pos. 4.
○ Versorgung aller kariösen Defekte. Vergleiche Pos. 7.
○ Beseitigung der gingivalen Störungen durch Zahnersatz und Füllungen. Vergleiche Pos. 3.
○ Metall-Sanierung. Vergleiche Pos. 8.

16. Zur odontogenen Herd-Therapie empfehle ich:

8+	7+	6+	5+	4+	3+	2+	1+	+1	+2	+3	+4	+5	+6	+7	+8
8−	7−	6−	5−	4−	3−	2−	1−	−1	−2	−3	−4	−5	−6	−7	−8

⌿ = keine Therapie, da Zahn gesund
// = keine Therapie, da zahnloses Kiefergebiet gesund
c = konservierende Behandlung / einfache Füllungs-Therapie
x = operative Zahnentfernung erforderlich
op = operative Revision der zahnlosen Kieferstrecke erforderlich
KB = konservative Behandlung kann versucht werden durch indirekte oder direkte Überkappung mit einem Calcium-Hydroxyd-Präparat (z. B. Reogan) möglichst in Kombination mit einer ausgetesteten Begleittherapie. Sollte ein EAD-Kontroll-Test nach frühestens 6 Wochen keine Besserung der Meßwerte zeigen, ist die Opferung des betr. Zahnes angezeigt.
! = die Überwachung des betreffenden Zahnes oder der zahnlosen Kieferstrecke ist wichtig. Sollte der EAP-Test eine Verschlechterung der Testwerte zeigen, ist operative Revision bzw. operative Zahnentfernung erforderlich.

Hinweis:
Wurzelbehandlungen und Wurzelspitzenresektionen sind zur odontogenen Herd-Therapie ungeeignet. Sie können höchstens als Kompromiß-Therapie auf Zeit gelten und bedürfen auch dann einer ständigen Überwachung selbst bei jugendlichen Patienten.

17. Die prothetische Versorgung zur Wiederherstellung der Kaufunktion
sollte erst nach erfolgreicher Durchführung der oben angegebenen Maßnahmen durchgeführt werden, d. h., wenn ein Elektroakupunktur-Kontroll-Test ergibt, daß die geplante prothetische Lösung nicht mehr durch odontogene Herde gefährdet wird.

18. Zur Beachtung!
Nach meiner Erfahrung ist eine Mesenchym-Reaktivierung mit biologischen Mitteln zur Vor- und Nachbehandlung der vorgeschlagenen odontogenen Herdtherapie zweckmäßig und als Teil der herdbezüglichen Nachbehandlung die Umstellung auf eine biologische Ernährungs- und Lebensweise unerläßlich.

19. Gesamtherdbeurteilung

Mit freundlichem Gruß!
Ihr

9. Kombinierte Fokaldiagnostik

Eine Diagnostik wird um so genauer, je mehr Parameter man einbezieht. Daher hat der Zahnartz Dr. PFLAUM, Schweinfurt, eine „Kombinierte Fokaldiagnostik" in dem nachfolgend abgedruckten Formblatt zusammengestellt, wobei er die von SCHMIDT/VILL/JAHNKE konzipierte Bioelektronische Funktionsdiagnostik (BFD) verwendet. Das Formblatt kann über den revista-Verlag, Schweinfurt, bezogen werden.

Kombinierte Fokaldiagnostik

Patient: _____

Haut- und Fahrlinien-Test/Kopf

vit. Probe:

vagab. Ströme:
Ag : Ag
AG : Qu
Met : Met
Met : Mucosa

Adlerpunkte: A 1
2
3
4

beherdote Zähne:

BFD-Regulations-Teste/Kopf
Normwert 40 bei Akupond Dr. 40 — a = vor — b = nach Reiz

	links a	b	rechts a	b
Tons.				
Ohr				
Zähne				
Nebenh.				
Mund:				
1. Stirnhöhlen				
2. Siebbeinzellen				
3. Keilbeinh.				
4. Kieferhöhle				
5. Ohrspeicheldr.				
8. Tonsillen				
8a. Zungentons.				
8b. Tons. phar.				
14. Mastoid				
10. Schilddr.				

Einzelzahltest auf ZA-Bogen

Fahrlinientest
IR-Test nach Schwamm
Zahn-Organtest nach Kramer

Hauttest/Körper

HAUTFLÄCHEN-REGULATIONSTEST

ZEICHENERKLÄRUNG:

● (rot) = Störzone I. Grades
Hautrötung mit Hyperalgesie

○ (rot) = Störzone II. Grades
Hautrötung ohne Hyperalgesie

▨ (blau) = Störzone III. Grades
Hyperalgesie ohne Hautrötung.

Störzonen n. Glaser-Türk

links IR-Werte rechts	
a b	a b
10. Schilddr.	
11. Lunge	
12. Supraclavic.	
13. Thymus	
15. Wirbel	
16. Schultergel.	
17. Herzzonen	
17 a " dors.	
18. Magen	
18 a " dors.	
19. Duodenum	
20. Leber	
20 a " dors.	
21. Gallenbl.	
21 a " dors	

links BFD- oder IR-Werte rechts	
a b	a b
22. Pankreas	
22 a " dors.	
23. Nieren	
24. Appendix	
25. Uterus	
26. Adnexen	
26 a " dors.	
27. Blase	
27 a " dors.	
28. Prostata	
28 a " dors.	
29. Enddarm	
30. Kreuzb.g.Gel.	
31. Hüftgel.	
32. Knie	

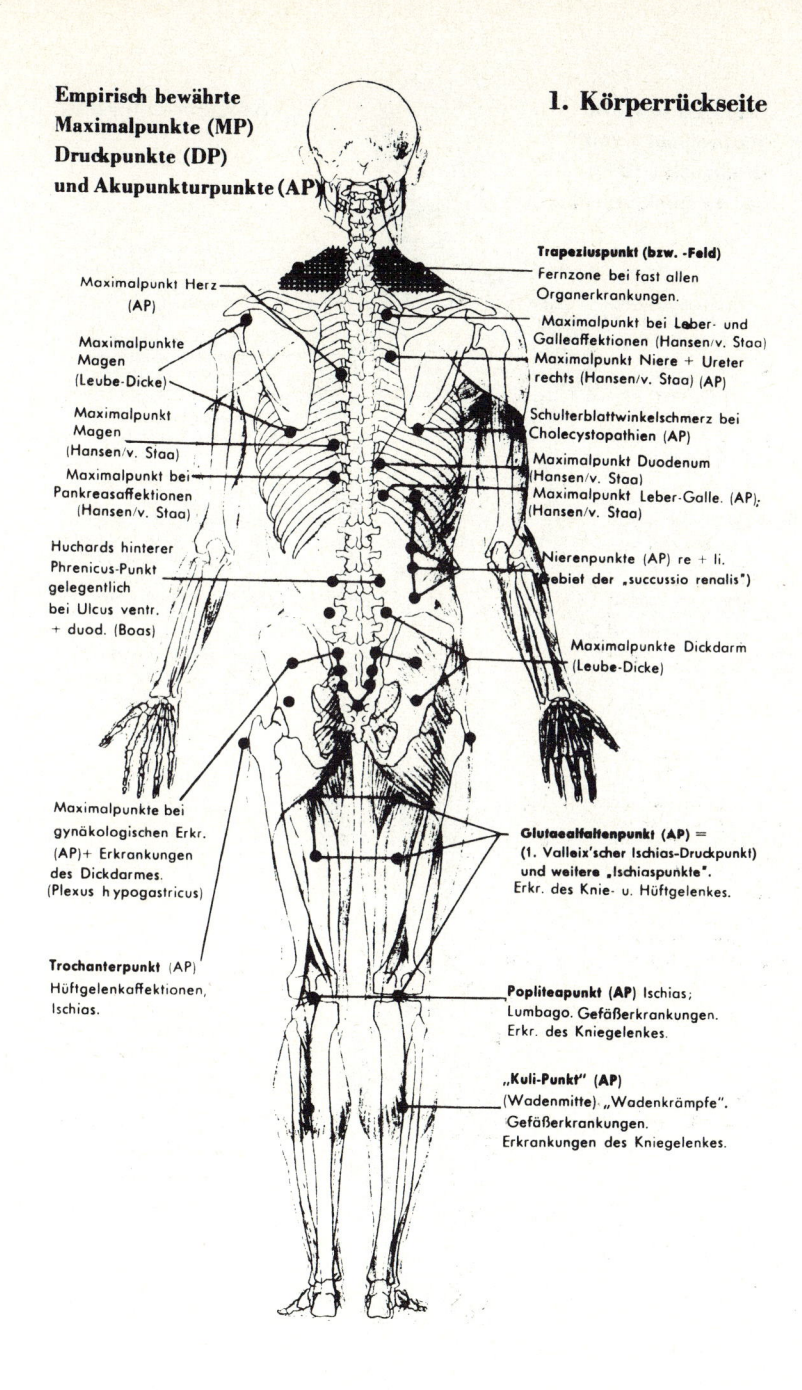

Empirisch bewährte Maximalpunkte (MP) Druckpunkte (DP) und Akupunkturpunkte (AP)

1. Körperrückseite

Maximalpunkt Herz (AP)

Maximalpunkte Magen (Leube-Dicke)

Maximalpunkt Magen (Hansen/v. Staa)

Maximalpunkt bei Pankreasaffektionen (Hansen/v. Staa)

Huchards hinterer Phrenicus-Punkt gelegentlich bei Ulcus ventr. + duod. (Boas)

Maximalpunkte bei gynäkologischen Erkr. (AP)+ Erkrankungen des Dickdarmes. (Plexus hypogastricus)

Trochanterpunkt (AP) Hüftgelenkaffektionen, Ischias.

Trapeziuspunkt (bzw. -Feld) Fernzone bei fast allen Organerkrankungen.

Maximalpunkt bei Leber- und Galleaffektionen (Hansen/v. Staa)

Maximalpunkt Niere + Ureter rechts (Hansen/v. Staa) (AP)

Schulterblattwinkelschmerz bei Cholecystopathien (AP)

Maximalpunkt Duodenum (Hansen/v. Staa)

Maximalpunkt Leber-Galle. (AP); (Hansen/v. Staa)

Nierenpunkte (AP) re + li. Gebiet der „succussio renalis")

Maximalpunkte Dickdarm (Leube-Dicke)

Glutaealfaltenpunkt (AP) = (1. Valleix'scher Ischias-Druckpunkt) und weitere „Ischiaspunkte". Erkr. des Knie- u. Hüftgelenkes.

Popliteapunkt (AP) Ischias; Lumbago. Gefäßerkrankungen. Erkr. des Kniegelenkes.

„Kuli-Punkt" (AP) (Wadenmitte). „Wadenkrämpfe". Gefäßerkrankungen. Erkrankungen des Kniegelenkes.

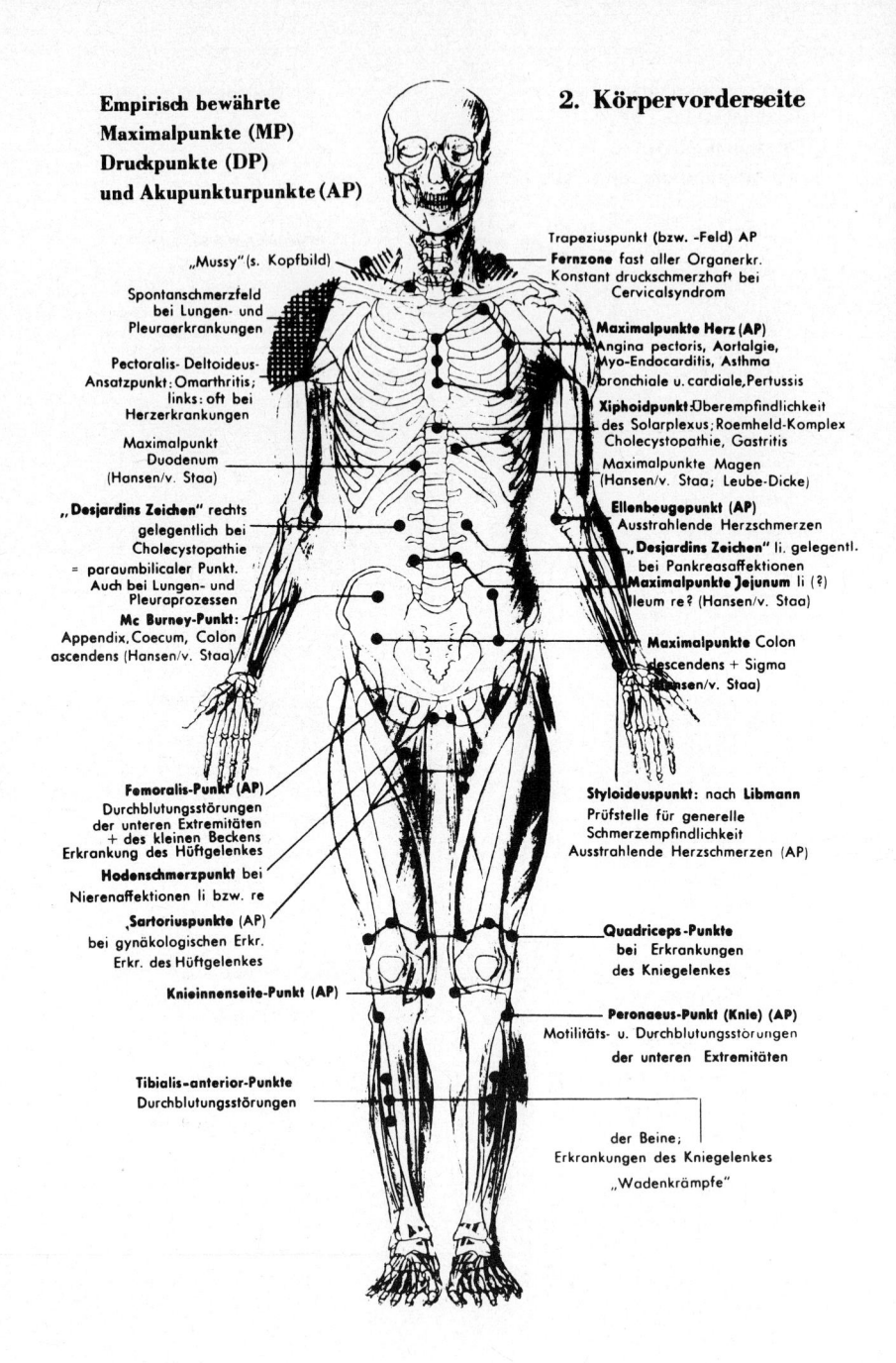

**Empirisch bewährte
Maximalpunkte (MP)
Druckpunkte (DP)
und Akupunkturpunkte (AP)**

2. Körpervorderseite

„Mussy" (s. Kopfbild)

Spontanschmerzfeld
bei Lungen- und
Pleuraerkrankungen

Pectoralis- Deltoideus-
Ansatzpunkt: Omarthritis;
links: oft bei
Herzerkrankungen

Maximalpunkt
Duodenum
(Hansen/v. Staa)

„**Desjardins Zeichen**" rechts
gelegentlich bei
Cholecystopathie
= paraumbilicaler Punkt.
Auch bei Lungen- und
Pleuraprozessen

Mc Burney-Punkt:
Appendix, Coecum, Colon
ascendens (Hansen/v. Staa)

Femoralis-Punkt (AP)
Durchblutungsstörungen
der unteren Extremitäten
+ des kleinen Beckens
Erkrankung des Hüftgelenkes

Hodenschmerzpunkt bei
Nierenaffektionen li bzw. re

Sartoriuspunkte (AP)
bei gynäkologischen Erkr.
Erkr. des Hüftgelenkes

Knieinnenseite-Punkt (AP)

Tibialis-anterior-Punkte
Durchblutungsstörungen

Trapeziuspunkt (bzw. -Feld) AP
Fernzone fast aller Organerkr.
Konstant druckschmerzhaft bei
Cervicalsyndrom

Maximalpunkte Herz (AP)
Angina pectoris, Aortalgie,
Myo-Endocarditis, Asthma
bronchiale u. cardiale, Pertussis

Xiphoidpunkt: Überempfindlichkeit
des Solarplexus; Roemheld-Komplex
Cholecystopathie, Gastritis

Maximalpunkte Magen
(Hansen/v. Staa; Leube-Dicke)

Ellenbeugepunkt (AP)
Ausstrahlende Herzschmerzen

„**Desjardins Zeichen**" li. gelegentl.
bei Pankreasaffektionen

Maximalpunkte Jejunum li (?)
Ileum re? (Hansen/v. Staa)

Maximalpunkte Colon
descendens + Sigma
(Hansen/v. Staa)

Styloideuspunkt: nach **Libmann**
Prüfstelle für generelle
Schmerzempfindlichkeit
Ausstrahlende Herzschmerzen (AP)

Quadriceps-Punkte
bei Erkrankungen
des Kniegelenkes

Peronaeus-Punkt (Knie) (AP)
Motilitäts- u. Durchblutungsstörungen
der unteren Extremitäten
der Beine;
Erkrankungen des Kniegelenkes
„Wadenkrämpfe"

Kombinierte Fokaldiagnostik des Kopfes

Tag:　　　　Zeit:　　　　bar

Name:

Vorname:

geb.:

Anschr.:

Arzt:

Diagn.:

Vorteste (Klinik)
1. ZMK-Befund s.u.
2. vit. Probe
3. vagab. Ströme - Epicutantest
4. Adlerpkte. 1 - 4 re. u. li.
5. Druckpunktdiagnostik, s. Rückseite
6. Spengl. Aggl-Test li　re
7. Leukocytentest

Bioelektronische-Funktionsdiagnostik -(Kurzteste)

I Ly- u. Mu. Pkte Regul-Test (Kopf)
Normwert 40 bei Akupondr. 40

	rechts		links	
	a	b	a	b
A Tons				
A₁ Ohr				
B Zähne				
C Nebenh.				
Mund:				

II Hautflächen Regulationstest (Körper)
Normwert 80-88　a Basiswert
　　　　　　　　　b Reizwert

$+$ = Polung 1.2.3. = Meßtaktfolge der Rundummessung.
Aussage: Energieverteilung, Hp-ergie, Hyperergie, Herd-Störfeld, Reaktionsstarre, Krankheitsverlaufstendenzen.

Haut- und Fahrlinientest
siehe hierzu
Tafeln n.
Glaser/Turk

A_1 = K.-Höhlen, Uricämie Hirninnendruck
A_2 = 2. HW = OK-Zä.
A_3 = 3. HW = UK-Zä.
A_4 = 8/8
A_5 = Trap.Pkt. = Tons.

Kopfherddifferenz.:　BFD-Regulationsteste
d. HNO-Zahnarzt　IR-Thermoregulationsdiagn.
　　　　　　　　Stirn=Bezugswerte

	rechts							links						
J-R	2	1											J-R
BFD	a	b	a					BFD				1 2	
1. Stirnhöhle
2. Siebbeinzellen
3. Keilbeinhöhle
4. Kieferhöhle
5. Ohrspeicheldr.
6. Zähne Oberk.
7. Zähne Unterk.
8. Tonsillen
10. Schilddrüse
12. Supraclavic. Drüse
14. Mastoid

Einzelzahntestung

2. Wert IR/Waia Pr. nach Kramer
1. Wert IR

	8	7	6	5	4	3	2	1	2	3	4	5	6	7	8
	—	—	—	—	—	—	—	—	—	—	—	—	—	—	—
	—	—	—	—	—	—	—	—	—	—	—	—	—	—	—

1. Wert IR/Waia Pr. nach Kramer
2. Wert IR-im Einzelzahntest

Reaktionslage u. Sanierungszeitpkt. Bestimmung

1. LW-Messg. (keine Werte < 90)
2. Ly. 1 Messg. Nod. Lymph. D 30 = Abwehr schlecht
3. Speichltest n. Zambrini
4. Combu-8-Test (Lu., Nie., Diab.) Diab., Uricämie, Cholesterin ausschließen
5. Oxymetrie, Jod-Verbrauchswert
6. Durch Schutztherapie-Werte normalisieren (Stand. Rp.n.Perger Mesenchym-Raktivierungskur n. Voll/VIII

Haut- und Fahrlinientest
siehe hierzu
Tafeln n.
Glaser/Turk

Zahn-, Mund- u. Kieferbefund:

d = druckempf.
p = perkussionsempf.
a = avital
s = schmerzt
F 1,2, Ag. = Füllg, je Größe, Material
　　　n. Art u. Lage　verträglichkeit?
K, B, E, = Zahnersatz
NR = Rö o. Mu-Bfd.
　　　lt. KZVB-Tabelle

z. B.: $\frac{a}{8} \mid \frac{d}{14} \mid F_3 \text{ Ag.}$

Mu:　nach KZVB-Liste　　Zunge:　　　Pa-Bfd.
　　　　　　　　　　　　　　　　lt. ARPA
Kfo:　nach Angle Kl. I, II, III

Diagnose:

Organbelastung: Felder im beiliegenden Zahn-Organ-Bezugsschema rot schraffiert.

Entwurf Dr. P F L A U M

Gebührenaufstellung der Leistungen, die im Rahmen einer kombinierten Fokaldiagnostik erbracht werden können:

Zahnbefund:	Pos. 01	Pkt. 5	VdAK x 2	Priv. x 3 - 5
Eingehende Unterschg. (Mu., Zu., Ly.Dr., Adl.Pkte., Pa..kfo Bfd., Material)	À 25	5		
Epikutan-Test	À 67	2,5		
Vipr. 1/2	Z 8a/b	8/4		
Vagab. Ströme anal. Vipr. 1/2	Z 8a/b	8/4		
Rö.-Status	À 925	30		
Spengl. Einreibetest	Z 9	6		
Spengl. Agglut.-Test	À 880	6		
Impletol-Test	À 29	3		
Speicheltest n. Zambrini	À 785	2,5		
Combur8. Test	À 785	2,5		
BFD-Kurzteste (Ly.-Pkt. u. Reg.Test, el. Messg. am Nervensystem	À 745	10		
Hautflächen-Regulationstest				
Analog.Pos. EKG	À 103	17,5		
BFD-Status = elektr. Unterschg. am Nervensystem m. elektr. Methoden	À 745	10		
Haut- m. Fahrlinientest				
Analog.Pos. EKG = Flächen-Reiztest	À 103	17,5		
IR-Thermoregulationsdiagn. (Hautgewebswärmemessg.) pro Durchgang = v. u. n. Reiz	À 97	10		
Budwigscher Cauda-Test = Dünnschichtchromatograph. des Blutes	À 856	20		
Diaphanoskopie	À 616	2,5		
Antroskopie	À 633	10		
Quaddeln	À 34	4		
Subcutane Infus.	À 44	5		
Anwendg. niederfrequent. Ströme-Reizstrombhdlg. z. B. Punkt-Ausgleich	À 778	4		
Beratung À 1 - 4 - Briefe	À 14 - 18	(2 - 15)		

DRUCKPUNKT-DIAGNOSTIK

Beachte auch Occipitalpkte. u. = Occip.neuralgie, erh. Hirndruck, Uricämie, Eklampsie u. Nebenhöhlen-Er.Kg.

Adlerpunkte
(= 2. - 4 HWS-Fortsatz)
Hinterkopf u. Nacken
A5 = Tons.Pkt.

1. Supraorbitalfeld rechts
   Algie Trigem. I.
   Trigem. Punkt I
   Sinus. (AP) front.

2. Ciliarneuralgie
   Ciliarpunkt Augenhöhlen (AP)

3. Trigeminuspunkt II
   Sinus (AP) maxill.
   Fac. Lähmung, Zahnschm.

3. Unterkieferwinkelpunkt (AP)
   = Trigem.Pkt. II u. III.

3. Trigeminuspunkt III

4. Carotispunkt (AP)
   Migränekongest. im Kopf

5. Plexus brachialis-Feld

6. Mussy-Westphal („Phrenicusdruckpunkt")
   Pneumonie, Pleuritis, Cholalithiaris,
   Angina pect.

7. Stirnhöcker-Punkt (AP) Auch bei Angin. pect.

   Frontale Kopfzone
   links bei Herzerkrankungen
   (Hansen/v. Staa; Head)

   Temporalis Pkt.

8. Zwischenbrauen-Punkt (AP)
   Sinus-front. Heuschn., Oceana

   Sphenopalatinum-Punkt (AP) Mund-
   Schleimh., Erkrg., Heuschn..
   Kopfschm.

9. Mastoideus Pkt.

10. Libmannscher Punkt (AP)

    Angina Pectoris

    Kiefergelenk Pkte.:
    Arthropath. d. K.Gel.

11. cervicale Migräne
    Schulter-Hand-Syndr.
    Trapeziuspunkt (AP)
    bei Brustraum- u.
    Organerkrngen.

12. Sternoclavicularpunkt (AP)
    Angin. pect. Bronchitis
    Asthma

De reflektorischen und algetischen Phänomene von Kopf und Gesicht überschreiten die Grenze des vom obersten Brustmark innervierten Gebiet nach unten hin praktisch nie — während umgekehrt die Visceralerkrankungen fast stets außer den segmentaren Reflexen und Algesien auch solche im Kopf- und Halsgebiet auslösen. (Hansen/v. Staal).

10. Primär- oder Sekundärleiden?

Für eine Therapie ist zuweilen die Feststellung wichtig, welcher pathologische Prozeß als primär zu gelten hat und einen anderen Prozeß unterhält. Daß auch diese Frage mit Hilfe der EAP geklärt werden kann, soll an einem Beispiel aus der Praxis gezeigt werden:

Ausgangslage:
Pat. Frau E. G. aus N. klagt seit Jahren über unklare Schmerzen in der linken Gesichtshälfte unterhalb des Auges. Ein Zahnarzt stellte nach klinischer Untersuchung fest, daß die noch vorhandenen Zähne im linken Oberkiefer + 123 67 vital und die Zahnlücken + 45 8 röntgenologisch o. B. sind. Zahnärztlich sei damit alles o. B.
Der HNO-Arzt diagnostizierte eine Sinusitis maxillaris links und forderte eine sofortige Kieferhöhlenoperation.
Der EAP-Test ergibt:

A) Lymph-Meridian-Test links
Übersichtsmeßpunkt für Tonsillen = 76
Übersichtsmeßpunkt für Zahn- und Kieferbereich = 83 +
Übersichtsmeßpunkt für Nasennebenhöhlen = 80
Gemäß EAP sind also Zahn- und Kieferbereich *und* Nasennebenhöhlen linksseitig gestört.

B) Reizstromtest am Lymph-Meridian
+3 = nach Stromstoß 72 und Ausgleich mit 1 Nos. Pulpitis D10
+45 = nach Stromstoß 74 und Ausgleich mit 1 Nos. Kieferostitis D12
+6 = nach Stromstoß 75 und Ausgleich mit 1 Nos. Pulpitis D8
+7 = nach Stromstoß 84 und Ausgleich mit 2 × Nos. chron. Pulpitis D3
+8 = nach Stromstoß 73 und Ausgleich mit 1 Nos. Kieferostitis D10
Danach hat +7 eine Belastung im Sinne einer chronischen Pulpitis. Alle anderen Zähne und die zahnlosen Kieferbereiche sind o. B.

C) Kopfherdtest
MP Kieferhöhle links = 80 und Ausgleich durch
1 Amp. Nos. Sinusitis max. D5
1 Amp. Nos. Sinusitis D3
1 Amp. Nos. Osteo-sinusitis D4

Kiefermeßpunkt OK links = 82 mit ZA und Ausgleich durch
3 Amp. Nos. chron. Pulpitis D3
1 Amp. Nos. Zahntasche

MP für Kopfnerven links = 82 und Ausgleich durch
2 Amp. Chron. Pulpitis D3
1 Amp. Sinusitis D3

Damit zeigt der Kopfherdtest, daß die Belastung im linken Gesichtsbereich vom Oberkiefer links ausgeht, daß aber auch die Kieferhöhle im Sinne einer Sinusitis belastet ist.
Es gilt nun zu klären, ob die chronische Pulpitis bei Zahn +7 die Kieferhöhlenentzündung unterhält, oder die Kieferhöhlenentzündung den Kieferbereich belastet.
Zur Klärung sind 2 Meßreihen erforderlich:

1. Meßreihe:
MP Kieferhöhle links wird vom Anfangswert 80
mit 1 Amp. Nos. Sinusitis max. D5
mit 1 Amp. Nos. Sinusitis D3
mit 1 Amp. Nos. Osteo Sinusitis D4
auf Normwert 50 ausgeglichen.
Dadurch erniedrigt sich der MP Oberkiefer links von 82 auf 80.

2. Meßreihe:
MP Oberkiefer links wird vom Anfangswert 88
mit 3 Amp. Nos. chron. Pulpitis D3
mit 1 Amp. Nos. Zahntasche D3
auf Normwert 50 ausgeglichen.
Dadurch erniedrigt sich der MP Kieferhöhle links von 80 auf 62.

Ganz eindeutig beeinflußt also die chronische Pulpitis des Zahnes +7 die linke Kieferhöhle viel stärker (80 — 62) als umgekehrt (82 — 80).

Ergebnis:
Zur Therapie muß zuerst der Zahn +7 operativ entfernt und eine herdbezügliche Nachbehandlung durchgeführt werden. Danach ist die Kieferhöhle nachzutesten und die Kieferhöhlenoperation, wenn überhaupt, erst durchzuführen, wenn die zahnärztliche Behandlung abgeschlossen ist.
Zur Kontrolle kann man noch den MP für die Kopfnerven (23 b) links prüfen.
Im Fall Pat. Frau E. G. hatte
MP 23b = Anfangswert 82/ZA

Die Klage über Schmerzen im linken Kopfbereich besteht also zu Recht. Einen Ausgleich des MP 23b auf den Normwert ist möglich mit 1 Amp. Nos. Sinusitis D3 + 2 Amp. Nos. chronische Pulpitis D3. Also steht auch bei diesem Kontrolltest eine Belastung des Nervensystems durch die chronische Pulpitis von +7 über der Belastung durch die Sinusitis maxillaris. Damit ist die chronische Pulpitis /7 eindeutig als Primärgeschehen eruiert.

11. Wechselbeziehungstest

Bisher wurde immer nur von der Störwirkung durch odontogene Herde auf andere Organe und Gewebssysteme im übrigen Körper gesprochen. Im kybernetisch orientierten System eines lebenden Organismus muß wenigstens darauf hingewiesen werden, daß nicht nur Herde Fernwirkungen machen, die man mit Hilfe der EAP meßtechnisch erfassen kann; vielmehr sollte man sich stets daran erinnern, daß jede Veränderung bzw. Störung irgendwo im Organismus Fernwirkungen auf den übrigen Organismus macht, deren Richtung und Stärke mit Hilfe der EAP erfaßbar ist, wenn man sich genügend Zeit dafür nimmt. Die Technik ist die gleiche, wie bei der Bestimmung einer Herdfernwirkung gemäß S. 336.

1. Schritt: Anfangswerte messen an den Meßpunkten aller Organe und Gewebssysteme bei denen man eine Fernwirkung vermutet.
2. Schritt: Den Meßpunkt mit Organpräparaten/Nosoden ausgleichen, welche für das funktionsgestörte Organ zuständig sind.
3. Schritt: Reaktionswerte messen.
4. Schritt: Bei der Auswertung beachten, wo Zeigerabfälle verschwinden und/oder sich Reaktionswerte gegenüber den Anfangswerten um 10 und mehr Teilstriche in Richtung Norm (50) verbessern.

Der Zahnarzt wird daher feststellen, daß nach Tab. 251 z. B. nicht nur ein Herd im Odonton $\overline{/6}$ den Dickdarm belastet, sondern ein funktionsgestörter Dickdarm in umgekehrter Richtung mit der Zeit auch zu Funktionsstörungen am Odonton $\overline{/6}$ führen kann.

Diese können sich manifestieren:

an den Zahnhartsubstanzen	als	Karies
an der Gingiva	als	*isolierte Zahnfleischtasche*, die durch Retraktion der Gingiva zu *freiliegenden Zahnhälsen* führen kann.
am Zahnhalteapparat	als	isolierte Zahnfleisch-Knochentasche (empfindlicher Zahnhals) oder als mehr oder weniger *lokalisierte Parodontose*
am Alveolarknochen	als	lokalisierte Osteolyse.

Tab. 250

Kurzum:
Im lebenden Organismus gibt es keine Einbahnstraßen. Jede Aktion löst Gegenreaktionen aus. Betroffen werden in erster Linie:
1. die anatomische Nachbarschaft (durch einen Herd am $\underline{/6}$ also z. B. die Kieferhöhle)
2. die durch Vererbung und/oder Vorschädigung vorhandenen Loci minoris resistentiae und
3. die durch die Meridiane energetisch besonders eng, stets wechselseitig miteinander verbundenen Organe und Gewebssysteme.

Diesem kybernetischen Wechselspiel sollen in nachfolgendem Kapitel noch einige Zeilen gewidmet werden, welche die bisherigen Erfahrungen wiedergeben.

Yin-Organe	Yang-Organe	Zahn-Kiefer-gebiet	Tonsillen	Nasen-nebenhöhlen	Endokrine Drüsen	Sonstiges	Gelenke
Ni	Bl	21 / 12 / 21 / 12	Tons. pharyngea Rachenmandel	Sinus frontalis Stirnhöhle	Epiphyse		Kreuzsteißbeingelenk Fußgelenk Knie/hinten
Le	Gb	3 / 3 / 3 / 3	Tons. palatina Gaumenmandel	Sinus sphenoidalis Keilbeinhöhle	Hypophysen-Hinterlappen		Hüftgelenk Kniegelenk
Lu	Di	54 / 45 / 76 / 67	Tons. tubaria Tubenmandel	Sinus ethmoidalis Siebbeinzellen	Thymus		Schultergelenk Ellbogengelenk Handgelenke radial Fußgelenke/Großze
Mi/Pa	Ma	76 / 67 / 54 / 45	Tons. laryngea Seitenstrang	Sinus maxillaris Kieferhöhle	Mammadrüse Nebenschilddrüse Schilddrüse		Knie vorn Kiefergelenke
He	Dü	8 / 8 / 8 / 8	Tons. lingualis Zungenmandel	Sinus cavernosus	Hypophysen-Vorderlappen	8 / 8 = Psyche 8 / 8 = Energie-Haushalt	Schulter/Ellbogen Hand ulnar/Fuß pla Kreuzdarmbeingelen Kniegelenk vorn

Tab. 251: Die wichtigsten Wechselbeziehungen zwischen den verschiedenen Organen

12. Die wichtigsten Wechselbeziehungen zwischen den verschiedenen Organen im Organismus

Dem Elektroakupunktur-Zahnarzt stehen zur Diagnostik nun nicht nur die 6 Kiefermeßpunkte zur Verfügung, sondern auch die vielen anderen Meßpunkte für die übrigen Organe und Gewebssysteme des Körpers.

Mit Hilfe dieser Punkte kann man die Fernwirkung des durch Strom gereizten Herdes auf den übrigen Organismus meßtechnisch erfassen. Das ist von vielen Ärzten und Zahnärzten jahrelang durchgeführt worden und ergab, daß ein odontogener Herd an einem bestimmten Zahn bzw. in einem bestimmten zahnlosen Odonton in der Regel eine bevorzugte Fernwirkung hat. Die wichtigsten Wechselbeziehungen zwischen dem gereizten Odonton bzw. Zahn und den Organen des übrigen Organismus hat VOLL in einem Heft zusammengefaßt, welches mit dem Titel „Wechselbeziehungen von odontogenen Herden zu Organen und Gewebssystemen" im ML-Verlag, Ülzen, erschienen ist.

Die von KRAMER zusammengestellte Tab. 251 zeigt auch jenen Ärzten und Zahnärzten, welche die Elektroakupunktur-Diagnostik *nicht beherrschen*, mit welcher Fernwirkung sie primär rechnen müssen, wenn sie z. B. klinisch-röntgenologisch an einem Zahn oder in einem zahnlosen Kieferabschnitt eine

Besonderheiten	Rückenmarkssegmente	Sinnesorgane nach GLEDITSCH gemäß „Akupunktur" 4/78, ML-Verlag		Psychisches Korrelat	Störfelder	Gefäße Nerven
Urogenitales Gebiet	L2—43 Co S4—5	Ohr		Angst	Urogenitales Störfeld	
rechts — Gallenblase links — Gallengänge	Th8—10	Auge		Ärger/Zorn	biliäres Störfeld	
Thymus wirkt nur auf 5/5 aber nicht auf 4/4	C5—7 Th2—4 L4—5	Nase		Traurigkeit	Pulmonales Störfeld Dickdarm-Divertikel	$\overline{6/6}$ = Venen $\overline{7/7}$ = Arterien
Nebenschilddrüse 7/7 Schilddrüse 6/6	Th11—12 L1	Oropharynx		Tiefsinnigkeit Besorgnis	Speiseröhren-Divertikel	$\overline{5/5}$ = Lymphe
rechts = Duodenum links = Jejunum u. Ileum	C8 Th1 Th5—7 S1—3	Zunge	Ohr	Freude	Dünndarm-Divertikel	$\overline{8/8}$ = ZNS $\overline{8/8}$ = periphere Nerven

pathologische Veränderung feststellen. Die im Schema festgehaltenen Wechselbeziehungen liefern wertvolle Hinweise, haben für den Individualfall jedoch keine mathematische Gültigkeit, da energetische Störungen z. B. durch Narben oder energetische Blockaden durchaus andere Kombinationen heraufbeschwören können.

Umgekehrt kann man mit Hilfe des Schemas an Hand der Anamnese prüfen, welche Zähne, welche Tonsillen, welche Nasennebenhöhlen usw. mit klinisch erkennbaren Veränderungen durch eine Organerkrankung geschädigt sein könnten, denn es gibt nicht nur eine Störwirkung von beherdeten Zähnen auf bestimmte Organe, sondern ebenso eine Störwirkung kranker Organe auf ganz bestimmte Zahn- und Kiefergebiete!
Diese werden vielfach manifest als:
... lokale Gingivitiden
... stärker freiliegende Zahnhälse
... lokale Zahnlockerung und
... lokale kariöse Defekte.

Befaßt man sich näher damit, kann man aus entsprechenden Beobachtungen geradezu eine Munddiagnostik zur Erkennung bestimmter Organerkrankungen

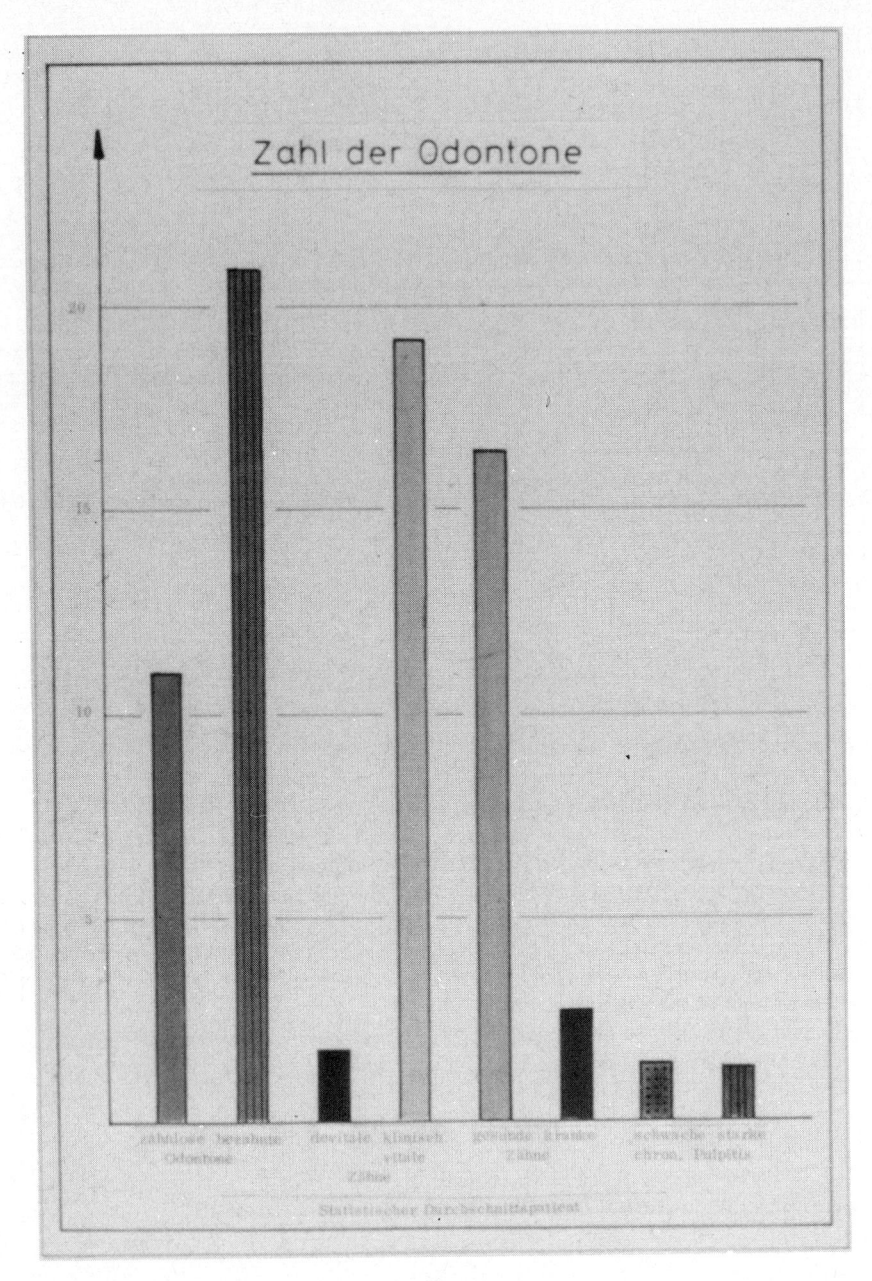

Abb. 46:

ableiten. Auch sei erwähnt, daß unter dem Gesichtswinkel der Wechselbeziehung zwischen den einzelnen Organen und dem Zahn- und Kiefergebiet die Kariesäthologie und die Parodontologie in einem ganz neuen Licht erscheinen.

Die Herddiagnostik mit Hilfe der Elektroakupunktur brachte noch eine andere wichtige Erkenntnis: Vitale Zähne müssen nicht unbedingt gesund bzw. herdfrei sei. Sie können durchaus beherdet sein, wobei die chronische Pulpitis im Durchschnittsgebiß nach meinen Untersuchungen sogar häufiger als Herd zu werten ist als avitale Zähne!

Jedenfalls hatte in einer Untersuchungsreihe nach Abb. 46 von 207 Herdverdächtigen jeder Patient im Durchschnitt 11 zahnlose und 21 bezahnte Odontone. Von den 21 bezahnten Odontonen hatten 19,2 klinisch vitale Zähne und 1,8 klinisch avitale Zähne. Von den 19,2 klinisch vitalen Zähnen waren aber nur 16,5 gesund, jedoch 2,7 krank im Sinne einer chronischen Pulpitis (cp); davon hatten 1,4 Zähne eine schwächere und 1,3 eine stärkere cp, d. h. in den Fällen mit stärkerer cp hatte die chronische Entzündung bereits deutlich von der Pulpa auf den Kieferknochen übergegriffen. Damit gibt uns die EAV-Diagnostik einen wichtigen Hinweis, daß die chronische Pulpitis nur im Anfangsstadium auf die Pulpa begrenzt ist, im fortgeschrittenen Stadium jedoch auf die Umgebung übergreift. Es resultiert dabei ein kontinuierlicher Übergang von der chronischen Periodontitis zur chronischen Kieferostitis in ihren verschiedenen Formen. Wir sehen, daß der Zahn kein in sich abgeschlossenes Gebilde ist und daß die Pulpa keineswegs in die Zahnhartsubstanz „eingemauert" ist. Vielmehr steht sie über den Apex, die Dentin- und Seitenkanälchen in vollem Stoffwechselaustausch mit dem übrigen Organismus.

Zusammenfassung
Die EAP erlaubt eine meßtechnische Beurteilung der odontogenen Herde. Die EAP erlaubt insbesondere eine Diagnostik der chronischen Pulpitiden, welche z. Z. auf andere Weise nicht erkennbar sind. Die EAP erleichtert die Diagnostik der Restostitiden. Die EAP hat gezeigt, daß es nicht nur neurale und humorale Steuerungsvorgänge im Organismus gibt, sondern sehr wichtige kybernetische über die Meridiane.
Die EAP hat erkennen lassen, daß es zwischen bestimmten Organen und bestimmten Zähnen bzw. Kieferabschnitten besonders enge Wechselbeziehungen gibt. Die EAP ist ein Weg, um die Herddiagnostik und damit auch die Herdtherapie sicherer zu machen, als bisher.
Man sollte die Elektroakupunktur jedoch niemals ohne klinische Gegenkontrollen anwenden.

7. TEIL

Die Herdtherapie mit Hilfe der EAP

I. Allgemeine Grundsätze für die Herdtherapie

1. Grundsatz
Wenn eine konservative Herdtherapie vertretbar ist, sollte dieser im Interesse des Patienten der Vorzug gegeben werden.

2. Grundsatz
Wenn verschiedene Methoden zur Wahl stehen, sollte der schonendsten der Vorzug gegeben werden.

3. Grundsatz
Wenn eine chirurgische Herdtherapie erforderlich ist, muß sie mit einer biologischen Vor- und Nachbehandlung kombiniert werden.

4. Grundsatz
Eine biologische Vorbehandlung soll so früh wie möglich beginnen.

5. Grundsatz
Eine biologische Nachbehandlung darf frühestens beendet werden, wenn die Wunde epithelisiert ist.

6. Grundsatz
Eine Mesenchymreaktivierungskur ist die optimale Methode sowohl für die Vorbehandlung, als auch für die Nachbehandlung bei einer Herdtherapie.

7. Grundsatz
Eine erfolgreiche Herdtherapie ist nur möglich, wenn alle Herde diagnostisch erfaßt und bestmöglich therapiert werden. Dazu braucht man die EAP.

8. Grundsatz
Der beste Herdtherapeut ist jener, der am besten individualisieren kann.

Schließlich möge noch ein Hinweis von Nutzen sein:
   Eine wichtige Voraussetzung für die Herdtherapie ist neben der gründlichen Voruntersuchung und der Aufklärung seitens der Ärzte *die Bereitschaft des Patienten*
a) gesund werden zu wollen,
b) selbst bestmöglich an der Herdtherapie mitwirken zu wollen und
c) vorübergehende Beschwernisse in Kauf zu nehmen.
   Patienten, die mehr an ihren eigenen Zähnen oder an ihren Brücken hängen, als an ihrer Gesundheit, soll der Zahnarzt nicht zur Herdtherapie überreden wollen, denn er wird dabei nur Enttäuschungen erleben.

II. Voraussetzungen für eine Herdtherapie

Die wesentlichen Voraussetzungen für eine erfolgreiche Herdtherapie sind eine sorgfältige und möglichst umfassende Diagnostik sowie eine umfassende Therapieplanung und eine gründliche Vorbereitung des Patienten.

Die Herddiagnostik ist im vorausgegangenen Kapitel eingehend besprochen worden. An dieser Stelle soll nur festgehalten werden, daß jedwede Therapie niemals besser sein kann, als die vorausgegangene Diagnostik.

Bei der Therapieplanung muß aufgrund der Befunde in Teamarbeit (überweisender Arzt, HNO- und Zahnarzt) entschieden werden, wann und wie die Herdeliminierung vor sich gehen soll und wie die Vorbehandlung für jeden Patienten individuell auszusehen hat. Eine gute Grundlage für die Therapieplanung ist der Leukozytentest nach PISCHINGER, weil er das Reaktionsverhalten des Organismus erkennen läßt (vgl. S. 299).

Die Zeitwahl für eine Herdtherapie
Um den Patienten möglichst wenig zu belasten und den Therapieerfolg abzusichern, richten sich zahlreiche EAP-Zahnärzte bei der *Termingebung* nach dem Biorhythmus.

In bezug auf die Tageszeit liegt die *günstigste Operationszeit* zwischen 7.00 Uhr und 11.00 Uhr, wenn man die Maximalzeituhr berücksichtigt, gemäß Band II.

Die Vormittagszeit ist auch praktikabel, weil allenfalls auftretende Nachblutungen bei Nachlassen der Injektion nicht in die Nachtstunden, sondern in die Nachmittagssprechstunde fallen.

Die Reihenfolge bei mehrfacher Kopfherdbelastung
Zweckmäßig wird zunächst der Herd entfernt, welcher für den Patienten am stärksten regulationsbelastend ist.

Das wird in den meisten Fällen ein Kopfherd sein und von diesem oft ein Herd im Zahn- und Kiefergebiet, weil die Toxine aus dem Dentin und die toxischen Belastungen aus den Füllungs- und Wurzelfüllungsmaterialien schon quantitativ das Mesenchym stark belasten. Dazu kommt, daß entzündete Kieferhöhlen häufig dentogen bedingt sind, d. h. trotz gewissenhafter Operation nicht ausheilen können, weil die dentogene Ursache nicht vorher entfernt wurde.

Dasselbe gilt auch für die Tonsillen, da nahezu alle Lymphabflüsse des Kiefers über den Waldeyerschen Rachenring laufen. Beispiele genug könnte man bringen, in denen eine falsche Reihenfolge der Sanierung, also zuerst Tonsillektomie und erst danach zahnärztliche Chirurgie zum Mißerfolg führte. Für die große Chirurgie ist bemerkenswert, daß mit Entfernung der Kopfherde die Widerstandskraft des Patienten in der Regel erheblich gebessert wird und dadurch nachfolgende allgemein-chirurgische Eingriffe leichter und komplikationsloser überwunden werden.

Aber nicht nur bei der Festlegung der Reihenfolge der Sanierung ist eine gute Teamarbeit unerläßlich, auch bei der *Vorbereitung des Patienten* auf die Sanierung ist die Zusammenarbeit der einzelnen medizinischen Disziplinen zum Wohle des Patienten dringend erforderlich.

Grundgedanke der Vorbereitung sollte sein, den Patienten bis zur Operation — wenn auch nur für kurze Zeit — in eine weitgehend normergische Phase zu bringen, um damit den chirurgischen Eingriff für den Patienten und seinen Allgemeinzustand möglichst gefahrlos werden zu lassen und die Wundheilung so zu unterstützen, daß eine per-primam-Heilung erfolgt und damit kein neues Störfeld entsteht.

III. Die Vorbereitung des Patienten für eine chirurgische Herdtherapie

Zur *Patientenvorbereitung* muß vor allem der Kreislauf stabilisiert, die Widerstandskraft angeregt und die Ausleitung von Toxinen aktiviert werden.

1. Vor der Operation

Ernährung
Der Patient soll sich ante op möglichst lakto-vegetabil ernähren. Bei Diabetikern ist zu beachten, daß die diätetischen Maßnahmen vor und nach der Operation den individuellen Notwendigkeiten besonders sorgfältig angepaßt werden.

Schlaf
Der Patient soll nicht abgehetzt, sondern ausgeruht zur Operation kommen.

Injektionsmittel-Unverträglichkeit
Bestehen aus der Anamnese Hinweise über eine Unverträglichkeit von Injektionsmitteln, muß ein geeignetes Mittel ausgetestet werden, wie bereits in Band II beschrieben.

Herz-Kreislauf-Überwachung
Unter der Voraussetzung, daß der Internist/Hausarzt grundsätzlich einer chirurgischen Herdtherapie zustimmt, werden vom Operateur (HNO-Arzt/Zahnarzt) die wichtigsten Herz- und Kreislaufpunkte gemäß Abb. 31 durchgemessen und mit biologischen Mitteln auf Norm stabilisiert. Dafür geeignete Mittel sind auf S. 165 zusammengestellt.
Zusammenfassend muß man sagen:
Je besser die Vorbereitung des Patienten für einen chirurgischen Eingriff überdacht und durchgeführt wird, desto geringer ist das Risiko und desto größer die Aussicht auf einen Sanierungserfolg.

Ozoneigenbluttherapie
In verschiedenen Praxen wird am Tage vor der Operation zur Verbesserung der Abwehrleistung des Organismus eine Ozoneigenblutinjektion vorgenommen.

TÜRK führt diese Therapie mit dem Hydrozotom-Gerät*) wie folgt durch:

Eine Vakuumflasche wird am Gummistopfen mit Alkohol angefeuchtet, der Infusionsschlauch wird mit Stopfen und Klemme verschlossen und im großen Kreis in den mit Alkohol angefeuchteten Stopfen durchgestoßen. Aus einer Natrium-citricum-Ampulle werden mit einer 1er-Nadel 5 ccm Natrium citricum entnommen. Mit einer neuen 1er-Nadel werden 50—60 ccm Blut aus der Vene in die Vakuumflasche gefüllt. (Die 1. Nadel verbleibt in der Natr.-citr.-Flasche). Eine vorbereitete 2er-Spritze mit Chelidonium-Hom. wird anstelle des Infusionsschlauches an die in der Vene verbliebene Nadel gesetzt und die Hälfte dieser Injektionsflüssigkeit zur Nadelspülung in die Vene gespritzt. Nadel und Spritze verbleiben in der Vene. Unterdessen wird der Rest des Natrium citr. in die Vakuumflasche gesaugt. Die Schlauchklemme bleibt offen, so daß Blut und Natrium citr. in die Vakuumflasche einströmen können. Der Stopfen am unteren Ende des Infusionsbesteckes wird herausgenommen.

Die Natrium-citr.-Nadel wird am Kreuz in den Gummistopfen hineingestoßen und etwas angebogen. Jetzt wird aus dem Ozonapparat folgendermaßen Ozon entnommen:

Gerät auf Betrieb schalten.

Ozonintensität auf dem Druckmanometer bei zahnärztlichen Geräten auf 0,8 stellen, bei ärztlichen Geräten (ohne Ozon-Wasserspritze) auf Stufe II; danach 5—6 mal eine 20-ccm-Spritze mit Ozon füllen und in die Vakuumflasche geben. 3—5 Minuten Vakuumflasche schütteln (Blut wird hellrot).

Dann Schlauchklemme schließen, Flasche an einen Galgen hängen, Schlauchklemme öffnen und die Luft aus dem Schlauch entweichen lassen, bis Blut kommt. Rest des Chelidoniums in die Vene einspritzen und Infusionsschlauch an die in der Vene liegende Kanüle anschließen.

2. Die medikamentös-biologische Vorbehandlung ante op

Zur biologisch-medikamentösen Vorbehandlung eignen sich am besten homöopathisch zubereitete Medikamente. In der Regel genügt die Testung an den in Abb. 47 angegebenen Meßpunkten.

Durch diese EAP-Testung lassen sich

a) Mißerfolge am besten verringern,
b) Nachbehandlungen bestmöglich verkürzen,
c) Beschwerden für den Patienten auf ein Minimum reduzieren und
d) Nebenwirkungen durch Medikamente vermeiden.

Ist das Austesten aus irgendwelchen Gründen nicht möglich, werden nachfolgend Rezeptierungen angegeben, die sich rein empirisch bewährt haben. Dabei werden für Einzelmittel die in der klassischen Homöopathie häufig verwendeten Potenzen angegeben.

Bei den Komplexmitteln muß man sich ohne Test in bezug auf Indikation und Dosierung nach den Firmenangaben richten.

---

*) Hersteller: Dr. J. Hänsler, Rosenstr. 3, 7551 Iffezheim.

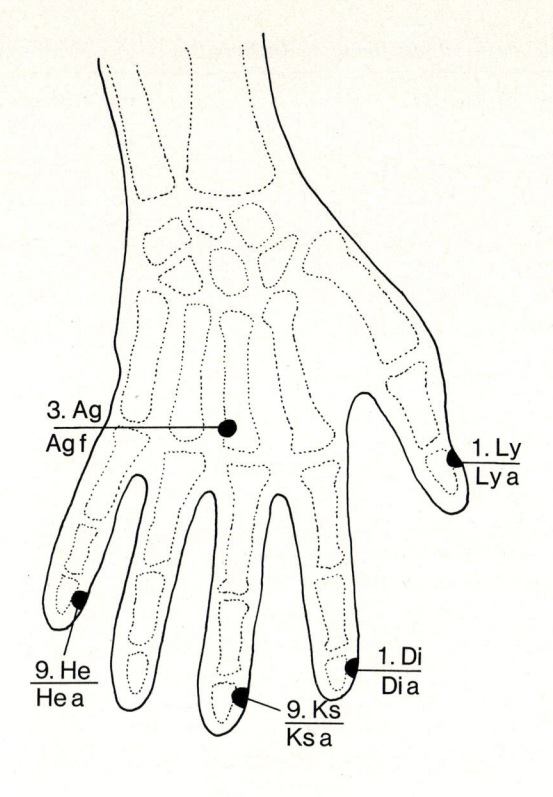

Abb. 47

Hinweis:
Die Komplexmittel sind für den EAP-Arzt auf zweierlei Weise von Nutzen, denn
a) kann er mittels EAP-Messung prüfen, ob ein Komplexmittel individuell paßt oder nicht.
Er kann aber auch
b) die Zusammensetzung eines Komplexmittels studieren und dann der Reihe nach die einzelnen Bestandteile mittels EAP prüfen und so die individuell geeigneten Einzelmittel in der richtigen Potenz auswählen.
Nachfolgend sollen einige ante op wichtige biologische Mittel vorgestellt werden.

a) Mittel zur Verbesserung der Funktion der Entgiftungs- und Ausscheidungsorgane

Lymphomyosot der Fa. Heel	zur Verbesserung der Lymphabwehr
Berberis-Homakkord der Fa. Heel Berberis-Quarz der Fa. Wala	zur Verbesserung der Ausscheidung über die Nieren
Chelidonium-Homakkord der Fa. Heel Hepar-Stannum der Fa. Wala Anagallis-Compositum der Fa. Wala	zur Verbesserung der Entgiftung über die Leber

2 × wöchentlich 1 Ampulle subk. oder i.m. oder als Trinkampulle

Tab. 252

b) Mittel gegen die Angst

Vor einem chirurgischen Eingriff ist die Beseitigung der Angst ein besonderes Anliegen, denn sicherlich hat die Persönlichkeit des Arztes einen großen Einfluß auf den Patienten, aber mit biologischen Medikamenten kann man gut nachhelfen.
Gegen die Angst werden folgende Mittel empfohlen:

Chamomilla-Kamille
besonders bei eigensinnigen Kindern
Chamomilla D30 kann 1 × ante op, aber auch mehrmals täglich gegeben werden.

Argentum nitricum
gut geeignet bei Zahnarztangst, Lampenfieber und Prüfungsangst;
ohne Test wird es in der Regel als D12 mehrmals täglich gegeben.

Gelsemium
wird gern nervösen Männern gegeben, die vor Angst zittern und Kopfschmerzen bekommen, bei denen aber Bewegung bessert.
... Gelsemium-Homakkord/Heel 15,0
    alle 2 Std. je 5 Tropfen
... direkt ante op = 7 Granula / Gelsemium D8
    auf der Zunge zergehen lassen
... zur Langzeitvorbehandlung = 7 Granula / D30
    mehrmals täglich per os.

Aconit
wird Patienten gegeben, die selbstsicher auftreten, aber kein Blut sehen können.
... Aconitum D8 und/oder D30 Granula bzw. Tropfen auf die Zunge geben.
    Das beruhigt schnell.

Ignatia
wird besonders bei hysterischen Patienten gegeben, die „hoffen", daß alles schiefgeht.
... Ignatia D15 wirkt schnell, wenn man einige Tropfen auf die Zunge gibt.
... Ignatia D30 wirkt langsamer, aber intensiver. Es wird auch abends vor dem Schlafengehen zur Beruhigung gegeben.

Moschus
wird besonders Frauen gegeben, die keine Schmerzen aushalten wollen.
... 2—3 × 10 Tropfen Moschus D6 im Abstand von 10 Minuten auf die Zunge geben.

c) Mittel gegen Streßbelastungen

Kommen Patienten z. B. nach anstrengender Autofahrt in die Praxis, wirkt Arnica D60 beruhigend, wenn man 10 Tropfen auf die Zunge gibt.
  Rp. Arnica D60/DHU
  S. 10 Tropfen auf der Zunge zergehen lassen.
Eine schnelle Besserung bei *Übelkeit nach Autofahrten* erreicht man durch Ipeca D8, wovon man im Abstand von einigen Minuten ebenfalls je 10 Tropfen gibt.
  Rp. Ipeca D8/DHU 10,0
Von der Fa. Wala gibt es ein gutes Mittel gegen Streß- und Zivilisationsbelastungen:
  Rp. Aurum/Stibium/Hyoscyamus/Wala Amp. Nr. III
  S. 2—3 Tage ante op täglich 1 Amp. subk. oder i.m. oder als Trinkampulle.

d) Mittel gegen Anästhesieunverträglichkeit

Erklärt ein Patient, daß er die Anästhesie nicht verträgt, gebe man ihm das potenzierte Injektionsmittel in D8 einige Minuten vor der Injektion.
Tritt trotzdem ein Unwohlsein auf, helfen einige Tropfen Apis D10 oder in schlimmeren Fällen mehrere Tropfen Apis D30, welche man auf die Zunge gibt.
Die Fa. Weleda empfiehlt vor dem Eingriff
  Rp. Aurum (met. praep.) D10
    Op Weleda Amp. Nr. VIII.

Man gibt davon 1 Ampulle subkutan oder submukös, besser noch 4 Injektionen im Abstand von jeweils $\frac{1}{2}$ Woche und erreicht dadurch eine bessere Verträglichkeit gegenüber dem Anästhetikum.
Wenn die orale Gabe bevorzugt wird, rezeptiert man
  Rp. Aurum (met. praep.) D10, Dilutio
    Op Weleda 20,0
    S. 3—5 × täglich je 5 Tropfen für 3 Tage vor dem Eingriff.

Die Fa. Wala empfiehlt:
> Rp. Strophantus cps
>
> 1 × op

oder

> Rp. Aurum/Stibium/Hyoscyamus
> S. 1 Amp. subk. oder i.m. oder als Trinkampulle.

Die DHU empfiehlt: Nux vomica D6.

e) Mittel zur Stützung des Kreislaufs
Vor und nach der Anästhesie rezeptiert man.

Rp.	Crataegus 30%	
	Kalmia latifolia 10% (D1)	Dil.
	Op Weleda	20,0

Bei Hypertonikern
hat sich Camphora bewährt

Rp.	Camphora 10% (D1)	Dil.
	Op Weleda	20,0

oder

Rp.	Camphora vera	D3/Wala

Ist der Patient nervös oder ängstlich und klagt über einen labilen Kreislauf, gibt TÜRK 1 —½ Stunde vor der Operation folgende Mittel (am besten ausgetestet):
Avena-Compositum
Zinkum-valeriana-Comp.
Carduus marianus und/oder
Primula convallaria

f) Mittel gegen Blutungsneigung
Behauptet der Patient, daß er zu Nachblutungen neige, ist eine genaue Anamnese und ggf. internistische Vorbereitung unerläßlich. Ansonsten kann man solche Patienten 14 Tage vor dem geplanten Eingriff mit Stibium metallicum D6 vorbereiten. Von diesem werden gegeben:

entweder: wöchentlich 2 Injektionen
oder: 3 × täglich 1 Messerspitze per os.

Rp.	Stibium (met. praep.)	D6
	Op Weleda	Amp. Nr. VIII

oder

Rp.	Stibium (met. praep.)	D6 Trit.
	Op Weleda	20,0

Als Mittel gegen Hämorrhagien muß China erwähnt werden. China kann immer vorbeugend vor einem Eingriff verschrieben werden, so beispielsweise eine Dosis China D30 morgens vor der Entfernung eines retinierten Weisheitszahnes, die am Nachmittag stattfindet. Im Notfall: China D8 vor einer Operation geben. Bei deutlicher Hämorrhagie alle 10 Minuten China D15 koordiniert mit gleichzeitiger Kompression. China ist gut bei organischer Ermüdung, die auf Flüssigkeitsverlust folgt.
Französische Kollegen geben bei Blutungsneigung
Vor der Intervention und nach der op
Arnica 7 CH = D14
China 4 CH = D8

Bei Blutern: einige Tage vor der Intervention:
Phosphor 7 Ch oder direkt ante op Phosphor D200, oder
China 4 CH post op.

IV. Die zahnärztlich-chirurgische Herdtherapie

Dieses Kapitel hat Zahnarzt Dr. R. TÜRK, Bad Pyrmont, maßgeblich mitgestaltet, wofür ihm an dieser Stelle herzlich gedankt sei.

1. OP-Bereichs-Toilette

Vor jedem operativen Eingriff ist das Operationsgebiet gründlich zu reinigen. Dazu gehören: Zahnsteinentfernung, Zahnreinigung und Mundduschen, wobei den Interdentalräumen besonderes Augenmerk zu widmen ist.
Ein wichtiger Hinweis!
Vor Operationen in der Mundhöhle
... keine Amalgamfüllungen legen,
... keine Metallfüllungen polieren und
... keine störenden Metallkanten beseitigen,
denn die Gefahr ist zu groß, daß Metallstaub oder gar Metallbrocken in die Wunde gelangen (vgl. Abb. 48).

2. Anästhesie

Die Verwendung von Einmalinjektionskanülen und die Vermeidung von „kostensparenden" Stechflaschen sollten selbstverständlich sein (Hepatitisgefahr!). Wir verwenden zur Erhöhung der Sicherheit keine Rekordspritzen, sondern das Carpulensystem. Die Desinfektion der Einstichstelle mit Jod o. ä. unterbleibt; sie ist nach der geforderten op-Bereichstoilette auch nicht notwendig.

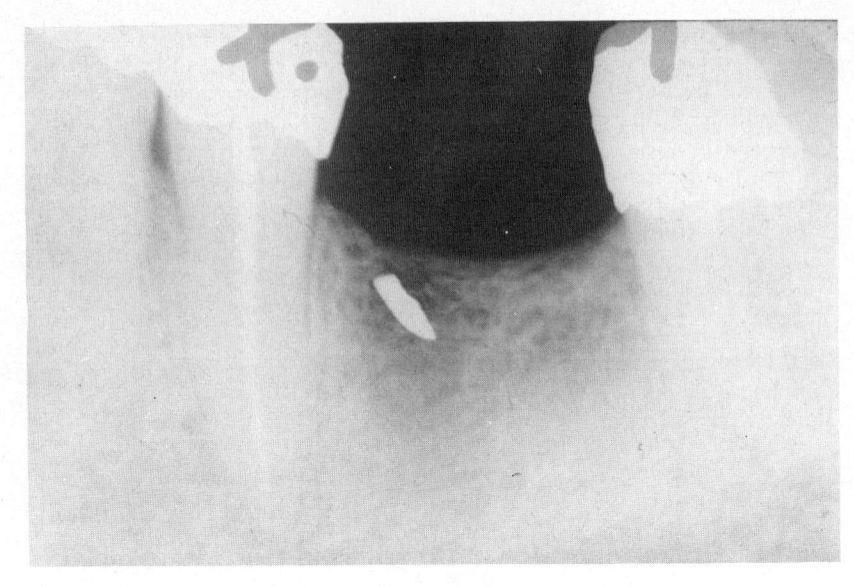

Abb. 48

Als Injektionsmittel bevorzugt KRAMER das Scandicain N3 von den ASTRA-Chemicals, 2000 Wedel (Holstein). Dieses hat sich in einer großen EAP-Versuchsreihe als gut verträglich erwiesen. Außerdem wird dieses Mittel in potenzierter Form geliefert von der Fa. Stauffen-Pharma unter der Bezeichnung Sdf. Scandicain. Näheres darüber auf S. 192.

Gibt der Patient in der Anamnese eine Injektionsmittelunverträglichkeit an, ist durch EAP-Medikament-Prüfung (Band II) das für den betr. Patienten geeignete Mittel auszutesten. Wichtig ist in jedem Fall, daß die Injektion *langsam* vorgenommen wird.

3. Schnittführung

Sie ist außerordentlich wichtig. Falsche Schnittführung hat Narbenbildung zur Folge!
Narbenprobleme vermeidet man, wenn
a) im bezahnten Kieferbereich der Zahnfleischrandschnitt nach PETER und
b) in zahnlosen Kieferbereichen der Schnitt auf Kieferkamm-Mitte gewählt wird.

Der Schnitt sollte stets mit einem neuen Einmalskalpell vorgenommen werden. Ein Elektrotom koaguliert das Eiweiß an den Wundrändern und gefährdet so die Primärheilung an der Schnittstelle.

4. Operative Zahnentfernung

Sie variiert in der Techniik stark, je nachdem, welcher Zahn entfernt werden muß. Es können daher in diesem Lehrbuch nur typische Fingerzeige an Hand der „einfachen" Zahnentfernung gegeben werden, denn auch diese ist für den Herdtherapeuten eine Operation.

Ein einfaches „Zahnziehen" oder gar „Zahnreißen" gibt es für ihn nicht. So wird stets mit dem Skalpell begonnen, wobei die *Schnittführung* als Zahnfleischrandschnitt erfolgt und über die benachbarten Zähne hinaus ausgedehnt wird. Ein langer horizontaler Schnitt ist weniger störend als ein noch so kurzer vertikaler Schnitt.

Das anschließende Ablösen des *Zahnfleisch-Periost-Lappens* erfolgt möglichst schonend mit einem Rasparatorium auf der ganzen Schnittlänge. Je länger der Schnitt gelegt wurde, um so geringer wird die Gefahr, daß der Lappen beim Ablösen einreißt und um so besser wird der Alveolarknochen im Wurzelbereich zugänglich.

Freibohren
Üblicherweise werden Zähne luxiert. Dadurch entstehen Mikrofrakturen im oberen Bereich des Alveolarknochens als Hauptursache für Nachschmerzen. Um das zu vermeiden, wird das koronale Wurzeldrittel mit einem langsam laufenden Rosenbohrer Nr. 2 freigelegt. Drehzahl 6000 bis maximal 12 000 U/min. Optimale Kühlung des Knochens mit dem vollen Spray durch die Helferin ist dringend erforderlich. Die Sicht wird nicht behindert, wenn eine gute Absauganlage verfügbar ist.

Ist etwa $\frac{1}{3}$ der Zahnwurzel freigelegt, kann man *auf starkes Luxieren verzichten* und in der Regel den *Zahn mit der Zange herausnehmen*. Durch das Freibohren läßt sich zudem das „Übergreifen" der Gingiva mit der Zange vermeiden, kann man die Zange viel „tiefer" ansetzen und so Frakturen der Wurzel bestmöglich vermeiden. Wenn man nicht luxiert, braucht man nach der Zahnentfernung auch die Wunde nicht mit den Fingern zu komprimieren, wie wir das einst auf der Universität lernten.

Ist der Zahn ganz aus der Alveole entfernt, wird diese mit dem Spray ausgeduscht um die Übersicht zu verbessern. Anschließend säubert man die Knochenwunde der leeren Alveole mit einem großen langsam laufenden Rosenbohrer etwa Nr. 10 mit überlangem Schaft. Geschwindigkeit etwa 12 000 U./min., nicht mehr, da man sonst kein „Gefühl" hat.

Die *Knochenalveole* muß mit dem Bohrer soweit erweitert werden, bis allseitig gesunder Knochen freigelegt ist, denn nur gesunder Knochen gewährleistet eine per-primam-Heilung. Auskratzen mit dem Löffel genügt nicht. Sind auch die Knochen- und Gingivalränder der Wunde geglättet, wird das Wundgebiet nochmals kräftig ausgeduscht und dann genäht.

Einige Kollegen vernähen den Zahnfleisch-Periost-Lappen Stoß an Stoß.

In meiner Praxis wird der linguale/palatinale Gingivalrand der Wunde leicht angeschrägt und dann leicht überlappt genäht.

Zum Ausduschen intra und direkt post op benutzen einige Kollegen den Ozonspray unter Verwendung des Hydrozotom-Gerätes (vgl. Fußnote auf S. 372).

Zusammenfassung
Welche Geräte braucht der zahnärztliche Herdtherapeut?
Absauganlage,
Hydrozotom-Gerät,
überlange Bohrer.

Welche Geräte soll er vermeiden?
Turbine,
Elektrotom.

Welche bisher praktizierten Techniken soll er vermeiden?
Luxieren und Zusammendrücken der Wunde,
Senkrecht- und Winkelschnitt.

5. Spezielle Operationstechniken

Für die Entfernung von impaktierten Zähnen, verlagerten Zähnen, Zysten und Fremdkörpern
entspricht die Op-Technik im Prinzip der soeben dargestellten Zahnentfernung.
Erschwerungen entstehen vor allem
... durch die erweiterte Schnittführung,
... durch größere Knochenopferung, denn das Operationsgebiet muß stets übersichtlich gehalten werden,
... durch stärkere Blutungen und
... durch plastische Maßnahmen.

Wichtig in jedem Fall:
Fremdkörper ganz entfernen (Rö-Kontrolle),
krankes Gewebe bis ins Gesunde entfernen,
gesundes Gewebe nicht traumatisieren,
Überhitzen des Knochens vermeiden durch optimale Kühlung.

Gute Sicht ist wesentlich für den Operationserfolg!

Ungeeignet zur Herdtherapie sind:
Wurzelbehandlungen,
Wurzelspitzenresektionen,
Implantationen,
Replantationen.

Begründung:
   Durch die genannten „therapeutischen" Maßnahmen wird nur die Art des Herdes verändert und bestenfalls die Herdstärke reduziert, jedoch niemals der Herd selbst entfernt!

6. Die Restostitistherapie

Wenn ein Zahn nicht lege artis entfernt wurde oder Wundheilungskomplikationen nach Zahnentfernung auftreten, entstehen im Alveolarknochen chronische Prozesse, die in der Literatur mit verschiedenen Namen belegt werden wie
... chronische Kieferostitis im zahnlosen Bereich,
... Osteomyelitis,
... Kieferostitis nach MELCHIOR.
Wir selbst wollen in diesem Lehrbuch den Begriff „Restostitis" (RO) verwenden.

Arbeitsweise:

a) *Op-Vorbereitung* und Anästhesie wie bereits bei der operativen Zahnentfernung besprochen.

b) *Die Schnittführung* wird auf Kieferkamm-Mitte gelegt, weil es so erfahrungsgemäß keine Narbenprobleme gibt. Der Schnitt selbst wird so lang gewählt, daß eine gute Übersicht im op-Gebiet gewährleistet ist.

c) *Das Ablösen des Zahnfleisch-Periost-Lappens* soll schonend erfolgen, damit möglichst keine vertikalen Einrisse auftreten, welche die Naht komplizieren und die Wundheilung stören.

d) Vielfach erkennt man die Lage des restostitischen Prozesses daran, daß die Kortikalis „durchlöchert" ist oder „wie eingerissen" erscheint. An dieser Stelle wird die Kortikalis ausgestanzt und mit dem darunter befindlichen Knochengewebe zur histologischen Untersuchung in ein Glas mit 10%iger Formalinlösung gegeben.

KRAMER und TÜRK lassen ihre histol. Untersuchungen durchführen im Pathologischen Institut, Priv. Doz., Dr. U. Hagemann, Postfach 187, 4930 Detmold.

Nicht jedes patho-histol. Institut ist für RO-Untersuchungen gleich gut geeignet, weil die erforderliche Knochenentkalkung Spezialkenntnisse erfordert.

Um alles erweichte „restostitische" Gewebe entfernen zu können, muß die Wunde trichterförmig zur Mundhöhle hin gestaltet werden.

KRAMER entfernt das restostitische Gewebe mit einem langsam laufenden großen Rosenbohrer / Größe 10 und *überlangem* Schaft, um das Öl des Handstückes von der Wunde fernzuhalten.

Bohrer und Knochen müssen bei 12 000 U/min. permanent von der Helferin mit dem Spray gekühlt werden. Gleichzeitig wird dadurch und in Verbindung mit einer starken Absauganlage das op-Gebiet übersichtlich sauber gehalten. KRAMER bevorzugt den Bohrer, weil damit das restostitische Gewebe mit Sicherheit bis ins „Gesunde" zu entfernen ist und so ein RO-Rezidiv verhindert werden kann.

SCHWARZ, Tübingen, hat zur Unterstützung einen speziellen Löffelsatz entwickelt, welcher von der Fa. Martin, 7200 Tuttlingen, hergestellt wird.

Nach sorgfältiger Entfernung des RO-Gewebes werden die *Knochenränder geglättet,* denn über scharfen Knochenkanten ist die Wundheilung gestört. Zum Glätten benützt KRAMER normale Fräsen, wie sie in der Zahntechnik verwendet werden. Nach gründlicher Säuberung des gesamten Wundgebietes mit dem Spray wird genäht.

Es mag auffallen, daß bei der Beschreibung der op-Technik keine Lindemann-Fräsen erwähnt werden. Diese werden gemieden, weil sie zu scharf greifen und mit ihnen leicht der Zahnfleisch-Periost-Lappen verletzt wird. Überdies sind zahntechnische Fräsen gut zu sterilisieren und billiger.

7. Therapiekontrolle intra op mittels EAP

Wenn der Operateur nicht sicher ist, ob alles kranke Gewebe entfernt wurde, ist mit relativ geringem Aufwand eine EAP-Kontrolle wie folgt möglich:
a) Patient wird an das EAP-Gerät gesetzt und dieses zum Messen betriebsbereit gemacht wie in Band II beschrieben.
b) Leitwert Hand/Hand messen. Dieser sollte mindestens 80 Ts betragen; andernfalls Schnellaufbau durchführen, wie in Band I beschrieben.
c) Verlängerungsstück (Abb. 28 in Band I) auf die Niederdruckelektrode stekken, damit Stromstöße auf einen nicht anästhesierten Kieferabschnitt geben und dabei die Kribbelintensität einregulieren.
d) Am Meßpunkt Ly/a gemäß Abb. 30 im äußeren Nagelbettwinkel des Daumens auf der Operationsseite mit Org. Tonsilla palatina den Umkehrwert bestimmen (vgl. Band III).
e) Einige Stromstöße auf das zu prüfende op-Gebiet geben.
f) An Ly/a den Reaktionswert messen und ausgleichen auf den Umkehrwert mit der passenden Potenz des Organpräparates Maxilla oder Mandibula.
g) Zur Gegenkontrolle nochmals einen Stromstoß auf das op-Gebiet geben und dieses Mal den daraus resultierenden Reaktionswert an Ly/a ausgleichen mit Nosode Kieferostitis.

Auswertung:
Es wurde alles pathologisch-veränderte Gewebe aus dem op-Gebiet entfernt,
a) wenn der Reaktionswert unter 80 liegt,
b) wenn der Ausgleich gelingt mit Org. Maxilla/Mandibula in einer der Potenzen D5, D6, D8 und D10 oder
c) wenn der Ausgleich gelingt durch Nos. Kieferostitis in der Potenz D6, D8 oder D10.

8. Biologische Mittel intra op

Die nachfolgenden Mittel werden auf ihre individuelle Brauchbarkeit hin mittels EAP ausgetestet, können notfalls aber auch gemäß Anweisung gegeben werden.

Wenn die Lokalinjektion nicht gut wirkt:
gebe man Amonium carb. in der D 15.
   Wurde das Anästhetikum nicht vertragen, gibt man Nux vomica ggf. in der D6 oder Sepia in der D6.

Bei Unwohlsein
   während der op helfen oft
... biologische Medikamente, von denen man alle 5 bis 10 Minuten etwa 20 Tropfen auf die Zunge gibt, wie z. B.
... Cralonintropfen der Fa. Heel oder
... Crataeguttropfen der Fa. Schwabe.

Bei starker Blutung intra op
   werden die üblichen Mittel eingesetzt wie
... Koagulieren
... Verbolzen
... Naht oder
... Druckverband
   Unterstützend helfen Granula von China D8, wovon 7-10 Granula mehrmals im Abstand von einigen Minuten gegeben werden.
   Andere bewährte blutstillende Mittel sind z. B. von der Fa. Heel:
      Hamamelis-Homakkord und
      Arnica-Heel. Davon gibt man dem Patienten jeweils 10 Tropfen im Abstand von 5 — 10 Minuten per os.
   Die Fa. Wala empfiehlt ihr Präparat Arnica e planta tota in der D6 oder D12 im Abstand von 10 Minuten jeweils 10 Tropfen.
   Bei schwer stillbaren Blutungen hat sich eine Injektion i.m. oder subk. von Stibium met. D6 allein oder kombiniert mit Marmor D6 bewährt.
      Rp.   Stibium (met. praep.) D6/Marmor D6
            Op Weleda   Amp. Nr. VIII

Bei Eröffnung der Kieferhöhle
   gibt man sofort Silicea (D12) und Hydrastis (D4) zusammen per os oder subk.

9. Die Wundversorgung

   Die einzigen Ratschläge und Verordnungen für den Patienten nach Extraktionen sind gewöhnlich:
... ein paar Stunden nicht essen und rauchen,
... in den nächsten Tagen Zugluft — und damit eine Erkältung — vermeiden und
... bei Schmerzen eine Tablette einnehmen.
   Rekapitulieren wir einmal den Wundheilungsvorgang histologisch, dann sehen wir, daß die Schockphase ca. 8 Stunden dauert. Erst danach beginnt im

Gewebe die sog. Regressionsphase mit fibrinöser Verklebung des Blutkoagulums.

Dazu kommt, daß bei jeder Schluckbewegung in der Mundhöhle ein Unterdruck entsteht und damit ein Saugvorgang an der mit frischem Blut gefüllten Alveole.

Gefährdet wird die Bildung des Blutkoagulums schließlich durch das in der Regel unbewußte Spielen der Zunge an der Wunde.

Gelingt es dem Körper nicht, in der Schockphase das Blutkoagulum zu erhalten, treten Komplikationen ein, die in der zahnärztlichen Praxis die große Zahl der Nachbehandlungen verursachen.

Um diese zu vermeiden, hat R. TÜRK seinen Wundverband entwickelt.

10. Der intraorale Wundverband

Er ist eine der wichtigsten Voraussetzungen für eine per-primam-Heilung. TÜRK empfiehlt dazu reines Bienenwachs in Plattenform als weiche Abdeckung der Wunde und darüber eine feste Abdeckplatte. Das Bienenwachs hat folgende Vorteile.
a) enthält es homöopathische Stoffe wie Apis, dazu Fermente und Vitamine,
b) bleibt es bei Körpertemperatur geschmeidig. Dadurch gibt es bei starkem Innendruck des Gewebes nach und verhindert dadurch Lappennekrosen.
c) können mit Bienenwachs die Ränder der harten Abdeckplatten weich gegen die Wunden abgegrenzt und so Druckstellen vermieden werden.

Mit der harten Abdeckplatte wird das Bienenwachs fixiert und mechanische Einflüsse von der Wunde ferngehalten.
Folgende Vorteile des intraoralen Wundverbandes haben sich herausgestellt:
1. werden mechanische Reize fast völlig vermieden,
2. ist die Wunde vor Verschmutzung optimal geschützt,
3. durch den Verband herrscht im Wundgebiet eine gleichbleibende Temperatur,
4. wirkt der Verband als feuchte Kammer (Maßnahme der Allgemeinchirurgie),
5. wird das subperiostale Blutkoagulum kleingehalten, was,
6. die Infektionsgefahr erheblich verringert, und
7. wird eine bindegewebige Ausheilung vermieden, was für die Formung des Kieferkamms und damit für die spätere Rehabilitation (Prothese) wichtig ist.

KRAMER läßt die Abdeckplatte für 24 Stunden fest im Mund.

11. Herstellung der Abdeckplatte

Im Prinzip haben sich 2 Methoden bewährt:
a) die direkte Methode und
b) die indirekte Methode.

Die *direkte Methode* ist zweckmäßig, wenn nur kleine op-Bereiche abgedeckt werden müssen und die Wunde von Zähnen begrenzt wird, denn an diesen muß die direkte Abdeckplatte fixiert werden. Die Herstellung erfolgt mit Palavit. Dieses wird in einem Gumminapf angerührt und gewartet, bis man es zwischen den Fingern zu einer „Wurst" formen kann. Die Wurst wird auf die Wunde und über die endständigen Zähne gelegt, darauf zubeißen lassen und hernach die Wurst mit den Fingern zu einer Art Behelfsbrücke formen. Diese permanent vorsichtig anheben und wieder fixieren bzw. zubeißen lassen. Bevor das Palavit heiß wird, entfernt man die Palavit-Abdeckplatte aus dem Mund. Ist das Palavit abgebunden, werden die Kanten geglättet und mit Bienenwachs beschichtet.

Reicht die Klemmwirkung der Abdeckplatte im Mund nicht aus, kann man mit etwas Peripac der Fa. De Trey AG, Zürich „polstern".

Die *indirekte Methode* kommt bei größeren Wunden zur Anwendung. Dabei wird nach erfolgter Naht ein Alginatabdruck genommen und sofort im Labor eine Abdeckplatte hergestellt, die alle zahnlosen Kieferabschnitte bedeckt. Im Wundgebiet wird die Unterseite der Abdeckplatte mit einer dünnen Schicht Bienenwachs beschichtet. Außerdem wird in diesem Bereich der Plattenrand mit einem Wulstrand aus Bienenwachs versehen.

Damit die Abdeckplatte gut im Mund fixiert ist, wird auf der Platte ein „Bißwall" aus Peripac geformt. Wenn der Patient den Mund für etwa $\frac{1}{2}$ Std. fest geschlossen hält, ist das Peripac ausgehärtet und die Abdeckplatte sitzt fest im Mund.

12. Zusammenfassung

Wesentlich für den Erfolg einer operativen Herdtherapie sind:
a) gute Übersicht im Operationsgebiet,
b) exaktes Ausfräsen des Knochens bis ins Gesunde,
c) penible Wundtoilette,
d) Reinigung der Wunde mit dem Spray,
e) intraoraler Wundverband und
f) individuelle Nachbehandlung, die nachfolgend abgehandelt wird.

13. Die Nachbehandlung direkt post op

a) Die Niederfrequenz-Therapie
Zur Verbesserung des für die Heilung wichtigen Lymphabflusses aus dem op-Gebiet läßt man den Patienten eine Niederfrequenztherapie für etwa 15—20 Minuten durchführen nach Art des „Berollens" (vgl. Band I).
Benützt werden:
1 EAP-Gerät,
1 Therapiekabel und
1 Rolle.

Einstellungen am Gerät gemäß Tab. 253.

Berollen	bei alten Geräten	beim FfB-Gerät 301 sehr einfach wie folgt:
Hauptschalter	Ein und Dauertherapie	Ein und Therapie
Stromform	Wechselpuls oder negativer Puls also WP oder NP	stets *gleichbleibend* Wechselpuls mit Reaktionspause
Intensität	Kribbelintensität	Kribbelintensität
Frequenz	Frequenzschaukel oder 10 Hz	10 Hz

Tab. 253

Berollt werden das Operationsgebiet, die submandibuläre Lymphregion und das seitliche Halsdreieck.

Zur Verbesserung des Stromdurchflusses werden die genannten Bereiche leicht angefeuchtet.

Die Kribbelintensität muß der Patient individuell selbst einstellen. Er soll den Stromdurchfluß deutlich spüren, ohne daß er schmerzhaft ist.

b) Die ungetestete Nachbehandlung mit biologischen Mitteln

Daß der EAP-Arzt zur Nachbehandlung für operative Eingriffe zur Herdtherapie bestmöglich biologische Mittel verwendet, ist ebenso selbstverständlich wie die Tatsache, daß er durch Test bestimmt, welche Mittel in welcher Potenz individuell am besten geeignet sind.

Trotzdem werden nachfolgend nicht nur erprobte Mittel, sondern für diese auch Signaturen angegeben, damit auch Kollegen die biologische Nachbehandlung anwenden können, die noch keine Testerfahrung haben.

Zur Verbesserung der Wundheilung leisten folgende Mittel gute Dienste:
Traumeel,
Echinacea compos. } von der Fa. Heel
Arnica-Heel

Weitere bewährte homöopathische Mittel sind Aristolochia und Calendula.

Prophylaktisch gegen Schmerzen verordnet der biologisch orientierte Zahnarzt nicht die üblichen Schmerztabletten, sondern z. B.
Gelsemium-Homakkord
Spascupreel (Tabletten) } von der Fa. Heel
Bryaconeel (Tabletten)

Die Fa. Wala empfiehlt:
Rp.   Silicea compos.
        Pulpa dentis D15
        Periodontium D5
        Aconit D20 (oder D8)
        je 1 op Wala
        S. Von jedem Mittel 1 Ampulle in einer Mischspritze aufziehen und subk. oder i.m. spritzen.

Die Wala-Kombinationsspritze wird direkt post op gegeben und gegebenenfalls am nächsten und übernächsten Tag wiederholt.

Zur Prophylaxe gegen Nachblutungen hat sich eine Kombination folgender Mittel bewährt:
Cantharis D6,
Arnica D30 und
Hamamelis D12
Von diesen Mitteln zieht man je 1 Ampulle à 1,1 ml in einer Mischspritze auf und injiziert subkutan. Lieferung der Ampullen durch die Firmen DHU, Staufen-Pharma, Wala und Weleda.

Zur Prophylaxe gegen Hämatombildung dient auch die Niederfrequente Pulsstromtherapie mit 10 Hz, welche in Form des Berollens mit fast allen EAP-Geräten möglich ist.

Die wichtigsten Mittel gegen Blutungen hat Dr. THOMSEN, Hamburg wie folgt zusammengestellt:

Hellrote, aktive, arterielle Blutungen:
Millefolium
Aconit
Phophorus
Ipecacuanha
Ferrum phosph.
Ledum

Dunkelrote, passive, venöse Blutungen:
Bovista
Crotalus
Elaps
Hamamelis
Lachesis
Secale

Mittel gegen Blutungen allgemein:
Arnica (Blutungen, Verletzungen, Stauchungen)
Carbo vegetabilis

Cinnamonum
Mercurius solubilis
Natrium nitricum
Ratanhia, Trillium pendulum, Cantharis (Blutungen, Herz, Nieren)

Bei Blutungen traumatischer Genese stellt Dr. W. LAURENT, Wiesbaden, „Millefolium" neben „Lachesis" und „Crotalus horridus" an die Spitze der in Betracht zu ziehenden Mittel. Da die Blutungsbereitschaft im Sinne der hamorrhagischen Diathese auf eine neurotoxische Schädigung zurückgeführt werden kann, ist die Bevorzugung der Hochpotenzen (C 30 bzw. D 60) angezeigt. Bezüglich Millefolium hat sich bei Spontanblutungen erwiesen, daß die Potenzen D3, D6, D12 und C30 gleichermaßen erfolgreich sein können.

Während jedoch von der C30 oft eine einzige Gabe (als Tablette von der DHU) ausreicht, wird die D3 bzw. D6 alle 3 bzw. 6 Stunden und die D12 alle 12—14 Stunden eingesetzt. Bei den niedrigen Potenzen besteht allerdings die Gefahr der Verschlimmerung, so daß sie nicht ungetestet eingesetzt werden sollten. Auf traumatische Blutungen reagieren gleichfalls sehr günstig „Acidum sulfuricum" und „Curare". Beide Mittel haben sich besonders gut in hoher Potenz bewährt. Daß Acidum sulfuricum D60 außerdem postoperative bzw. traumatische Schmerzen wesentlich zu lindern vermag, wird immer wieder bestätigt.

Zur Verbesserung des Lymphabflusses sind die auf S. 66 angegebenen Lymph-Meridian-Mittel auszutesten. Im Notfall verwendet man ungetestet
... Lymphomyosot von der Fa. Heel als Tropfen oder
... Argentum nitricum comp. i.m. Dieses Präparat wird von der Fa. Wala nur in Ampullen geliefert.

Auch zur Aktivierung spezifischer Gewebe haben sich biologische Mittel bewährt, wie nachfolgende Empfehlungen zeigen.

Das Periost läßt sich günstig beeinflussen mit:
... Symphytum D6/DHU,
... Symphytum cps/Wala,
... Periosteum D15/Wala oder
... Ruta D6/DHU.
Bewährt hat sich auch eine Mischspritze aus je 1 Ampulle à 1,1 ml von
Periosteum D15,
Symphytum D6 und
Symphytum D5,
welche von der Fa. Wala geliefert und i.m. oder subk. gespritzt werden.

Die Mundschleimhaut kann man in ihrer Abwehrfunktion aktivieren mit
Rp. Sulfur jodatum D6
op Wala

oder

Rp. Mundbalsam-Gelee
op Wala oder Weleda
S. mehrmals täglich 1 cm Gelee auf die Mundschleimhaut verteilen

oder

Rp. Echinacea-Essenz
op Wala
S. 20 Tropfen auf ¼ Glas lauwarmes Wasser für Mundbäder

oder

Rp. Calendula-Essenz
op Wala
S. 20 Tropfen auf ¼ Glas lauwarmes Wasser für Mundbäder

Bei Beteiligung der Kieferhöhle ist zu empfehlen Hydrastis in der D6

oder

eine Mischspritze folgender Wala-Präparate
... Membrana sinuum maxillaris D15
... Silicea compos.
... Echinacea/Argentum

Die 3 Ampullen à 1,1 ml werden gemeinsam aufgezogen und subk. oder i.m. gespritzt und zwar
direkt post op
am nächsten Tag
am übernächsten Tag
weitere 2 Tage danach
und wieder 2 Tage danach.
   Es sind also von jedem Mittel für die Gesamtkur je 5 Ampullen ad man. med. zu rezeptieren.

Nach Weisheitszahnoperationen empfehlen die französischen Kollegen Cheiranthus. Es wird in Deutschland von der DHU geliefert. Zur Therapie gibt man 7 Granula in der Potenzierung D1000 direkt post op auf die Zunge des Patienten.

Rp. Cheiranthus D1000
Op DHU   Granula 10,0

TÜRK gibt nach großen Eingriffen Injektionen mit folgenden Standardmitteln:
Avil,
Vitamin-B-Komplex,

Vitamin C und Kalzium und
Novalgin.
Die Mittel werden mindestens 5 Tage lang gegeben.
Hat sich aus dem Leukozytentest und aus dem Impuldermogramm eine hyperergische Reaktion ergeben, hält er es für ratsam 15—20 Tage lang Antiallergika zu verabfolgen.

c) Die getestete Nachbehandlung direkt post op
Sie ist nach meiner Erfahrung wesentlich für den Behandlungserfolg einer operativen Herdtherapie. Die Arbeitsweise soll nachfolgend Schritt für Schritt erläutert werden:

1. Patient wird neben das *EAP-Gerät* gesetzt, dieses betriebsbereit gemacht und ein Diagnosekabel angeschlossen mit 1 inaktiven Elektrode am schwarzen Bananenstecker sowie 1 Testgriffel am (roten) Kupplungsstück. In den Testgriffel wird eine Niederdruckelektrode eingeschraubt.

2. *Leitwert* Hand/Hand messen. Dieser sollte 80 Ts betragen; andernfalls aufladen, wie in Band I gesprochen.

3. Auf der Operationsseite am Meßpunkt Ly/a gemäß Abb. 30 am äußeren Nagelbettwinkel des Daumens mit den verschiedenen Potenzen des Org. Tonsille palatinae den *Umkehrwert* bestimmen, der für die nachfolgenden Messungen als Normwert gilt. Die Ampulle Org. Tonsilla palatinae bleibt in der Wabe!

4. *Lymphmittel* zur Verbesserung des Lymphabflusses aus dem Wundgebiet am Meßpunkt Ly/a austesten. Alle Mittel, welche den bereits gefundenen Umkehrwert nicht ändern, sind zur Therapie geeignet. Alle Mittel, welche den Meßwert „verschlechtern" sind zur Therapie ungeeignet! Bewährte Lymphmittel sind auf S. 315 zusammengestellt.
Relativ häufig sind folgende Lymphmittel geeignet:

Lymph-Komplexmittel	Lymphomyosot von Heel Traumeel von Heel Metavirulent von Fackler
bei Grippebelastung	ggf. Gripp-Heel Engystol von Heel

Tab. 254

5. Als nächstes wird der Kontrollmeßpunkt für das Zahn- und Kiefergebiet Ly/f auf Norm ausgeglichen. In der Regel gelingt das post op mit einem der nachfolgenden Mittel:

Einzelmittel	Symphytum (ein vorzügliches Periostmittel!) Echinacea
Komplexmittel	Echinazin von Madaus Echinacea-Compos. Heel

Tab. 255

6. Bei Beteiligung der Kieferhöhle sollte auch Meßpunkt Ly/g ausgeglichen werden.
Dafür können geprüft werden:

Komplexmittel	Naso-Heel Mucosa nasalis compos. Heel
Einzelmittel	Hydrastis

Tab. 256

7. Unbedingt auszugleichen ist der Venenmeßpunkt auf der Handinnenfläche gemäß Abb. 31.
Dazu werden der Reihe nach getestet:

Komplexmittel	Arnica-Homakkord/Heel Hamamelis-Homakkord/Heel
Einzelmittel	Arnica Hamamelis

Tab. 257

8. Zur Stützung von Herz und Kreislauf werden auf den seitengleichen Meridianen möglichst viele Meßpunkte mit einem oder mehreren der auf S. 165 zusammengestellten Mittel ausgeglichen. Relativ oft sind geeignet:

Komplexmittel	Cralonin/Heel Cardiaco-Heel Crataegutt/Madaus Cor comp. Heel

Tab. 258

9. Ein besonderes Augenmerk verdienen wegen der engen energetischen Wechselbeziehungen die Dünndarm- und Dickdarm-Merdidiane. Je mehr Meßpunkte auf diesen Meridianen mit einem Mittel ausgeglichen werden, um so besser ist das Mittel! Oft geeignet sind:

Veratrum-Homakkord/Heel und
Nux vomica-Homakkord/Heel.
Weitere Meridianmittel für den Dickdarm und für den Dünndarm findet der Leser auf den S. 78 und 116.

10. Nachdem die peripheren Meßpunkte an der Hand ausgeglichen sind, werden die für das op-Gebiet zuständigen Kiefermeßpunkte auf Norm ausgeglichen:

a) mit den Organpräparaten der Fa. Wala:
Org. Maxilla
Org. Mandibula
Org. Gingiva
Org. Nervus trigeminus.

b) mit den Nosoden der Staufen-Pharma:
Z11 = Nos. Kieferostitis
Z 2 = Nos. Gingivitis

11. Als Begleittherapie nach kieferchirurgischen Eingriffen haben sich folgende an den Kiefermeßpunkten zu testenden homöopathischen Mittel bewährt:

bei Weichteilwunden	HM 36	Arnica (Bergwohlverleih)
	HM 211	Calendula (Ringelblume)
	HM 62	Hypericum (Johanniskraut)
	HM 151	Staphisagria (Stephanskörner) bei schlecht heilenden Wunden
	HM 264	Stellaria media (Vogelmiere) bei schlecht heilenden Wunden
	HM 221	Ruta grav. (Gartenraute) insbesonders bei Quetschungsfolgen
bei Knochen- und Periostwunden	HM 221	Ruta
	HM 162	Calcium fluoratum
	HM 198	Symphytum (Beinwell) für Knochen
	HM 242	Mezereum (Seidelbast) insbesonders für chronische Periostitis
	HM 256	Lapis albus (Fluorcalciumsilikat-Gneis) bei und nach Fisteleiterung
bei neuralgischen Schmerzen	HM 62	Hypericum (Johanniskraut)
	HM 249	Rhododendron (Goldgelbe Alpenrose) bei wetterbedingter Neuralgie
	HM 266	Cedron bei krampfartigem Zucken der Augenlider
	HM 150	Spigelia (Wurmkraut) bei Berührungsschmerz

bei Drüsenschwellung und Lymphödem		
	HM 22	Phytolacca
	HM 26	Barium carbonicum
	HM 55	Cistus canadensis (kanadisches Ziströschen)
	HM 264	Stellaria media (Vogelmiere)
	HM 205	Vincetoxicum (Schwalbenwurz)

Tab. 259

Weitere homöopathische Mittel sind:

zur Blutstillung	HM 139 = China meistens in D4—D12
zur Kompensation der degenerativen Komponente	HM 19 = Thuja
bei zerrissenen Wunden	HM 211 = Calendula
Wenn der Patient kalte Umschläge liebt	Arnica/D12
Wenn der Patient kalte Umschläge ablehnt	Bellis/D4

Tab. 260

12. Zur Verbesserung der Wundheilung eignen sich nicht zuletzt auch folgende Komplexmittel, die an den Kiefermeßpunkten ausgetestet werden:

Hersteller	Mittel	Indikation
Heel	Viscum comp. mite Viscum comp. medium Viscum comp. forte Galium-Heel	zur Kompensation der degenerativen Komponente
	Mucosa-comp.	zur Verbesserung der Schleimhautheilung
	Echinacea-comp.	zur Verbesserung der Abwehr
	Tonsilla comp.	zur Verbesserung des Lymphabflusses
	Gelsemium-Homakkord	zur Schmerzausschaltung
	Psorino-Heel	zur Verbesserung der Toxinausscheidung
Madaus	Echinacin	Bindegewebsmittel
Staufen-Pharma	Mineralia	vgl. S. 221

Tab. 261

13. Wichtig ist noch, daß man durch Test an den Kiefermeßpunkten Störungen aus der Peripherie vom Wundgebiet fernhält. Die Mittelwahl wird durch ein Studium der Wechselbeziehungen zwischen Zahn-Kiefergebiet und dem übrigen Organismus erleichtert (vgl. Tab. 251).
Relativ oft sind folgende Mittel einzusetzen:

für Operationen im Bereich von	Bezugs-Meridiane	die Suispräparate der Firma Heel	die Komplexmittel der Fa. Heel	Homöopathische Einzelmittel der Fa. Staufen-Pharma
$\frac{2\ 1\ /\ 1\ 2}{2\ 1/\ 1\ 2}$	Niere Blase	Ren-Suis Vesica urinaria Suis Ovar-Suis Uterus-Suis Ureter-Suis Prostata-Suis Testis-Suis	Berberis-Hom.	HM 95 = Cantharis HM 135 = Berberis
$\frac{3\ /3}{3/\ 3}$	Leber Gallenblase	Hepar-Suis Vesica-fellea-Suis	Hepeel Chelidonium-Homakkord	HM 65 = Lycopodium HM 97 = Chelidonium
$\frac{5\ 4\ /4\ 5}{7\ 6/\ 6\ 7}$	Lunge Dickdarm	Colon-Suis Pulmo-Suis	Bronchialis-Heel Nux vomica-Homakkord	HM 128 = Umckaloabo HM 114 = Nux vomica
$\frac{7\ 6\ /6\ 7}{5\ 4/\ 4\ 5}$	Milz Pankreas Magen	Cardia-Suis Ventriculus-Suis Pylorus-Suis Pankreas-Suis Splen-Suis	Duodenoheel Gastricumeel Graphites-Homakkord	HM 61 = Graphites HM 4 = Silicea
$\frac{8\ /8}{8/\ 8}$	Herz Dünndarm	Cor-Suis Duodenum-Suis Jejunum-Suis	Cralonin/Heel Cardiacum/Heel Veratrum-Homakkord	HM 200 = Tormentilla HM 152 = Veratrum album

Tab. 262

Die Heel-Suis-Präparate können selbstverständlich durch Einzelpotenzen der Organpräparate der Fa. Wala ersetzt werden. Auch sind die Homakkorde sehr wohl durch Einzelmittel und deren spezifisch ausgetesteten Potenzen ersetzbar.

Beispiel für einen Nachbehandlungstest
Direkt nach Entfernung eines rechten unteren Weisheitszahnes wurden folgende Mittel ausgetestet:

Meßpunkt	Homöopathika	Bemerkung
an Ly/a = Nagelbett-winkelpunkt des rechten Daumens	Org. Tonsilla palatinae D12 Lymphomyosot/Heel HM 22 = Phytolacca D8	Der Tonsillenmeßpunkt Ly/a wird stets zuerst ausgeglichen
an He/a = Nagelbett-winkelpunkt des rechten Kleinfingers auf der Daumenseite	Cralonin/Heel	8/ steht in Wechsel-beziehung zu Herz und Dünndarm
an Dü/a = Nagelbett-winkelpunkt des rechten Kleinfingers auf der Außenseite	Veratrum Hom./Heel	
Am Venenmeßpunkt	HM 36 = Arnica D8 HM 239 = Hamamelis D10	Ausgleich, da intra op starke Blutung
am Kiefermeßpunkt für rechten Unterkiefer	Org. Mandibula D5 Org. Gingiva D12 Org. Nerv. trigeminus D20 Nos. Kieferostitis D6 HM 332 = China D4 Viscum comp. mite/Heel Echinacin/Madaus Jejunum-Suis/Heel Cor-Suis/Heel	

Tab. 263

Zusammenfassung:
Um die lokale Körperabwehr im Wundgebiet verbessern und die von der Peripherie auf das chirurgisch revidierte Odonton einwirkenden Störfaktoren auszuschalten, sollte man (von begründeten Ausnahmen abgesehen) nicht Unterdrückungstherapie mit Antibiotica oder Cortisonpräparaten betreiben, sondern bestmöglich getestete Homöopathika einsetzen.

Die Applikation und Verordnung der ausgetesteten Mittel
a) Alle ausgetesteten Ampullen werden in einer Einmalspritze à 20 ccm zusammen aufgezogen und subk. gespritzt in den Oberarm oder in den Oberschenkel oder in den Glutaeus maximus. Die Ampullen können von empfindlichen Patienten auch getrunken werden. Dazu wird der Ampulleninhalt in ein Glas mit etwas Wasser gegeben. Der Patient trinkt den Inhalt schluckweise, wobei jeder Schluck möglichst lange im Mund belassen werden soll.
Der Patient kann den Ampulleninhalt auch mit einem kleinen Glasröhrchen direkt aufsaugen, muß die salzig schmeckende Flüssigkeit dann aber 3—5 Minuten im Mund belassen, denn homöopathische Mittel wirken über die Mundschleimhaut besser, als über den Magen-Darm-Trakt.

b) Die als Tropfen oder Tabletten verfügbaren Kombinationspräparate werden rezeptiert. Nach Entfernung eines /8 z. B.:
 Rp. Lymphomyosot-Tropfen 1 × Op
  Veratrum-Homakkord/Heel 1 × Op
  Cralonin/Heel 1 × Op
  S. 3—4 × täglich je 20 Tropfen per os. für 1 Woche.

c) Von den Suispräparaten und der Nosode Kieferostitis gibt man dem Patienten zusätzlich 3 Ampullen mit, damit er diese an 3 Abenden vor dem Schlafengehen trinken kann; nach Entfernung eines /8 z. B.
3 Ampullen Jejunum-Suis,
3 Ampullen Cor-Suis und
3 Ampullen Nos. Kieferostitis D6.
Die zusätzliche abendliche Gabe der Suispräparate in Kombination mit einer Kiefernosode hat sich sehr bewährt.

Weitere Mittel zur biologischen Nachbehandlung
 Bei Schwellungen hat sich die Sabdariffasalbe der DHU bewährt. Man reibt sie mehrmals täglich in die Haut an Hals und Wange ein. Zur Prophylaxe gegen Schwellungen teste man Apis oder Ledum an den Kiefermeßpunkten.

 Blutergüsse behandelt man am besten mit Arnica, welches deren Resorption fördert.
 Rp. Arnica Planta tota D3
  Op Weleda oder Wala 20,0
  S. ½ bis 2stündlich 10 Tropfen

  oder

 Rp. Arnica Planta tota D4
  Op Weleda oder Wala Amp. Nr. VIII
  S. 1 × täglich 1 Ampulle subk.

Zusätzlich kann man rezeptieren:
 Rp. Mundbalsam flüssig/Wala 1 × Op
  S. 20 Tropfen auf ¼ Glas lauwarmes Wasser

 Bei Nachschmerzen werden die bereits erwähnten homöopathischen Schmerzmittel
Gelsemium-Homakkord,
Spascupreel/Heel oder
Hyperforat/Klein gegeben.
 In Frankreich geben Kollegen gern direkt post op von Hypericum mehrere Kügelchen in Hochpotenz auf die Zunge (200 CH).
 Die DHU empfiehlt für:

Neuralgiforme Schmerzen, nach kaltem Wind, bes. abends	Aconit. D12
Neuralgiforme Schmerzen, „Arnica f. d. Nerven"	Hypericum D6
Klopfender, hämmernder Schmerz, besser durch Wärme	Belladonna D6

Einschießende Schmerzen	Colocynthis D4
	Merc. subl. corr.
Bes. nächtliche Schmerzen mit Schwellung	D12
Krampfartiger Schmerz, besser durch Wärme und Druck	Magnes. phos.
das „homöopathische Analgetikum"	D6

Phytotherapeuten empfehlen bei Nachschmerzen warme Spülungen mit Kamille.

Bei Trigeminusneuralgie als Folge fokaler Schädigung haben sich bewährt von der Fa. Wala
Levisticum e rad. D6,
Arnica e planta tota D6 und
Nervus trigeminus D8 und D15.
2 × wöchentlich subkutan als Mischinjektion je 1 Ampulle à 1,1 ml.

Bei *venösen Nachblutungen* gebe man alle 10 Minuten 10 Tropfen China D15 per os.

Bei *arteriellen Blutungen* hilft Arnica D60 ebenfalls alle 10 Minuten per os. 10 Tropfen.

Die DHU empfiehlt:

Routinemäßig (s. o.), bes. bei Leberleiden	Phosphorus D200
Dicke, venöse Blutung. Verkürzt d. Gerinnungszeit	Hamamelis D4
Venöse Stase, Minderung der Permeabilität	Aesculus D4
Hellrote Blutung. Konstriktion d. Präkapillaren	Millefolium D4
Hämorrhagische Diathese, blaurote Schleimhaut	Lachesis D12

Bei Erschöpfung nach Blutungen, werden Ipecacvanha + China kombiniert gegeben.

Nach Restostitisoperationen kann man 2 × wöchentlich eine Mischspritze subkutan oder intramuskulär geben mit je 1 Ampulle à 1,1 ml von
Silicea comp. und
Argentum/Quarz
beide von der Fa. Wala.

Parästhesien des Nervus mentalis wie sie gelegentlich nach Restostitisoperationen oder nach der Entfernung unterer Weisheitszähne auftreten, können schneller zum Abklingen gebracht werden durch Injektionen subk. in den Oberarm bzw. in den Oberschenkel mittels Mischspritze bestehend aus je 1 Ampulle à 1,1 ml von:
Arnica e planta tota D12
Nervus trigeminus D4
Mandibula D4 und
Hypericum ex herba D30
Levisticum e rad. D6

Es werden 10 Spritzen im Abstand von etwa $\frac{1}{2}$ Woche als Kur gegeben. Lieferung in Schachteln à 10 Ampullen von der Fa. Wala.

Nach operativen Eingriffen im parodontotischen Gebiß können zusätzlich verordnet werden:
Traumeel (Tabl., Tropfen, Salbe, Ampullen)
Osteoheel (Tabl.) von der Fa. Heel

Silicea comp. (Amp.)
und
Mundbalsam-Gelee von der Fa. Wala

Bei alten chronischen Prozessen sollte man einsetzen:
Thuja und
Viscum album

Die Fa. Heel liefert ein gutes Mittel in Form von Galium-Heel-Ampullen, sowie Viscum compos. als mite, medium und forte. Von diesem werden je 1 Ampulle 2 × wöchentlich subkutan gespritzt. Die Fa. Weleda liefert verschiedene Viscumpräparate unter dem Namen „Iscador". Zur Information Prospekt anfordern!

Die verschiedenen Iscadorpräparate und Stärken sollten jedoch nicht kurmäßig angewendet, sondern Spritze für Spritze individuell ausgetestet werden an möglichst vielen Meßpunkten der VOLLschen Meridiane.

Bei trockener Alveole wird die Wunde angefrischt und mit H_2O_2 oder besser mit einem Ozonspray gesäubert. Darauf erfolgt Tamponade mit einem Gazestreifen (ohne Jodoform), welcher bestrichen wird mit
Traumeel-Salbe
Calendula-Salbe der Fa. Heel

Ceratum benzoinatum (äußerlich) von der Fa. Weleda.

Die DHU empfiehlt bei trockener Alveole eine Kombinationsspritze in die Umschlagfalte mit Argentum met. (D30)
+ Echinacea (D4)
+ Arnica (D4).

Unterstützend können verordnet werden: Mundbäder mit Ratanhia- oder Calendulaessenz oder Echinaceaessenz, ggf. auch im Wechsel

    Rp. Ratanhia comp.
           Op. Weleda   20,0

      oder

    Rp. Calendula-Essenz
           Op Wala   20,0

      oder

    Rp. Echinacea-Essenz
           Op Wala   20,0
           S. je 20 Tropfen auf ¼ Glas lauwarmes Wasser für Mundbäder.

Mußte Penizillin verordnet werden, kann man die allergisierende Komponente desselben wesentlich reduzieren, indem man täglich 1 Ampulle Penicillinum in der D8-Potenz von der Fa. Staufen-Pharma für mehrere Tage subkutan oder intramuskulär spritzt.

d) Generelle Verhaltensanweisung für den Patienten in der ersten Woche post op

1. Damit die ausgetesteten Medikamente gut wirken, muß der Patient unbedingt *viel trinken*. Als Hinweis gilt: mindestens 1 Liter mehr als sonst üblich! Zum Trinken wird Volvic-Wasser empfohlen. Es enthält wenig Mineralien und erleichtert dadurch die Ausscheidung der Toxine über die Nieren.
Zum Trinken eignen sich auch:
a) mit Honig gesüßter schwarzer Tee,
b) Fruchtsäfte, sofern stark verdünnt. Unverdünnte Fruchtsäfte belasten den Magen-Darm-Trakt. Zum Vergleich: Jedermann kann leicht auf einmal den Saft von 3 Orangen trinken — er wird aber kaum freiwillig 3 Orangen auf einmal essen wollen?!
c) Fertigteepräparate der Fa. Heumann, möglichst Nierentee zur Aktivierung der Nierenausscheidung,
d) Milch und Malzkaffee,
e) Kamillen- und Lindenblütentee.

2. Am op-Tag soll der Patient nur trinken, *nichts essen*. Am 1. Tag post op sollte er ebenfalls nur trinken und sonst fasten. Gelingt ihm das nicht, sollten Suppen genügen; zur Schonung der Wunde sind Speisen verboten, die man kauen muß.
Am 2. und 3. Tag post op sind wiederum nur Suppen erlaubt oder Joghurt. Danach ist Übergang zu leichter Kost möglich: gekochter Fisch usw. Schmierige Speisen wie Kartoffeln mit Soße sollten weiterhin gemieden werden.
Diabetiker und Patienten, die nicht fasten können, sollten sich mit Astronautennahrung oder mit Kinderfertignahrung behelfen (in der Apotheke erhältlich).

3. Damit die Wundheilung nicht gestört wird, muß der Patient *Ruhe halten*. Am op-Tag ist Bettruhe am besten. Am 1. — 3. Tag post op keine körperliche Arbeit, kein Haarewaschen und nicht bücken. Viel Bettruhe ist immer gut.

4. Erst nach dem 3. Tag sollte der Patient *nach jedem Essen Mundbäder* machen.
Dazu eignen sich vorzüglich die Wala-Essenzen.
Die individuell geeignete Essenz wird vom Zahnarzt an den Kiefermeßpunkten ausgetestet. Die Fa. Wala stellt Testampullen für folgende Essenzen kostenlos zur Verfügung:

Arnica-Essenz	wundheilend
Prunus-Essenz	schmerzstillend
Calendula-Essenz	schmerzstillend
Salvia-Essenz	adstrierend
Echinacea-Essenz	regenerierend
Aesculus-Essenz	blutstillend
Hamamelis-Essenz	blutstillend

Von der ausgetesteten Essenz werden 30 Tropfen auf ¼ Glas lauwarmes Wasser gegeben.
Andere Kollegen verordnen
a) Kamillentee bzw. das Fertigprodukt Kamillosan,
b) Salbeitee bzw. das Fertigprodukt Salvia-Thymol, oder
c) Tormentilla
    Rp. Tormentilla spagyrische Tinktur
         der Fa. Müller, Göppingen   50,0.

Wichtig ist, daß ein Mundbad lauwarm (nicht kalt, nicht heiß!) genommen wird und daß die Lösung wenigstens 5 Minuten im Mund verbleibt. Wenn möglich, sollte das Mundbad mehrmals täglich bzw. nach jedem Essen wiederholt werden.

Einige Kollegen empfehlen *Spülungen mit Ozonwasser* zur Nachbehandlung nach größeren chirurgischen Eingriffen in den ersten Tagen nach der Operation. Dazu beläßt der Patient das Wasser ca. 2 Minuten im Mund. Ich selbst verzichte auf Ozonwasser, weil dieses nach meinen Beobachtungen das Blutkoagulum anlöst und so die Wundheilung gefährdet.

5. Zur Vermeidung von Schwellungen und Hämatomen empfiehlt E. SCHWARZ, Tübingen, direkt post op *Quark-Umschläge* auf die Wange. Dazu wird etwa ½ Pfund Quark leicht erwärmt, auf ein Tuch gegeben und dieses mit einer Hand auf die Wange im op-Bereich gedrückt und zwar solange, bis der Quark erhärtet ist.

TÜRK verordnet *Salbenverbände* mit Urguetum Lymphaticum oder Polyxan blau oder Traumeel.

KRAMER verordnet zur Verbesserung der Durchblutung *„Japanisches Heilpflanzen-Öl"* der Fa. Rödler. Von diesem werden einige Tropfen in die Wange einmassiert.

14. Die Nachbehandlung in der ambulanten Praxis

Sie umfaßt etwa 3—4 Tage bei unkomplizierten Eingriffen im Oberkiefer, 4—5 Tage bei Eingriffen im Unterkiefer und mindestens 1 Woche bei Eingriffen mit Eröffnung der Kieferhöhle. Zur Nachbehandlung kommt der Patient 2× täglich in die Sprechstunde.

Vormittagsprogramm

1. Die lymphableitenden Wege werden mit niederfrequentem Pulsstrom unter Verwendung der Rolle behandelt.
Dauer: etwa 10 Minuten
Frequenz: 10 Hz oder Frequenzschaukel
Intensität: Kribbelintensität.

2. Der ganze Mund wird sorgfältig mit physiologischer Kochsalzlösung ausgeduscht unter Verwendung des Hydrozotom-Gerätes der Fa. Hänsler. Dauer 2—3 Minuten. Früher wurde zum Ausduschen Ozonwasser verwendet. Darauf

wird heute verzichtet, weil es das Blutkoagulum der Wunde anlöst und so die Wundränder leicht aufgehen.

3. Das tägliche Austesten ist von größter Wichtigkeit für eine ungestörte Wundheilung. Das Vorgehen ist das Gleiche, wie das Austesten direkt post op. (vgl. S. 390).
Geprüft wird an den gleichen Punkten die Verwendbarkeit der gleichen Mittel. Passen diese nicht mehr, d. h. läßt sich mit ihnen der Umkehrwert nicht mehr erreichen, werden andere Mittel versucht (vgl. S. 386).
Die ausgetesteten Mittel werden i. m. gespritzt, am besten kombiniert mit Eigenblut (vgl. S. 371) oder bei empfindlichen Patienten per os gegeben.

Nachmittagsprogramm
1. Pulsstromtherapie und
2. Ausduschen des ganzen Mundes mit physiologischer Kochsalzlösung, also kein erneutes Austesten von Org. + Nos. + HM wie am Vormittag.

15. Abschluß der Nachbehandlung

Die Nahtentfernung wird bei Eingriffen im Oberkiefer sobald wie möglich vorgenommen, d. h., wenn die Wundränder am 3. oder 4. Tag hinreichend durch das Blutkoagulum verklebt sind, denn die Fäden sind ja im Prinzip ein Fremdkörper.
Bei Eingriffen im Unterkiefer müssen die Fäden in der Regel 1—2 Tage länger liegen bleiben, weil hier die Kaumuskulatur stärker mechanisch wirksam ist.
Bei Eingriffen mit Eröffnung der Kieferhöhle bleiben die Fäden etwa 8—10 Tage liegen.
Nach der Nahtentfernung muß der Patient zur Kontrolle unbedingt noch 1 Tag verfügbar bleiben.
Am Tag nach der Nahtentfernung kann der Patient meistens nach Hause entlassen werden. Um die medikamentöse Nachbehandlung fortsetzen zu können, werden alle *Medikamente, noch einmal* wie direkt post op *ausgetestet* (vgl. S. 390). Man wird sehen, daß einige Mittel weiter passen, andere nicht mehr und wieder andere erst jetzt brauchbar sind.
Auch die Walaessenzen für die Wundbäder werden noch einmal geprüft und ggf. durch andere, jetzt besser passende ersetzt.
Die in Tropfen oder Tabletten verfügbaren Präparate werden noch einmal rezeptiert und 1 Woche lang 3× täglich verordnet.
Mehr als 3 verschiedene Tropfen/Tabletten sind gewöhnlich nicht erforderlich.
Beispiel für die erweiterte Nachbehandlung post op bei /123 :
    Rp.   Berberis Homakkord 1× Op
             Chelidonium Homakkord 1× Op
             Galium Heel 1× Op
             S. 3× tägl. je 20 Tropfen für 1 Woche.
Für die weitergehende *Nachbehandlung daheim* werden noch einmal Trinkampullen für 3 Abende mitgegeben. Meistens genügen: je 1 Ampulle der Noso-

de Kieferostitis in D6, D8, D10 oder D12 dazu je 1—2 Suis-Organpräparate für den Magen-Darm-Bereich wie
Cardia-Suis
Ventriculus-Suis
Pylorus-Suis
Duodenum-Suis
Jejunum-Suis oder
Colon-Suis
dazu ggf. je 1 Ampulle aus dem lokalen Op-Bereich wie

Hepar-Suis	Gingiva-Suis
Vesica fellea Suis	Mucosa nasalis-Suis
Pankreas-Suis	Pulpa dentis-Suis
Splen-Suis	Dens-Suis
Cor-Suis	usw.
usw.	

Beispiel für die weitergehende Nachbehandlung post op bei /123 : Es werden mitgegeben
3 Ampullen Nos. Kieferostitis D8
3 Ampullen Org. Gingiva-Suis/Heel
3 Ampullen Org. Hepar-Suis
S. abends je 1 Ampulle trinken und möglichst lange im Mund lassen.

Hinweis:
Die Ampullen werden mitgegeben, weil eine Rezeptur in den benötigten kleinen Mengen über die Apotheke nicht möglich ist. Verrechnung erfolgt nach Bugo/ § 5,2.
   Wünschenswert ist es, daß nach Ablauf der eine Woche dauernden weitergehenden Nachbehandlung noch einmal eine Wundkontrolle erfolgt und noch einmal nachgetestet wird, damit die Nachbehandlung für noch einmal eine Woche verlängert werden kann.

16. Operationsempfehlungen

   Um das Herz- und Kreislaufrisiko so gering wie möglich zu halten, hat es sich bewährt zuerst die Seitenzahngebiete zu sanieren und erst anschließend die Frontzahnbereiche. Das hat auch Vorteile bei der Versorgung des Patienten mit Zahnersatz.
   Wenn notwendig und möglich, sollte mit der Sanierung im Oberkiefer-Weisheitszahnbereich begonnen werden, denn die Herde dort stören erfahrungsgemäß die Psyche. Außerdem belasten sie Herz- und Kreislauf.
Schließlich stören Herde im oberen Weisheitszahngebiet den Dünndarm und dieser ist aus der Sicht der Akupunktur für die Energieversorgung des Organismus wichtig.

Wenn möglich, sollte die Sanierung nicht im unteren Weisheitszahngebiet begonnen werden, weil dort schon aus anatomischen Gründen die meisten postoperativen Erschwernisse zu erwarten sind. Ich selbst pflege zumindest einen Sanierungseingriff an anderer Stelle vorausgehen zu lassen und nütze die Nachbehandlung dafür als Vorbereitung für den Eingriff im unteren Weisheitszahngebiet.

17. Fortsetzung der zahnärztlichen Herdtherapie

In der Regel wird jeweils 1 Quadrant operativ saniert; umfangreichere Eingriffe sind nicht empfehlenswert, zumindest, wenn ambulant therapiert werden muß. Jedem Eingriff soll sich eine intensive postoperative Nachbehandlung anschließen.

Bis zum nächsten operativen Eingriff soll eine Erholungspause von wenigstens 3—4 Wochen liegen. Diese Zeit soll der Hausarzt zur Allgemeinbehandlung nutzen.

Insgesamt erstreckt sich damit eine zahnärztliche Herdtherapie über ¼ Jahr. Man kann diese Zeit verkürzen, indem man größere Bereiche operativ angeht oder die Zwischenzeiten verkürzt — bewährt hat sich dieses Vorgehen nicht!

a) Therapie im gleichen Quadranten
Wenn z. B. im rechten Oberkiefer eine Restostitis bei 8/ und der avitale Zahn 6/ zu entfernen sind, ist es besser, beide Eingriffe zeitlich getrennt vorzunehmen. Macht man nämlich beide Eingriffe in der gleichen Sitzung, dann steht Zahn 7/ zwischen 2 Wunden. Das belastet sein Periodontium erheblich. Auch an der Gingiva wird man vermehrt Entzündungstendenzen beobachten, zumal die Applikation der Abdeckplatte Schwierigkeiten macht.

b) Der richtig gewählte Zeitpunkt
Vielfach äußern Patienten die Absicht, daß sie zuerst eine Erholungskur machen und sich erst danach sanieren lassen wollen. Hierzu sagt die Erfahrung, daß der umgekehrte Weg besser ist.
Der Terminkalender des Zahnarztes ist nicht allein maßgebend für den Zeitpunkt der Sanierung. Zu beachten sind u. a.
... Art und Dauer der ärztlichen Vorbehandlung,
... Menstruation,
... Wetterlage (Föhn) und ggf. auch
... der Biorhythmus.
Auf diesen kann leider nicht näher eingegangen werden. Wenn seine Beachtung möglich ist, sollte man es tun.

c) Herdtherapie bei Ca-Patienten
Ca-Patienten haben bereits einen entgleisten Stoffwechsel und eine reduzierte Abwehrlage. Daher ist bei der Herdtherapie größte Vorsicht und Umsicht geboten. Keinesfalls sollten zu große und zu umfangreiche Eingriffe vorgenom-

men werden. Mehrere kleine Eingriffe in gebotenem zeitlichen Abstand und eine intensive biologische Nachbehandlung sind wichtig!

d) Kontrolluntersuchungen
Zur Kontrolle der Herdtherapie sind anzufertigen:
genaue Operationsberichte (Muster auf S. 404) sowie
histologische Befunde der Operationspräparate und
ca. 1 Jahr nach beendigter Sanierung:
Kontroll-Röntgen-Status
Kontroll-Elektro-Teste mittels EHT und EAP ggf. auch mittels Infrarot
Wiederholung der ärztlichen Untersuchungen.

OPERATIONSBERICHT (Muster)

Patient: überwiesen von:
Wohnort:
operiert am:
Operationsgebiet:
Dauer des Eingriffes:
Antroskopie ja/nein   fotografiert:

Schleimhaut   verfärbt
                              entzündet
                              Fistel

Knochen   Corticalis   durchbrochen
                                       stark vaskularisiert
                                       verfärbt durch Einlagen

Fremdkörper   Instrumentteile
                              Metall
                              Wurzelteile
                              Sequester
                              Puder od. Medikamente

verlagerte Zähne   coronare Cysten
                              radikuläre Cysten
                              durch Osteoklasten angedaut
                              Zahnsäckchen hydrop. degeneriert
                              mit d. Mundhöhle in Verbindung

Kieferhöhle   Schleimhaut   polypös i. Fundus
                                                      polypös in toto
                              Schleimhautpolyp
                              pushaltiger Schleimhautpolyp
                              Empyem

Zahnextraktion	wegen	rarefiz. Ostitis
		ossifiz. Ostitis
		Parodontitis m. starker Granulation
		Parodont.m.bindegewebiger Veränderung d. Knochens
		chronischer Pulpitis

ausgemoxte Zähne

Zahl der Nähte

18. Empfehlungen zur weiteren zahnärztlichen Versorgung nach erfolgter chirurgischer Herdtherapie

a) Empfehlungen zur konservativen Zahnbehandlung:

Im Frontzahngebiet	sind Porzellan-Silikatzementfüllungen oder Compositefüllungen indiziert, sofern eine gute Unterfüllung erfolgt.
	Anätztechniken des Schmelzes kommen in Mode, müssen aber gemäß EAP-Test oft mit Reizungen der Pulpa bezahlt werden.
Im Seitenzahngebiet	gibt es nur eine gute Füllung und das ist die Goldgußfüllung.
	Amalgamanwendung hat nur eine sozialpolitisch-finanzielle Indikation (vgl. Band II).
	Kunststoffüllungen im Seitenzahnbereich erhalten die Kauebene nicht, geben keine sicheren Kontaktpunkte und provozieren baldige Sekundärkaries.
Große und tiefreichende Karies	wird durch indirekte Überkappung gemäß EAP-Kontrolle am besten wie folgt behandelt:
	Ausbohren bis ins gesunde Dentin
	Ausduschen mit Ozonspray
	Trocknen mit Luft oder Sauerstoff
	Pulpanahe Abdeckung mit einem Calcium-Hydroxyd-Präparat (indirekte Überkappung)
	Calxyl vorsichtig antrocknen und überdecken mit Phosphatzement.
	Soll die Füllung zur Kontrolle länger liegen bleiben, wird in den flüssigen Phosphatzement noch etwas Steinzement doubliert.
	Medikamentöse Begleittherapie unter EAP-Kontrolle

	6 Wochen abwarten; danach erneut EAP-Kontrolltest; sofern dieser o. B. Schutz des Zahnes durch Krone. Krone ist sicherer als überdimensionierte Füllung.
Direkte Überkappungen	haben eine relativ hohe Mißerfolgsquote; daher möglichst nur bei Jugendlichen anwenden. Mindestens 6 Wochen Kontrollzeit, bevor Definitivfüllung gelegt oder mit Kronenschutz begonnen wird.
Wurzelbehandlung	ist höchstens eine Kompromißtherapie auf Zeit bei Jugendlichen, aber auch dann keine Devitalisation, sondern bestenfalls Vitalextierpation.
Gangränbehandlung	ist aus der Sicht der EAP-Kontrolle ein vorprogrammierter Mißerfolg.
Wurzelspitzenresektion	macht das Herdproblem noch komplizierter durch die dazukommenden Narbenprobleme. Diese können nur noch durch eine retrograde Füllung mit Amalgam weiter verschlimmert werden.

b) Prothetische Empfehlungen

Kronen	Lotstellen vermeiden. Daher keine Ring-Deckel-Kronen, sondern nur im Vollguß hergestellte Kronen verwenden. Porzellan-Jacketkronen sind zur Zeit noch immer am besten verträglich. Sollen/müssen verblendete Metallkronen verwendet werden, so hat man bei den aufpolymerisierten Kunststoffverblendungen in Bezug auf Verträglichkeit die geringsten Probleme. Verblend-Metall-Keramik-Kronen (VMK) sind für relativ viele Patienten unverträglich!
Brücken	Brückenglieder unterspülbar machen und vor allem die Papillen optimal freihalten, damit die Mundschleimhaut auf- und abschwellen kann. Breitflächig aufliegende Brückenglieder sind nicht zu verantworten. Verblendete Brückenglieder im Querschnitt herzförmig gestalten. Im Molarengebiet möglichst oft das unkomplizierte Schwebeglied anwenden.
Stiftzähne	und Stiftkäppchen haben in einem herdsanierten Gebiß nichts verloren.

Abnehmbarer Teilersatz	Schleimhautgetragene Teilprothesen können meistens nur als Provisorium gelten; abgestützter Ersatz sollte die Regel sein. Die Marginalgewebe der noch vorhandenen Zähne bestmöglich freihalten. Keine Kragenprothesen, da sie die Marginalgewebe traumatisieren und Karies provozieren.
Parallelfräsungen	Wenn es die finanziellen Möglichkeiten des Patienten erlauben, individuell gefräste Geschiebe verwenden. Eine bewährte Lösung ist die Rillen-Schulter-Stufen-Fräsung.
Geschiebe	Günstig ist die Gabel-Kippmeiderverankerung, welche die Schubkräfte zwischen 2 Kronen auffängt und die Kaudrücke vertikal auf 2 Zähne weitergibt. Individuell gefräste T-Geschiebe verwenden anstelle von käuflichen Geschieben, die angelötet werden müssen.
Klammern	in nicht sichtbaren Bereichen haben Vorteile gegenüber Geschieben: sie sind leicht aktivierbar und preiswert reparierbar.
Metalle	Grundsatz: so wenig verschiedene Metalle wie möglich im gleichen Mund! Gold ist mit Abstand das bestverträgliche Metall im Mund, da für Gußfüllungen, Kronen, Brücken und Metallprothesen anwendbar. Ist Gold für abnehmbaren Teilersatz aus finanziellen Gründen kontraindiziert, kann in der Regel eine Chrom-Kobald-Molybdänlegierung (CKM) verwendet werden. An CKM-Prothesen keine kosmetisch „schöneren" Goldklammern anlöten, da hierdurch die Strombildung im Mund vergrößert wird; bestenfalls Goldklammern im Kunststoffsattel verankern. Vergolden bringt nichts!
Kunststoff	Der bestverträgliche Kunststoff für Zahnersatz ist nach den bisherigen EAP-Untersuchungen das Paladon der Fa. Kultzer, sofern es in Langzeitpolymerisation wie folgt verarbeitet wird: a) Einküvettieren und stopfen wie üblich, b) in etwa 1 Std. auf 72 °C aufheizen, jedoch keinesfalls schneller, c) 14 Std. bei 72 °C polymerisieren — nicht kürzer!,

Totalersatz

d) In wenigstens 1 Std. auf Zimmertemperatur abkühlen lassen und auf keinen Fall mit kaltem Wasser abschrecken.

Eingliederung ist nach gnathologischen Gesichtspunkten vorzunehmen, um Gelenkschäden zu vermeiden. Basis aus Kunststoff hat den Vorteil der leichteren Unterfütterbarkeit. Regelmäßige Kontrolle muß gefordert werden.

V. Die zahnärztlich-konservative Herdtherapie

Es gibt nicht viele odontogene Herde, die sich konservativ beherrschen lassen. Dafür

sind ungeeignet	sind bedingt geeignet	sind geeignet
verlagerte Zähne retinierte Zähne	halbretinierte Zähne ggf. durch Kfo	Zahnfleisch-Knochen-Taschen durch Beseitigung kausaler Artikulationsstörungen.
Zysten avitale Zähne replantierte Zähne transplantierte Zähne Implantate	Wurzelbehandlung bei Jugendlichen als Kompromißtherapie auf Zeit bis zur Beendigung der Zahn-Kiefer-Entwicklung	chronische Gingivitiden durch Zahnsteinentfernung und Verbesserung der Mundhygiene
Restostitiden	direkte Überkappung	Karies durch Füllungstherapie
starke chronische Pulpitiden	mittelstarke chronische Pulpitiden	die zahlreichen leichteren chronischen Pulpitiden

Tab. 264

Für die konservative zahnärztliche Herdtherapie geeignet bleiben damit vor allem *die chronischen Pulpitiden (Cp)*. Sie entstehen in der Regel als Folge einer (zu spät behandelten) Karies. Über ihre Häufigkeit ist bereits auf S. 365 berichtet worden.

Die konservative Behandlung der chronischen Pulpitis umfaßt mehrere Abschnitte:

1. Abschnitt:
Ausbohren der Karies
Dazu keine Turbine benützen, da bei dieser die Kühlung des Dentins unzureichend ist. Also Ausbohren mit Bohrern. Geschwindigkeit maximal 24 000 U/min. Optimale Wasserkühlung anstreben.
Ausbohren bis ins gesunde Dentin ist zwingend erforderlich! Danach gründliche Kavitätenreinigung mit dem Ozonspray. Steht dieser nicht zur Verfügung, wird die Kavität mit physiologischer Kochsalzlösung ausgewaschen.
Andere Medikamente, vor allem eiweißfällende, sind zu vermeiden.

2. Abschnitt:
Indirekte Überkappung
Die Kavität wird zuerst vorsichtig mit Warmluft getrocknet. Danach gibt man auf den Kavitätenboden eine dünne Schicht eines Calciumhydroxydpräparates wie Calxyl oder Reogan.
Das Calciumhydroxyd wird mit Warmluft angetrocknet und hernach mit einer Schicht Phosphatzement überdeckt.

3. Abschnitt:
Füllung
Die Zementschicht läßt man leicht anziehen und gibt dann darüber eine provisorische Füllung für eine Kontrollzeit von 6 Wochen. Als provisorische Füllung eignet sich z. B. Steinzement.

4. Abschnitt:
Begleittherapie
Dazu werden ausgetestet:
a) an Ly/a:
Org. Tonsilla palatina — vor allem, um den Umkehrwert zu ermitteln (vgl. Band III)

Lymphmittel gemäß Tab. 237 — um den Lymphabfluß zu verbessern

b) am Venenmeßpunkt Abb. 31
Venenmittel gemäß Tab. 76a — um den Venenabfluß zu verbessern

c) an den Zahnmeßpunkten die jeweils Organbezüglichen Wala-Organpräparate oder Suis-Präparate und die Heel-Mittel gemäß Tab. 262 — um Störungen seitens der Körperorgane auf den Zahn abzufangen

d) Schließlich werden am zugehörigen Kiefermeßpunkt ausgetestet:
die Wala-Organpräparate
Org. Dens
Org. Pulpa dentis
Org. Periodontium

Org. Maxilla/Mandibula   um die Abwehrkraft des betr. Odontons insgesamt zu stärken

die Nosoden der Fa.
Staufen-Pharma:
Nos. chronische Pulpitis

das homöopathische Mittel
Thuja
in der optimalen Potenz   zur Entlastung der degenerativen Komponente

und schließlich
die Komplexmittel:
Traumeel/Heel ⎫
Arnica-Heel   ⎭   gegen die entzündlichen Komponenten

Galium-Heel ⎫
Psorino-Heel │
und/oder   ⎬   gegen die degenerativen Komponenten
Viscum comp. als │
forte/mite oder │
medium   ⎭

Die ausgetesteten Mittel werden in einer Mischspritze aufgezogen und i.m. möglichst auf der Seite des behandelten Zahnes injiziert.

5. Abschnitt:
Protrahierte Behandlung,
Da eine einzige Spritze nicht ausreicht, sollte möglichst jede Woche 1× nachgetestet werden. Als Kompromißtherapie werden die als Tropfen bzw. als Tabletten verfügbaren Medikamente rezeptiert.
Beispiel für /3 :
Rp   Traumeel 1× Op
     Galium-Heel 1× Op
     Hepeel 1× Op
     S. 3× täglich je 20 Tropfen auf der Zunge zergehen lassen.

Zusätzlich werden die ausgetesteten Organpräparate rezeptiert: Beispiel für /3 :
Rp.   Dens Suis Amp. Nr. X
      Hepar Suis Amp. Nr. X
      S. Jeden Abend 1 Trinkampulle langsam im Mund zergehen lassen.

6. Abschnitt:
Kontrolltest
Dieser ist frühestens nach 6 Wochen vorzunehmen.
Beispiel für einen Kontrolltest nach einer Cp-Behandlung an /3 .

a) Der zugehörige Kiefermeßpunkt wird mit Org. Maxilla auf den Umkehrwert ausgeglichen (zwischen 42 und 50 Ts).

b) Zahn /3 wird mit Stromstoß gereizt:
Wechselpuls
Kribbelintensität
10 Hertz
bei alten Geräten „Aufbau"
Bei gelungener Cp-Therapie muß der Reizwert deutlich unter 80 Ts bleiben.

c) Ausgleich des Reizwertes mit Org. Pulpa dentis. Gelingt der Ausgleich mit einer der Potenzen D5, D6, D8 oder D10 ist die Cp-Therapie gelungen; es kann die definitive Versorgung des Zahnes erfolgen.
Gelingt der Ausgleich mit D4 oder 1× D3 oder mit D12 bzw. D15, muß die getestete Behandlung fortgesetzt werden.
Braucht man mehrere Ampullen D3 oder D20 bzw. D30, ist der betr. Zahn konservativ nicht mehr zu retten.

7. Abschnitt:
Definitive Füllung
Für die Dauerversorgung eines Cp-behandelten Zahnes sind indiziert (+) bzw. kontraindiziert (−):

Indikation	im Frontzahnbereich	im Seitenzahnbereich
Goldkrone	−	+
Verblendkrone mit Kunststoffverblendung	+	
Porzellanjaketkrone	+	−
Kunststoffkrone	−	−
Goldgußfüllung	+ sofern unsichtbar	+ sofern Füllung nicht zu groß
Kunststoffüllung	+ sofern nicht zu groß	−
VMK-Krone	? öfter unverträglich	?
Silikatzementfüllung	+ sofern nicht zu groß	−

Tab. 265

VI. Prophylaktische Herdtherapie

Prophylaxe ist die sicherste, billigste und beste Herdtherapie. Die Tragik des Herdgeschehens liegt in der Bagatellisierung der Anfangssymptome. Nach diesen Leitsätzen hat R. TÜRK die nachfolgenden Zeilen verfaßt.
Das Primat des odontogenen Kopfherdes ist eine auch von den Herdskeptikern anerkannte Tatsache. Das verpflichtet zu Präventivtherapie. Beginnen muß diese schon während der Schwangerschaft. Sie wird fortgesetzt mit Ver-

haltensregeln während der Kleinkindzeit — z. B. Lutschunarten, Zahnpflege, Zuckerabusus usw.

Eine entscheidende Phase für die Prophylaxe ist die Zeit des Zahnwechsels. Hier entwickeln sich viel Gebißanomalien und damit treten schon die ersten definitiven Herdmöglichkeiten auf (Engstand, impaktierte, verlagerte Zähne usw.). Dazu kommt die Unwissenheit der Eltern, daß die 6-Jahr-Molaren bleibende Zähne sind.

Ein Kieferorthopäde muß rechtzeitig konsultiert werden und dieser sollte seine Behandlung nicht ohne gnatologische Vermessung durchführen, denn bei Untersuchungen wurde festgestellt, daß an aktiv kieferorthopädisch behandelten Zähnen die *Pulpenreaktion herabgesetzt* ist. Kommt bei solchen Zähnen noch ein Frühkontakt hinzu, führt das unweigerlich zum intradentalen Herd.

Präventivmaßnahmen im bleibenden Gebiß umfassen zunächst die konservierende und paradentale Behandlung. Auch hier ist eine ergänzende Aufklärung des Patienten über diätetische Maßnahmen erforderlich — trotz Zeitdruck, unter dem wir alle in unserer Routinepraxis stehen; ansonsten müssen wir uns mit den Folgen auseinandersetzen!

Außerdem müssen wir den Kampf gegen die Indolenz der Patienten führen, die häufig erst kommen, wenn es zu spät für präventive Maßnahmen ist. Bleiben Patienten trotzdem unbelehrbar, sollte der Zahnarzt seine Zeit bei diesen nicht für langwierige Behandlungen verschwenden, sondern zur Zange greifen. Für behandlungswillige Patienten jedoch ist das *oberste Gebot* unserer Behandlung die Gesund*erhaltung* der *Pulpa* und des *Periodontiums.*

An dieser Stelle möchte ich darauf hinweisen, daß der Einsatz von Turbinen zum Bohren sehr fragwürdig ist und nach Erfahrung fast *immer Pulpenschädigungen* zur Folge hat. Um diese zu vermeiden, sollten auch alle Schleifarbeiten mit normalen Schleifgeräten unter reichlicher Wasserkühlung erfolgen.

Ein wichtiger Punkt in der Präventivtherapie ist die Auswahl der Füllungsmaterialien. Das mit Recht so verteufelte Amalgam ist leider nicht immer durch Goldgußfüllungen zu ersetzen.

Was aber ist zu tun, wenn die Prophylaxe zu spät kommt?

Oft gelingt eine indirekte Überkappung als konservative Maßnahme zur Zahnerhaltung. Zuweilen gelingt auch eine direkte Überkappung.

Die Wurzelbehandlung jedoch darf nur als Kompromißtherapie auf Zeit gelten bei Jugendlichen, deren Gebißwachstum noch nicht abgeschlossen ist. Dabei hat die Methode der Vitalextipation unbedingt Vorrang. Eine „Devitalisation" führt stets zu Schäden im periapikalen Raum und damit unweigerlich zum odontogenen Herd, der sich weder durch eine Wurzelspitzenresektion, noch durch eine Replantation eliminieren läßt, wie alle entsprechenden EAP-Kontrollen gezeigt haben.

So bleibt zur Herdprophylaxe vielfach nur die Zahnentfernung. Aber auch diese muß lege artis durchgeführt werden, wie wir es besprochen haben.

Die immer noch übliche „einfache" Extraktion ist untauglich, denn zur Herdentfernung muß auch der kranke Zahnhalteapparat und der erkrankte Kieferknochen entfernt werden, nicht nur der kranke Zahn! Geschieht das nicht, wird das Herdgeschehen durch einen kranken Zahn nur in ein Herdgeschehen durch den verbleibenden kranken Kieferknochen (Restostitis = RO) umgewandelt!

Zwar hat HARNDT, Berlin, eine Arbeit veröffentlicht unter dem Titel „Über das Schicksal der verbleibenden Entzündungen im Knochen nach der Extraktion". Darin bestreitet er das Vorhandensein von Restherden, also von zirkumskripten Ostitiden im Leerkiefer ohne Fremdkörpereinwirkung. Aber HARNDT beurteilt seine Leerkiefer nur anhand von Röntgenaufnahmen — ohne jede Kontrolle durch funktionelle Testmethoden. Zur exakten Diagnose einer chronischen Entzündung im zahnlosen Kieferbereich gehört neben allen klinischen Untersuchungen nach unserer Erfahrung aber die Bestätigung durch wenigstens einen elektrischen Test. R. TÜRK konnte das anhand von mehr als 1200 histologischen Restherduntersuchungen bestätigen. Er fand nach chirurgischer Entfernung von testpositiven Leerkieferstrecken
284 entzündliche Knochennarben,
311 Knochennarben,
473 Osteomyelitiden,
128 ossifizierende Ostitiden und
35 Osteosinusitiden.

TÜRK unterscheidet 3 Arten von pathologischen Kieferveränderungen, die bei Nachoperationen immer wieder anzutreffen sind:
... die rarefizierende Ostitis,
... die ossifizierende oder sklerotisierende Ostitis und
... die bindegewebige Knochennarbe.

Die Genese der rarefizierenden Ostitis ist verschiedenen Ursprungs, angefangen vom Wurzelgranulom über die Zyste zu Fremdkörpern, Wurzelresten, Wundpuderteilchen, Amalgamresten, Wurzelfüllungsmaterialien bis hin zum abgebrochenen Bohrerteil. Immer stellt sie eine *lokale Entzündung des Knochenmarks* dar.

Histologisch zeichnet sich diese Entzündung aus durch Leukozytenansammlungen, Riesenzellen, Bindegewebsfasern und teilweise durch Einschmelzungen. Dabei ist im Kiefergebiet zu beobachten, daß gesundes Knochenmark unter der lokalen Entzündung fettig degenerieren kann.

Die ossifizierende Ostitis wird noch heute von vielen für einen einfachen „abgeschlossenen" Prozeß im Kiefer gehalten. In einer Arbeit hat aber SCHUG-KÖSTERS, München, schon vor Jahren darauf hingewiesen, daß die *Knochenneubildung* unter dem Einfluß *chronischer Entzündungen* entsteht, daß also die Osteosklerose als ein locus minoris resistentiae die Rolle eines Keimfängers spielt. Darum muß sie bei Sanierungen als streuverdächtig immer mit entfernt werden. Eine ossifizierende Ostitis beobachten wir
1. um einen Wurzelrest herum,
2. bei chronischen Ostitiden,
3. als sog. Belastungssklerose bei schiefstehenden Zähnen und Brückenankern,
4. als besondere Form der sekundären Heilung von Extraktionswunden und
5. nach Abszessen.

Histologisch zeigt der Knochen keinen normalen laminären Aufbau nach dem HAVERSschen System, sondern einen streifenförmigen faserigen Aufbau.

Es handelt sich also um einen rasch gebildeten Faserknochen mit zahlreichen Knochenhöhlen, aber sehr wenigen Knochen*markräumen*.

Über *die bindegewebige Knochennarbe* ist bislang sehr wenig geschrieben worden. Nach TÜRK entsteht sie bei *Extraktionsausheilungsprozessen per secundam*, bei denen das Höhenwachstum des Granulationsgewebes im Verhältnis zur Epithelisierung und Schließung in der Horizontalen nicht Schritt gehalten hat.

Somit wird Bindegewebe mit kleinen Epithelteilchen vom Knochen umschlossen und kann nicht von diesem resorbiert werden. Diese bindegewebige Knochennarbe erscheint dann im Test als Störzone.

Histologisch sieht man bindegewebige Fasern mit gelegentlichen Epithelzelleinschlüssen, Plasmazellen, Einschlüssen von Medikamentenresten — wie Jodoform oder Talkum — oder teilweise auch lymphozytäre Einlagerungen. Wenn man nicht testet, können destruierende Prozesse von uns unbemerkt im Knochen ablaufen. FABIAN, Hamburg, machte Aufnahmen von Leichenkiefern mit riesigen Knochendefekten im Kiefer, die ihre Füllmasse durch Mazeration verloren hatten. Die Defekte erreichten Haselnußgröße. Sie wurden rein zufällig bei der Obduktion chronisch Kranker entdeckt. *Keiner* dieser Patienten war wegen dieser chronischen Kieferprozesse behandelt worden. Sie stellen den Endzustand nach einer typischen Osteomyelitis in zirkumskripter Form dar; perivaskuläre Rundzelleninfiltrate und Bakterienansammlungen haben also zu Einschmelzungen, Sequestierungen und bindegewebigen Umwandlungen geführt. Sie sind die *Folge* von Entzündungen oder auch von persekundam-Heilungen, die später eine Nachoperation der entstandenen Restherde unvermeidlich machen. Aufgrund dieser Befunde müssen wir unsere üblichen Manipulationen — wie Auskratzen mit dem scharfen Löffel und Spülen mit desinfizierenden Lösungen als ausreichend in Frage stellen. Das sogenannte Granulom mag damit mikroskopisch entfernt werden, was aber wird aus den unzähligen mehr oder minder infizierten Markräumen und Spongiosateilen, die sich unter der geschlossenen Wunde selbst überlassen bleiben? Wir müssen dabei bedenken, daß der durch Zivilisationsschäden vorbelastete menschliche Organismus kaum in der Lage ist, zusätzliche Abwehrleistungen zu vollbringen. Also müssen *wir* unsere Extraktionstechnik und unsere Operationstechnik den heutigen Erkenntnissen *anpassen*.

Wenn wir früher nach bestem Wissen nach der althergebrachten Methode „saniert" hatten, stellten sich nach anfänglicher Besserung bei vielen Herdkranken wieder Recidive ein. Die Suche nach der *Ursache* dieser Mißerfolge führte zu den elektrischen Testmethoden, die eine erhebliche *Erweiterung* der *Diagnose*möglichkeit brachten. Wir machten unsere eigenen Extraktionsnarben nach Jahren wieder auf, wenn sie im Test positiv ansprachen, und waren entsetzt, was wir darin fanden!

Wir probierten verschiedene Operationsmethoden aus, um derartige Restostitiden in Zukunft zu vermeiden und fanden als *Notwendigkeit* die *perprimam-Heilung!*

An der Extraktionstechnik als solcher hat sich nicht viel geändert, nur klappen wir schon vorbeugend auf, um Schleimhaut und Periost zu schonen. Auch muß die Alveole soweit entfernt werden, daß sie *gut* zu inspizieren ist. Wir verwenden Absaugpumpen, um das Austupfen der Wunden mit Textiltupfern zu vermeiden, denn dadurch kommt es leicht zur Infektion der noch gesunden angrenzenden Markräume. Nach der Entfernung von mehrwurzeligen Zähnen ist besonders auf das intraradikuläre Septum zu achten. Durch die Ramifikation der Wurzelkanäle wird es oft so infiziert, daß es nicht mehr zu retten ist. Auch papierdünne bukkale Alveolenwände müssen häufig mit entfernt werden.

Eine weitere Gefahr für die geforderte per-priman-Heilung stellen die weit in den Knochen hineinragenden *Entzündungslakunen* dar, welche sich bei den einzelnen Schüben der chronischen apikalen Entzündung gebildet haben. Sie sind oft röntgenologisch nicht feststellbar, weil sie durch den Wurzelschatten verdeckt sind. Sie stellen sich optisch eigentlich nur durch stark vaskularisierte Gebiete dar, in denen alle Stadien der Osteomyelitis zu finden sind.

Alveolen und intraradikuläre Septum müssen daher gründlich ausgefräst werden, damit wirklich alles Granulationsgewebe und der ganze bindegewebig veränderte Knochen entfernt werden. Leider muß dabei manchmal z. T. noch gesunder Knochen weggefräst werden, um auch die letzten Tiefen dieser Entzündungen zu finden. Muß die bukkale Wand mit entfernt werden, löst man vorher Schleimhaut und Periost möglichst sorgfältig. Geschnittene Wundränder sind überdies später beim Nähen besser zu versorgen, als eine beim Ausmeißeln willkürlich gerissene Schleimhaut.

Befinden sich ein Granulom oder entzündliche Gewebe im Bereich der *Kieferhöhle*, muß der Zahnfleisch-Periost-Lappen besonders schonend vom Knochen abpräpariert werden, um für eine eventuell notwendig werdende Schleimhautplastik genügend Material zu erhalten. Der kranke Knochen bedarf dabei einer besonders exakten Behandlung. Meistens muß man die bukkale Wand entfernen, damit der Kieferhöhlenboden genau zu inspizieren ist.

Hat die Entzündung des Odontons auch schon die Schleimhaut der Kieferhöhle infiziert, darf man sich nicht scheuen, diesen Teil des knöchernen Kieferhöhlenbodens mit zu entfernen. Ebenfalls muß man die erkrankte Kieferhöhlenschleimhaut herausnehmen. Anschließend wird die Kieferhöhle mit ozonisiertem Wasser oder mit Traumeel gründlich ausgespült und schließlich dicht vernäht (OP nach GROSS/GAUSS).

TÜRK bläst zum Abschluß durch die vernähte Schleimhaut ca. 10–20 ccm Ozon in die Kieferhöhle.

Wenn man die Kieferhöhlenschleimhaut und den Kieferhöhlenknochen nicht ganz gewissenhaft säubert, kann es später zu Osteosinusitiden kommen, die den HNO-Ärzten so viel zu schaffen machen.

Noch ein paar Worte zur Sanierung der retromolaren Räume:

Eine dentitio difficilis kann im Knochen oft tiefe Kavernen hinterlassen, die sich bis weit in den aufsteigenden Ast hineinziehen. (Arbeiten von GROSS, Köln, und SOLLMANN, München.) Die Ausräumung solcher Entzündungsgebiete stellt uns oft genug vor schwierige Probleme. Auch hier muß weit aufgeklappt werden. In die Tiefe gewachsenes Epithel und das hydropisch degenerierte Zahnsäckchen sind sorgfältig zu entfernen. Bei verlagerten Zähnen ist auf die Entfernung des Zahnsäckchens und der umgebenden Entzündung zu achten. Ein Abflachen zur bukkalen Seite hin ist meist angezeigt, damit es nicht zu einer

Sekretverhaltung in Knochen kommt. Sollten sich um verlagerte Zähne größere Zysten gebildet haben, die eine per-primam-Heilung nicht erreichen lassen, dann müssen die Knochenränder um die Zystenränder herum abgeflacht werden. Die Schleimhaut am Fundus der Zyste ist zu belassen und ihre Ränder mit der Mundschleimhaut zu vernähen. Dadurch ist der Knochen vor Infektionen geschützt. Der Wachstumsdruck des Knochens wird den Knochendefekt im Laufe der Zeit beseitigen.

Zur Entfernung *paradental geschädigter Zähne* mit vertikalen Knochentaschen, deren Prognose in der Paradentalchirurgie schlecht ist, wäre zu sagen: die Zerstörungen an den Alveolarfortsätzen sind oft viel umfangreicher, als man klinisch und durch Röntgenaufnahmen feststellen kann. Hier ist das routinemäßige Aufklappen für ein exaktes Säubern des Knochens unter Sicht unerläßlich. Bei aller Sorgfalt sollte man sich jedoch hüten, allzu heroisch vorzugehen; vielmehr sollte man nur das unbedingt Notwendige an Knochen entfernen, um eine spätere funktionelle *prothetische Versorgung* des Patienten nicht zu *gefährden*. Ein besonderes Problem in unserer Chirurgie stellt bei der Wundheilung *das zu große Blutkoagulum* dar, besonders das subperiostale. So sollte man von vornherein versuchen, das Blutkoagulum so klein als möglich zu halten. Das geschieht am besten dadurch, daß man schon während der Operation alle oberflächlichen Blutungen stillt — unterstützt durch eventuelle orale oder parenterale Gaben von Blutstillungsmitteln und durch Berieseln mit physiologischer Kochsalzlösung. Gelatineschwämme sind weder zur Blutstillung, noch zur Ausfüllung des Defektes geeignet! Häufig genug wird man Rezidive sehen, die durch schlecht eingeheilte Gelatineschwämme verursacht sind. Ein zu großes Blutkoagulum birgt mehrere Gefahren in sich:
1. infiziert es sich leicht und
2. ist der Körper — gerade beim subperiostalen Hämatom — oft nicht in der Lage, es richtig zu organisieren. Es heilt dann nicht knöchern, sondern bindegewebig aus.

Sehr problematisch ist auch die per-secundam-Heilung durch Tamponade. Ganz abgesehen von den Puderteilen, die durch das Tamponieren in die Markräume gedrückt werden können und dann zwangsläufig zu Fremdkörpergranulomen führen müssen, ergeben sich aus der Tamponade noch andere Schwierigkeiten:
1. schützt sie die Markräume nicht über längere Zeit exakt vor Infektionen,
2. ist es praktisch unmöglich, das Wachstum des Gewebes in beiden Ebenen so zu steuern, daß am Ende ein exakter Defektverschluß entsteht.

Um eine *per-primam-Heilung* zu erreichen, sind die 3 wichtigsten Voraussetzungen:
1. die beschriebene exakte Ausräumung des kranken Knochens — dazu gehört auch die ebenso penibel durchgeführte Wundrandtoilette,
2. eine möglichst dichte Naht aller Wunden im Mund — nicht nur bei großen Eingriffen — und
3. ein richtiger intraoraler Wundverband.

Gelingt es nicht, nach der Extraktion einzelner Zähne — vor allem im Molarenbereich — eine dichte Naht zu erreichen, versucht man, die angefrischten Wundränder möglichst nahe aneinanderzubringen und näht trotzdem. Bei mehreren Extraktionen in einer Kieferhälfte sind die Zahnfleischränder schonend zu begradigen, alle Entzündungs- und Epithelreste von der Innenseite zu entfernen und die Zahnfleischlappen Stoß auf Stoß zu vernähen.

Zum *Wundverband* wäre folgendes zu sagen:

Auf diesem Gebiet habe ich in meiner Praxis jahrelang Versuche gemacht und mit den unterschiedlichsten Mitteln experimentiert. Als *bestes Wundabdeckungsmittel* hat sich mir bislang reines ungefärbtes *Bienenwachs* angeboten, über das man dann die verschiedenen anderen Materialien als Haltemasse auftragen kann.

Bienenwachs nehme ich deshalb, weil es besonders gewebsfreundlich ist und bei Körpertemperatur plastisch bleibt. Daher wirkt es als Druckpuffer zwischen dem geschädigten Gewebe und der harten Abdeckplatte, auch bei leichter Schwellung der Schleimhaut. Besondere Sorgfalt sollte man den Rändern der Abdeckplatte angedeihen lassen, damit sie immer gut vom Wachs umschlossen sind und so jeden Reiz durch Druck oder Reibung vermeiden. Seit der Anwendung dieses Wundverbandes habe ich im Gegensatz zu früher *keine* einzige *Drucknekrose* erlebt trotz meiner sehr umfangreichen chirurgischen Praxis.

Dieser von mir propagierte Wundverband hat nun eine ganze Reihe von Aufgaben

1. schützt er die Wunde vor grober Verschmutzung,
2. preßt er den gelockerten Periost-Schleimhaut-Lappen an den Knochen. Hierdurch wird das Blutkoagulum kleingehalten, wie vordem gefordert,
3. wird der Zungen- und Wangendruck während der ersten Tage nach der Extraktion vermieden und damit eine Ruhigstellung der Wunde erreicht. Das Blutkoagulum hat Zeit, sich zu festigen und der Gewebsschock des verbleibenden Knochengewebes und Periosts kann sich lösen,
4. werden die Wundränder und Nähte durch den Verband fest zusammengehalten. Es kommt nicht durch mechanische Kräfte zum Einreißen der Nahtlöcher, sondern die Stoß auf Stoß vernähten Wundränder haben vielmehr die Möglichkeit, schon fibrös zu verkleben,
5. herrscht unter dem Verband das Milieu der BIERschen Kammer, die auch in der großen Chirurgie gerne zur besseren Wundheilung herangezogen wird und schließlich kann man
6. durch den Verband auf die spätere Form und Ausdehnung des Prothesenlagers einen günstigen Einfluß nehmen.

Der Wundverband sollte 1—2 Tage belassen werden. Eine zusätzliche Medikamentation zur Stärkung der Abwehr, zur Entzündungshemmung und damit zur schnelleren Heilung ist anzuraten. 8 Tage sollte nicht geraucht werden, da erst am 6. Tag eine Organisation des Blutkoagulums beginnt.

Bei größeren Eingriffen empfiehlt sich Bettruhe und Tee- oder Saftfasten. Dabei hat das Fasten nicht nur den Sinn, das Eindringen von Speisen in die Wunden zu vermeiden, sondern es aktiviert die Abwehrkräfte des Körpers, gibt der Leber Zeit zur Entgiftung der in den Körper eingedrungenen Toxine, und die erhöhte Flüssigkeitszufuhr unterstützt die vermehrte Toxineausscheidung. Ich bin sicher, daß eine große Anzahl von Kollegen, die Notwendigkeit *so* spezifischer chirurgischer Eingriffe nicht einsieht. Ich selbst bin jedoch der festen Überzeugung, daß wir in naher Zukunft alle werden lernen müssen umzudenken; dann nämlich, wenn die Zusammenhänge zwischen Foci und Organismus in der gesamten Kollegenschaft allgemeinen Eingang gefunden haben.

Nicht die *Schmerzfreiheit* am Kiefer darf das Kriterium für eine gute Heilung sein, sondern nur die Überprüfung der Wunden durch Inspektion, Röntgenaufnahmen und negative Teste können uns Auskunft darüber geben, ob wir sauber und exakt gearbeitet haben und damit dem Knochen die Möglichkeit gegeben haben, sich zu reorganisieren.

Ich möchte nochmals betonen, daß ich keine Postulate aufstellen kann und will, ich möchte Sie vielmehr nur dazu anregen nachzudenken, ob man in der täglichen Praxis durch die Chirurgie eventuell einen Beitrag leisten könnte zu der geforderten *chirurgischen Herdprophylaxe.*

Zusammenfassung

Viele Odontogene Herde lassen sich vermeiden
wenn man folgendes beachtet:
1. *Die klinische Untersuchung* muß durch elektrische Herdtestverfahren ergänzt werden.
2. *Bei der Röntgendiagnostik* ist ein Status mit wenigstens 12 Bildern erforderlich. Zusätzliche Panoramaaufnahmen verbessern die Rö-Diagnostik!
3. *In der konservativen Zahnheilkunde:* Silberamalgam bestmöglich vermeiden, verschiedene Metalle im gleichen Mund vermeiden, Strombildung vermeiden, allergisierende Kunststoffe und Medikamente vermeiden, Turbine vermeiden, da ungenügende Kühlung (Dentin wird überhitzt), Wurzelbehandlungen können höchstens als Kompromißtherapie auf Zeit gelten!
4. *In der Chirurgie:* An die Stelle der Extraktion muß die operative Zahnentfernung treten. Wurzelspitzenresektionen sind keine Maßnahme zur Herdtherapie.

Mitarbeit der Patienten

THIELEMANN hat in Frankfurt Untersuchungen durchgeführt. Diese ergaben: Von 100 Patienten ließen sich nur 50% sanieren. Von diesen wurde nur ein Teil wirklich saniert; andere ließen sich nur teilweise herdsanieren. Der Krankheitsverlauf dieser Patienten war nicht signifikant besser — also nützt Teilsanierung nichts! Der Krankheitsverlauf der vollsanierten Patienten war deutlich schneller und besser — auch wirtschaftlicher, da die Belastung der Krankenkassen geringer war. Das Belastungsverhältnis der Kassen durch sanierte Patienten und nicht sanierte Patienten betrug nach den Ermittlungen THIELEMANNs 1:20

Also ist Herdsanierung sozial, wirtschaftlich, sinnvoll und notwendig.
Was kann man prophylaktisch tun?
a) Aktivierung der Entgiftungsorgane, insbesondere Aktivierung der Leber,
b) Aktivierung der Ausscheidungsorgane, also besonders Niere, Tonsillen und Haut,
c) viel Schlaf, aber natürlicher Schlaf muß es sein, kein Tablettenschlaf, welcher

nur ein hypnotischer Schlaf ist und keine bioenergetischen Energiereserven produziert,
d) Umstellung auf natürliche Ernährung mit möglichst viel frischer Kost, die auf biologisch sauberen Böden produziert wurde. Empfehlenswert ist gesunde Frischmilch, aber nicht milchähnliche Getränke, wie sie heute von den Molkereien geliefert werden, denn Molkereimilch ist denaturiert, weil vitaminisiert, pasteurisiert, standardisiert und homogenisiert.

Auch Obst und Gemüse sind nur gut, wenn sie ungespritzt erzeugt werden auf gesunden Böden! Mit gespritztem Gemüse aus den Gewächshäusern können wir keine gesunde Jugend großziehen und keine Kranken optimal ernähren! Mit dem Fleisch ist es ähnlich! Kälber, die aus wirtschaftlichen Gründen mit Kraftfutter pro Tag 2 kg zunehmen müssen, liefern wohl gutaussehendes Fleisch, aber kein gesundes Fleisch!

So könnte ich noch viele Beispiele bringen. Aber ich denke, es genügt, um Ihnen zu zeigen, was man meines Erachtens durch Aufklärung und ohne besonders große Kosten auch für unsere Kinder und Jugendlichen tun kann, damit sie gesund aufwachsen und nicht so leicht anfällig werden für die Entstehung von Herden, d. h. für die Entstehung von chronischen Prozessen, die durch die Folgeerkrankungen zu einer Crux nicht nur für die Betroffenen, sondern für uns alle werden.

VII. Die HNO-Herdtherapie

Während die zahnärztliche Herdtherapie primär chirurgisch orientiert ist, wird bei der Therapie von Herden im HNO-Gebiet stets konservativ begonnen. Erst, wenn diese und die vorausgegangene zahnärztliche Therapie erfolglos bleiben, hat die chirurgische HNO-Therapie ihre Indikation. Damit ist zugleich die immer wieder gestellte Frage beantwortet, wer bei einem Herdgeschehen sowohl im HNO-Bereich, als auch im Zahn- und Kieferbereich zuerst chirurgisch therapieren soll. Das gilt besonders bei tonsillogenen Herden. Hier ist in der Regel besonders eine Tonsilla palatina mit schlechter Funktion besser, als eine immer noch beherdete Resttonsille.

Ähnliches gilt auch für Kieferhöhlen-Herde. Diese sind relativ oft dentogen bedingt und heilen aus, wenn die benachbarten Zahn-Kieferherde beseitigt sind. Zumindest ist aber für den HNO-Arzt eine Kieferhöhlen-op sehr viel aussichtsreicher durchführbar, wenn zuerst die benachbarten Zahn-Kiefergebiete in Ordnung gebracht werden.

Eine nicht seltene Beobachtung im EAP-Test ist auch, daß Herde im HNO-Bereich „wandern". Wurde z. B. eine Tonsilla palatinae ohne ausreichende biologische Nachbehandlung operativ entfernt, dann bekomen die Tonsilla lingualis und/oder die Tonsilla laryngea chronisch-degenerative Meßwerte und Zeigerabfälle.

Die für die HNO-Herddiagnostik verfügbaren Meßpunkte sind bereits auf S. 340 in Abb. 27 dargestellt worden. Beim Durchmessen dieser Punkte ist zu beachten, daß Zeigerabfälle nicht so deutlich herauskommen, wie z. B. an den Hand- und Fußmeßpunkten.

Zur Diagnostik und damit zugleich auch für die Therapie stehen dem HNO-Arzt zahlreiche potenzierte Mittel zur Verfügung, die bereits auf S. 30 zusammengestellt wurden.

8. TEIL

Die Therapie von Narbenstörfeldern

Narben entstehen durch operative Eingriffe, Verletzungen oder Verwundungen. Wie Abb. 49 zeigt, gelten bei einigen Stämmen in Afrika Narbenkeloide als Zeichen von Würde und Stolz. Narben können aber auch Meridiane bzw. Sekundärgefäße unterbrechen und auf diese Weise Energieblockaden machen. Sie können zusätzlich Nervenbahnen unterbrechen und so zu Narbenstörfeldern werden.

Der EAP-Arzt sollte sich mit den Narbenproblemen befassen, insbesondere, wenn er chronische Fälle erfolgreich behandeln will.

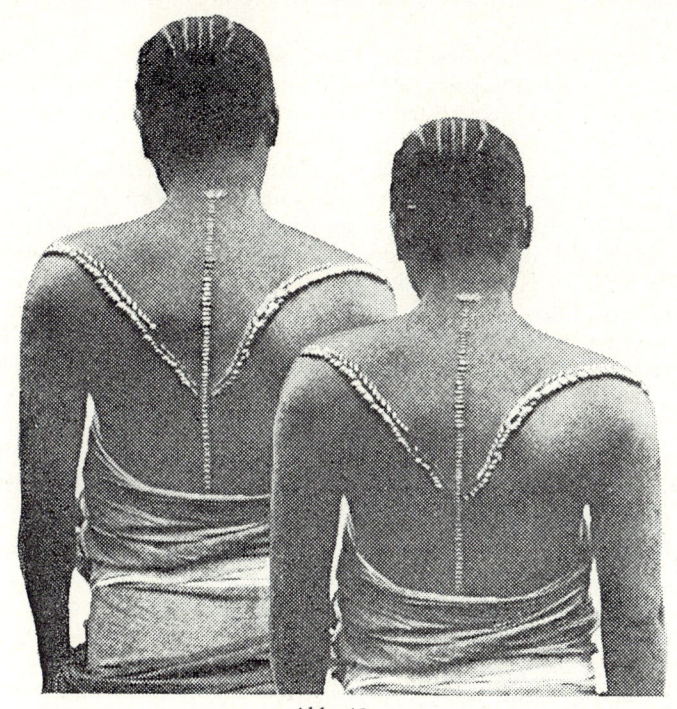

Abb. 49

I. Die Narbendiagnostik

Eine gute Hilfe bietet die EAP bei der Suche nach den *Störstellen in der Narbe*, denn selten stört die Narbe in ihrer ganzen Länge. Hinweise in dieser Richtung wurden bereits gegeben in Band I und in Band II.

Die Narbendiagnostik läßt sich mit jedem EAP-Gerät auch wie folgt durchführen:

... inaktive Elektrode dem Patienten in eine leicht angefeuchtete Hand geben,
... die zu prüfende Narbe ebenfalls leicht anfeuchten,
... das EAP-Gerät auf „Diagnose" stellen,

... mit dem Testgriffel langsam über die ganze Länge der Narbe fahren und dabei auf gleichbleibenden Druck achten,
... alle Punkte auf der Narbe mit Tusche markieren, welche Meßwerte von 80 Ts und darüber haben oder, welche besonders schmerzhaft sind. Besonders auf Anfang und Ende der Narbe achten sowie auf die Nahtstichkanäle

Auch die *Störwirkung einer Narbe* läßt sich mit Hilfe der EAP klären. Will man z. B. wissen, ob ein Patient durch Narben belastet ist, so messe man die Narbenmeßpunkte am rechten und linken Fuß. Findet man dabei einen Zeigerabfall, so ist das ein Zeichen dafür, daß auf der betreffenden Körperseite eine Narbe stört.

Will man wissen, ob eine bestimmte Narbe Störungen macht, kann man homöopathische Mittel direkt auf der Narbe austesten und am Narbenmeßpunkt prüfen, ob der Zeigerabfall verschwindet und weiter, ob und wie stark sich der Meßwert in Richtung Norm verbessert.

Wird vermutet, daß eine bestimmte Narbe eine bestimmte *Fernwirkung* macht, also z. B. eine Narbe am rechten Unterarm im Verlauf des Herz-Meridians das Herz belastet, so mißt man zuerst die Herzmeßpunkte an der rechten Hand, gleicht die Störstelle auf der Narbe mit homöopathischen Mitteln aus und mißt dann die Herzmeßpunkte nach.

Verändern sich diese in Richtung Norm, weiß man, daß das Herz durch eine bzw. mehrere rechtsseitig gelegene Narben belastet ist. Die Stärke der Wertänderung in Richtung Norm ist zugleich ein Hinweis auf die Stärke der Narbenstörung.

II. Die Narbentherapie mit potenzierten Mitteln

Narbenprobleme sind die Domäne der Neuraltherapie. Der EAP-Arzt kann zusätzlich, zuweilen auch allein die Narbenprobleme in den Griff bekommen, indem er den Narbenmeßpunkt mit homöopathischen Mitteln ausgleicht. Die Lage des Narbenmeßpunktes geht aus Abb. 50 hervor.

Dabei gilt der Narbenmeßpunkt am rechten Fuß für die Narben im Bereich der rechten Körperseite und entsprechend der Narbenmeßpunkt links für die linke Körperseite.

In nachfolgender Übersicht hat die praktische Ärztin Frau E. BADE aus Freudenstadt homöopathische Mittel angegeben, die sich in langjähriger Praxiserfahrung zum Ausgleich des Narbenmeßpunktes bewährt haben.

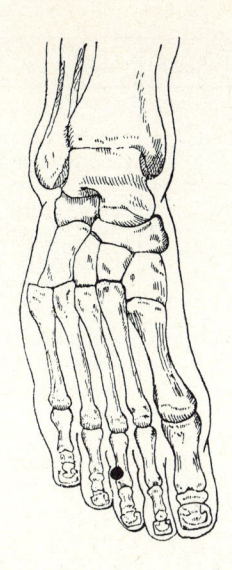

Abb. 50: Der Narbenmeßpunkt

Homöopathische Mittel	KuF-Reihe	Indikation
Abrotanum	HM 18	Rote, keloidartige Narben
Acidum fluoricum	HM 154	Narbenverhärtungen, Jucken an Narben, Narben brechen wieder auf oder öffnen sich an kleinen Stellen
Acidum nitricum	HM 87	Schleimhautnarben (z. B. Magen, Mund usw.) blutende Ulzerationen, Schmerz bei Wetterwechsel, in Kälte und nachts, Intertrigo
Acidum sulfuricum	HM 227	Blutunterlaufungen nach Verletzungen und Quetschungen, Beulen, besonders bei kachektischen oder geschwächten Konstitutionen mit Neigung zu Purpura oder Zersetzung des Blutes Rot-Blau-Verfärbung von Narben (Nach LIPPE) Böse Folgen von mechanischen Verletzungen wie von Quetschung, Fall, Stoß, Druck durch stumpfe Instrumente und Konturionen, Verklebungen an serösen Häuten
Antimonum crudum	HM 90	Narbenverhärtungen, Schwielen

Homöopathische Mittel	KuF-Reihe	Indikation
Argentum nitricum	HM 16	Schleimhautnarben (auch Ulcus ventriculi und duodeni)
Arnica	HM 36	Folgen einer Verwundung (lt. NASH, Seite 285) Erschütterungen, Schädelbruch mit Hirndruck, lang bestehende Kopfschmerzen, Hirnhautentzündung mit Blutunterlaufungen, Netzhautblutungen, Taubheit, Nasenbluten, frisch plombierte Zähne, Leiden durch Stöße auf den Magen oder andere Eingeweide, Quetschungen und Beulen
Arsenicum album	HM 49	Brennschmerz in Narben, Aknenarben, Psoriasisnarben, Zosternarben
Belladonna	HM 134	Folgen von Commotio cerebri
Bellis perennis	HM 76	Quetschungen
Calcium carbonicum	HM 10	Folgen von Verrenkungen und Verstauchungen
Calcium fluoratum	HM 162	Keloidartige Narbenverhärtungen, gerötete Narben
Calcium phosphoricum	HM 9	Stichverletzungen in den Knochen, Folgen von Knochenbrüchen
Calcium sulfuricum	HM 163	Narbenverhärtungen, Keloidbildungen
Calendula	HM 211	Folgen von Muskelzerreißungen und Zerquetschungen, Rißwunden
Cantharis	HM 95	Folgen von Verbrennungen, Blasenbildung, (auch Zoster, Herpes, Kauterisationen, Insolatio usw., Ätzungen)
Capsicum	HM 165	Folgen von Verbrennungen, Blasenbildung, (auch Zoster, Herpes, Kauterisationen, Insolatio, Ätzungen usw.)
Causticum	HM 12	Brennschmerz in Narben, (Fissura ani usw.) Folgen von Verbrennungen, Rö-Bestrahlungen, Ätzungen, Stromeinwirkung usw., Narben brechen auf, öffnen sich wieder
Chamomilla	HM 138	Wunden, die ständig eitern und nicht heilen

Homöopathische Mittel	KuF-Reihe	Indikation
Conicum	HM 17	Folgen von Druck oder Stoß mit nachfolgender Bindegewebeverhärtung (Knoten und Verhärtungen, hart wie Stein!)
Eupatorium perfoliatum	HM 299	Schmerzen und Lahmheit der Handgelenke nach Verletzungen
Graphites	HM 61	Keloidartige Hautnarben, Narben nach Ekzemen, Narben nach Ganglionexstirbation, Narben brechen auf, öffnen sich wieder
Hamamelis	HM 239	Folgen von Quetschungen, Beulen
Hepar sulf.	HM 2	Wunden die ständig eitern und nicht heilen, Akne- und Furunkelnarben, Pusteln um Wunden herum, Phlegmonen und Abszesse, Status nach skrofulösen Hautausschlägen
Hypericum	HM 62	Verletzungen der Nerven, Stiche durch Nadeln, Nägel, Splitter, Dornen; Bissen bis zu heftigen Rückenmarks- oder Gehirnerschütterungen, besonders an Stellen, die an Gefühlsnerven reich sind, Narben-Affektionen
Kalium bichromicum	HM 146	Ulzera wie ausgestanzt, Narben nach Ulcus ventriculi und duodeni, Schleimhaut- und Hautnarben
Lachesis	HM 3	Folgen von stark blutenden Wunden, (auch Krampfaderblutungen, Hämorrhoiden, nach Abrasio, nach Operationen usw.)
Ledum	HM 257	Folgen von Stichverletzungen, Grünverfärbung von Narben oder Gewebsteilen, Blutunterlaufungen und Mißfärbungen der Haut nach Verletzungen und Quetschungen, dunkle bzw. blaue Flecke, „blaues Auge" durch (Faustschlag), *Stichwunden* (Nagel, Nadel, Insektenstiche, besonders von Mücken), Akne konglobata, Knoten auf der Stirn
Lycopodium	HM 65	Narbenbeschwerden fangen rechts an und wandern nach links, Schmerzen von 16—20 Uhr, Verklebungen der serösen Häute, Keloide

Homöopathische Mittel	KuF-Reihe	Indikation
Mezereum	HM 242	Narbenschmerzen nach Herpes-Grubtionen, (Zoster) krustigen Geschwüren mit darunterliegendem Eiter, neuralen Störfeldern mit flächenhaften Paraesthesien
Nux vomica	HM 114	Blutungen in die Augenbindehaut bzw. Lederhaut. Folgen von Verrenkungen oder Verstauchungen
Petroleum	HM 68	Risse, Rhagaden (Hohlhand, retroaurikulär), Status nach schorfigen Ekzemen
Phosphorus	HM 7	Folgen von Verbrennungen
Phytolacca	HM 22	Brennende Narbenschmerzen (Narben nach Tonsillektomie, die in beide Ohren ausstrahlen können, hochrote Schleimhaut, Brennen im Hals), fistulöse Eiterungen
Rhus Toxicodendron	HM 86	Folgen von Verrenkungen und Verstauchungen
Ruta grav.	HM 221	Verletzungen nach Fall — wie zerschlagen, Verletzung und Quetschung an der Knochenhaut, Beulen, Schmerzen und Lahmheit vornehmlich des Handgelenkes, Knochenprellung mit Hämatom
Sanguinaria	HM 116	Narbenkeloide
Silicea	HM 4	Wunden, die ständig eitern und nicht heilen, Fisteleiterungen, Osteomyelitis, Ohreiterungen, Narbenverhärtungen, Narben oder Fisteln brechen wieder auf
Staphisagria	HM 151	Folgen von Schnittverletzungen, (nach Operationen)
Sulfur	HM 1	Narbenkeloide, Brennen in Narben, hochrote Narben, Juckreiz in Narben, Kratzen lindert, Narben nach chronischen unterdrückten Hautausschlägen
Symphytum	HM 198	Folgen von Frakturen, „Symphytum" ist für den Knochen das, was „Arnica" für die Weichteile ist (RECKEWEG)
Thiosinamin	P 33	Narbenkeloide, Adhaesionen an serösen Häuten

Homöopathische Mittel	KuF-Reihe	Indikation
Thuja	HM 19	Narbenkeloide, Warzen, Kondylome, Narben nach Hagel- bzw. Gerstenkörnern, *Pocken*narben, Rhagaden (After, Mund), Epitheliome, Naevi, Alopecia areata

Tab. 266

Sonstige Narbenmittel

Mittel	Hersteller	Indikation
Rufebran Nr. 1	Staufen-Pharma	Bei Nervenschmerzen in Narben, bei neuralen Störfeldern
Rufebran Nr. 5	Staufen-Pharma	Bei Pyodermien, Akne-Narben, Narben nach Furunkulose usw.
BN - 53 -	Staufen-Pharma	Narbenstörfelder jeder Art der Haut- und Schleimhaut
Graphites-Homakkord	Heel	Narbengewebe

Tab. 267

III. Blockaden

Energieblockaden erkennt der EAP-Arzt im Meridianbelastungstest gemäß Band II, wenn sich zu niedrige oder zu hohe Meßwerte trotz Strombelastung nicht verändern.

Blockaden geben sich auch als *Regulationsstarre* zu erkennen im Elektrohauttest (EHT) nach STANDEL und GEHLEN oder im Infrarottest nach SCHWAMM (vgl. Band II) und im Leukozytentest (s. S. 299).
Blockaden können gelöst werden:
1. durch Neuraltherapie,
2. durch intensive gezielte Strombelastung mit Wechselpulsen über die 4 Ableitungen mit Kribbelintensität gemäß Band I,
3. durch Strom-Moxen auf die im EHT erkennbaren „geröteten" Hautareale,
4. durch Wärmetherapie, indem man den Patienten unter Kontrolle intensiv schwitzen läßt und
5. durch Normalisierung des Mineralhaushalts gemäß S. 216.
Ergänzend werden die „blockierten" Meridiane mit getesteten Medikamenten ausgeglichen. Dazu gehören:
... potenzierte Mittel aus dem Zitronensäurezyklus gemäß S. 215,
... potenzierte Mesenchymblocker, wie z. B. Cortisonpräparate, Barbiturate u. ä.,
... alle im Test passenden Entgiftungsmittel.

9. TEIL

Die Tumordiagnostik und -therapie mit Hilfe der EAP

Auf die Genese des Krebsgeschehens kann an dieser Stelle nicht eingegangen werden. Gesichert erscheint, daß Krebs auftritt, wenn die kybernetischen Steuerungsfaktoren des Gesamtorganismus gestört sind und lokal versagen.

Eine gesunde Lebensführung in einer bestmöglich geordneten Umwelt bei ausreichender körperlicher und geistiger Belastung ist sicherlich eine wesentliche Voraussetzung, um vor einem kanzerogenen Geschehen bewahrt zu werden.

I. Die Tumordiagnostik mit Hilfe der EAP

Die Diagnostik von Tumoren mittels EAP steht noch in den Anfängen (vgl. Band II, S. 200). Erfolgversprechende Ansätze sind vorhanden, wenn die klinischen Unterlagen berücksichtigt werden.

Der EAP-Arzt muß zumindest mit einer Tendenz in Richtung Ca-Geschehen am zugeordneten Organ denken, wenn
1. an einem Meßpunkt ein Zeigerabfall weit unter 50 Ts absinkt,
2. an einem Meßpunkt sehr tiefe Meßwerte registriert werden,
3. ein Meßpunkt mit Organpräparaten ausgeglichen wird und dabei mehr als 3 Ampullen in der Potenz D3 benötigt werden oder gar eine Ampulle in der Stärke D2,
4. zum Ausgleich eines Meßpunktes sogenannte Degenerationsnosoden in Tiefpotenzen erforderlich sind und
5. ein Meßpunkt trotz intensiver ausgetesteter Therapie immer wieder in extrem tiefe Werte absinkt und zum Ausgleich mit Organpräparaten stets Potenzen in der D-Reihe erforderlich sind.

II. Die EAP-Tumortherapie

Die medikamentöse getestete Tumortherapie hat ihre Hauptindikation bei Präkanzerosen. Das klinisch nachgewiesene Karzinom muß therapeutisch noch immer der Klinik vorbehalten bleiben. Zur Nachbehandlung sollte dann wieder die getestete EAP-Therapie eingesetzt werden.

Dazu stehen folgende Mittel zur Verfügung:
1. Degenerationsnosoden der Fa. Staufen-Pharma,
2. Carcinomanosoden der Fa. Heel,
3. Viscum-Präparate,
4. Potenzierte Chinone,
5. Antidegenerative homöopathische Mittel,
6. Organpräparate der Fa. Wala und
7. sonstige Präparate

1. Die Degenerationsnosoden der Fa. Staufen-Pharma

Diese Spezialnosoden wurden aus degenerativ verändertem Organgewebe durch Verdünnen und Verschütteln nach den Regeln der Homöopathie hergestellt. Die Anregung dazu stammt von Frau Dr. FARWIG, Bad Cannstadt. Sie wurden zuerst als HSA-Nosoden, später als Degenerationsnosoden*) bezeichnet. Um die Herstellung der ersten Deg.-Nosoden hat sich Dr. K. WEBER† aus Bad Kreuznach Verdienste erworben. VOLL hat die Deg.-Nosoden in seine Mesenchymreaktivierungstherapie übernommen.

Deg.-Nosoden wirken nach dem isopathischen Prinzip für die Behandlung degenerativer Erkrankungen. Die Erprobung ist noch nicht abgeschlossen. Nachfolgend eine therapeutisch nützliche Aufgliederung der zur Zeit von der Fa. Staufen-Pharma nach Art der KuF-Reihen und ab D4 auch als Einzelpotenz lieferbaren Deg.-Nosoden.

---

*) Die Bezeichnung „Nosoden aus degenerativ verändertem Gewebe" wäre sinnvoller.

Kennbuchstabe	
Deg. A	**Atemwege**
A a	Bronchien
A b	Epipharynx
A c	Larynx
A d	Pleurametastasen Ovar
A e	Pleuritis Hodgkin
A f	Pulmo
A g	Carcinominum
	(Hinweis: wird häufig für Hypopharynx getestet)
Deg. B	**Brustdrüse**
B a	Mamma + Mastopathia cystica
B b	Mamma intrakanikulär
B c	Mamma medullär
B d	Mamma-Sarkom
B e	Mamma scirrhosum
B f	Mamma simplex
Deg. C	**Cutis**
C a	Basaliom
C b	Unterlippe
	Cutis + Tunica mucosa oris
Deg. C c	Melanom-Metastasen
Deg. D	**Darm (Dünn- und Dickdarm)**
D a	Coecum
D b	Colon ascendens
D c	Colon descendens

Kennbuchstabe		
	D d	Dünndarm
	D e	Sigma stenosierend
	D f	Sigmoid
Deg. E		Enddarm
	E a	Rektum
	E b	Rektum-Sigmoid
Deg. G		**Gallenblase, Gallengänge**
	G a	Gallenblase
Deg. H		**Harnblase, Harnröhre**
	H a	Blasenpapillom
	H b	Urethra posterior papillär
	H c	Urothel papillär
	H d	Urothel solid-papillär
	H e	Vesica Plattenepithel
Deg. K		**Keimdrüse**
	K a	Ovar Kystadenom
	K b	Ovar simplex
	K c	Seminom
Deg. L		**Leukose**
	L a	Blastenleukose
	L b	lymphatische Leukose
	L c	Myeloblasten-Leukämie
	L d	myeloische Leukose
	L e	Promyelozyten-Leukose
Deg. M		**Magen**
	M a	Kardia
	M b	Kardia mit Aszites (Krukenberg-Tumor)
	M c	Ventriculus
	M d	Ventriculus-Adenom
	M e	Ventriculus scirrhosis
	M f	Ventriculus Ulcus
Deg. N		**Niere**
	N a	Niere hypernephroid
	N b	Nierenbecken papillär-infiltrativ
Deg. O		**Ösophagus**
	O a	Ösophagus
Deg. P		**Pankreas**
	P a	Pankreas

Kennbuchstabe	
Deg. R	Retikulose
R a	Histiozytom
R b	Lymphogranulomatose
R c	Plasmozytom
Deg. S	Sarkome
S a	Chondrosarkominum
S b	Fibrosarkominum
S c	Lymphosarkominum
S d	Melanosarkominum
Deg. T	Thyreoidea
T a	Schilddrüse
Deg. U	Uterus
U a	Cervix-Adenom
U b	Cervix Plattenepithel
U c	Portio
U d	Portio + Cervix
U e	Uterus + Polyp
U f	Uterus Corpus
Deg. V	Vorsteherdrüse
V a	Prostata + noduläre Hyperplasie
V b	Prostata-Adenom
V c	Prostata cribriformis
V d	Prostata Plattenepithel
Deg. W	Wangenbereich
W a	Parotis Zylindrom

Tab. 268

2. Die Carcinomanosoden

Die Fa. Heel liefert fermentierte *Carcinomanosoden* als Ampullen zu 2,2 ml in folgenden Einzelpotenzen:

Carc. bronch. ferment. D12
Carc. bronch. ferment. D8 forte
Carc. coli ferment. D12
Carc. coli ferment. D8 forte
Carc. hepatis ferment. D12
Carc. hepatis ferment. D8 forte

Carc. laryngis ferment. D12
Carc. laryngis ferment. D8 forte
Carc. uteri ferment. D12
Carc. uteri ferment. D8 forte
Fibroma pendulum ferment. D12
Fibroma pendulum ferment. D8 forte

In der Composita-Form steht das Präparat „Carcinominum compositum" zur Verfügung.

3. Viscumpräparate

Die Mistel (Viscum) ist ein altes Volksmittel gegen Krebs. Sie wächst auf verschiedenen Bäumen. Entsprechend unterschiedlich ist die Wirkung der verschiedenen Mistelarten, wie aus nachfolgender Zusammenstellung hervorgeht.

Hersteller	Viscumpräparate	Mistel-Wirt	Zur Behandlung von Präkanzerosen im Bereich
Staufen-Pharma			
HM 355	Viscum Abies alba	Weißtanne	Atemwege
HM 366	Viscum Acer pseudoplatinus	Weißahorn	Magen
HM 364	Viscum Betula alba	Birke	Nieren/Gelenke
HM 363	Viscum Fraximus excelsior	Esche	Gelenke
HM 356	Viscum Malus communis	Apfelbaum	Magen-Darm
	Viscum Phytolacca decandra	Kernmisbeere	Nasen-Rachenraum
HM 363	Viscum Fraximus		Galle
HM 354	Viscum Populus nigra	Schwarzpappel	Pankreas
HM 367	Viscum Populus tremuloides	Zitterpappel	urogenitales System
HM 365	Viscum Quercus robur	Eiche	Rektum und Analkanal
HM 357	Viscum Tilia europaea	Linde	bei Präkanzerosen mit Schwitzen, besonders im Nacken- und Halsbereich
HM 358	Viscum Acer campestra	Feldahorn	bei allen Präkanzerosen
Wala	Viscum Pinei e planta tota	Föhre	Lunge und tiefe Atemorgane
Heel-Composita	Viscum compos. mite Viscum compos. medium Viscum compos. forte		
Wala-Composita	Viscum compos. Wala Viscum/Crataegus Wala Viscum/Echinacea Wala		

Tab. 269

4. Potenzierte Chinone

Potenzierte Chinone verbessern die Zellatmung und wirken als Atmungskatalysatoren. Sie sollen verwendet werden, um zugleich die Funktionen der Entgiftungs- und Ausscheidungsorgane (Lymphe, Leber, Niere) zu verbessern. Es stehen folgende Chinonpräparate zur Verfügung:

Hersteller	potenzierte Chinone	Indikation
Staufen-Pharma KuF-Reihe		
Sto 35	Ubichinon	bei Fettstoffwechselstörungen
Sto 37	Naphtochinon	Magen-Darm Geschlechtsorgane
Sto 45	Trichinoyl	Dehydrierungsmittel
P 28	Antrachinonum	Magen-Darm
Sto 50	Chinhydron	bei enzymatischen Fehlsteuerungen. Aktiviert den Zitronensäurezyklus. VOLL kombiniert die Chinhydron-Gabe mit potenzierten Metallen wie Argentum Aurum Mercurius Ferrum Cuprum
Sto 36	Benzochinonum	bei allen Krampfzuständen. Es sollte mit den Viscum-Präparaten kombiniert werden, welche für die betr. Organe am besten geeignet sind (vgl. Tab. 269)
Sto 47	Hydrochinonum	
Heel	Ubichinon-Comp./Amp.	bei allen Neoplasien und Präkanzerosen

Tab. 270

5. Homöopathische Mittel zur Begleittherapie

Nach MEZGER „Gesichtete homöopathische Arzneimittellehre", Karl F. Haug Verlag, Heidelberg, sind folgende homöopathischen Mittel der Fa. Staufen-Pharma bei Präkanzerosen und zur Karzinomnachbehandlung denkbar:

HM-Reihe	Mittel	Indikation
HM 47	Acid. aceticum	Präkanzerose des Magens im Endstadium bei Tbc bei Kachexie
HM 16	Argentum nitricum	Magenkarzinom
		Uteruskarzinom
		Schleimhautmittel für Magen, Darm und Blase
HM 252	Asterias rubens	Mamma und weibl. Genitalorgane
HM 12	Causticum	Enddarm, weibl. Genitalorgane bei Hautkrebs
HM 320	Cetraria islandica	Bronchialkatarrh
		Präkanzerosen im Kehlkopf und Hypopharynx
HM 360	Calamus aromaticus	Dyspepsie
		Knochenerkrankung
		Hauterkrankungen
HM 175	Galium Aparine	allgemeines Krebsmittel in der Volksmedizin
HM 13	Hydrastis	ein Karzinostatikum für die Schleimhäute von Magen, Darm, und im urogenitalen System
HM 14	Kreosotum	bei Karzinom von Magen, Rektum und Uterus
HM 314	Ornithogalum	bei Karzinom von Magen und Darm; nach VOLL auch bei Präkanzerosen im Gallenbereich
HM 148	Podophyllum	Karinostatikum für Leber, Magen, Darm
HM 264	Stellaria media	Lunge (Tbc)
		Anus
		nach VOLL auch bei Uteruspräkanzerosen
HM 4	Silicea	Darmkarzinom
HM 288	Sedum acre	Darm und Haut
HM 359	Senecio vulgaris	weibl. Genitalorgane

Tab. 271

Hinweis:

VOLL kombiniert obige antidegenerativ wirkenden Mittel durch Test mit Viscumpräparaten (S. 437), Chinonen (S. 438) und Degenerationsnosoden (S. 434). Vgl. Phys. Medizin und Reh. 6/80, 21. Jahrgang.

6. Organpräparate zur Tumortherapie

Rudolf STEINER hat schon 1967 auf die Bedeutung der Anwendung von Organpräparaten als Begleitmittel bei der Viscumtherapie aufmerksam gemacht. Die Fa. Wala empfiehlt als Grundmittel die Organpräparate Mesenchym und Funiculus umbilicalis in den Tiefpotenzen D4, D3 und D2, welche der EAP-Arzt individuell am Bindegewebsmeridian austestet.

Neben diesen Grundpräparaten werden die homologen Präparate des vom Tumor befallenen Organs zusammen mit Viscum eingesetzt.

Zur Erleichterung der Rezeptur für die Karzinomtherapie hat die Fa. Wala neben ihren D- und E-Reihen für die wichtigsten Organpräparate sogenannte Tu-Reihen (Tumorreihen) herausgebracht.
Diese bestehen aus jeweils 10 Ampullen in einer Packung mit
je 3 Ampullen in der Stärke D3,
je 3 Ampullen in der Stärke D4 und
je 4 Ampullen in der Stärke D5.

Besondere Bedeutung bei der Karzinomtherapie haben die Organpräparate von Milz und Thymus, denn diese Organe sind die Wärmezentren des Organismus und die Brutstätten der Lymphkörperchen. Während Thymus aus frühembryonalem Ektoderm entsteht und damit „Sinnesorgan-Charakter" behält (Thymuszellen „erkennen" Fremdzellen) ist die Milz ganz und gar mesenchymaler Natur und auf einer sehr frühen Stufe der Blut-Inselbildung mit erythropoetischer Fähigkeit stehengeblieben. Von ihrer Bildungsperiode her sind Thymus und Milz als weiterwirkende „plazentare Organe" aufzufassen. Sie sind daher Stätten der Bewahrung primärer Gestaltfunktion im Sinne der organismusgemäßen Ganzheit.

Das Thymus-Organ steht an erster Stelle der zellulär vermittelten Immunreaktionen des Organismus. Wir sprechen von der zellulären und humoralen Immunabwehr. Wir wissen heute, daß bei anhaltender Immunsuppression die Entwicklung bösartiger Tumore gefördert wird. Die Anregung der Thymusaktivität ist daher ein wichtiger Gesichtspunkt bei der Tumorbekämpfung. Darüber hinaus spielt die Anregung des gesamten lymphatischen Systems über die Milz eine wichtige Rolle.

Bei einer Tumorbehandlung unter Berücksichtigung der Gesamtsituation des erkrankten Organismus werden daher die Organpräparate Lien und Thymus (glandula) in tiefen Potenzen (D2 bis D6) eingesetzt.

7. Sonstige Präparate

An den karzinombelasteten oder gefährdeten Organ- und Gewebsmeßpunkten können folgende Heel-Präparate getestet werden:

a) cAMP
Es wird geliefert in Einzelpotenzen D6, 8, 12, 20 und 30.

cAMP ist als ein bedeutungsvoller intrazellulärer Steuerungsfaktor erkannt worden, bei dessen genügender Produktion (in der Zellmembran auf Reize hin, die u. a. vom umgebenden Bindegewebe ausgehen) die Zelldifferenzierung erfolgt. cAMP steht im Antagonismus zu cGMP (cyclische Guanidinmonophosphorsäure), durch welche das undifferenzierte Zellwachstum gefördert wird, d. h. die Krebsbildung. Die Krebszelle ist — außer der Atmungsstörung und Mutation — durch ein unbeschränktes Wachstum nicht differenzierter Zellen (ohne die sonst üblichen Hemmfaktoren) gekennzeichnet (siehe auch Heel-Schrift: Composita und beigeordnete Präparate).

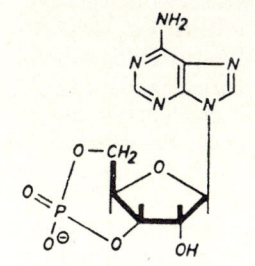

Abb. 51: Zyklisches Adenosin-3', 5'-monophosphat. Die zyklische Adenosin-Monophosphorsäure (cAMP) ist durch eine innere Ringbildung zwischen Phosphorsäure und Oxy-Ribose charakterisiert (nach KARLSON: Biochemie. Thieme-Verlag Stuttgart)

Die zyklische Adenosinmonophosphorsäure überträgt als „second messenger" noch eine Anzahl sonstiger Signale für verschiedene Funktionen. So aktiviert cAMP eine Proteinkinase, die Phosphatübertragungen auf andere Substrate leistet; sie steuert möglicherweise sogar die Reninproduktion und spielt somit evtl. eine Rolle bei der Genese des Hochdrucks, ebenso wie bei Thrombopathien, bei Hyper- und Hypothyreoidismus, auch beim Asthma, da hier in den Leukozyten niedrige cAMP-Werte gefunden werden, ebenso wie bei immunologischen Mechanismen und bei der durch Mitogene ausgelösten Lymphozytentransformation (Erniedrigung der intrazellulären cAMP Konzentration beim Maximum der DNS-Syntheserate). Auch bei der Psoriasis mit der gesteigerten Zellproliferation und Zellteilungstendenz liegt eine erniedrigte Aktivität der Adenylatzyklase vor, welche aus ATP das cAMP synthetisiert bzw. katalysiert.

Im Hinblick auf die experimentell mögliche Stimulation von Fermentsystemen durch höher verdünnte Similia oder Isopathika, in diesem Fall von cAMP, besonders wenn durch „Gleitschieneneffekte" mittels Mischspritzen von geeigneten Gewebezubereitungen, bei Neoplasien speziell von Nosoden der adäquaten bzw. der ähnlichen Karzinom-Gewebe, die anregende Wirkung auf die infrage kommenden Erfolgsorgane bzw. -gewebe gelenkt wird, ergeben sich Induktions- bzw. Aktivierungsvorgänge, die möglicherweise eine erhöhte Produktion von cAMP im Gefolge haben, was eine Umschaltung neoplastischer Gewebe auf das differenzierte Wachstum bedeutet. Hierbei kann auch die Beeinflussung der Immunmechanismen durch cAMP von großer Bedeutung sein. Tiefpotenzen wirken Entzündungen entgegen. Je maligner die Neoplasie, desto höhere Potenzen!

Da die cAMP-Zubereitungen in mehreren Verdünnungsstufen (D6, D8, D12, D20, D30) mit Aqua bidestillata erfolgt sind, um jegliche Veränderungen durch Zwischenreaktionen mit Spurenstoffen usw. auszuschalten, ist die ic-, sc.und im.-Injektion schmerzhaft, was durch Beifügen üblicher Biotherapeutika, die mit physiologischer Lösung zubereitet sind (Injeele usw. mit Meerwasser) ausgeglichen werden kann. Es empfiehlt sich, die Mischung erst kurz vor der Injektion vorzunehmen, um die entsprechende Stabilität der Wirkung von cAMP zu gewährleisten. Je schwerer der Krankheitszustand ausgeprägt ist, desto höhere Potenzen (D20, D30) wird man austesten.

Besonders geeignet zur Mischung (vor der Injektion) ist auch Aqua Daun D2, ferner Pulsatilla compositum, besonders auch iv., weil die Bindegewebsfunktion durch Pulsatilla compositum eine Stimulation erfährt, was sich wiederum auf die cAMP-Bildung (durch die Adenylatzyklase in der Zellmembran) auswirkt und damit auf die Tumor-feindliche Zelldifferenzierung. Hochwirksam ist die Kombination von cAMP D30 (oder D20) mit Procainum compositum, da die Zellmembran dadurch repolarisiert wird (auch bei Metastasen lokal zu versuchen). cAMP D30 sollte auch zur Aufarbeitung von nativen Thymus-Aufschließungen (homöopathische Verdünnungen nach RECKEWEG) mit verwandt werden, z. B. für die 1. und 2. Dezimalpotenz, nachfolgend dann Glyoxal D30 oder auch Para-Benzochinon D30, zwischendurch auch Carcinominum D200 zusätzlich einsetzen. Die höheren Potenzen haben sich, je eindeutiger die Neoplasie ausgeprägt ist, als um so zweckmäßiger erwiesen, auch nach bereits erfolgter Bestrahlung und sonstiger Therapie. Mit dem Einsatz der höheren Potenzen werden zu heftige Reaktionen vermieden. cAMP-Injektionen schmerzen, ohne sonstige Ampullenbeigaben verabfolgt, da sie mit Aqua destillata hergestellt sind, um jegliche Zwischenwirkung hinanzuhalten.

b) Aqua Daun D2
5, 10, 50, 100 Ampullen à 1,1 ml

Der Dunaris-Quelle in Daun i. Eifel wird unter den Mineralwassern eine günstige Wirkung auf Krebserkrankungen nachgerühmt. Diese soll auf den darin enthaltenen Spurenstoffen beruhen, wobei besonders das Magnesium und seltene Metalle, darunter das Germanium, einen gewissen Einfluß auf das Krebsleiden haben sollen. Berichte günstiger Einwirkung liegen vor von M. OSTERMANN, SALZBORN, HANICKA, E. SCHLEGEL und besonders von F. GOLDSTEIN (nach H. GEIGER). Nach W. F. BETHARD (nach GEIGER in Krebsarzt Heft 6, 21. Jahrgang, 1966, S. 410—420) lassen sich mittels einer hochempfindlichen Analysemethode winzige Mengen von Spurenelementen in menschlichen Blutzellen feststellen (mittels der sog. Neutronen-Aktivierungsanalyse), wobei Spurenmetalle wie Mg, Mn, Zn, Cu noch in einer Verdünnung von 1:100 000, in gewissen Fällen sogar von weniger als 1:1 000 000 000 aufzuspüren sind.

Magnesium katalysiert ebenso wie Mangan den Zitronensäurezyklus.

Mangan ist an der Verbrennung von Zucker und an der Energieerzeugung beteiligt.

Zink ist im Insulin enthalten, Kupfer wirkt bekanntlich bei der Blutbildung mit.

Die Spurenstoffe greifen einmal in elektrisch aktiver Form als Anionen und Kationen bzw. in größeren Anionen- und Kationen-Komplexen in das zentrale Lebensgeschehen ein, jedoch auch in elektrisch inaktiver Form als Bausteine von Anelektrolyten (GLATZEL), wonach die „Spurenstoffe als Ionen sowohl Kataphorese und Adsorption als auch Permeabilität und kolloidale Zustände mitbestimmen, woraus die entscheidende Rolle und Unentbehrlichkeit der Spurenelemente für das Leben und seine pathologischen Zustände, wie Krebs, deutlich werden" (GEIGER).

Anwendung:
Krebsgefährdeten und Krebskranken wird eine **Dunaris-Trinkwasserkur** empfohlen, indem 3mal täglich zu oder vor den Mahlzeiten ein **kleines Weinglas voll Dunaris-Sprudel** getrunken wird (nach unseren Erfahrungen zweckmäßigerweise auch *verdünnt* mit *Volvic-Wasser* — aus Frankreich). Gleichzeitig sollte täglich oder alle 2 Tage 1 Ampulle **Aqua Daun D2** sc., im., ic. oder auch iv., am besten in **Mischung mit sonstigen Injektionen verabfolgt** werden, wobei anscheinend eine **Aktivierung von Fermenten aufgrund des Spurenelementgehaltes** erfolgt.

Es ist jedoch nicht zweckmäßig, den unverdünnten Dunaris-Sprudel zu injizieren, da alle vorhandenen Krankheitsherde erheblich verstärkt werden und Gefahren auftreten können, z. B. Apoplexien bei Hypertonikern, Herzkrisen usw. Auch die Zubereitung Aqua Daun D1 dürfte in vielen Fällen noch zu stark sein, falls sie nicht mit anderen Ampullen gemischt wird.

Generell wird daher die **Injektion** von **Aqua Daun D2** empfohlen.

c) Thujatherapie

Eine günstige Wirkung wird nicht zuletzt den verschiedenen Thujapotenzen (HM 19) zugeschrieben. Sie werden mittels EAP an den belasteten Organ- bzw. Gewebsmeßpunkten ausgetestet.

8. Zusammenfassung

Sofern irgend möglich, wird der EAP-Arzt seine getestete Tumortherapie zu einer Mesenchymreaktivierungsbehandlung erweitern, wie sie im 5. Teil dieses Lehrbuches abgehandelt wurde. Dabei sind die im 3. Teil beschriebene Entlastungstherapie und die im 4. Teil beschriebene Ergänzungstherapie angemessen zu berücksichtigen.

III. Besondere Viscumtherapie-Formen

Dazu gehören:
1. Die Iscadortherapie,
2. die Iscucintherapie und
3. die Helixortherapie

1. Die Iscadortherapie

Die Fa. Weleda stellt zur Therapie von Präkanzerosen sowie zur postoperativen Karzinomtherapie nach den Angaben R. STEINERS Mistelpräparate in verschiedenen Stärken unter dem Namen „Iscador" her und gibt dafür Richtlinien heraus, die kostenlos anzufordern sind. Der EAP-Arzt wird die Iscadormittel nicht schematisch nach Kurplan anwenden, sondern individuell austesten und dadurch die Wirkung wesentlich verbessern.

Es werden Grundpräparate und Metallkombinationen angeboten; letztere zur Verstärkung der spez. Organwirkung:

Grundpräparate			Metallkombinationen	
Iscador A	Viscum abietis	Tanne	A cum Hg A cum Arg. A cum Cu	Quecksilber Silber Kupfer
Iscador M	Viscum Mali	Apfel	M cum Hg M cum Arg. M cum Cu	
Iscador P	Viscum Pini	Kiefer	P cum Hg P cum Arg. P cum Cu	
Iscador Qu	Viscum Quercus	Eiche	Qu cum Hg Qu cum Arg. Qu cum Cu	
Iscador U	Viscum Ulmi	Ulme	U cum Hg U cum Arg. U cum Cu	

Tab. 272

Es werden empfohlen:

für Organ	Iscador-Präparat	
	bei männlichen Patienten	bei weiblichen Patienten
Ösophagus	Quercus	Mali
Magen, Leber, Galle, Niere, Pankreas	Quercus u. Cu	Mali c. Cu
Dünndarm, Dickdarm, Rektum	Quercus c. Hg	Mali c. Cu
Prostata, Testis, Penis	Quercus c. Arg.	—
Uterus, Ovar, Vulva, Vagina	—	Mali c. Arg.
Blase	Quercus c. Arg.	Mali c. Arg.
Lunge	Ulmi c. Hg Abietis c. Hg	Ulmi c. Hg Pini c. Hg
Mundhöhle	Quercus	Mali
Nasen- und Rachenraum	Pini ggf. cum Hg	Pini ggf. cum Hg
Thyreoidea	Quercus c. Hg Pini c. Hg	Mali c. Hg Pini c. Hg
Kehlkopf	Pini Quercus ggf. cum Hg	Pini Mali ggf. cum Hg
Haut	Pini c. Hg	Pini c. Hg

Tab. 273

2. Die Iscucintherapie

Die Fa. Wala stellt für die prä- und postoperative Malignonbehandlung sowie zur Therapie der Präkanzerosen Mistelpräparate nach dem Iscucinverfahren her. Dieses geht zurück auf Dr. med. Karl KÖLLER. Ihre besondere Wirkung beruht auf der besonderen Art der Mischung des Winter- und des Sommersaftes der Mistel. 1962 veröffentlichte Dr. KÖLLER erstmals 6 Krankengeschichten von Patienten mit klinisch manifesten malignen Tumoren, die mit ISCUCIN erfolgreich behandelt worden waren. 1978 übernahm die Fa. Wala alle Herstellungsrechte.

Folgende nach dem Iscucinverfahren hergestellten Mistelpräparate sind lieferbar:
... Viscum-Quercus,
... Viscum Mali e planta tota,
... Viscum Abietis e planta tota,
... Viscum Pini e planta tota,
... Viscum Populi e planta tota und
... Viscum Tiliae e planta tota.

Alle nach dem ISCUCIN-Verfahren hergestellten Präparate werden ohne Wärmeanwendung zubereitet und in blutisotonischer Lösung jeweils im Verdünnungsverhältnis 1:20 nach den Regeln der Homöopathie potenziert. — Die verschiedenen Potenzstufen werden als „Stärken" bezeichnet.

		Substanzkonzentration
Stärke H	(= 1. Potenzstufe)	20^{-1}
Stärke G	(= 2. Potenzstufe)	20^{-2}
Stärke F	(= 3. Potenzstufe)	20^{-3}
Stärke E	(= 4. Potenzstufe)	20^{-4}
Stärke D	(= 5. Potenzstufe)	20^{-5}
Stärke C	(= 6. Potenzstufe)	20^{-6}
Stärke B	(= 8. Potenzstufe)	20^{-8}
Stärke A	(= 10. Potenzstufe)	20^{-10}

Sämtliche ISCUCIN-Viscum-Präparate werden ausgeliefert sowohl in Pakkungen mit jeweils einer einheitlichen Stärke als auch in Mischpackungen mit verschiedenen Stärken (= „Potenzreihen").

Potenzreihe I 3 Ampullen Stärke A
enthält: 3 Ampullen Stärke B
3 Ampullen Stärke C
1 Ampulle Stärke D

Potenzreihe II 3 Ampullen Stärke D
enthält: 2 Ampullen Stäkre E
2 Ampullen Stärke F
2 Ampullen Stärke G
1 Ampulle Stärke H

Bei der Verordnung von ISCUCIN-Viscum-Präparaten sollte man sich an den nachstehend aufgeführten Beispielen orientieren, um Fehler bei der Belieferung zu vermeiden:
— ISCUCIN-QUERCUS Stärke C, 10 Amp.
— Viscum Mali e planta tota Stärke A, 10 Amp.
— Viscum Pini e planta tota Potenzreihe I , 10 Amp.
— ISCUCIN-QUERCUS Potenzreihe II, 10 Amp.

Die Bezeichnung „ISCUCIN" kann aus formalrechtlichen Gründen gegenwärtig nur für das QUERCUS-Präparat verwendet werden. Die Angabe der Stärke bzw. Potenzreihe ist *unbedingt erforderlich*.

3. Die Helixortherapie

Die Helixorpräparate werden von der Fa. Dr. med. D. Boje vertrieben. Sie stellt auch Literatur zur Verfügung.

Helixorpräparate sind Mistelpräparate, welche nach einem besonderen Verfahren hergestellt werden, wobei die verschiedenen Anteile der Mistel (Blätter, Blüten usw.) verwendet werden.

IV. Die homotoxische Therapie der Neoplasien

H. H. RECKEWEG hat sich in seiner Homotoxinlehre intensiv mit der biologischen Karzinomtherapie auseinandergesetzt. Sie wird in Kurzfassung dargestellt in der „Ordinatio Antihomotoxica et Materia medica", herausgegeben von der Fa. Heel.

RECKEWEG bevorzugt für die Therapie die von ihm entwickelten und von der Fa. Heel auf den Markt gebrachten Komplexmittel, nach klinischer Indikation. Der EAP-Arzt kann diese Therapie verbessern, indem er die Heel-Mittel *austestet* und so die auf (statistischer) Erfahrung beruhende Indikation durch individuelle Messungen ersetzt.

Dazu ein Hinweis, welcher für alle Komplexmittel gilt:

Wenn z. B. für die Therapie der Obstipation als Hauptmittel das Komplex-Präparat Nux-vomica-Homakkord angegeben wird, so studiere man die Zusammensetzung dieses Präparates und wird sehen, daß es nicht nur Nux vomica enthält, sondern zusätzlich Lycopodium, Colocynthis und Bryonia. Der EAP-Arzt kann dann entweder nur das Komplexmittel Nux-vomica-Homakkord prüfen oder ggf. eine sehr viel bessere Wirkung erzielen, indem er die Einzelmittel prüft und potenzmäßig individuell dosiert.

1. Basistherapie

Sie wird nach H. H. RECKEWEG mit Heel-Präparaten durchgeführt, zu deren Kennzeichnung folgende Abkürzungen verwendet werden:

Cps = Compositum-Mittel,
HA = Homaccord-Mittel und
CM = Cosmochema-Mittel.

Durchführung:
a) Laufende orale Therapie:
Galium-Heel um 8, 12, 16 Uhr (evtl. mit **Lymphomyosot** u. **Psorinoheel**)
Ginseng cps. um 10, 14, 18 Uhr
Molybdän cps. zu Beginn der Kur 2—3 Wochen lang dreimal täglich 1—2 Tabletten, anschließend nur noch einmal täglich, nachfolgend 2—3mal wöchentlich eine Tablette (jeden 2. bis 3. Tag)

b) Injektionstherapie
1. **Woche** (zusätzlich Injektionspräparate und evtl. Nosoden laut spezieller Lokalisation)
montags: **Ubichinon cps.** oder **Thalamus cps.** (wechselnd) sc. oder im. **dienstags: Pulsatilla cps.** + **cAMP D12** (iv.-Mischspritze)
mittwochs: **Procainum cps.** (**Thyreoidea cps.**, **Cutis cps.**, **cAMP D20** oder **D30**) sc., im., evtl. alle Präparate als Mischspritze
donnerstags: **Colchicum cps.** mite — medium — forte (evtl. mit **Galium-Heel** und **Lymphomyosot** als Mischspritze) sc., im.
freitags: **Mucosa cps.** (und evtl. **Coenzyme cps.** als Mischspritze) sc. oder im., evtl. **Viscum alb-Injeel** und **cAMP D20** als Mischspritze iv.
sonnabends: **Pulsatilla cps.** + **cAMP D12** iv.
oder **Viscum album-Injeel** + **cAMP D20** iv.
sonntags: arzneifreier Tag

2. **Woche** (zusätzlich Spezialinjektionspräparate und Nosoden bei spezieller Lokalisation)
montags: **Viscum cps.** mite
dienstags: **Viscum cps.** medium
mittwochs: **Echinacea cps.** forte (½ Ampulle iv.)
donnerstags: **Viscum cps.** medium sc.
freitags: **Viscum cps.** forte sc.
sonnabends: **Echinacea cps.** forte iv. oder **Echinacea purpurea D2**
sonntags: arzneifreier Tag

3. **Woche:**
1 Ampulle **Carcinominum D200** iv., sonst passende Nosoden entsprechend der Pathogenese, oder mit Injektionen eine Woche lang aussetzen.
Zweckmäßig ist auch die täglich wechselnde Injektion von **Ubichinon compositum** und **Coenzyme compositum**.

c) Intervalltherapie
Nach 2—3 wöchiger Durchführung der Injektionstherapie wird zweckmäßig nach einer Hochpotenzinjektion von Carcinominum D200 eine Therapiepause von 3—5 Tagen eingelegt. Carcinominum D200 ist besonders wirksam

bei peritonsillärer Injektion. Nachfolgend empfiehlt sich evtl. eine spezifisch auf das Bindegewebe und die Zellmembran ausgerichtete Stimulationstherapie mit Pulsatilla cps. und cAMP D30 als Mischspritze, die in täglichem Wechsel mit Viscum cps. medium und Echinacea cps. forte verabfolgt wird.

cAMP ist als Faktor der Mischspritzen erforderlich, um die Stimulationswirkung auf die von mesenchymalem Bindegewebe umschlossene Zellmembran auszurichten bzw. auf das in dieser lokalisierte Ferment Adenylatzyklase, durch welches die Adenosinmonophosphatbildung stimuliert wird. Das zyklische Adenosinmonophosphat induziert auch die Zelldifferenzierung (Antagonist des zyklischen Guanosinmonophosphates, durch welches die Bildung undifferenzierter Krebszellen gefördert wird). Evtl. cAMP D30 iv.

Besonders nach dieser Zwischentherapie kann ein natürliches Heilfieber auftreten, welches durch Ausscheidungsreaktionen, evtl. auch durch Zerfall von Tumoren, gekennzeichnet ist. Falls keine unmittelbare Gefahr vorliegt, läßt man diesen Zustand ohne weitere Medikation abklingen und verabfolgt lediglich die übliche Standardtherapie weiter.

Der Allgemeinarzt wird nach obigem Schema als Leitlinie therapieren, der EAP-Arzt dagegen austesten, welche der angegebenen Mittel in welcher Dosierung individuell am besten geeignet sind. Das gilt auch für die nachfolgenden Spezialindikationen.

2. Spezialindikationen

Neben der Standardtherapie wird zusätzlich auf folgende speziellen Therapiemöglichkeiten aufmerksam gemacht:

bei	Injektionspräparate als Zwischeninjektionen neben der Standardtherapie:		Oralpräparate täglich wechselnd mit der oralen Standardtherapie
Hirntumoren	Apis-HA. (Hirndruck) Lymphomyosot (Hirndruck) Cerebrum cps. Viscum album-Injeel + cAMP D20 iv.	Carcinominum cps. Pallido-Striatum od. Thalamus cps., Meningeoma-Injeel, Glioma-Injeel, Neurofibroma-Injeel	Apis-Homakkord u. Lymphomyosot täglich wechselnd mit oraler Standardtherapie: Galium-Heel, Ginseng cps., Molybdän cps.
Nasen-, Kiefer- und Zungenkrebs	Euphorbium cps. Mucosa cps. Lingua suis N. olfactorius suis	Carcinominum cps. Carc. laryngis ferment. + Pulsatilla cps.	Euphorbium cps. + Nasoheel täglich wechselnd mit oraler Standardtherapie:

		Granuloma dentis-Injeel, Kieferostitis-Nosode-Injeel, Sinusitis-Nosode-Injeel, Polyp. nasalis-Injeel	Galium-Heel, Ginseng cps., Molybdän cps.
Kehlkopf- und Schilddrüsentumoren	Phosphor-HA.: Larynx suis Thyreoidea cps. Colchic. cps., Visc. alb.-Inj. + cAMP D20 Procain. cps. + cAMP D30	Carc. bronchium ferment. + Pulsatilla cps. evtl. Carcinominum D200 Polyp. laryng-Injeel, evtl. Carc laryng. ferment., Procain. cps. + cAMP D30	Phosphor-HA., Tartephedreel, Bryaconeel, Droperteel täglich wechselnd mit oraler Standardtherapie: Galium-Heel, Ginseng cps., Molybdän cps.
Bronchialtumoren	Mucosa cps. Pulmo suls Colchicum cps. Thyreoidea cps. Procain. cps. + cAMP D30	Carc. laryngis ferment. + Pulsatilla cps. evtl. Carcinominum D200, Carc. bronch. ferment. Klebs. pneumon-Injeel	Bronchalis-Heel, Drosera-Homakkord täglich wechselnd mit oraler Standardtherapie: Galium-Heel, Ginseng cps., Molybdän cps.
Mamma-Karzinom	Cimicifuga-HA, Hormeel Ranunculus-HA	Carcinominum cps. Carc. Mammae-Injeel oder Carcinominum D200 Mastopathia cystica-Injeel, Adenoma Mammae-Injeel	Cimicifuga-HA u. Ranunculus-HA (evtl. Hormeel), tägl. wechselnd mit oraler Standardtherapie: Galium-Heel etc.
Magentumoren	Graphites-HA., Erigotheel Momordica cps. Nux vomica-Homakkord Anacardium-Homakkord Mucosa cps.	Carc. coll ferment. + Pulsatilla cps. evtl. Carcinominum D200 Carcinominum cps., Thalamus cps., Ulcus	Graphites-HA, Anacardium-HA., Nux vomica-HA., Gastricumeel evtl. Duodenoheel täglich wechselnd mit oraler Standardtherapie:

	Colchicum cps. (mite)	ventr.-Nosode-Injeel oder Ulcus duodeni-Nosode-Injeel oder Gastritis-Nosode-Injeel	Galium-Heel, Ginseng cps., Molybdän cps.
Pankreastumoren	Momordica cps. Leptandra cps. Ceanothus-Homakkord Nux vomica-Homakkord Mucosa cps. Procain. cps. + cAMP D30 Colchicum cps. mite	Carc. coll ferment. + Pulsatilla cps. evtl. Carcinominum D200 Thalamus cps., Coxsackie-Virus-A 9-Injeel	Duodenoheel, Bryaconeel, Ceanothus-Homakkord täglich wechselnd mit oraler Standardtherapie: Galium-Heel, Ginseng cps., Molybdän cps.
Leber- und Galletumoren	Chelidonium-Homakkord Injeel-Chol, Hepeel Hepar cps. Momordica cps. Procain. cps. + cAMPL D30 Leptandra cps.	Carc. hepatis ferment oder Carc. coll ferment. + Pulsatilla cps. evtl. Carcinominum D200 Cirrhosis hepatis-Nosode-Injeel	Chelidon.-HA., Hepeel, Ceanothus-Homakkord täglich wechselnd mit oraler Standardtherapie: Galium-Heel, Ginseng cps., Molybdän cps.
Darm-, Kolon- und Rektumtumoren	Nux vomica-Homakkord, Veratrum-Homakkord, Mucosa cps., colchic. cps. Ceanothus-Homakkord Procain. cps. + cAMP D30	Carc. hepat. ferment. + Pulsatilla cps. evtl. Carcinominum D200 Diverticulose-Nosode-Injeel, Bact. coli-Injeel	Nux vom.-HA., (Coecum) u. Veratr.-HA., Ceanoth.-HA. (li. Colon-Flexur) täglich wechselnd mit oraler Standardtherapie: Galium-Heel, Ginseng cps., Molybdän cps.
Uterus-, Ovar- und Adnextumoren	Metro-Adnex-Injeel Lachesis-Injeel Apis-HA, Colchic. cps. Ovarium cps. Procain. cps. + cAMP D30	Carc. mammae-Injeel oder Carc. uteri ferment. + Pulsatilla cps. evtl. Carcinominum D200 Myoma uteri-Injeel Overialzyste-Injeel Smegma-Injeel	Gynäcoheel, Hormeel, Lamioflur täglich wechselnd mit oraler Standardtherapie: Galium-Heel, Ginseng cps., Molybdän cps.

Hoden-, Penis- und Prostatatumoren	Testis cps., Colchic cps. Carcinominum cps. (alle 3 Wochen) Procain. cps. + cAMP D30 (1–2 mal wöchentl.) Solidago cps.	Carcinominum cps. Carc. uteri ferment. + Pulsatilla cps. evtl. Carcinominum D200 Adenoma prostatae-Injeel Cystopyelonephritis-Nosode-Injeel	Reneel, Nieren-Elixier (CM), Sabal-HA., Nieren-Blasen Tr. (CM) täglich wechselnd mit oraler Standardtherapie: Galium-Heel, Ginseng cps., Molybdän cps.
Sarkome, Melanome	Carcinominum cps. (alle 3 Wochen) Galium-Heel Psorinoheel Lymphomyosot Colchicum cps. (mite, medium, forte)	Fibroma pendulum ferm. evtl. Carcinominum D200 Thalamus cps. oder Pallido-Striatum D12 + Pulsatilla cps.	Galium-Heel, Psorinoheel, Lymphomyosot täglich wechselnd mit oraler Standardtherapie: Galium-Heel, Ginseng cps., Molybdän cps.
M. Hodgkin Lymphkrebs	Carcinominum cps. (alle 3 Wochen) Galium-Heel Tonsilla cps. Pulsatilla cps. + cAMP D12	Carcinominum cps. evtl. Carcinominum D200 Thalamus cps. oder Pallido-Striatum D10 + Pulsatilla cps.	Lymphomyosot, Galium-Heel, Mercurius-Heel, Traumeel täglich wechselnd mit oraler Standardtherapie: Galium-Heel, Ginseng cps., Molybdän cps.

Tab. 274

3. Biotherapeutische Ergänzungstherapie bei Strahlenbehandlungen

a) Präventivtherapie vor Strahlenbehandlungen

Sie geht nach MEYER-LANGSDORFF über 3 Tage und muß 4 Tage vor Beginn der Strahlentherapie beendet sein.

1. Tag
Ubichinon cps. mit **Traumeel, Engystol** und **Hepeel**

2. Tag.
Galium-Heel, Traumeel, Engystol, Lycopodium-Injeel, Pallido-Striatum D10, Thymus suis, Thyreoidin-Injeel, Splen suis als Mischspritze

3. Tag
Galium-Heel, Traumeel, Engystol, Hepeel, Glandula lymphatica suis, Medulla ossis suis, Sanguis suis, Thyreoidin-Injeel forte, Carcinominum cps. (statt Carcinominum cps. evtl. eine „Simile"-Nosode)

b) Begleittherapie während einer Strahlenbehandlung
Während der Strahlentherapie, insbesondere bei Gammatron-Bestrahlung, tritt vielfach (bei gynäkologischen Neoplasien) eine erhebliche Reizung der Harnblase auf mit unerträglichen Tenesmen, Brennen beim Wasserlassen usw., was sich auch nicht durch Opiate bessern läßt. Hier kann eine Mischspritze von **Argentum nitricum-Injeel forte, Arsenicum album-Injeel forte** und **Polyp. vesic. urin-Injeel (forte)**, anfangs täglich, nach Besserung nur 2—3 mal wöchentlich verabfolgt, rasche und nachhaltige Besserung bringen.

Bei sonstigen **Schmerzzuständen** empfiehlt sich der evtl. unbeschränkte Einsatz von **Opiaten** zur Schmerzdämpfung, wobei die **Nebenwirkungen** (Atemdepression) durch **Ubichinon compositum** (evtl. täglich 1 Ampulle i.m.) auskompensiert werden und **Ubichinon compositum** andernteils auch das Krebsleiden günstig beeinflußt.

c) Biotherapie nach einer Strahlenbehandlung
Zur Verhütung von Blasenbeschwerden **(Zystitis)** nach Bestrahlung. Radiumeinlagen usw.:

Nieren-Blasentropfen (CM)   werden während und am Tag der Bestrahlung
Reneel   (Radium) ¼- bis ½stündlich wechselnd 8—10
Causticum compositum   Tropfen bzw. 1 Tablette genommen

Argentum nitricum-Injeel sc. oder als **Trinkampulle** bei anhaltenden Beschwerden, ebenso evtl.
Cantharis-Injeel sc. oder als Trinkampulle
Nieren-Elixier (Cosmochema) bei hartnäckigen Fällen (Anurie-Nierenkolik)
Zur Verhütung bzw. Behandlung von Kolitis nach Rö-Strahlen, Radium-Einlagen usw.

Veratrum-Homakkord   werden nach der Bestrahlung ¼- bis ½stündl.,
evtl. **Podophyllum cps.**   bei Besserung nur noch 1—2stündl. wech-
Causticum compositum   selnd bzw. 2—3 mal täglich verabfolgt

Bei schwerster **Strahlen-Kolitis** ist **Polyp. recti-Injeel** mit **Arsen-alb-Injeel forte + Argent. nitric-Injeel forte** als Mischspritze indiziert.

V. Zur Therapie der Präkanzerosen

Sie entspricht in ihren Grundzügen der Karzinomtherapie, nur werden im EAP-Test andere Potenzen und andere Kombinationen von Organpräparaten und Biotherapeutika entsprechend dem Degenerationszustand der Organe erforderlich sein.

Um die Belastung der Gewebe durch kanzerogene Stoffe abbauen zu können, hat die Fa. Staufen-Pharma folgende KuF-Reihen unter dem Kennbuchstaben „Q" herausgebracht:

Q. Cancerogene

Q	1	Benzpyren**
	2	Aethylenoxyd
	3	Benzolum
	4	Buttergelb*
	5	Diacetylaminoazotoluol*
	6	Follikelhormon, synth.
	7	Kongorot*
	8	Paraffinum*
	9	Thioacetamid
	10	Thioharnstoff
	11	Pix crudum*
	12	Gonadenhormon, synth. comb.
	13	Carboneum tetrachloratum
	14	Trichloraethylen
	15	Anilinum
	16	Chromium oxydatum*
	17	Chlorum
	18	Benzinum crudum
	19	Mangan. peroxydatum*
	20	Plumbum bromatum*
	21	Plumbum sulfuricum*
	22	HSP
	23	Methylaethylketon
	24	Aethylenglykol
	25	Dimethylterephthalat
	26	Adipinsäure
	27	Caprolactam
	28	Polyester*
	29	Hexamethylendiamin
	30	Perchloraethylen
	31	Alcohol isopropylicus
	32	Alcohol amylicus
	33	p-Dicholorbenzol*
	34	Cyclohexanol*
	35	Polystyrol*
	36	DSP
	37	Hexachlorophen
	38	PCB*
	39	Per 70
	40	Acid. sulfuros.
	41	Morpholinum*

42	Anthracenum*
43	Methylcholanthren.**
44	Hydrazinsulfat**
45	Toluol
46	Xylol
47	Asbeststaub*
48	Tipa weiß
49	Benzanthrazen
50	Thioglycolsäure

Tab. 275

Diese Kanzerogene sollten jedoch stets zusammen mit Ausscheidungsmitteln en-bloc ausgetestet werden!

VI. Die EAP-Krebsprophylaxe

Für die Krebsprophylaxe kann der EAP-Arzt einen wesentlichen Beitrag leisten, indem er bei seinen Patienten Mesenchymreaktivierungen durchführt, deren Technik im 5. Teil dieses Bandes beschrieben wurde. Dabei sind in besonderem Maße alle toxischen und schwer abbaubaren Stoffe zu berücksichtigen, welche im 3. Teil zusammengestellt sind, weil man mit ihnen wichtige äthiologische Faktoren der Krebsentstehung angehen kann.

10. Teil

Möglichkeiten einer Begleittherapie

Zur Ergänzung seiner Therapie stehen dem EAP-Arzt vielfältige Möglichkeiten zur Verfügung, wie aus nachfolgender Zusammenstellung von H. H. RECKEWEG hervorgeht. Es ist selbstverständlich, daß der EAP-Arzt bei der Auswahl biologische Methoden bevorzugt, sofern und soweit das im Einzelfall möglich ist.

1. Ernährungstherapie
a) Diät: Fernhaltung von Homotoxinen-Sutoxinen. Ausreichende Zufuhr von Vitaminen und Spurenelementen,
b) Fasten: Einschmelzung der Homottoxine, die z. B. als Depositionsphasen abgelagert sind (Fett, Rheuma-Faktoren u. a.), SALZBORNsche Diät bei Neoplasmaphasen: Allmähliche Wiedereinregulierung der Fermentfunktionen,
c) Symbioselenkung: zur Normalisierung der Darmflora. Diese läßt sich nur gesund erhalten durch eine biologisch-zweckmäßige Ernährung, die in einer ausgewogenen Mischkost besteht.

2. Bewegungstherapie (aktiv und passiv z. B. durch Reponieren)
a) Massage, Gymnastik, Sport, Turnen usw.: Steigerung der Gewebsfunktionen, Abbau von Homotoxinen, Freimachung wichtiger intermediärer Faktoren wie Adenylsäuren u. a.,
b) Hydrotherapie: Abwaschen von Homotoxinen, Hautreize unspezifischer Art, Absaugung von Histamin durch Lehmbäder, Alkalisierung durch Sodabäder, Anregung durch Exkretion durch Sauna, Wärmeeinwirkungen Hyperämie, Moorbäder usw.,
c) Chiropraktik: Beseitigung neuraler Störfelder durch Behebung von Nervendruckerscheinungen mittels Wirbelversetzung-Berichtigung,
d) Haltungskorrektur nach ALEXANDER: Stabilisierung der Wirbelsäulenstatik mit 3 Suggetivbefehlen: Kinn herein — Brust heraus — Bauch herein,
e) Lymphdrainage.

3. Steuerungstherapie
a) Akupunktur: Reiztherapeutische Einstiche in Akupunkturpunkte mit Organbezug,
b) Neuraltherapie: zur Beeinflussung neuraler Störfelder oder Abschaltung pathologischer neuraler Reflexe (HUNEKE),
c) Heilanästhesie.

4. Ausleitungstherapie
a) Blutegelbehandlung, Schröpfen, Pflaster: Wirken durch direkte Absaugung homotoxischen, mesenchymal deponierten Substrates sowie über zusätzliche neurale Effekte im Anwendungsgebiet,
b) Eigenurinbehandlung: Antihomotoxisch-spezifische Isotherapie.

5. Ergänzungstherapie
a) Spurenmetalltherapie,
b) Zellulartherapie: direkter Ersatz degenerativ geschädigter Zellsubstrate (Mitochondrien, Gene u. a.),

c) Hormontherapie: Steuerung überschießender oder fehlender Funktionen Substitution, falls Stimmulationstherapie nicht ausreicht. Notfalltherapie bei katastrophalen Situationen (z. B. Cortison im Schock, bei Verbrennungen usw.),
d) zytoplasmatische Therapie nach THEURER,
e) Substitution der Blutelektrolyte,
f) Organspezifische Serumtherapie von Bogomoletz,
g) Therapie mit Regeneresen nach Prof. DYKERHOFF (Literatur: anfordern bei Fa. Müller, Göppingen).

6. Umstellungstherapie
a) Unspezifische Eiweißtherapie und Reiztherapie: Unspezifische Anregung des Systems der Großen Abwehr,
b) Hämatogene Oxydationstherapie: Aktivierung und Reaktivierung blockierter, sauerstoffumsetzender Fermente,
c) Sauerstoff-Insufflation: Anregung und Substitution des Sauerstoffumsatzes.

7. Physikalische Therapie
a) Magnetfeldtherapie,
b) Atembehandlung.

8. Operationstherapie
Wiedervereinigung getrennter Gewebe, Beseitigung von Degenerationsphasen, z. B. gangranöser, zerquetschter Extremitäten, Öffnen von Abszessen, Phlegmonen, Extirpation von Phasen in toto bei Appendizitis, Myomen, begrenzten Neoplasmaphasen usw.

9. Unterdrückungstherapie
a) Zytostatika: bei Endzuständen von Neoplasmaphasen,
b) Röntgentherapie: Gegebenenfalls zur biologischen Inaktivierung von Neoplasmaphasen,
c) Ausleitung der Homotoxine nach RECKEWEG bei schwerster Giftlage „unter Antibiotikaschutz",
d) Impfungen: Anregung der spezifischen Abwehr (prophylaktisch und therapeutisch).

Schlußwort

Die Elektroakupunktur wurde in diesem Lehrbuch als eine pyhsikalisch orientierte Methode vorgestellt weil ihre Grundlage das Messen ist. Was und wie gemessen wird, bleibt aber eine ärztliche Kunst, die gleichermaßen Verantwortungsgefühl und Geduld erfordert.

Durch ihre Kombination von
Physikalischer Medizin gemäß Band I,
chinesischer Akupunktur gemäß Band II und
klassischer Homöopathie gemäß Band III
unter Berücksichtigung der Herdlehre gemäß Band IV ist die EAP der biologischen Medizin zuzuordnen.

Da die EAP den Menschen als einheitliches Ganzes betrachtet, ist sie für alle medizinischen Disziplinen gleichermaßen anwendbar und kann damit zum wertvollen Bindeglied für die verschiedenen ärztlichen „Fachrichtungen" werden und wird deren Teamarbeit fördern zum Wohle unserer Patienten.

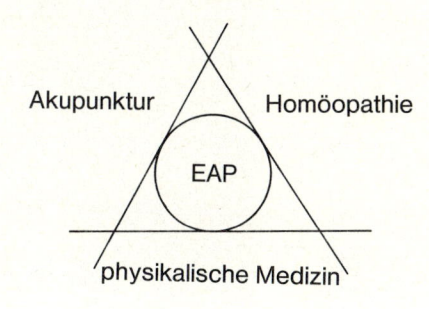

Abb. 52

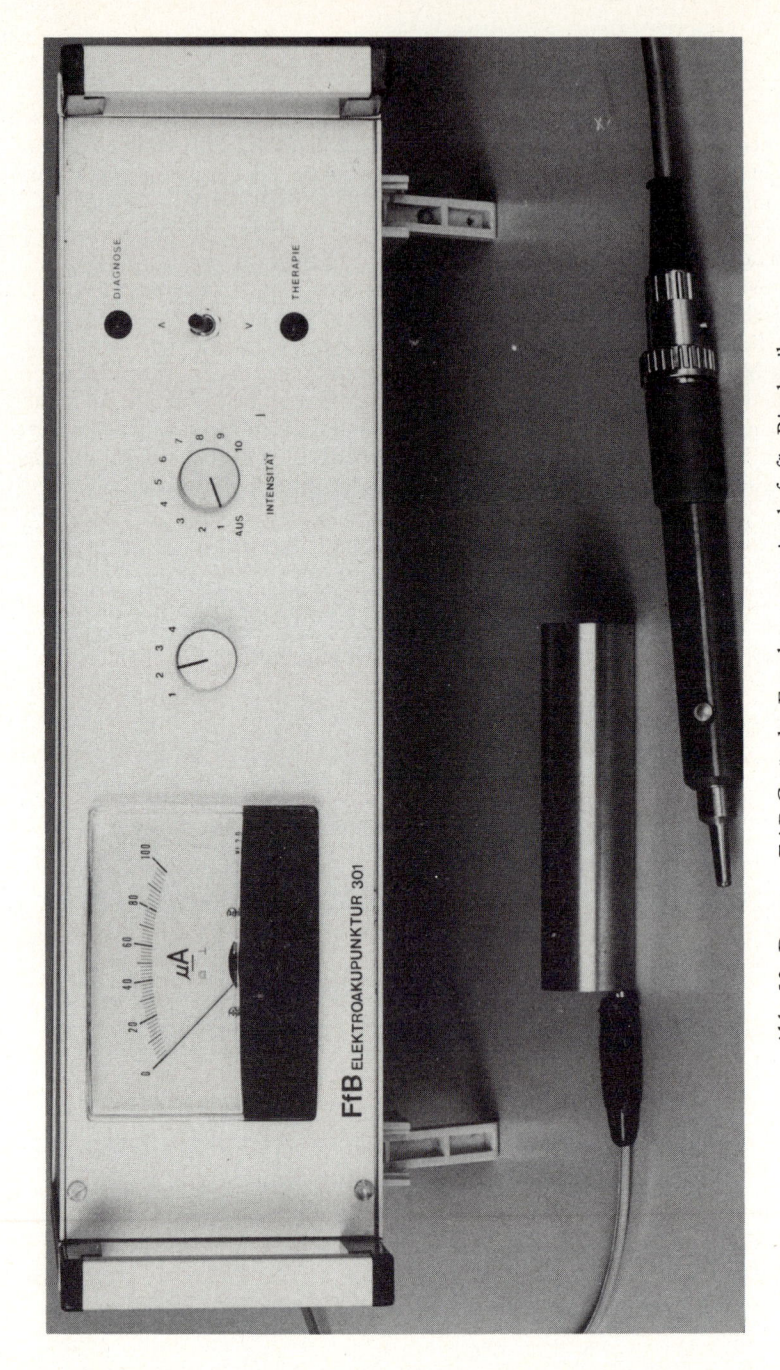

Abb. 53: Das neue EAP-Gerät der Forschungsgemeinschaft für Biophysik.
Vertrieb: W. Eidam, Finkenbusch 6, 6301 Linden-Forst, Tel. 0 64 03 / 6 34 40

Anhang

I. Änderungen im KuF-Reihenprogramm

Gemäß einer Mitteilung der Fa. Staufen-Pharma sind seit Drucklegung von Band IV im KuF-Reihenprogramm folgende Änderungen eingetreten:
1. Aus diversen Gründen werden folgende KuF-Reihen nicht mehr ausgeliefert oder nur noch geliefert, solange Vorrat reicht:

A	36	Gynäkomastie
B	18	Stomatitis
B	26	Abdominallymphom
B	35	Coeliacia
C	6	Lungenabszeß
C	10	Bronchitis fibrinosa
C	20	Polyserositis
C	22	Lungenabszeß S
DA	5	Hydrozephalus
DA	12	neurogener Dekubitus
DA	13	Friedreichsche Ataxie
DA	14	Bulbärparalyse
DA	19	hereditärer Tremor
DA	20	Kleinhirnrinden-Atrophie
DA	21	PMD complicata
DA	26	B N S
DA	28	Morbus Fölling
E	4	Tuberculinum Burnett
E	6	Tuberculinum Marmoreck
F	12	Uraemie
F	32	Struma
F	44	Gastroduodenitis
F	52	Isosthenurie
G	3	Arthritis urica forte
G	4	Sepsis lenta
H	9	Cerumen
K	3	Bartholinitis
K	8	Fibromyom
K	9	subseröses Myom
K	15	zyst. Ovar.-Uteruspolyp
K	22	Mamma haemorrhagica
M	10	Bilharziosis
N	4	Hautproliferation
N	7	Molluscum contag.

Tab. 276

2. Folgende KuF-Reihen werden umbenannt:

KuF-Reihe		bisher	jetzt
A	12	Nos. Drüsenabszeß	Nos. Lymphknotenabszeß
B	34	Nos. Lymphangitis mesenteria	Nos. Lymphadenitis
K	19	Nos. Mamma-Adenom	Nos. Fibroadenom Mamma
HM	219	Obedie	Okoubaca

Tab. 277

3. Nachstehende KuF-Reihen enthalten zukünftig die Potenzen D5, 6, 8, 10, 12, 15, 30, 60, 100, 200 (bisher D6—D400 oder D10—D1000):

B	4	Bac. Morgan	HM	48	Argentum met.
B	5	Bac. Gärtner	HM	50	Aurum met.
B	6	Shiga Kruse	HM	51	Bismutum met.
B	7	Nos. Strong	HM	60	Ferrum phosph.
B	9	Bac. Dysenteriae	HM	93	Aurum jod.
B	10	Thermibacterium bifidus	HM	112	Mercur. dulc.
B	11	Bac. faec. alk.	HM	199	Tellurium
B	29	Nos. Cholera	HM	200	Tormentilla
C	4	Pertussinum	HM	219	Okoubaca
DA	1	Nos. Herpes zoster	HM	273	Plumbum chloratum
DA	2	Meningococcinum	HM	282	Gaultheria
DA	3	Nos. Poliomyelitis	HM	284	Latrodectus mactans
DA	7	Lyssinum	HM	285	Magnesium fluoratum
E	1	Luesinum	HM	286	Natrium fluoratum
E	3	Tuberculinum	HM	298	Cuprum arsenicosum
E	5	Tuberculocidinum Klebs	P	1	Penicillinum
E	7	Tuberculinum avis	P	3	Streptomycinum
E	8	Tuberculinum bovinum	P	5	Cortison
F	3	Bac. Pyocyaneus	P	6	Tetracyclin
F	4	Morbillinum	P	7	Chlortetracyclin
F	5	Nos. Bang	P	9	Vitamin D
F	6	Nos. Malaria	P	11	Chloramphenicol
F	16	Nos. Gelbfieber	P	19	Diphenylhydantoin
F	18	Nos. Malaria tropica	P	21	Formaldehyd sol.
F	21	Nos. Banti	Q	5	Diacetylaminoazotoluol
F	36	Nos. Variola	R	1	KI 1 (Dichlorvos u. Methoxychlor)
F	37	Antracinum			
F	38	Echinococcinum	R	2	KI 2 (HCC)
M	8	Nos. Blasen — Tbc	R	3	KI 3 (Phosphorsäure E)
N	13	Psoriasinum	R	4	KI 4 (HCC comb. A)
N	20	Nos. Monilia albicans	R	5	KI 5 (HCC comb. B)

N	23	Mucor mucedo	S	2	Lac. condens	
HM	4	Silicea	Sto	44	Acid. oxalacetic.	
HM	8	Stannum met.	B	19	Enterococcinum	
HM	21	Acid. lactic.				
HM	32	Magnesium phosph.				

Tab. 278

4. Potenzänderungen sind notwendig bei:
— P 53 Noradrenalin — HCl — tiefste Potenz D6 (D5 ist instabil)
— Z 30 Nos. exsudative Ostitis — tiefste Potenz D5 (z. Zt. fehlt Grundstoff).

5. Die KuF-Reihen
— HM 70 Plumbum met. und
— HM 131 Stromtium carb.
— beginnen zukünftig ab D6 (bisher D10—D1000).

II. Abkürzungen in der EAP

EAD	=	Elektroakupunktur-Diagnostik
EAP	=	Elektroakupunktur
EATh	=	Elektroakupunktur-Therapie
EAV	=	Elektroakupunktur nach Voll
FS	=	Frequenzschaukel
HM	=	Homöopathika
Hz	=	Hertz
Int	=	Intensität
KS	=	Kippschwingung
LF	=	Leitwert Fuß-Fuß
LH	=	Leitwert Hand-Hand
LL	=	Leitwert links zwischen linker Hand und linkem Fuß
LR	=	Leitwert rechts zwischen rechter Hand und rechtem Fuß
LW	=	Leitwert
MP	=	Medikament-Prüfung
MRTh	=	Mesenchymreaktivierungs-Therapie
MT	=	Medikament-Testung
NF	=	Niederfrequenz
NP	=	negative Pulse
Nos	=	Nosoden
Org	=	Organ-Präparate
PP	=	positive Pulse
Ts	=	Teilstriche
WP	=	Wechsel-Pulse
Ws	=	Wellenschaukel (jetzt Frequenzschaukel)
ZA	=	Zeigerabfall

III. Autorenverzeichnis

A

Adler 307, 308
Alexander 457
Altmann 287, 290
Astra-Chemicals 378

B

Bade 15, 34, 69, 229, 272 274, 424
Bauer 58
Berger 283
Bergsmann 299
Bethard 442
Beuchelt 51
Boje 446

C

Croon 309
Curry 51
Czerney 53

D

DHU 24, 216
Dykerhoff 458

F

Fabian 414
Farwig 434

G

Gawlik 27, 28
Gehlen 429
Geiger 442
Gerlach 283
Glaser 312, 343
Glatzel 442
Gleditsch 363

Goldstein 442
Gross 415
Gross/Gauss 415

H

Hagemann 381
Hagen 205, 229
Hahnemann 183, 184
Hanicka 442
Harndt 413
Hartmann 51
Hauss 283
Heel 22
Herrmann 286
Hoff 51
Huneke 283, 308, 457

J

Jahnke 353
Junge-Hülsing 283

K

Karlson 441
Kracmar 51
Krais und Fritz 230
Kramer 318, 343, 362, 378, 381
Kretschmer 51, 52
Köller 445
Kultzer 407

L

Lampert 51
Laurent 388
Lippe 425

466

M

Martin 381
Melchior 381
Meyer-Langsdorff 451
Mezger 25, 26, 27, 438

N

Nash 426
Noeske 15, 188

O

Ostermann 442

P

Palfner 307
Pässler 283
Peesel 15
Peter 378
Pfeiffer 335
Pflaum 353
Pischinger 225, 283, 289, 299, 370

R

Reckeweg 15, 23, 428, 442, 446, 457, 458
Rosenow 283
Roth 17

S

Salzborn 442, 457
Slauk 283
Sollmann 415
Sonnenschein 343
Spaich 15

Schaab 53, 58, 59
Scheller 299, 307
Schlegel 442
Schmidt 353
Schug-Kösters 413
Schüssler 216
Schwaab 54
Schwamm 227, 306, 429
Schwarz 15, 229, 289, 290, 293, 298, 312, 381, 400

St

Standel 429
Steiner 439, 442

T

Tangl 275
Theurer 458
Thielemann 418
Thomsen 387
Türk 15, 290, 300, 312, 343, 372, 376, 377, 381, 384, 389, 400, 411, 413, 414, 415

V

Vill 353
Vincent 227
Vogel 15
Voll 15, 213, 225, 276, 315, 322, 340, 353, 362, 398, 438, 439, 434

W

Wala 23
Weber 434
Wolkowitz 309
Wülfing-Allergie-Dienst 297

IV. Stichwortverzeichnis

A

Abdeckplatte	384, 385
Abgase	183
Abmagerung	218, 219
Abrasio	427
Absauganlage	379, 380, 381
Abszesse	22, 427
Abszeßheilung	219
Abwehr	22, 137
— -leistung	371
— -schranke	283
— -schwäche	300, 302
Acetonum	203
Acetylcholinchlorid	186
Acetylsalicylsäure	186
Achylia	172
Achylie	133
Acidum α-ketoglutaricum	215
— cis-aconitum	215
— citricum	215
— DL-malicum	215
— fumaricum	215
— nitricum	204
— phenyläthylbarbituricum	185
— succinicum	215
— sulfusorum	203, 204
Acne vulgaris	138
Acrylat	37, 203
ACTH	186
Addisonsche Krankheit	107
Adnexitis	22, 159, 160, 161, 162
Adnextumoren	450
Adenohypophysis	103
Adenosin-Monophosphorsäure, zyklische	441
Adenylatzyklase	441
Adipositas	22, 105, 107, 218, 220
Adrenalin	186
Adrenalinum	186
Adynamie	50, 104
Aethylenglykol	203
Aethylenoxyd	203, 204
Aflatoxin	68
Agranulozytose	22, 94, 119
Akne vulgaris	22, 23, 145, 220
Akroparästhesien	22, 97, 112
Aktivatoren	215
Akupunktur	59, 457
Albuminurie	22, 151, 153, 176, 177
Alcohol methylicus	186, 203
Aldicarb	199
Alginatabdruck	385
Alkohol	99, 135, 183
— -abusus	22, 172
Allergene	99, 101, 184, 232, 251
— pflanzliche	101
— gewerbliche	100
Allergie	23, 142, 143, 194, 204, 284, 293
— -Fragebogen	294
— -meßpunkte	312, 343
— -mittel	99
— -patienten	184
— -therapie	184
Allopathika	229
Allopathikum	185
Alopecia areata	23, 429
Alopezie	57
Alter	285
Altersbrand	23
— -diabetes	95, 122
— -herz	23, 50, 112, 166, 167
— -schwindel	50
— -tremor	90
Alumen	57
Alveolarknochen	361, 379
— -pyorrhö	23
Alveole	379
—, trockene	398
Alveoli dentales	35
Amalgamanwendung	405
— -füllungen	193, 329
Amazonasgebiet	189
Amblyopie	23
Ameisensäure	198
Amenorrhö	23, 160
Amidazophen	275
Amine	215
Aminosalicylsäure	100
Aminotriazol	201
Ampulla	158
Anabolikum	218
Analekzem	172
— -kanal	437
Analgetikum	89

Anämie 24, 57, 94, 119, 217, 218	
—, perniziöse	133
Anamnese 227, 229, 290, 363	
— - Fragebogen	293
Anästhesie	377
— -unverträglichkeit	375
Anästhetikum	383
Anätztechniken	405
Anazidität	23
Anfangs-MR-Testung	230
Anfangswerte 188, 335, 338, 361	
Angina 49, 69, 168, 177	
— follicularis	30
— pectoris 85, 109, 114, 166	
— Plaut-Vincent	30
Angst 48, 55, 166, 374	
— -zustände	41, 87
Anilinum	203
Anopheles	208
Anregungsmittel	60
Anstrengung, geistige	47
Anthracenum	203
Anthrachinonum	186
Antiallergika	390
Antibiotika 188, 202, 229, 285, 306	
Antidystonsalbe	206
Antikeimmittel	198, 202
Antiklopfmittel	203
Antimonium-crudum-Kind	53
Antisepton	308
Antiviruswirkung	125
Antrazin	201
Antriebszwecke	203
Anus	79, 439
Aorta	93
Aortalgie	114
Aortenerweiterung	58
Apfelsinen	101
Apoplexie 24, 50, 112, 167	
— -folgen	95
Appendicitis necroticans	117
Appendix verimiformis	78
Appendizitis 54, 74, 168, 171, 177	
Appetit	54
— -losigkeit	48, 49, 135
Aqua Daun	442
Arbeitsausfälle	285
Archizerebellum	82
Argentum	58
Armneuralgien	178
Aromata	198

Arrhythmia cordis	148
Arrhythmien	168
Arsen	194
Arsenicum album	57
— jodatum	220
Arsenobenzol	187
Arteria coronaria	109
Arterienmittel	95
— -präparate	92
Arteriosklerose 24, 50, 87, 95, 112,	
	167, 169
Arthritis 74, 104, 127, 179, 284	
— deform.	24
— urica	24
Arthritiden	129, 178
Arthrosen 105, 111, 129, 178,	
	179, 284
Arthrosis	42, 129, 130
— deformans	127
Articulatio	126
Articulatio tempro-mandibularis	35
Arzneimittel	186
— -allergene	100
—, allopathische	184
— -bilder	27
— -grundstoffe	185, 232, 248
— -schäden	184, 185
— -zusammenstellung	225
Asbeststaub	204
Ascariden	24, 79, 206
Ascaridiasis	81
Asiengrippe A	31, 72
Asthma 74, 76, 77, 85, 220, 441	
— bronchiale 24, 72, 74, 104	
— cardiale	24
— -tropfen	75
Astronautennahrung	399
Aszites	24, 117, 168
Ataxie, Friedreichsche	85
Atemluft	200
— -wege	74, 434, 437
Atherom	139
Atlas	127
Atmung	202
Atmungskatalysatoren	214
— -vorgänge	213
Atonie	57
Atrophie	217
Ätzungen	426
Aufklärung	412
Aufstoßen	134, 166, 172

Auge, blaues	427	—, odontogene	317
Augen	40, 220	—, viraltoxische	317
— -bindehaut	428	—, zahnärztliche	192
— -krankheiten	191, 232, 248	Belastungsmedikament	300
— -lider	56	Bellhusten	74
— -nosoden	41	Benommenheit	41, 87
— -Organpräparate	40	Benzanthrazen	203
Aurum	58	Benzinum	203, 204
Ausduschen	401	Benzoesäure	198
Ausfallerscheinungen, ovarielle	105	Benzol	201
Ausgangsmaterial	232	Benzolum	204
Ausgleichspotenz	328	Benzpyren	204
Ausleitungstherapie	457	Berollen	385, 386
Auslieferung	187	Beruhigung	375
Ausscheidung	276	Beruhigungsmittel	61, 275
Ausscheidungsorgane	374	Berührungsschmerz	392
— -mittel	190	Beschäftigungskrämpfe	24
Autoacrylat	37, 194, 203	Beschwerden	183, 372
Autointoxiaktion, intestinale	99	—, klimakterische	160
Autopolymerisat	37, 195	—, pektanginöse	166
		—, rheumatische	217, 218
		Bestellpraxen	225
		Bettnässen	24
B		Beulen	425
		Bewegungsapparat	42, 286
Bakterienstreuung	283	— -drang	55
Bakteriurie	176, 177	— -schmerz	130
Balaststoffe	183	— -therapie	457
Banalinfekte	76	Bienenwachs	384, 385, 417
Bandapparat	221	BIERsche Kammer	417
Bandscheiben	127, 180	Bilharziosis	151
— -degeneration	130	Bilrubin	175
— -erkrankungen	178	Bindegewebe	119, 138, 197, 199, 204
— -schäden	179		
— -vorvall	91	— -aktivator	50, 137, 161
Bandwurm	206	— -degeneration	57
Bang	121, 208	— -entgiftung	161
Barbiturate	188	— -funktionen	219
Barbitursäure, mod.	185	— -mittel	136, 393
Barium-carbonicum-Typ	53	— -ödem	131
— oxalsuccinicum	215	— -schwäche	129
Basedow	24	— -verhärtung	427
Basileum	199	—, weiches	225, 283
Basisfunktionen	283	Biochemie	216
Bauchfell	117	Biorhythmus	370, 403
Bauchspeicheldrüse	121	Birnen	199
— -nerkrankungen	135	Blähsucht	134
Beckengürtel	131	Blärungen	49, 134
— -stauungen	168	Blase	276, 394, 439, 444
Befundberichte	343	Blasenatonie	154
Begleittherapie	188, 191, 311, 455	— -beschwerden	452
Belastungen, geopathische	206		

— -bildung	426
— -bilharziosis	163
— -entzündung	157, 176
— -funktionsschwäche	154
— -lähmung	177
— -mittel	154
— -nosoden	155
— -polyp	163
— -schwäche	177
— -Tbc	163
Bleichsucht	219
Bleizusatz	203
Blepharo-Konjunktivitis	24
Blinddarm	117
Blockaden	227, 363, 429
Blockierungen	216
Blutarmut	220
— -ausstriche	307
— -druck	58, 219
— -entnahme	299, 300
— -ergüsse	396
— -erkrankungen	232, 247
— -gefäßtropfen	96
— -koagulum	401, 416
— -präparate	302
— -reinigungsmittel	145
— -status	298
— -stillung	393
Blütenpollen	101
Blutern	377
Blutungen	24, 383, 387, 388, 397
— ,venöse	169
Blutungsneigung	169, 376
Bogumolez-Serum	101
Bohnenkaffee	99
Botulismus	121
Brachialgia	25
Brachialgie	131
Brandwunden	312
Brechdurchfälle	172
Breitbandtest	317
Brennstoffe	203
Brillengestell	196
Bronchi	71
Bronchialkatarrh	439
— -tumoren	449
Bronchiektasie	72
Bronchien	72
Bronchioli	71
Bronchiolitis	25
Bronchitiden	77, 285

Bronchitis	25, 46, 48, 72, 74, 75, 76, 217
— fibrinosa	31
Brücken	406
Brustdrüse	105, 159, 434
— -wirbelsäule	127, 128
Bruttosozialprodukt	285
Bryonia-Patienten	53
Bulbärparalyse	41, 85
Bursae	126, 147
Bursitis	25
Buttergelb	198

C

Cactus cps.	166
Cadmium	204
Calcium carbonicum	220
— — -Typ	53
— -cyanamid	149, 201
— fluoratum	216
— -hydroxid	409
— phosphoricum	216
— — -Patient	53
— sulfuricum	219, 220
Calculi biliares	148
— protatae	163
— renales	151, 163
Calxyl	405
Camp	440
Cancerogene	232, 249, 453
Ca-Patient	403
Captan	199
Carbonylgruppen	214
Carboxylat-Zement	37, 195
Carcinomanosoden	436
Cardia	132
Cardiodiureticum	113
Cardiotonicum	113
Carpulensystem	377
Cartilago	127, 147
Cataracta	41
Cavum tympani	33
Cervix uteri	158
Chalazion	41
Chinone	214, 438
Chiropraktik	457

Chloramphenicol	187
Chlorkamphermenthol	186, 194
Chloroformium	186
Chloroformum	194
Chloromycetin	192
Chloromycetinum	100, 185
Chlorose	25, 217
Chlortetracyclin	100, 185
Cholangitis	25, 148, 174
Cholelithiasis	25
Cholera	25, 117, 190
— -Schutzimpfung	189
Cholesteatom	67
Cholesterin	175
— -spiegel	218
Cholesterinum	38
Cholezystitis	25, 148, 174
Cholezysopathien	174
Chondroitin-Schwefelsäure-Na	186
Chondrose	179, 180
Chorea	25
Chorioiditis	25
Chorioretinitis	25
Chrom-Kobalt-Molybdän-legierung	37, 195
Chronizität	179
Ciliarneuralgie	25
Cirrhosis hepatis	25
Cisternachyli	66, 93
Claudicatio intermittens	25, 94, 132
Cochlea	33
Colica mucosa	25
Colitis mucosa et ulcerosa	171
Colliculis seminalis	157
Colon ansa distalis	78
Commotio cerebri	426
Compositefüllungen	405
Corpora quadrigemina	33, 83
Cor pulmonale	165, 168
Corpus luteum	103, 158
— pineale suis	104
Cortison	185, 188, 194, 229, 285, 306
Crauroris volvae	160
Cresolum	186, 204
Crusta lactea	143
Cuprum Arsenicosum	220
Curvatura major ventriculi	133
— minor ventriculi	133
Cyclophosphamid	186
Cyol-Halm	201, 202

D

Darm	276, 434, 437, 438, 439
— -fermentation	121
— -flora	172, 457
— -katarrhe	48
— -koliken	173
— -krämpfe	135, 171
— -mittel	170
— -nosoden	232, 234
— -spasmen	171
— -stauungen	171
— -störungen	190
— -trakt	174
— -tumoren	450
Dauerwellen	204
Daumen	65
Decubitus	139
Defäkationsschmerzen	172
Degenerationsbelastung	221
— -neurosen	433, 434
— -nosoden	228, 232
— -phasen	216
— -reihen	231
Dekubitus	113, 143, 167
Demenz	95, 167
—, arteriosklerotische	41
Dens	35, 36
Dentitio difficilis	46
Depressionen	50, 90, 135, 220, 287
Dermatitiden	143
—, allergische	23
Dermatitis	142
Dermatosen	142, 143, 144, 216, 312
Desallergisierung	143
Descensus uteri	56
Desensibilisierung	143
Desinfektion	101
Devitalisation	406
Diabetes mellitus	85, 94, 107, 112, 121, 174, 175
Diabetiker	307
Diagnostik	289
Diaphragma	71
— pelvis	158
— urogenitale	154
Diarrhö	135, 171
Diät	457
— -fehler	135
Diatherapuncteurgerät	230
Diathese, exsudative	46, 49

472

—, gichtisch-rheumatische	42
—, hämorrhagische	397
—, harnsaure	129, 153, 218
—, uratische	178
Diazinon	199
Diazepam	192
Diazepan	186
Dichlorphos	199
Dickdarm	44, 192, 199, 391, 392, 394, 444
— -katarrh	172
— -mittel	78, 80, 81
— -spasmen	172
— -stauungen	172
— -therapie	81
Dicumarol	186
Dieldrin	199
Dienzephalon	33, 82
Differentialdiagnostik	329
Dijodthyrosinum	186
Dimethyltherephtalat	203
Dinitrokresol	199
Diphenyl	198
Diphenylhydantoin	185
Diphterie	189
Diphterinum	110, 119, 189, 190
Direktmeßpunkt	65
Discus intervertebralis	127
Dithiocarbamat	201
Diurese	176
Diuretikum	177
Divertikel, Meckelscher	117
Divertikulitis	79, 171
Divertikulose	79
Dorphosina	200
Doxycyclin	187
Drainagemittel	44, 59, 188, 208, 229
Druckpunktdiagnostik	358
Druckpunkte	308
—, Adlersche	308
Drüse, Bartholinische	158
—, innersekretorische	216
Drüsenabszeß	67
— -funktionsstörung	107
— -palpation	322
— -schwellungen	53, 55, 393
— -störungen	219
— -verhärtung	57
Ductus auriculus extern.	33
— choledochus	148
— cysticus	148
— deferens	158, 162, 163
— hepaticus	148
— pancreaticus	120
— thoracicus	66, 93
Dumping-Syndrom	117
Dunaris-Quelle	442
Dünndarm	117, 287, 391, 392, 394, 395, 444
— -mittel	116
— -nosoden	117
Duodenitis	117, 121, 135, 171
Duodenum	116
Dura mater	83
Durchblutung	143, 161
— -periphere	42
Durchblutungsstörungen	91, 113, 143, 167, 161, 217
—, periphere	97, 112
Durchfälle	219
Durst	134
Dysbakterie	99, 121, 148, 171, 284
Dysbasia intermittens	159
Dysenterie	171
Dysfermentie	99, 284
Dysfunktionen	216, 284
Dysharmonie	58
Dysionie	284
Dyskinesien	152, 176
Dyskolloidie	284
Dysmenorrhö	159, 160, 161, 162
Dysosmose	284
Dyspepsie	46, 54, 284, 439
Dyspnoe	74, 76
Dysproteinämie	284
Dysregulationen	216, 284
Dysthyreose	166
Dystonie, vegetative	41, 85, 87, 168, 284

E

E-605	199
EAP-Kontrolle	382
— -Prüfung	188
— -Testung	188
EHT	309
— -Pinseltest	227
— -Test	308, 317
Ei	99
Eichung	330, 335

473

Eier	207
Eierstock	105, 158
Eigenblut	275
— -injektionen	306, 371
Eileiter	158
Einbestellung	225
Eingriffe, kieferchirurgische	254
Einmalmessung	336
— -skalpell	378
Einschlafstörungen	90, 166
Einstückguß	196
Einzelmittel	373
—, homöopathische	232, 238
Einzelpotenz	230
Eisenbahnkrankheit	91
Eiterungen	69, 144, 219
Eiweiß	183
Eiweißstoffwechsel	122
Ekzeme	53, 55, 56, 57, 123, 138, 142, 143, 144, 145, 146, 220, 312
—, nässende	139
Elektrizität	203
Elektroakupunkturgerät	324
Elektrohauttest	289, 429
Elektrolythaushalt	191, 306
Elektrotom	378, 380
Elemente	215
Elephantiasis	67, 113, 119, 143, 167
Ellenbogengelenke	131
Elpimed	300
Empfehlungen, prothetische	406
Emphysem	72
— -bronchitis	166
Endarteriitis obliterans	113, 167
Enddarm	435, 439
Endokarditis	114
Endokardium	109
Endokardmittel	115
Endometritis	160
Endometrium	158
Endosulfan	199
Energiebildung	196
— -blockaden	227, 423
— -fluß	60
— -haushalt	60, 225
— -losigkeit	90
— -meßgerät	321
— -versorgung	402
Enten	207
Enterokolitis	171
Enterospasmen	79

Entgiftung	199, 276
Entgiftungsmittel	41, 190
— -organe	374
— -vorgänge	217
Entlastungsmittel	102
— -therapie	181, 228, 297
Entlaubungsmittel	200
Entschlackung	220
Entwicklungsstörungen	46, 48, 67, 84, 85, 88, 105, 107, 157, 285
Entzündungsmittel	160
— -stadium	217
— -tropfen	70
Enuresis	49, 157, 176
— nocturna	152, 176, 177
Enzephalitis	85
— -folgen	87
Enzephalomyelomalazie	85
Enzyme	216, 298
Enzymreaktionen	215
Epidermolysis bullosa	142
Epidermophytie	141
Epididymis	158, 162, 163
Epikondylitis	42, 131
Epilepsie	85, 91
Epiphysis	103, 104, 106
Epitheliome	57, 429
Epulis	37
Erballergosen	306
— -nosoden	73, 110, 137, 209
— -toxine	209, 232, 236
Erbrechen	172, 173, 175
—, azetonämisches	173
Erdbeeren	199
Erdöl	203
Erfahrungsheilkunde	191
Ergänzungsmittel	216
— -therapie	211, 228, 457
Erholungskur	403
Erkältungen	56, 70
Erkrankungen, allergische	142
—, chronische	58, 174, 229, 283
—, gynäkologische	232, 246
—, parodontal	254
—, Raynandsche	97
—, Urologische	232, 247
Ermüdbarkeit	284
Ermüdung	377
Ermüdungszustände	220
Ernährung	371, 419
Ernährungsstörungen	46

— -therapie	457	—, hypophysäre	105, 107
— -umstellung	307	Fibromyom	159
Erregbarkeit, nervöse	89	Fieber	70
Erregungszustände	219	—, Wolhynisches	110
Erscheinungen, hysterische	134	Fissura ani	172
Erschöpfung	41, 87, 89, 134, 137, 397	Fissuren	54
		Fisteleiterung	392
—, physische	87	Fisteln	57, 219, 428
Erschöpfungskrankheiten	221	Flatulenz	171, 172, 175, 220
— -zustände	50, 87, 88, 104, 147	Flechten	144
Erschütterungen	426	Fleckfieber	34, 110, 119, 189
Erwachsene	287	Fleisch	206, 207, 208, 419
Erwachsenenalter	287	— -extrakt	99
Erysipel	67, 139	Flexuracolid extra	78
Erythema nodosum	143	— duodeno jejunalis	116
Erythematodes	123	Fluor	56, 159, 160
Erythromycin	187	—, mycot.	159
Eugenol	194	— -schäden	193
Examensangst	166	— vaginalis	50
Exantheme	46, 143	Flußfisch	99
Exostosen	42	Flüssigkeitsverlust	377
Extraktionen	287	— -zufuhr	274
Extraktionstechnik	414	Fokaldiagnostik	353
Extrasystolen	166	— -infektion	283
		— -toxikosen	33, 283
		Fokus, odontogener	253
		Folliculi lymphatici laryngei	71
F		Follikelhormone	186, 191, 202
		Formaldehyd	194, 204
Farbstoffe	198	— sol.	185
Fasten	457	Formalinlösung	381
— -kur	307	Formblätter	343
Fäulnisdyspepsie	81	Formenkreis, rheumatischer	129
Fazialisparese	179	Forschungsgemeinschaft	321
Fehldiagnosen	336	Fragebögen	290
Fel	148	Fräsen	381
Fermente	215	Fremdkörper	380
Fermentfunktionen	43, 174	Frequenz	324
— -stimulation	108, 174	— -schaukel	386
Fernsehen	206	Frigidität	160
Fernwirkungen	283, 285, 287, 361, 362, 424	Fruchtsäfte	399
		Frühjahrsmüdigkeit	90
Fernwirkungstest	336, 339	Füllung, definitive	411
— — -ziel	284	Füllungsmaterialien	194
Ferrum phosphoricum	217	Fundusabszeß	36, 38
Fersenbeinsporn	42	Fungizid	201
Fertilität	163	Funiculus atrioventricularis	109
Fett	183, 200	— umbilicalis	119, 136
— -gewebe	198, 199	Funktionsmittel	216
— — -mittel	146	— -steuerung	21
— -stoffwechsel	123, 218, 438	— -störungen	283, 361
Fettsucht	107, 134		

475

— -verbesserungen	21	— -funktionen	41, 88, 95, 167
— -verhalten	289	— -leistungsschwäche	87
Furunkelnarben	427	— -nerven	82
Furunkulose	142, 143, 144, 179, 219, 429	— -sklerose	84
		— -tropfen	91
Fuß-Meridiane	65	Gelbfieber	148, 189
— -wurzelgelenke	286	— -Impfung	189
		Gelbsucht	218
		Gelenk	437
G		— -bewegungen	322
		— -entzündungen	129
Galle	174, 218, 437, 444	— -erkrankungen	232, 238
Gallenblase	394, 434	— -knacken	322
— —, adenomyose	148	— -mittel	126, 128, 178
— —, entzündung	175	— -rheumatismus	129
— — -mittel	148	— -schwäche	178
— -gänge	434	— -schwellungen	129, 219
— -steine	175	— -system	146
— -steinkoliken	174	— -therapie	129
— -störungen	175	— -versteifung	220
— -tumoren	450	Gemüse	183, 419
— -wege	174	generic name	185
— -wegsentzündungen	174	Genitalmittel	157
— — -dyskinesien	174	— -nosoden	163
Galvanisationsbetriebe	100	— -organe	44
Gamma-Globulin	187	Genußgifte	183
— -tron-Behandlung	452	— -mittel	197
Gangrän	94	— — -abusus	135, 197
— -behandlung	406	— — -belastungen	197
Ganzheitstest	276	Geriatrie	87
Gastritis	132, 133, 135, 171	Gerinnungsstörungen	307
Gastroduodenitis	133, 172	— -zeit	397
Gastroenteritis	46, 135, 171	Gerstenkörner	429
Gaumenmandel	67, 323	Geschieben	196, 407
Gebärmutter	158	Geschlechtskrankheiten	208
— -senkung	56	— -organe	438
Gebiß, parodontotisches	398	Geschwüre	144
— -anomalien	412	Gesichtsmeßpunkte	312, 324
Gedächtnisschwäche	50, 87, 95, 134, 167, 217	— -übersichtsmessung	323
		Getränke	200
Gefäßdegeneration	102	Getreidepollen	101
— -leiden	94	Gewächshäuser	419
— -schäden	191	Gewebssysteme	284
— -spasmen	169	Gewerbe, graphisches	100
— -system	92	Gewichtszunahme	285
Geflügel	100	Gicht	129, 178
Gegenkontrolle	315, 317, 382	Giftableitung	117
— -reaktion	361	— -überlastungen	148
— -schockphase	300, 306	Gingiva	35, 36, 39, 254, 329, 361
— — —, verzögerte	303	Gingivitis	36, 39
Gehirn	84	Glandula parathyreoidea	103, 104

— parotis	35	Hämaturie	177
— sublingualis	35	Hammelplasma	101
— submandibularis	35, 36	Hämorrhagien	377
— suprarenalis	103, 104	Hämorrhoidalbeschwerden	171
Thymus	105	— -kreislauf	96
— thyreoidea	103, 105	— -zäpfchen	81
Glaukom	284	Hämorrhoiden	79, 427
Gleichgewichtsstörungen	84	— -blutung	172
Gleitschieneneffekte	441	Handelsnamen	185
Gliom	85	Hand-Meridiane	65
Globus hystericus	87, 132	Harnblase	154, 435, 452
Glomerulonephritiden	286	— -leiter	150, 154
Glomerulonephritis	152, 176	— -organe	156
Glutaminum	128	— -röhre	154, 435
Glycogen	101	— -säure	122, 128
Gold	196	— — -stoffwechsel	122
— -belastung	195	— — -überladung	220
— -gußfüllung	405	— -wege	152, 157, 176, 177,
— -schmuck	196		220, 286
Gonococcinum	208	— -wegserkrankungen	177
Graphites	57	Hartspann, muskulärer	178
Graphit-Typ	54	Hartsubstanzen	216
Gräserpollen	101	Hasenpest	208
Grauspießglanz	206	Haut	191, 199, 204, 219, 276,
Grenzstrang-Ganglien	85		439, 444
Grippe	28, 69, 70, 77, 168, 189	— -ausschläge	47, 56, 427
— -komplexmittel	317	— -erkrankungen	232, 247, 439
— -nosoden	68, 110	— -farbe	56
— -tropfen	76	— -fibrom	142
Griseofulvin	186	— -kontakt	202
Großhirnrinde	84	— -leiden	219
— -zehengrundgelenke	286	— -mittel	138
Grundbelastungen, virale	316	— -oberfläche	21
Grundumsatz	218	— -proliferationen	140, 142
Grünzeugvertilger	200	Haushaltsmittel	202
Gymnastik	457	Haverssches System	413
Gynäkomastie	68	Haysche Trennkost	307
		Heiserkeit	72
		Heißhunger	220
H		Heizung	183
		Heizzwecke	203
Haare	219	Helminthiasis	81
Haarspray	204	Helixorpräparate	228
Halsdreieck	386	— -therapie	446
— -nosoden	30	Hemethylentetramin	198
— -Organpräparate	30	Hepatitis	174
— -wirbelsäule	127	— -gefahr	377
— — -säulensyndrom	130	Hepar	123
Haltungskorrektur	457	Hepar-sulfuris-Patient	54
Hämatom	400, 428	Hepatosen	216
— -bildung	387	Heptachlor	199

477

Herbizide	183, 200, 201
Herd	227, 283
— -belastung	329
— -diagnostik	281, 289, 311, 318, 340, 370
— -eliminierung	370
— -erkrankungen	254
— -fernwirkungsteste	338
— -folge	289
— -geschehen	281, 283, 285, 289, 293, 300, 308, 334
— —, odontogenes	334
— -infektion	283
— -lehre	283
— -Lokalisations-Teste	309
— -nephritis	152, 176
—, odontogener	232, 286
— -befund, odontogener	319
— -prophylaxe	418
— -sanierung	418
— -symptomatik	289
— -testverfahren	418
— -therapie	275, 282, 311, 367, 369, 370, 377, 403
— —, prophylaktische	411
— —, konservative	408
— -träger	289
— -verdacht	298, 311
Herpes	53, 144, 426, 428
— zoster	42, 85, 119, 143, 145, 178
Herz	192, 287, 391, 394, 395
— -angst	166
— -beschwerden	58, 111, 114, 143, 168, 286
— -druck	166
— -infarkt	122, 114, 167, 284
— -klopfen	112, 114, 166
— -Kreislauf-Kombinationsmittel	166
— — -Meßpunkte	342
— — -Mittel	169
— — -Überwachung	371
— -mittel	95, 109, 165, 167
— -muskel	109
— — - Insuffizienz	168
— — -schäden	216
— — -schwäche	114
— -Neurose	114
— -ödeme	168
— -rhythmusstörungen	112, 166
— -schmerzen	168
— -schwäche	217

Heuschnupfen	220
Hexachlorbenzol	201
Hexachlorophen	187
Hexamethylendiamin	203
Hexamethylentetramin	185
Hexenschuß	179, 180
Hidradenitis	67
Hinterhauptkopfschmerz	89
Hirnbrückensubstanz	85
— -funktionen	42
— -hautentzündung	426
— -leistungsschwäche	167
— -tumoren	448
Hirudinum	101
Histamin	187
Hitzeempfindlichkeit	57
— -wallungen	50
HNO-Arzt	282
— -Erkrankungen	232, 238
— -Herdtherapie	419
— -Mittel	30
Hoden	105, 163
— -fistel-Tbc	163
— -tumoren	451
Hochdruck	441
Höchstgrenzen	183
Homöopathie	43, 184
Homotoxinlehre	446
Hörbahn	33
Hormone	202, 215, 216
Hormonhaushalt	164
— -therapieschäden	191
Hüftgelenksarthrose	180
Hund	207
Husten	74, 76
— -saft	75
— -tropfen	75, 76
HWS	42
Hydrämie	218
Hydrogenium peroxydatum	186
Hydronephrose	150, 152, 154, 176
Hydrops	168
Hydrotherapie	457
Hydrozephalus	85
Hydrozotom-Gerät	372, 380, 400
Hyperazidität	171, 172
Hyperemesis	160
— gravidarum	160
Hyperfunktion	331
Hyperhidrosis	49, 89, 143, 144, 219
Hypernephrom	85

Hyperthyreosen	169
Hypertonie	50, 95, 98, 109, 112, 113, 115, 154, 166, 167, 168
Hypertoniker	376
Hypofunktion	331
Hypomenorrhö	57
Hypopharynx	439
Hypophyse	106
Hypophysen-Hinterlappen	103
— -Vorderlappen	103
Hypophysis	105
Hypothalamus	82, 105, 206, 225
— -messung	322
Hypothyreoidismus	441
Hypothyreose	108
Hypotonie	84, 85, 94, 98, 104, 112, 115, 166, 168, 169
Hypoxanthinum	128
Hysterie	162

I

Ileum	116
Immunabwehr	440
Immunglobuline	298
Impfbelastungen	190
— -schäden	189
Impferysipel	140
Impfungen	229
Implantationen	287, 380
Impletol	308
Impotentia virilis	163, 165
Imprägnationsphasen	216
Impuldermogramm	390
Inaktivierung	284
Incontinentia urinea	154, 157, 176
Indikation, klinische	21
Industrie	183
— -abwässer	183
Infarkt	165
Infektabwehr	119
— -anämie	133
Infekte, grippale	49
Infektionen, rhinogene	287
Infektionskrankheiten	70, 189, 232, 236, 285
— -mittel-Unverträglichkeit	371
Influencinum	31
— AB	31

— toxicum	31
— vesiculos.	31, 110
Infrarotmessungen	306
— -test	429
Injektionsmittelunverträglichkeit	378
Innenohr	33, 285
— -schwerhörigkeit	33
Insektenstiche	47, 427
Insektizide	183, 198, 199, 201, 232, 250
Insertionstendopathie	130
Insulinum	185
Intensität	324
Interkostalneuralgie	91, 131, 178
Intertrigo	46, 143, 425
Irritationen, neurale	87
Iscador	398
— -therapie	443
Ischialgie	131
Ischias	42, 91, 178, 218, 220, 284
Isonicotinsäurehydracid	100, 185
Isucintherapie	445

J

Jejunum	116
Jodoform	194
Jodoformium	100, 185
Jodum	100, 186
Jugend	287
Jugendliche	285, 286

K

Kachexie	121, 163
Kaffee	135
Kalium aluminium sulfuricum	220
— arsenicosum	219
— bromatum	219
— chloratum	217
— jodatum	219
— nitricum	201
— phosphoricum	217
— sulfuricum	217
— Kalkmangel	129
— -stoffwechsel	104
Kallusbildung	129
Kalorien	183
Kälteempfindlichkeit	57

— -test 318
— -spray 318
Kalziumtypen 53
Kapillarsystem 284
Karbunkel 143, 179
Kardiospasmus 132, 171
Karies 36, 329, 361, 405, 408, 409
— -äthologie 365
— -prophylaxe 193
— -reduktion 193
Kartoffeln 198
Karzinom 25
— -nachbehandlung 438
— -therapie 440
Katalysatoren 213
—,intermediäre 213
Katarrh 55, 76, 220
Kauterisationen 426
Kehlkopf 72, 439, 444
— -mandel 323
— -tonsille 71
— -tumoren 449
Keilbeinhöhlen 286, 323
Keimdrüse 103, 435
Keloide 42, 57
— -bildungen 426
Kennbuchstaben 232
Kettenanschluß 318
Kieferbereiche, zahnlose 327
— -erkrankungen 38
— -gelenk 35
— — -meßpunkte 320
— — -punkte 315
— — -untersuchung 322
— -höhle 284, 285, 323, 370, 383,
389, 391, 400, 401, 415
— -höhlenentzündung 360
— — -erkrankung 287
— — -herd 419
— — -polyp 32
— — -zyste 32
— -knochen 365
— -meßpunkte 35, 192, 194, 315,
325, 339, 392
— -ostitis 36, 37, 38, 381
Kinder 46
— -fertignahrung 399
— -krankheiten 47, 48, 229
— -mittel 220
Kinetosen 42
Kirschen 199

Klammern 407
Kleinfinger 65
Kleinhirn 84
— — -rinden-Atrophie 85
Kleinkinder 45, 53, 209
Kleinkindesalter 285, 286
Kleinstintensität 325
Klimakterium 87, 144, 160, 162
Klimay 161
Kniegelenk 129
— -erguß 127
Knochenerkrankung 439
— -haut 178, 428
— — -schmerzen 178
— -mittel 178
— -mark 85
— — -entzündung 285
— -narbe 413, 414
— -prozesse 56
— -ränder 381
— -schmerzen 58
— -taschen 416
— -wachstum 47
— -wunden 392
Knorpel 127
Knoten 427
Kochen 183
Kochsalzlösung, physiologische 400
Kohle 203
— -hydrate 183
— — -stoffwechsel 122
Kokain 275
Kokzygodynie 25
Koliktropfen 90, 172, 173, 174, 175
Kolitis 25, 81
—, chronische 79
Kollagenbildung 219
Kollaps 74, 166
— -neigung 74
— -zustände 113, 167
Kolon 78
Kolpitis 160
Kombinationspräparate 21
Kommotio 323
Komplexmittel 373
Kompromiß 21
— -therapie 287, 406
Kondylome 429
Kongestionen 169
Konjunktivitis 41
Konserven 101, 197

480

Konservierungsmittel	101, 197, 198
Konstitution	51, 189
Konstitutionsmittel	50, 58, 59, 102
— —, metallische	58
— —, mineralische	57
— —-schwächen	51
— —-störung	58
— —-typen	51, 53, 196
Kontaktarmut	287
Kontaktpunkte	405
Kontrolltest	410
Kontrolluntersuchungen	311, 404
Konzentration	54
Konzentrationsmangel	217
Koordinationsstörungen	89
Kopfgebiet	288
— —, Entzündung im	323
— -hautallergie	204
— -herd	285, 323
— — -diagnostik	340
— — -geschehen	317, 324
— — -schwerpunkte	286
— — -test	289, 312, 360
— -schmerz	41, 53, 87, 169, 178, 204
— -schweiß	53
Korallenausgußstein	151, 163
Koronardurchblutungsstörungen	95, 109, 112, 166, 167
— -insuffizienz	111, 114, 166
— -sklerose	50, 114
— -syndrom	112, 166
Körperabwehr	285, 395
— -akupunktur	307
— -ausdünstungen	56
— -reaktion	301
Kortex	199
Kortikalis	381
Kosmetika	204, 312
Kosmetikum	219
Koxitis	127, 178, 179
Kraftfelder, elektrische	206
Krampfanfälle	287
— -husten	76
— -neigung	89
— -wehen	160, 162
— -zustände	218, 438
Krankheit, Addisonsche	107
Krankheiten	183
Krankheitsbilder	27
— -gruppen	232

— -neigung	56
Krebsgeschehen	433
— -prophylaxe	454
Kreislauf ·	192, 371, 376, 391
— — -dekompensation	168
— — -kombinationsmittel	95
— — -krankheiten	167
— — -mittel	92, 94, 165
— — -schwäche	97, 144, 168
— — -störungen	173
Kreosotum	194
Kreuzbein	127
— -schmerzen	56, 162
Kribbelintensität	326, 333, 382, 386
Kronen	406
Kreuzschmerz	178
KuF-Reihen	230, 232, 233, 255
— — -therapie	230, 276
Kühe	208
Kühlung	379, 380
Kummer	90
Kunststoff	194, 407
— — -füllungen	194, 405
— — -verblendungen	406
Kupferamalgam	37, 194
Kurplan	215
Kutis	138, 434

L

Laborparameter	298
— -untersuchungen	289, 299
Labyrinthus	33
Lähmungen, apoplektische	179
Lamblia intestinalis	148
Lampenfieber	374
Landwirtschaft	200
Langzeitpolymerisation	407
Laryngitis	74, 217
Larynx	71
— -papillom	32
Lappennekrosen	384
Lateralsklerose	85
Leber	44, 174, 191, 194, 197, 199, 200, 201, 204, 213, 218, 276, 374, 394, 439, 444
— -affektionen	174
— -entgiftung	148
— -funktionsstörungen	174
— -Galle-Kombinationsmittel	174

481

— -konstitution	57
— -leiden	125, 397
— -mittel	123
— -parenchymmittel	217
— — -schäden	174
— -schäden	174
— -tumoren	450
— -zellfunktionen	125
— — -schäden	175
— -zirrhose	123, 125, 216, 284
Leukämie	94, 119
Leukoenzephalitis	85
Leukose	435
Leukozyten	441
— -test	227, 299, 300, 370, 390, 429
— -zahl	300, 301
Lebensalter	285
— -anamnese	290
— -führung	433
— -mittel	101, 200
— — -konservierungsmittel	250
— — — -stoffe	232
— -weise	285
Lederarmband	196
Leiden	183
Leistungskraft	285
Leitschienenfunktion	214
Leitungsanästhesie	192
Leitwerte	58, 227, 382, 390
Lendenwirbelsäule	127, 128
Lepra	141
Lernfreudigkeit	54
Levomepromacin	186
Libido	163
Lichtdermatosen	139
Lien	119
Ligamentum latum uteri	158
— vocale	71
Lindan	199
Lindemann-Fräsen	382
Lingua	35, 36
Lipom	140, 142
Listeriose	123, 207
Lithium chloratum	220
Loci minoris resistentiae	189, 284, 361
Löffel	379
— -satz	381
Lokalanästhetika	192
— -injektion	383

Lotstellen	196, 406
Luesinum	208
Luft	203
— -wege	47, 74, 220, 232
— —, obere	31
Lumbago	178, 179, 180
Lunge	44, 192, 204, 208, 394, 437, 439, 444
Lungen-Meridian	316
— — - Komplexmittel	316
— -mittel	71, 73
— -nosoden	72
— -schwäche	75
— -tropfen	75
Lupus	141
— erythematodes	141
Luxieren	379, 380
Luzernschädlinge	199
LWS	42
Lycopodium-Typ	54
Lymphabfluß	385, 388, 393
Lymphabflüsse	370
— -abwehr	374
Lymphangitis	190
— mesenteria	117
Lymphatiker	54
Lymphatismus	46, 67, 157
Lymphdrainage	457
— -drüsen	67, 321, 322
— — -schwellungen	47, 67
Lymphe	191, 276
Lymphgefäß	312
— -knotenschwellungen	220
— -komplexmittel	315, 317
— -krebs	451
— -meridian	342
— -meßpunkt	315, 330
— -mittel	66, 68, 70, 190, 390, 409
— -nosoden	67, 232
— -ödem	393
Lymphogranulomatose	67
Lymphorrhö	67
Lymphozytentransformation	441
Lymphpunkt	317
— -region	386
— -sarkom	67
— -stauungen	140
— -system	44, 284
— -therapie	69
— -tropfen	70
Lyssinum	207

M

Magen	44, 171, 394, 435, 437, 438, 439, 444
— -Darm-Kombinations-mittel	170, 173
— -drücken	55
— -katarrh	173
— -kolik	134
— -krämpfe	135, 171
— -mittel	132, 133, 134, 170
— -mund	132
— -pförtnerschleimhaut	133
— -polyposis	133
— -schleimhaut	132
— -spasmen	133
— -störung	134
— -trakt	174
— -tumoren	449
Magersucht	107
Magnesium	215
— -carbonicum-Patient	54
— phosphoricum	215, 218
Malaria	110, 119, 123, 208
Malathion	199
Malereigewerbe	100
Maltafieber	208
Mamma	105, 158, 439
— -Adenom	159
— -Karzinom	449
Manager	135
— -krankheit	41, 87
— -typ	55
Mandibula	35, 39, 330
Mangan	215
Manganum phosphoricum	215
— sulfuricum	220
Marasmus	121, 163
Marzipan	99, 197
Masern	145, 189
Massage	457
Mastdarmschleimhaut	79
Mastitis	159
Mastodynie	42, 160
Mastoiditien	285
Mastoiditis	33, 34
Maul- und Klauenseuche	207
Maximalzeit	59, 60
— — -uhr	370
Maxilla	35, 39, 329, 330
Meckelscher Divertikel	117
Medikamentmißbrauch	285
— -nebenwirkungen	192
— -prüfung	192, 193
— -testung	19, 21
Medulla oblongata	82
— spinalis	83
Melanome	451
Mesenchymblocker	188
Menierscher Schwindel	91
Menierschses Syndrom	84
Meningen	83
Meningeom	85
Meniscus	126, 147
Menorrhagien	160, 161
Menstruation	105, 403
Mercurius-Typ	55
Meridian	365
— -belastungstest	21, 227
— -therapie	63
Merkblatt	273
Mesenchym	119, 136, 225, 306, 370
— -entschlackung	152, 176, 274
— -reaktivierung	223, 454
— -reaktivierungskur	227, 369
— — -therapie	230
Mesenterial-Lymphknoten	66
Mesenzephalon	33, 82, 83
Meßpunkte	340
— -werte	21
Metall	194, 196, 407
— -armband	196
— -belastungen	196
— -keramik	195
— -staub	377
— -unverträglichkeit	195
Metastasen	442
Meteorismus	46, 135, 171, 172, 174, 175
Methanol	175
Metoxychlor	199
Metrorrhagien	160, 161
Migräne	85, 87, 90, 218, 284
— -tropfen	90
Mikrofrakturen	379
Miktion	163
Miktionsstörungen	176
Milbenmittel	199
Milch	56, 208
— -gebiß	286
—, kondensierte	99
— -schorf	46, 47

483

Milz	208, 394, 440	— — — -entzündungen	55
— -mittel	119	— -trockener	55
— -retikulum	119	— -untersuchungen	318
Mineralgleichgewicht	88, 167	Muscheln	100
— -haushalt	213, 216, 221, 222	Musculi masseter	322
Mineraliakomplex	221, 222	— temporales	322
Mineralien	216	Musculus	126
Mischspritze	230, 275, 387	— sphincter	154
Mißerfolge	372	Muskel	200
Mistel	437	— -atrophie	147
Mitralvitium	94	— -dystrophie	147
Mittel, allopathische	92	— -gewebemittel	146
—, Mittel, augenärztliche	40	— -innervation	85
—, biologische	192	— -kater	179
—, dermatologische	41	— -krämpfe	220
—, endokrine	103	— -mittel	178
— -finger	65	— -rheuma	178, 179, 180
—, geriatrische	50	— -schmerzen	129
—, geschlechtsbezogene	45	— -schwäche	57
—, gynäkologische	41	— -system	146
—, homöopathische	276	— -zucken	91
—, neurologische	41	Muskulatur	147
— -ohrerkrankungen	34	Mutterkuchen	159
—, pädiatrische	45	— -milch	201
—, psychiatrische	41	— -trompete	158
—, seitenbezügliche	45	Mycosis fungoides	142
—, urologische	41	Myokarderkrankungen	111
— -wahl	19	— -infarktprophylaxe	112, 167
—, zahnärztliche	35	Myokarditis	114
MKS	39, 207	Myokardium	109
Mongolismus	105	Myokardschwäche	50, 74, 112, 166, 167
Monilia albicans	142, 149	Myom	159, 284
Morbillinum	119, 121, 189	Myositis	127
Morbus Addison	104	Myotonie	147
— Basedowi	107, 108	Myxödem	105, 107, 108
— Crohn	117		
— Hodgkin	67		
— Parkinson	85		
Müdigkeit	41, 87	**N**	
Mucor mucedo	142, 149		
Multiple Sklerose	84, 85	Nabelkoliken	46, 49, 54
Mumps	189, 190, 217	Nachbarschaft, anatomische	361
Mundbäder	389, 398, 399	— -behandlung	369, 372, 385, 390
— -batteriemessungen	321	— -behandlungstest	394
— -diagnostik	363	— -blutung	376, 387, 397
— -fäule	46	— -schmerzen	379, 396, 397
— -geruch	58	Naevi	143, 429
— -geschmack	135	Nagel	138, 219
— -höhle	35, 232, 253, 444	— -atrophie	138
— -papillom	39	— -bettwinkel	330
— -schleimhaut	39, 254, 388, 389	— — -winkelpunkte	312, 338, 341

— — — -meßpunkte	323
Nagetiere	208
— -ketten	198, 201, 202
— -mittel	183
— — -belastungen	197
Nahtentfernung	401
Naphtalinum	185
Narben	57, 363, 423
— -bildung	378
— -diagnostik	423
— -keloide	428, 429
— -meßpunkte	424, 425
— -mittel	229
— -probleme	381, 406
— -störfelder	421, 423
— -störungen	306
— -therapie	424
— -verhärtungen	425
Narkosemittel	186
Nase	437
Nasengang	285
— -haupthöhle	323
— -nebenhöhle	286, 316
— — — -mittel	31
— — — -punkte	315, 323
— -muschelhyperplasie	32
— -raum	444
Naßwetterverschlimmerung	42, 178
Natrium bicarbonicum	220
— -cyclamat	101
— muriaticum	218
— — - Patient	55
— oxalaceticum	215
— phosphoricum	218
— pyrovicum	215
— sulfuricum	218
Nebenhoden	162, 163
— -höhlenaufnahmen	318
— — -bereich	285
— — -mittel	32
— — - Organpräparate	31
— -niere	104, 106
— -nierenerschöpfung	104
— — -rindenhormon	191
— -schilddrüse	104, 106
— -wirkungen	188, 192, 372
Neoplasmaphasen	105, 216
Neoplasien	284, 438, 446
Nephritis	151
Nephrolithiasis	150, 152, 153, 154, 176, 177

Nephrose	151, 153, 176
Nephrosklerose	50, 153, 176
Nerven	197, 204
— -austrittsstellen	131
— -beruhigungsmittel	275
— -erkrankungen	57
— -mittel	82, 86, 87
— -nosoden	85, 232, 235
— -nutritionsmittel	217
— -schäden	191
— -schmerzen	429
— -schwäche	90, 217, 220
— -system	84, 198, 199, 220, 284
— —, peripheres	83
— -wurzelreizung	131
Nervi splanchnici	84
Nervus et ductus cochlearis	33
— glossopharyngeus	35
— hypoglossus	35
— laryngeus recurrens	71
— — superior	71
— mentalis	397
— statoacusticus	33
— trigeminus	35
— vagus	71, 109
— — pars cervic	71
— — — thoracica	71
Netzhautblutung	426
Neuraldiagnostik	283
— -therapie	304, 306, 424, 429, 457
Neuralgie	42, 87, 88, 91, 127, 178, 204, 216, 218, 392
— -tropfen	90
Neurasthenie	41, 87, 89, 90, 217
Neuritis	91
Neurodermitis	123, 138, 142, 143
— -fibrom	142
— -hypophysis	103
Neurosen	42, 87, 88, 161
—, klimakterische	41
Nexa-Spray	199
Niederdruckelektrode	382, 390
— -frequenztherapie	385
Nieren	44, 191, 197, 199, 276, 286, 374, 394, 435, 437, 444
— -ausscheidung	399
— -becken	150
— -entzündung	218
— -exkretion	138
— -koliken	152, 173, 176
— -mittel	150, 176

485

— -papillom	151, 163
— -parenchym	150
— -schäden	177
— -stein	153
— — -koliken	176
— — -leiden	151, 154
— -versagen	57
Nikotin	183
Nitrofurantoin	186
— -glyzerin	275
Nodi lymphatici	35, 66
Noradrenalinum	186
Normbereich	21
— -potenz	276
— werte	298, 390
Normofunktion	331
Nosoden	28, 227, 229, 276, 330, 325, 327
—, bakterielle	110, 233
—, gynäkologische	159
—, zahnärztliche	36, 327
Nüchternschmerz	134
Nucleus ruber	83
Nux vomica	192
— — -Typ	55

O

Oberbauch	172
— — -syndrom	121, 125, 135, 174
— -kiefer	322
Obst	101, 183, 419
— -bau	199
Obstipation	26, 46, 56, 57, 79, 117, 171, 218
Ödembildung, kardiale	168
Ödeme	151
—, nephrogene	152, 176
Ohnmacht	26
Ohnmachtsneigung	53
Ohr	33
— -akupunktur	196
— -ansatz	322
— -eiterungen	428
— -furunkel	26
— -meßpunkte	323
— -nosoden	33
— -Organpräparate	33
— -punkte	315
— -ringe	196
— -speicheldrüse	33
— -trompete	33
Ohren	220
— -polyp	33
— -sausen	26
Okklusionsstörungen	322
Okzipitalneuralgie	26
Oligomenorrhö	26
Oligurie	177
Onychomykosen	138
Onyx	138
Oophoritis	26
Operations-Bereichs-Toilette	377
— -bericht	404
— -empfehlungen	402
— -gebiet	377, 386
— -techniken	380
— -therapie	458
— -vorbereitung	306
— -zeit	370
Ophtalmie	26
Organbeziehungstest	340
— -erkrankung	363
— -funktionsübersicht	312
— -präparate	23, 26, 191, 214, 227, 229, 232, 276, 325, 327, 330
— -schwäche	221
Ornithin-aspartat	186
Ornithose	207
Orthopäde	286
Ösophagitis	26
Ösophagus	132, 435, 444
— -pasmus	26
Osteoarthrose	178
Osteochondrose	42, 127, 129, 130, 178, 179, 180
Osteomyelitis	67, 381
Osteomyelosklerose	68, 413
Osteoporose	129
Osteosinusitis	32
Os petrosum	33, 34
Ossicula auditus	33
Ostitis	177, 413
Ostium	158
Otitis	33
— media	46, 217
— — -Nosode	34
Ovar	105, 444
Ovaria	103
Ovarialdysfunktion	161
— -zysten	161, 162

Ovariitis	74, 160, 161, 162
Ovarium	158
Ovartumoren	450
Ovulation	105
Oxallaturie	151, 163
Oxyuren	79, 206
Oxyuriasis	81
Ozoneigenbluttherapie	371
— -spray	380, 398
— -therapie	306
— -wasser	400

P

Paladon	407
Palavit	385
Palladium	37
— - Silberlegierung	194
p-Aminosalicylsäure	185
Pankreas	44, 122, 394, 437, 435, 444
— -tumoren	450
— - beteiligung	174
— -mittel	120
Pankreatitis	117, 121, 122, 125, 171, 174
Pankreopathie	121, 122, 216
Panoramaaufnahmen	318
Pansinusitis	323
Papageien	207
Paraesthesia nocturna	131
Paraffinum	198
Paral	199
Parallelfräsungen	407
Parametritis	160, 161, 162
Parametrium	157, 158
Paraquat	200
Parästhesien	88, 91, 131, 397
Parasymphaticus	217
Paratyphus	172
Parathyreoidinum	186
Parenchymmittel	102
— -zellen	284
Paresen	85, 89, 216
Parodontalstatus	318
Parodontologie	365
Parodontose	36, 39, 55, 361
Parotis	33, 36
Parotitis	39, 68, 189
Parulis	36

Pasteurellose	68
Patientenvorbereitung	371
Paukenhöhle	34
— -schleimhaut	285
PCB	203
Pelvis renalis	150
Pemphigus	141
Penicillinum	100, 185, 194
Penis	157, 162, 444
— -tumoren	451
Penizillin	202, 399
Pentachlorphenol	199
Perchlorbenzol	201
Perianalekzem	172
Periarthritis	130
Pericardium	109
Periodenstörung	135
Periodontitis	36, 38
Periodontium	35, 39, 328, 329
Periorchitis	163
Periost	388
— -mittel	391
— -wunden	392
Periostitis	42, 392
Peripac	385
Peritoneum	78, 116, 154
per-primam-Heilung	371, 414
Pertussis	46, 48, 74, 75
Petroleum	100, 204
Pferdeplasma	101
Pflanzenextrakte	215
Pfortaderstauungen	172, 175
Phagozytenaktivit	219
Pharynx	30
PHB-Ester	198
Phenacetinum	185
Phenotiazin	186
Phenyldimethylpyrazolonum	185
Phenylendiamin	186
Phlebitis	169
Phlegmonen	144
Phosphatzement	37, 195
Phosphorsäure	199
— -Typ	55
Phosphorus	57
Punkt-Normbereich	21
Pille	191
Pilzbelastungen	206
— -erkrankungen	206
Plasmaallergene	101
Platin	58, 196

Plazenta	103, 159	— -leiden	154
Plethora	112, 167	— -tumoren	451
Pleura	71	Prostatitis	165, 176, 177
— -verschwartungen	77	Proteinurie	153
Pleuritis	72, 74, 117	Provokationsteste	289
Plexus aorticus abdominalis	79	Provotest	318
— cartiagus	109	Prozesse, akute	323
— gastricus	132	—, chronische	323
— mesentericus	79, 116	Prüfungsangst	374
— -meßpunkte	84	— ani	172
— oesophagus	132	— vulvae	50, 154
— pelvinus	79	Pruritus	142, 143, 144
— pulmonalis	71	Pseudokrupp	46
— rectalis	79	Psoriasis	123, 141, 441
Plumbum	203, 204	— -narben	426
Pneumococcinum	31	— -vulgaris	146
— M	31	Psyche	87
Pneumonie	77	Psychopharmaka	58, 87
Pockenschutzimpfung	189	Psychosen	87
Polio	189	Pulmo	71
— -myelitis	46, 85, 189, 190	Pulpa	36, 365, 405
Polyarthritis	74, 104, 105, 127, 179	—, gangränöse	36, 37
—, primär chronisch	178	— dentis	35, 329
Polyarthrosis	42	Pulpenschädigung	412
Polychreste	43	Pulpitis	36, 37
Polypenbildung	285	—, chronische	37, 325, 335, 359, 365, 408
Polypeptid	186		
Polyposis recti	79	Pulsatilla-Typ	55
Polymerisat	37, 195	Pulsstrom	400
Polymyxin	187	Pusteln	427
Polyserositis	72	Puten	207
Pons	82	Pyelitis	150, 151, 176, 177, 286
Porphyrie	123	Pyelon	150
Portio vaginalis	158	Pykniker	53
Porzellan-Jacketkronen	406	Pylorus	132, 133
Potenz	163	Pyodermien	46, 55, 142, 429
— -bezeichnungen	236	Pyrethrum	199
— -sprünge	279	Pyrimethamin	187
— -zusammenstellung	230	Pyrogen	307
Präkanzerosen	433, 437, 438, 452	— -wasser	400
Präsenilität	57		
Prellungen	179		
Primärgeschehen	360		
— -heilung	378	**Q**	
Processus mastoideus	33		
Proktitis, chronische	79	Quallentoxin	142
Propylthioracil	185	Quark-Umschläge	400
Prostata	157, 162, 163, 164, 444	Queenslandfieber	207
— -adenom	163	Quetschungen	425, 426, 427, 428
— -hypertrophie	150, 154, 163, 164, 165, 176	Quetschungsfolgen	392
		Quincke-Ödem	142

R

Rachenmandel	67, 323
— — -hypertrophie	67
— -raum	437, 444
— ring, Waldeyerscher	370
Rachitis	53
Raps	199
Rasur	312
Ratten	206, 207
Raucherbeine	113
— -bronchitis	72
— -herz	166
— -husten	74
Raynaudsche Erkrankung	97
Reagibilitätsstarre	300, 304
Reaktion, allergisch-hyperergische	302
—, hyperergisch-entzündliche	305
Reaktionspause	331
— -phase	300
— -werte	188, 300, 331, 338, 361, 382
Regelkreise, kybernetische	183
Regeneresen	458
Regulationsschwächen	221
— -starre	306, 429
— -störungen	289
— -verhalten	299
Reifenabrieb	204
Reihenfolge	370
Reiz	335
— -blase	153, 177
— -barkeit	41
— -husten	74, 75
— -mittel	55
— — -abusus	41, 87, 171
— -schwelle	284
— -strom	324, 333
— — -Moxen	317
— — -technik	328
— — -test	325, 326, 327, 330
— — — -verfahren	324, 336
— -zustände, zerebrale	41
— -wert	328
Reizung	333
Rekonvaleszenz	165
Rektum	44, 79, 437, 444
— -mittel	80
— -polyp	79
— -tumoren	450
Ren	151
Renes	150
Repertorisieren	58
Replantationen	287, 380
Resorcinum	186
Resorption	276
Restostitiden	287, 365
Restostitis	285, 325, 329, 330, 403
— -operation	397
— -therapie	381
Resttonsille	419
Resttoxinbelastungen	208
Retikulosen	67, 436
Revitalisierung	42, 50, 88, 167
Rezidive	286
Rhagaden	53, 57, 144, 428, 429
Rheuma	69, 89, 127, 129, 218, 219
— -Gicht-Mittel	179
— -mittel	42, 178
Rheumatismus	179
Rhinopneumonitis	72
Rickettsie	207
Rinder	207
— -plasma	101
Ring-Deckel-Krone	406
Ringfinger	65
Rippenbogen	129
Rißwunden	426
Roemheld-Syndrom	166
Roggenmehl	99
Rohkostverlangen	55
— -wurst	208
Rolle	400
Röntgendiagnostik	418
— -untersuchung	318
Rosenbohrer	379, 381
Rote Liste	185
Röteln	145, 189
Rubeolae	110, 189, 190
Rückenmark	83, 84, 85
— -schmerz	179, 180
— -schwäche	55
Ruhr	172

S

Sakrum	128
Salbenverbände	400
Salmonella	110
Salpingitis	160, 161, 162
Salz, Gier nach	55

Samenbläschen	164
— -blase	162
— -hügel	162
— -leiter	163
— -strang	162, 164
Sanierungserfolg	307
Sarkome	436, 451
Säuglinge	45
Säuglingsalter	285
— -schnupfen	46, 47
Scandicain N 3	192, 378
Scarlatinum	110, 189, 190
Scrophularia	190
Seborrhö	143
Sedativum	42, 49, 88, 89, 90
Seefisch	99
— -krankheit	84
Sehbahn, zentrale	40
— -störungen	219
Seitendifferenz	228
— -vergleich	304
Sepia-Frau	56
— -Typ	56
Sepsis lenta	68, 110, 127
— -neigung	144
Sekretmangel	57
Sekundärkaries	405
— -leiden	359
Sekundenphänomen	308
Serotonin	101, 187
Serum-Eiweiß-Elektrophorese	298
Seufzeratmung	166
Sexualhypochonder	135
Siebbeinpolypen	32
— — -zellen	286, 323
Sigmoid	79
Silberamalgam	37, 40, 193, 194
Silicea	219
— -Patient	56
Simile	58
Singultus	132
Sinus aortae	109
— ethmoidalis	323
— frontalis	323
— mayillaris	323
— nasalis	323
— prostaticus	162
— sphenoidalis	323
Sinusitiden	286
Sinusitis	32, 33, 168, 177, 284
— maxillaris	359, 360

Sittiche	207
Skelettmuskulatur	147
Sklerodermie	143
Sklerose	219
— -tropfen	96
Skrophulose	47, 53, 67, 144
Sodbrennen	132, 135, 171
Solitärcyste	151
Sommerdiarrhö	48, 81
Sonderanfertigung	185, 205
Sonnenbrand	311
Sorbinsäure	197
Spargel	99
Spasmen	46, 49, 89, 111, 134, 171, 172, 173, 174, 175
Spätazidität	135
Speicheldrüsen	35
Speiseröhre	132
Spenglersan	306, 308
Spinalparalyse	84
Splen	119
Spondylarthritis	179
Spondylarthrosis	130, 179, 180
Spondylose	180
Spontanblutungen	388
Sport	457
SPS	208
Spritzmittel	199
Spurenelementdonator	221
Spurenelemente	213
Subazidität	172
Subtilis	117
Sulfanilamid	100, 194
Sulfanilamidum	185
Sulfonamid	229
— -belastung	188
Sulfur	57
— -Typ	56
Summationsfernwirkungstest	339
— -meßpunkte	157
Superphosphat	149, 201
Suppurationen	46
Süßigkeiten	56
Symbioselenkung	457
Sympathikus	84
Symptomenkomplex, Adams-Stokescher	114
—, gastrokardialer	117, 171, 172
Syndrom, Ménièresches	84
System, HAVERsches	413
—, limbisches	83

—, retikuloendotheliales 119, 136
—, urogenitales 437

Sch

Schädelbruch 426
Schäden, iatrogene 184
Schädlingsbekämpfung 198
Schadstoffen 202, 203, 205, 229
Schafe 207
Schafskot 54
Scharlach 190
Scheitelkopfschmerz 50, 90
Schilddrüse 103, 105, 219
Schilddrüsenfunktion 108
— — -störungen 219
— — -tumoren 449
Schizophrenie 87
Schlachttier 208
Schlaf 371
— -losigkeit 88, 90, 219, 220
— -störungen 218, 284
— -tropfen 90
— -zentrum 82
Schläfenkopfschmerz 89
Schlaganfall 58
Schleifarbeiten 412
Schleimhaut 217
— — -erkrankungen 54, 135
— — -heilung 393
— — -katarrhe 57, 217, 220
— — -mittel 439
— — -narben 425
— — -reizungen 219
Schleimhäute 69, 221, 232
Schleimhusten 76
Schlepperdienste 276
Schmerz 386, 388, 396
— -ausschaltung 393
— -freiheit 418
—, neuralgiforme 396
—, neuralgische 392
— -zustand 179, 452
Schnellaufbau 382
Schnittführung 378, 379, 380, 381
— -verletzungen 428
Schnupfen 47, 76
Schockphase 300, 306
Schrunden 144
Schulalter 286

— -kopfschmerz 54
— -schwierigkeiten 48, 88, 91
Schule 287
Schulter-Arm-Syndrom 42, 178
— -gelenke 179
— -gürtel 131
— -schmerzen 129
Schuppenflechte 146
Schwäche 166
—, endokrine 221
—, körperliche 53
— -mittel 53
— -zustände 41, 217, 219
Schwangerschaft 189
Schwebeglied 406
Schweine 206, 207, 208
— -fett 99
— -fleisch 99
— -pest 208
Schweiß 55, 166
— -drüsenabszesse 142
— -neigung 144
Schwellungen 396, 400
Schwellungskatarrh 217
Schwielen 425
Schwindel 42, 50, 84, 90, 167, 169, 173
— -gefühl 220
—, hypertoner 169
—, Ménièrscher 91
Schwindsuchtkandidat 55

St

Stammhirn 82
Starre 306
Stase, vernöse 54, 96
Status-X-Aufnahmen 318
Stauungen 169, 215
Stauungskatarrhe 74, 76
— -metritis 159
Steinzement 409
Stenokardiesyndrom 165
Sterilisieren 183
Sterilität 160, 161
Steuerungsfunktion 229
— -impulse 21
— -therapie 457
Stichverletzungen 426, 427
— -wunden 427

491

Stiftzähne	406
Stimmbandpolypen	72
Stimmungslage, depressive	41, 87
Stirnhöhle	323
— -kopfschmerz	90
Stockschnupfen	217
Stoffwechsel	403
— — -ausscheidungen	218
— — -austausch	365
— — -funktion	143
— — -geschehen	213
— — - intermediärer	101, 214
— —, mesenchymaler	219
— — -mittel	128, 213, 214, 229, 232, 252
— — —, potenzierte	213
— — -produkte	276
— — -störungen	42, 175, 213
Stomatitis	37, 39
Störfeld	283, 371
Störungen, endocrine	286
Störwirkung	363
Stoß	425, 427
Strahlenbelastungen	206, 451
Streitsüchtigkeit	54
Streptoc, viridans	117
Streptokokken	286
Streptomycin	34, 202
Streptomycinum	100, 185, 194
Streß	50
— -belastungen	375
Strom	196
— -ausgleich	325
— -ausgleichstest	326
— -bildung	407
— -intensität	333
— -kreis	317
— -Normwert	326
— -stärke	324
— -stoß	326, 328
Strophanthin-Herztabletten	113
Struma	104, 105, 107, 108
— -prophylaxe	108
— -zyste	104
Stuhl	56
— -gang	54
— -tenesmen	79
Stumpfneuralgien	179

T

Tabes dorsalis	85
Tachykardie	108, 112, 114, 148, 167, 168, 169
Taenia	206
Tageszeiten	60
Tauben	207
Tbc	141
Teamarbeit	299, 370, 459
Tee	99, 399
Teerverarbeitung	100
Teilersatz, abnehmbarer	407
— -sanierung	418
Tendo	126, 146
— -vaginitis	217
Tenesmen	173
Tennisarm	178
Terminkalender	403
Test	103, 105, 163
— -beispiel	335
— -erfahrung	386
— -ergebnisse	317
— -reihenfolge	229
— -verfahren	309
Testis	444
Testung	188, 230
Tetanie	104
Tetanus	85, 189
Tetracyclin	100, 185, 202
Tetrahydro-oxazin	185
Thalamus	82
Therapie	289
— -bemerkungen	275
— -effekt	279
— -kontrolle	382
—, physikalische	458
— -planung	369, 370
— -schäden	185, 189, 192
Thioacetamid	198
Thioglykolsäure	204
Thioharnstoff	198
Thiosinaminum	185
Thomasmehl	149, 201
Thromboembolie	191
Thrombopathien	441
Thujatherapie	443
Thymus	103, 105, 106, 119, 444
— -meßpunkt	307
Thyreoidea	436, 444

Thyreotoxikose	55, 105, 108, 112, 167, 169
Tochtermeßpunkte	65
— -organe	65
Toleranz	301
— -bereich	279
Tollwut	207
Toluol	203
Tonsilla laryngis	66, 323
— lingualis	35, 66, 323
— palatina	66, 323, 419
— pharyngea	30, 66, 323
— tubaria	30, 66, 323
Tonsillarabszeß	30, 67
— -hypertrophie	46, 67
Tonsillen	286, 370
— -herde	286
— -meßpunkt	395
— -nosoden	30
— -punkte	315, 323
Tonsillitis	30, 69, 217
— -chronische	30
Tormona	199
Totalersatz	408
Toxa	199
Toxikose	221
Toxinausscheidung	176, 393
— -belastung	323
Toxine	200, 208, 399
Toxizität	200
Toxoplasmose	68, 85, 207
Trachea	71
Tracheitis	74
Tranquilizer	306
Träume	56
Trennkost, HAYsche	307
Trichinose	206, 207
Trichloraethylen	203
Trichomonadenfluor	159
Trichophytie	141
Trichphim	199
Trigeminus	91
— -neuralgie	284, 397
Trinkampullen	273
— -therapie	275
Tripa	203
Tuba auditiva	30, 33
— eustachii	33, 34
— uterina	157, 158
Tubenmandel	323
Tuber cinereum	82, 225
Tuberculinum	190
Tuberkulose	57, 144
Tularämie	85, 208
Tumorbekämpfung	440
— -diagnostik	431, 433
— -mittel	102
— -reihen	440
— -therapie	433
Tunica mucosa	79
— — coli	78
— — intestini tenuis	116
— ventriculi	136
Turbine	380, 409, 412
Typhinum	110
Typhus abdominalis	172

U

Übelkeit	46, 172, 173, 175
Überempfindlichkeit	54
— -erregbarkeit	217
— -gangswiderstand	324
— -hitzen	380
Überkappung	405, 409
—, direkte	406
— -reiztheit	90
— -sichtsmeßreihen	21
— — -messung	227, 340
Ulcus cruris	94, 143
— duodeni	85, 117, 133, 135, 171
— ventriculi	133, 135, 171, 426
— — et duodeni	172
Ulzera	427
Ulzerationen	172
Ulkus	171
— -diathese	117, 132
Umkehrwert	21, 227, 327, 328, 331, 382, 390
Umstellungstherapie	458
Umwelt	183, 433
— -belastungen	183, 206, 229
— -gifte	276
Unfall	323
Unkrautbekämpfung	200
— -bekämpfungsmittel	200
— -pollen	101
Unruhe	90
—, nervöse	89
— -zustände	42, 88
Unterbauch	171

— -drückungstherapie	458
— -füllung	195, 329, 405
— -gewicht	47
— -kiefer	322
— -leibserkrankungen	162
— -suchung, klinische	229, 298
— —, myalgische	322
— -schenkelgeschwüre	113, 167
Unverträglichkeit	254
Unwohlsein	375, 383
Urämie	151
Ureter	150, 154
Urethanum	186, 198
Urethra	154
Urethritis	151, 163, 176, 177
Urogenitalsystem	154
Urtikaria	53, 143, 144, 145
Uterus	157, 158, 436, 439 444
— -polyp	159
— -tumoren	450

V

Vaccininum	189
Vagina	157, 158, 444
Vaginitis	160
Vagus	84
— -reizung	89
Valva trunci pulmonalis	109
Valvula aortae	109
— mitralis	109
— tricuspidalis	109
Varicellen	110, 145, 189, 190
Varikosis	94
Variola	189, 190
Variolinum	190
Varizen	96
Vasomotoren-Kollaps	97
Vegetative Dystonie	87, 168
Veitstanztropfen	91
Venen	93, 221
— -meßpunkte	391
— -mittel	95
— -präparate	92
Venopathien	97
Ventriculus	132, 136
— cordis	109
Venylpolymerisat	37, 195, 203
Verblend-Metall-Keramik-Kronen	406
Verbrennungen	426, 428

Verdauungstrakt	221
Vererbung	361
Verhaltensanweisung für den Patienten	399
Verkalkung	219
Verkehr	183
Verkehrssektor	203
Verletzungen	28, 47, 311, 428
Verordnung	395
Verrenkungen	426, 428
Verstauchungen	179, 426, 428
Verstopfung	47, 56, 57, 135, 218
Verwundungen	311, 426
Vesica fellea	148
— urinaria	154
Vesiculae seminalis	157, 162
Vinblastinsulfat	186
Vincent-Untersuchung	289
Vincristinsulfat	186
Virusenzephalitis	46
— -infekte	70
— -nosoden	137
Viscumpräparate	228, 437
Vitalextierpation	406
Vitalitätsprobe	318
Vitalstoffe	183
Vitamine	216
VMK-Metall	195
Voraussetzungen	369
Vorbehandlung	304, 369, 372
— -belastungen	198
— -potenz	230
— -steherdrüse	163, 436
— -schädigung	361
Vollguß	406
Volvic-Wasser	399
Vulva	444
V-Grippe	72
VAPCH-Grippe	32, 72
V2-Grippe	31, 72
VA2-Grippe	32, 72
VA2L-Grippe	72
V3-Grippe	72
V4-Grippe	72
V5-Grippe	31, 72
V75-Grippe	32, 72
V76-Grippe (Victoria)	32, 72

W

Wachstumshemmer	202
— -störungen	105
Wadenkrämpfe	97
Wala-Essenzen	399
Wallungen	169
Wangenbereich	436
Warzen	143, 429
— -bildung	53, 144
— -fortsatz	285
Wechselbeziehung	65, 362, 365
— -beziehungstest	360
— -jahre	50, 56
— -puls	331
— -spiel, kybernetisches	361
Weichmacher	201
— -teilrheumatismus	42, 43
— — -wunden	392
Weisheitszahn	287, 377, 394
— — -bereich	286
— — -gebiet	402
— — -operationen	389
Weißmetalle	58
Weizenmehl	99
Werkstoffe	193
—, zahnärztliche	37, 232, 254
Wertverbesserung	276
Wetterempfindlichkeit	284
— -fühligkeit	178
— -lage	403
Widerstandskraft	370
Winkelschnitt	380
Wirbelsäule	42, 127, 180
Wirbelsäulenmittel	128
Wirkungsbahnen	283
Wolhynisches Fieber	110
Wucherungen, adenoide	53
Wunde	379, 384
Wundheilung	381, 386, 393, 399
Wundheilungskomplikation	381
— — -störungen	302
— — -vorgang	383
— -kontrolle	402
— -toilette	385
— -verband	384, 417
— -versorgung	383
Wurstvergiftung	134
— -waren	101, 197
Wurzelbehandlungen	40, 194, 287, 380, 406
— -spitzenresektionen	287, 380, 406

X-Y

Xanthippe	56
Xylol	203
Yohimbinum	187

Z

Zahnarzt	282
— — -angst	374
— -behandlung, konservative	405
— -betterkrankungen	38
— -bezeichnung	324
Zähne	35, 254
—, Fehlstellung der	55
Zähneknirschen	46, 54
Zahnentfernung	287, 379, 381
— -erkrankungen	37
— -ersatz	407
— -fistel	38
Zahnfleischfibrom	36
— — -Knochentasche	361
— — -Periost-Lappen	379
— — -randschnitt	379
— — -tasche	36, 361
— -gold	37, 194, 195, 196
— -halteapparat	329, 361
— -hartsubstanzen	361
Zahnung	47
Zahnungsbeschwerden	49
— -schwierigkeiten	47
Zahnsäckchen	36, 38, 415
— -tasche	38
— -wechsel	412
— -wurzelgranulom	38
Zählkammer	300
Zange	379
Zeckenbißfieber	207
Zehe	65
Zeigefinger	65
Zeigerabfall	229, 307, 323, 324, 327, 333, 338, 339, 433
Zeigerabfälle	21, 58, 227, 312, 361, 419, 420
Zeitverschiebung	285
— -wahl	370
Zellatmung	216, 438

Zentralmeßpunkte	225
Zerebellum	82
Zerebralsklerose	50
Zerfallsprodukte	283
Zerumen	33
Zervikalsyndrom	41, 42, 87, 127, 178
Zervixpolyp	159
Ziege	207
Zigaretten	135
Zincum chloratum	220
— oxydatum	195
Zirkulationsstörungen	169, 220
Zitronen	101
— -säurezyklus	126, 215, 216, 438, 442
Zitrusfrüchte	99, 198
Zivilisation	183
Zivilisationsbelastungen	375
Zoonose	206, 207, 209
Zoster	426
— -narben	426
Z-Reihen	231
Zuckerharnruhr	220
Zunge	53
Zungenkrebs	448
— -mandel	323
Zusätze	183
Zustände, hypotone	104
Zwerchfell	71
Zwischenfälle	193, 290
— -hirn	85, 105
— -kontrolle	279
Zyanose	134, 166
Zyste, follikuläre	36, 38
Zystitis	176, 177
—, chronische	176
Zystopyelitiden	151
Zystopyelitis	150, 151, 152, 154, 163, 176
Zystostatika	188